# Zeitschrift für die gesamte
# Neurologie und Psychiatrie

Herausgegeben von

**R. Gaupp**
Tübingen

**M. Lewandowsky**
Berlin

**H. Liepmann**
Berlin-Herzberge

**W. Spielmeyer**
München

**K. Wilmanns**
Heidelberg

## Originalien

Redaktion

des psychiatrischen Teiles
**R. Gaupp**
unter Mitwirkung von
**W. Spielmeyer**

des neurologischen Teiles
**M. Lewandowsky**

## Achtunddreißigster Band

Mit 79 Textfiguren und 19 Tafeln

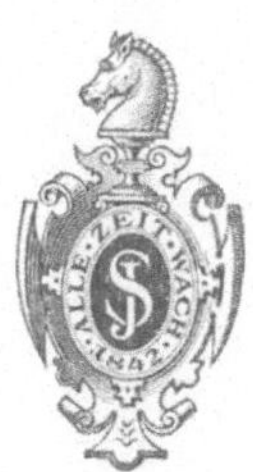

Springer-Verlag Berlin Heidelberg GmbH

1918

ISBN 978-3-662-42656-2     ISBN 978-3-662-42933-4 (eBook)
DOI 10.1007/978-3-662-42933-4

# Inhaltsverzeichnis.

# Über normale und pathologische Hirnfurchung.

Von
**Karl Schaffer.**

(Aus dem hirnhistologischen Institut und interakademischen Hirnforschungsinstitut der Universität Budapest.)

Mit 16 Textfiguren und 11 Tafeln.

*(Eingegangen am 11. Februar 1917.)*

Inhalt:



Erster Teil.
**Über normale Hirnfurchung.**

I.

Das interessante Problem der Oberflächengestaltung des Gehirns
harrt noch der Lösung; in dieser Richtung gibt es drei Hauptansichten:
1. die Hirnoberfläche wird durch lokale Hervorwölbungen der Rinde
uneben gestaltet; 2. nicht das Wachstum der Rinde, sondern die Entwicklung des subcorticalen Markkörpers bedinge die Oberflächen-

gestaltung; 3. verursachen die Gefäße die äußere Konfiguration, indem sie sich auch durch das Eindringen in die Hirnsubstanz förmlich den Weg öffnen, wobei grubenartige Vertiefungen d. h. Hirnfurchen zustandekommen.

Es dürfte nicht schwer sein nachzuweisen, daß von den obengenannten drei Faktoren hauptsächlich die letzteren zwei nicht haltbar sind. Die Markbildung erscheint als windungsbildender Faktor aus dem Grund unmöglich, denn sie erscheint zu einem Zeitpunkt, wo Furchen und Windungen, allerdings nur in den Hauptzügen, jedoch bereits fertig sind. Das Gefäßsystem anlangend wäre darauf hinzuweisen, daß die Bedeutung desselben in obenerwähnter grobmechanischer Form heute von keinem Autor mehr angenommen wird. Es bleibt nun übrig, die erste Form der Windungsbildung, welche durch lokale Hervorwölbungen der Rinde bedingt ist, genauer zu erörtern. Gemäß dieser Bildungsart wäre das primäre und essentielle Moment die Emporwölbung der Rinde, welche als sekundäre, konsekutive Erscheinung die Entstehung der Furche bedinge. Dieser Auffassung gab in letzterer Zeit besondere Bedeutung die Arbeit von Ranke, deren Inhalt folgender ist. Die Rinde der gyrencephalen Säuger läßt im vierten und fünften Fötalmonate aus ihren Keimzellen gegen die oberflächliche molekuläre Schicht kleine Buckel entstehen, es sind dies die von Retzius zuerst gesehenen und beschriebenen, durch His bestätigten embryonalen Rindenwarzen. Diese Erscheinung der Großhirnrinde nannte Ranke Status corticis verrucosus simplex seu Retzii, welche aber vergänglich ist, denn schon innerhalb des fünften Fötalmonates fängt sie an zu schwinden und ist beim Neugeborenen restlos verschwunden, ausgenommen die Hippocampuswindung, in welcher diese Erscheinung auch in Gehirne des Erwachsenen, als Verrucae gyri hippocampi aufrecht bleiben soll. Die erwähnten embryonalen Rindenwarzen sollen sich nach Ranke hauptsächlich um Gefäße herum entwickeln. Den Grund für diesen Retziusschen Zustand anzugeben, vermag Ranke nicht, er drückt nur jene Vermutung aus, daß dieser Zustand phylo- und ontogenetisch die Furchung des Großhirns vorbereite und zu gewissen, aus der Pia in die Rinde eindringenden Gefäße in einem Verhältnis stehe, indem die Entwicklung dieser Warzen und die Ausbildung der ausgiebigeren Rindenvascularisation zeitlich vollkommen übereinstimmen. Wenn wir nämlich von einzelnen im zweiten Fötalmonate in die Rinde hineindringenden allerfeinsten Capillaren absehen, so geschieht seitens der Pia die stärkere Vascularisation der Rinde erst im vierten Monate, also zur Zeit des Auftretens der Retziusschen Wärzchen.

Da Ranke diesen embryonalen Wärzchen in der Furchung der Großhirnrinde eine so hervorragende Bedeutung beimißt, so dürfte es angebracht sein, die Schilderung des entdeckenden Retzius über diesen Zustand kurz anzuführen. Der schwedische Autor sah an der Oberfläche von mit Osmium-Chrom-Essigsäure behandelten Fötalhirnen eine feine Körnelung an der glatten Oberfläche durchschimmern; wurde nun der oberflächliche molekuläre Saum abgehoben, so erschien eine dermaßen entblößte Stelle holprig, uneben, förmlich gekörnelt. Die histologische Untersuchung dieser Stellen ergab, daß die Körnelung durch die ungleiche Wucherung der Pyramidenzellen der Rinde bedingt sei, welche in rundlichen Auswüchsen gegen die Oberfläche zu dringen; die Zwischenstellen dieser Auswüchse waren mit der molekulären Schicht ausgefüllt, daher erschien die normale Oberfläche ganz glatt. Retzius sah diese Warzenbildung auffallend häufig im vierten Fötalmonate, schon viel seltener im fünften und ist geneigt, diese Erscheinung als eine normale zu betrachten. Es hat den Anschein, daß diese Wärzchen auf eine energische herdartige Entwicklung der Pyramidenzellschicht hinweisen, welche aber im späteren Verlauf durch die Ausbildung der benachbarten Schichten ausgeglichen wird. Es wäre aber nach Retzius auch an die Möglichkeit zu denken, daß diese Körnelung von krankhafter Bedeutung wäre, um so mehr, da die Frühgeburten des vierten und fünften Monates zumeist auf pathologischer, speziell luetischer Grundlage erfolgen.

Etwas später entdeckte His, von Retzius ganz unabhängig die geschilderten Wärzchen, welche er um so weniger für krankhafte Bildungen erachtete, da dieselben auch an einem normalen Foetus gleichfalls aufzufinden waren. Auch war His nicht geneigt, die fraglichen Bildungen für Artefakte zu betrachten, wie dies Hochstetter und Streeter taten, denn dann hätte er an der Rindenoberfläche von macerierten Föten immer eine unebene Oberfläche erwartet; dies traf jedoch nicht zu, denn er fand die Oberfläche ganz glatt und die Wärzchen konnte er immer nur mittels mikroskopischer Untersuchung erkennen. Im Gegensatz hierzu sah Streeter die Rindenwärzchen an gutkonservierten tierischen Gehirnen niemals, noch vermochte er dieselben durch experimentell vorgenommene unvollkommene Fixierung bzw. Maceration darzustellen. Endlich hat ganz neuerdings R. Löwy an tadellos fixiertem Material diese Warzen nicht gefunden (s. unten darüber mehr).

Obschon die Bedeutung der Retziusschen Wärzchen auf Grund der oben angeführten Daten strittig erscheint, benützte ganz kürzlich (1915) Max Bielschowsky die fragliche Erscheinung zur Aufstellung einer Hypothese in bezug der Windungsbildung. Wie wir oben sahen, erachtet Ranke die im vierten Fötalmonate in die Hirnrinde hineinwachsenden Gefäße als solche Mittelpunkte, um welche herum Keimzellen in größerer Zahl entstehen, wodurch perivasculäre Vegetations-

zentren bedingt wären. Nach Bielschowsky dürften unter normalen
Verhältnissen nur jene Gefäße die Bedeutung eines solchen Zentrums
haben, die im Laufe der weiteren Entwicklung in die Tiefe der Hirnfurchen gelangen. Diese Hirngefäße werden am Anfang des Prozesses
durch gewisse Zwischenräume voneinander getrennt. Jene Gefäße, um
welche herum die gesteigerte Zellvermehrung sich äußert, wären gleichzeitig fixe Punkte im Verlauf jener morphologischen Veränderungen
und Schichtenverschiebungen, welche um diese Puncta fixa ablaufen.
Die daselbst entwickelte Zellmasse drängt die neugebildeten Zellen
seitwärts, welche also mit den benachbarten, in gleicher Weise entstandenen Zellmassen zusammentreffen. Somit würde eine Massenzunahme der grauen Substanz und deren Emporwölbung gegen die Oberfläche zu entstehen; namentlich an jenen Punkten, wo die Summation
der Zellmassen die größte ist, dort entwickele sich die Windungskuppe,
während die Vegetationszentren immer mehr in die Tiefe gelangen
sollen. Mit dieser Annahme würde jene Tatsache übereinstimmen,
daß mit der progressiven Entwicklung des Gehirns die Rindensubstanz
am Höhepunkt der Windungen immer dicker, im Windungstal aber
immer dünner ist. Bielschowsky betont, daß die von ihm angenommene Entwicklungsart der Windungen nur für die im späteren Fötal-
leben entstandenen, sog. sekundären Furchen und Windungen gültig
wäre; im Gegensatz hierzu kämen die in den ersten Fötalmonaten
entstehenden sog. primären Furchen auf Grund einer Einstülpung der
Oberflächen, welche sich auf die ganze Dicke der Hemisphärenwand
bezieht, zustande. Im letzteren Fall würde es sich um ein Wachstum
von außen nach innen handeln, gegen welches die Entwicklungsart der
sekundären Furchen gerade in umgekehrter Weise vonstatten ginge,
d. h. von der Tiefe gegen die Oberfläche.

Bielschowsky ergänzt den obigen Gedankengang noch mit der
Annahme, daß die aus in einer Reihe angeordneten Gefäßmittelpunkten
ausgehende Zellvermehrung der grauen Substanz an und für sich zur
endgültigen Ausbildung der Windungen nicht genüge. Es wäre nämlich
noch die Markbildung in Betracht zu ziehen, welche gegen die Kuppe
der Windungen gerichtet ist, und dadurch zur Gestaltung letzterer
beiträgt. Übrigens äußerte bereits früher Ranke eine mit Bielschowskys hypothetischer Meinung übereinstimmende Auffassung,
indem er sagte, daß eine größere Zahl der Rindenwarzen zusammen-
wirkend solche Hügel ergibt, aus deren Zusammenfließen im Verlauf der weiteren Entwicklung Windungen zustande kämen. Doch erachtet Ranke diese Auffassung für eine Spekulation, zu deren Gunsten
keine Tatsachen der embryonalen Rindenbildung anzuführen wären.
Ranke hält die embryonale Warzenbildung der Rinde unbedingt im
Zusammenhang stehend mit der Ausbildung der Furchen und Win-

dungen, doch hebt er hervor, daß wir davon nichts wüßten, wie aus den einzelnen Wärzchen, aus diesen Vegetationszentren, die einzelnen typischen Hirnwindungen entstehen sollten.

Endlich wäre zu erwähnen, daß bereits vor Ranke, Heinrich Vogt sich mit der fötalen Wärzchenbildung beschäftigte, welche auch er mit der Windungsausbildung in Zusammenhang brachte. Als unbedingt primär betrachtete er jene Wucherung der Rindenkeimzellen, welche gegen die Oberfläche zu gerichtet ist und somit die oberflächliche molekuläre Schicht einengt.

Die oben angeführten, auf die Furchen- und Windungsbildung sich beziehenden Ansichten überblickend, wären folgende Punkte hervorzuheben.

1. Vor allem scheint in der Entstehung der primären und sekundären Furchung ein prinzipieller Unterschied zu sein. Während die primären Furchen durch die Einstülpung der Hemisphärenwand entstehen — Monakows Grübchenbildung — wäre die Ausbildung der sekundären Furchen gerade umgekehrt durch die Emporwölbung der Rindenoberfläche zu erklären; im ersteren Falle ist der Prozeß von der Oberfläche zur Tiefe gerichtet, im zweiten Falle würde er aus der Tiefe gegen die Oberfläche zu streben. Bemerken möchte ich, daß die eingehende histologische Schilderung des Einstülpungsvorganges nirgends geboten wird.

2. Nach einer als herrschend zu bezeichnenden Auffassung wird die Ausbildung der sekundären Furchen und Windungen den Rindenwärzchen zugeschrieben, welche als Vegetationszentren eine gegen die Rindenoberfläche emporwölbende Zellmasse produzieren. Solche fötale Rindenwärzchen werden anfänglich durch die molekuläre Schicht gedeckt, daher sind sie für das freie Auge unsichtbar und nur später, wenn die durch die Wärzchen verursachte Vorwölbung zur Windungsentwicklung führte, kommt der Zwischenraum der Windungen, d. h. die Furche zum Vorschein. Mit dieser Wärzchenbildung gleichzeitig erscheint die Verdickung der oberflächlichen Zellschichten. Beide Erscheinungen (Wärzchenbildung + Verdickung) betrachtete Ranke als den Versuch der Rindenvergrößerung ohne Furchung. Dieser Zustand kann nach Ranke nur so lange bestehen, bis die pialen Gefäße die oberflächliche, gewucherte Zellmasse genügend zu ernähren imstande sind. Er verbleibt beständig an solchen Punkten, wo die Oberflächenvergrößerung der Rinde über einen gewissen Grad nicht gelangt, wie z. B. im Subiculum der gyrencephalen Tiere, welches Ranke für einen furchen- und windungslosen, daher glatten Hirnlappen betrachtete.

3. Die maximale Entwicklung der fötalen Wärzchen fällt mit der ausgiebigen Vascularisation der Rinde zusammen, daher wäre anzunehmen, daß die Gefäße auf die Wucherung der Rindenelemente an-

regend wirken. Hier wäre zu bemerken, daß diese perivasculäre Vermehrung der fötalen Rindenzellen zur Entwicklung der Rankeschen vasculären Keimbezirke führt, welche im siebenten Fötalmonat verschwinden, daher in der normalen Rindenentwicklung eine Erscheinung von vorübergehender Bedeutung darstellen. Solche „Spongioblastenknötchen" sah Ranke nicht allein um Gefäße herum, sondern von diesen ganz unabhängig, hauptsächlich in der ventrikulären Matrix (ventrikuläre Keimbezirke). —

Auf Grund obiger Übersicht möchte ich nun in der Frage der Rindenflächengestaltung meine eigene Auffassung entwickeln und vor allem zwei Bemerkungen machen.

In erster Linie erachte ich den zwischen primären und sekundären Furchen gemachten Unterschied für einen künstlichen, um so mehr, da es zwischen diesen zwei Furchenarten eine prinzipielle Differenz nicht gibt. Die Hauptfurchen unterscheiden sich von den Nebenfurchen allein durch ihre Tiefe; die Hauptfurchen stülpen die Oberfläche aus dem Grunde tiefer ein, weil sie zu einer Zeit auftreten, wo die Hemisphärenblase noch nicht allzu dick ist und weil sie an solchen Stellen der Hirnblase auftreten, welche auch im entwickelten Gehirn verhältnismäßig dünn bleiben. Im Gegensatz hierzu ist die Hemisphärenwand zur Zeit der Entwicklung der Nebenfurchen bereits so dick, daß die Furchen allein die äußere Fläche der Hirnblase einzukerben vermögen. Im übrigen ist der Übergang von den Hauptfurchen zu den Nebenfurchen ein fließender; sehen wir doch, daß die Zentralfurche als Hauptfurche nicht bis zur ventrikulären Fläche vordringt. Nachdem hiernach sämtliche Furchen der Großhirnhemisphäre wesentlich identisch sind, so erscheint es schon a priori für unwahrscheinlich, daß die Ausbildung der tieferen Furchen ein anderes Prinzip beherrsche als jene der seichteren Furchen. Ferner möchte ich bemerken, daß die Bedeutung der fötalen Rindenwärzchen für die Furchungs- bzw. Windungsentwicklung schon aus dem Grund höchst fragwürdig erscheint, weil diese Wärzchen zu einer Zeit verschwinden, wo es sekundäre Furchen noch nicht gibt, mit anderen Worten: diese Wärzchen existieren zur Zeit der sog. sekundären Furchung schon nicht mehr. Allein ihre vorbereitende Bestimmung vermochte Ranke damit zu motivieren, daß die warzenhafte Hirnrinde eigentlich eine fötale Windungsausbildung ohne Furchung wäre. Doch genügt diese Auffassung zur Erklärung der Furchung keineswegs, auch ist damit keine Vorstellung dazu gegeben, wie aus den Rankeschen primitiven und gedeckten Fötalwindungen die späteren freien, entwickelten Windungen entstehen. Die oben angeführten Erörterungen von Bielschowsky, welche dieser Autor selbst ausdrücklich für hypothetisch erklärte, erscheinen schon aus dem Grund unhaltbar, weil dadurch in der Reihe der Rindengefäße gerade nur einzelne zur Entwicklung von vasculären Keimbezirken für befähigt erachtet werden; es ist dies eine Annahme, deren Willkürlichkeit offenkundig ist.

Obige Übersicht wäre mit einer Auffassung zu ergänzen, welche von den bisher erörterten Ansichten ganz abweichend ist, daher erfordert sie auch eine ganz eigene Besprechung. In seiner über die Entwicklung des Kleinhirns der Knochenfische geschriebenen Arbeit vertritt Schaper die Ansicht, daß die auf Grund von Faltenbildung entstehende Oberflächenausdehnung der Kleinhirnrinde mit dem Verhalten der sog. superfiziellen Körner in Zusammenhang stehe. Berliner, ein Schüler Schapers, vermochte auf Grund von Untersuchungen am fötalen und entwickelten menschlichen und tierischen Material nachzuweisen, daß die Schaperschen Körner in dem Grade schwinden, in welchem die Kleinhirnrinde an Masse zunimmt. Somit besteht zwischen der Oberflächenausbildung des Kleinhirns und der progressiven Abnahme der superfiziellen Körner ein unmittelbares Verhältnis in dem Sinne, daß die in die tieferen Abschnitte der primitiven Kleinhirnrinde hineinwandernden und dort sich differenzierenden Elemente ein intensiveres interstitielles Flächenwachstum bewirken, woraus wieder die Ausbildung der Kleinhirnwindungen erfolgt. Mit dem Schwunde der superfiziellen Körner ist die Ausbildung der Kleinhirnwindungen wesentlich beendet, und die fernere Entwicklung und Volumsvergrößerung wird durch die weitere Differenzierung und das Wachstum der vorhandenen Elemente bedingt. Berliner vertritt vollkommen Schapers Auffassung, nach welcher „die enorme, durch Faltenbildung bedingte Oberflächenausbreitung nur durch ein exzessives Flächenwachstum der periphersten Schichte des Kleinhirns erklärt werden kann, das seinerseits wieder auf ein Dazwischenrücken, auf eine Einkeilung der superfiziellen Körner der Mantelzone zurückzuführen ist“. Berliner bemerkt mit Betonung, daß das Wachstum einzelner Elemente, das Auswachsen der Dendriten und Nervenendungen (Strasser) ebenso wie die Markscheidenbildung der Axone an sich selbst zur Erklärung der Oberflächenfaltung nicht genügen. Nach ihm ist das Wichtigste, daß durch die superfiziellen Körner ein außergewöhnliches Zellmaterial sich bilde, welches so die Oberflächenausbildung wie den Zellreichtum des entwickelten Organs ermöglicht. Ein Einfluß des knöchernen Schädels auf die Hauptrichtung des Rindenwachstums (Strasser) ist für das Kleinhirn unwahrscheinlich, weil die Faltenbildung aus inneren Gründen entsteht.

Schapers Ansicht ist, wie dies aus obigem erhellt, der Ranke - Bielschowskyschen Meinung gegensätzlich; während nämlich letztere in der Windungsausbildung die aus den Rindenkeimzellen entstandenen warzenartigen Vorwölbungen für wichtig halten, so lehrt die für das Kleinhirn festgestellte Auffassung Schapers, daß von der Rindenoberfläche aus eine aktive Zellvermehrung stattfinde, welche die Einkerbung der Rinde und dadurch Furchenwindung bewirkt.

Auf Grund von Präparaten eines aus dem fünften Fötalmonat stammenden Gehirns werde ich nun versuchen, in der Frage der Oberflächengestaltung des Gehirns eigene Meinung zu gewinnen. Bevor ich aber dies tue, dürfte es zwecks Vergleichung der eigenen Ergebnisse mit jenen von Ranke, Schaper, Berliner, ferner von H. Vogt und Astwazaturoff ratsam sein, eine kurzgefaßte Übersicht der Arbeiten dieser Autoren zu geben.

Schaper, die makro- und mikroskopische Entwicklung des Teleostier-Kleinhirns untersuchend, nahm vor allem Stellung gegen His' Keimzellenlehre. Schaper sieht zwischen den Epithelzellen der Hirnblase und den Hisschen Keimzellen keine prinzipielle Differenz, ebensowenig wie Kölliker und andere, denn die Hisschen Keimzellen sind im Grunde nichts anderes, als junge und in Teilung befindliche Epithelzellen. Aus diesen Keimzellen entsteht dann von einem gewissen Zeitpunkte angefangen eine Generation der sog. indifferenten Zellen, welche von der Epithelschicht der Hirnblase gegen die Limitans externa auswandern und dadurch die sog. Mantelzone bilden. Aus diesen indifferenten Zellen entwickeln sich später einesteils die Nervenzellen, andernteils die Gliazellen; der Zeitpunkt der Umwandlung ist in den verschiedenen Segmenten des Zentralorgans sehr verschieden, sicherlich geschieht dies am zeitigsten im Rückenmark, während zu dieser Zeit z. B. im Kleinhirn von einer derartigen Differenzierung noch keine Spur zu sehen ist. Die Epithelien der Hirnblase bilden anfangs ein vorübergehendes embryonales Stützgerüst, von welchem allein die Ependymzellen übrigbleiben, während die übrigen Teile dieses Baues zugrunde gehen und an dessen Stelle die aus den indifferenten Zellen hervorgegangenen Gliazellen treten, welche der definitiven Neuroglia entsprechen.

Besonderes Gewicht legt Schaper hinsichtlich des Kleinhirns auf jene indifferenten Zellen, welche an der Oberfläche Platz nehmend, die vergängliche superfizielle Körnerschicht des Kleinhirns bilden. Diese Schicht läßt sich in stärkerer Entwicklung an all jenen Punkten des Kleinhirns auffinden, wo die Kleinhirnplatte in die einfache Ependymmembran übergeht; solche Stellen sind die Recessus laterales und das hintere Marksegel, an welchen sich die Körnerschicht auch dann noch erhält, wenn sie an anderen Punkten bereits verschwunden ist. Von dieser Keimkolonie aus entwickelt sich die superfizielle Zellschicht, indem von der genannten Kolonie aus eine einschichtige Körnerreihe die Kleinhirnoberfläche überzieht, deren Elemente mit den Keimzellen der Mantelzone vollkommen gleichwertig sind. Die Aufgabe dieser oberflächlichen Zellschicht ist, das zur weiteren Ausbildung des Kleinhirns notwendige indifferente Zellmaterial zu liefern; aus diesem Grunde hält Schaper die Bezeichnung von Lahousse als „cellules de renfort" für sehr richtig. Der spätere Schwund dieser oberflächlichen Schicht ist dadurch bedingt, daß ihre Elemente einwärts in die Mantelzone wandern, zu deren indifferenten Zellen sie sich gesellen und mit diesen zusammen die weitere Ausbildung des Kleinhirns bewirken. Diese superfizielle Körnerschicht spielt nach Schaper in der oberflächlichen Ausbildung des Kleinhirns hauptsächlich in der Faltenbildung eine große Rolle. Zugunsten dieser Auffassung spricht gewichtig der Umstand, daß diese Schicht in dem windungsreichen Kleinhirn höherer Säuger viel stärker entwickelt ist, als in dem glatten Kleinhirn der Fische und der Amphibien. Der Schwund der superfiziellen Körner und das gleichzeitige Auftreten einer molekulären Schicht im Kleinhirn bedeuten zwei voneinander ganz unabhängige, doch nebeneinander ablaufende Prozesse. Nur soviel dürfte wahrscheinlich sein, daß die Sternzellen der molekulären Schicht und die Bergmannschen Fasern unmittelbare Derivate der oberflächlichen Körnerschicht sind.

Diese Ergebnisse Schapers konnte Berliner vollinhaltlich bestätigen. Auf Grund von sagittalen Kleinhirnschnitten, welche von verschieden alten Föten und vom Neugeborenen herrührten, konnte Berliner feststellen, daß die Flächenausbildung des Kleinhirns am intensivsten in der zweiten Hälfte des intrauterinen und in den ersten Monaten des extrauterinen Lebens stattfindet. Ferner wies er nach, daß die stärkste Flächenentfaltung des Kleinhirns bzw. Volumszunahme der Kleinhirnrinde zeitlich mit dem schnellsten Tempo jenes Schwundes zusammenfällt, welchen die superfiziellen Körner dabei erleiden. Die speziellen Ergebnisse Berliners sind folgende.

Bei einem 3 Monate alten Foetus zeigen sich die Vermiswindungen noch in der primitivsten Form, und die Kleinhirnrinde besteht aus einer dickeren, etwa aus 10 Zellreihen bestehenden oberflächlichen Körnerschicht, ferner aus einer unterhalb dieser befindlichen, aus spärlich zerstreuten indifferenten Elementen gebildeten Molekularschicht, unter welcher in der Form eines dünnen Bandes die erste Spur der granulösen Schicht bemerkbar ist. Purkinjesche Zellen oder solche Kerne, in welchen die Vorläufer der Purkinjeschen Zellen zu vermuten wären, gibt es noch nicht.

Bei einem Foetus von 4 Monaten zeigt das Kleinhirn ein mit obigem prinzipiell übereinstimmendes Bild, allein die geringe Abnahme der superfiziellen Körner ist auffällig, dementsprechend die molekuläre Schicht breiter geworden ist. Die Vermiswindungen sind größer, stehen aber noch auf primitiver Stufe.

Bei einem Foetus von 5 Monaten ist die Rinde wohl dicker, aber die Ausbildung der Schichten noch ungenügend. Die Körnerschicht ist wohl ebenso breit, wie im 4. Monat, woraus eine lebhafte Proliferation dieser Elemente folgt. Die Differenzierung der Zellen läßt einen bedeutenden Fortschritt erkennen. Namentlich am Grund der molekulären Zone treten große, blasenförmige Kerne auf, welche zwischen den äußersten Elementen der granulösen Schicht unregelmäßig liegen; einen Zellkörper um diese geblähten Kerne herum sah Berliner an seinen Präparaten nicht, bemerkte jedoch, daß die Fixierung seines Materials keine gute war. Diesen Umstand erachte ich deshalb für hervorhebenswert, denn an meinem, aus dem 5 Fötalmonate stammenden Kleinhirn waren Purkinjesche Zellen bereits mit protoplasmatischer Umgebung sichtbar. Der sagittale Schnitt in der Vermisebene zeigt die Windungen des oberen und unteren Wurmes sehr schön, welche Berliner mit Berücksichtigung der Bolkschen Nomenklatur folgendermaßen benennt: Lingula, Lobulus centralis anterior et posterior (Ziehen), Culmen, hinter welchem eine tiefe Furche, der Bolksche Sulcus primarius ist, der nach diesem Autor den Wurm in einen vorderen und hinteren Lappen teilt; die Windung hinter Culmen faßt Berliner nicht als Declive, sondern als Tuber vermis auf, unter welchem der Reihe nach Folium vermis, Pyramis, Uvula und endlich Nodulus folgen. Auch in diesem Kleinhirn erscheinen die Zellen gegen den späteren Markkörper zu ziemlich zerstreut.

Das Kleinhirn eines $5^1/_2$ Monate alten Foetus zeigt zum erstenmal kleine sekundäre Windungen; der Bau ist im übrigen unverändert.

Das Kleinhirn eines 7—8 Monate alten Foetus zeigt in der äußeren und inneren Ausbildung gleich bedeutende Fortschritte. Die sekundären Windungen sind ganz entwickelt und hier ist zum erstenmal ein gut ausgebildetes Stratum granulosum zu sehen, welches jenem des erwachsenen Kleinhirns sehr nahesteht. Diese Schicht ist am Höhepunkt der Windungen am breitesten, im Windungstale am schmälsten und an letzterer Stelle gegen den Markkörper zu scharf abgegrenzt. Hier sieht man zum erstenmal vollentwickelte Purkinjesche Zellen mit Zellkörper, welcher Dendriten in die molekuläre Zone tief hineinschickt.

Das Kleinhirn des Neugeborenen weicht nur insofern ab, daß es eine breitere granulöse Schicht besitzt. Mit Golgischer Methode sind bereits typische Purkinjesche Zellen nachweisbar, deren Dendriten bis zur Oberfläche reichen. Die sekundären Windungen lassen aus sich bereits tertiäre entstehen. Die oberflächliche Körnerschicht ist wohl schmäler, jedoch noch immer 5 Körner breit.

Bei einem Säugling von $3^1/_2$ Monaten ist diese oberflächliche Körnerschicht nur 3 Körner breit; endlich das Kleinhirn eines 8—9 Monate alten Säuglings hat die Entwicklungsstufe des ganz ausgebildeten Organs erreicht.

H. Vogt und Astwazaturoff schildern die Ausbildung der Kleinhirnrinde wie folgt. Ganz am Anfang des 3. Monats ist allein eine oberflächliche Körnerschicht bemerkbar, unter welcher zerstreut Kerne liegen (I. Stadium). Am Ende des 3. Monats zeigt sich unter den oberflächlichen Körnern eine hellere Zone, welche gegen die Mantelzone zu durch eine sich verdichtende körnige Schicht, innere Körnerschicht, abgesondert wird (II. Stadium). Im 4. Monat zeigen sich die soeben geschilderten Verhältnisse noch entwickelter (III. Stadium). Im 5. Monat zeigt die Kleinhirnrinde eine Sechsschichtung, indem auf die unterhalb der oberflächlichen Körner befindliche hellere Zone eine äußere Körnerschicht, auf letztere abermals ein hellerer Streifen und auf diesen eine 6. Schicht, welche sich in der Mantelzone verliert, folgt. Man könnte sagen, daß die im zweiten Stadium vorhanden gewesene einzige, innere Körnerschicht infolge Spaltung in eine äußere und innere Körnerschicht sich sonderte, welche Schichten mit der superfiziellen Körnerschicht zusammen in der Kleinhirnrinde eines 5monatigen Foetus die obengeschilderte Sechsschichtung bewirkte. Auf dieses Verhalten legt H. Vogt aus dem Grunde besonderes Gewicht, weil die Kleinhirnrinde in dieser Form dem Brodmannschen sechsschichtigen tektogenetischen Grundtypus zu entsprechen scheint. „Es drängt sich hier der Gedanke auf, daß dieses prinzipielle Anlageverhältnis, das wir für die Großhirnrinde als ein Gesetz anerkennen müssen, auch in der Entwicklung der Kleinhirnrinde eine Rolle spielt." (H. Vogt und Astwazaturoff).

H. Vogt erblickt in der äußeren Körnerschicht ein wichtiges Bauelement der Kleinhirnrinde, welche im ganzen 2—3 Kerne breit ist und nicht überall als selbständige Schicht erscheint, denn stellenweise ist sie von der inneren Körnerschicht nicht ganz abgesondert. Im weiteren Verlauf der Entwicklung wird diese Absonderung immer ausgesprochener, die äußere Körnerschicht wird an ihrer unteren Grenze im 5. und 6. Monat immer mehr ausgeprägt, nähert sich daher der äußeren Begrenzung der inneren Körnerschicht, von welcher sie im weiteren nur durch einen dünnen Streifen getrennt bleibt. Nach H. Vogt entstehen aus dieser äußeren Körnerschicht die Purkinjeschen Zellen, deren erste Spur Berliner im 7. Fötalmonate sah. Zwischen den Körnern der äußeren Körnerschicht fallen einzelne durch ihre größeren Kerne auf, in welchen ein Kernkörperchen deutlich sichtbar ist und um welches ein immer mehr sich ausprägender plasmatischer Saum sichtbar wird. Diese Elemente liegen anfänglich mehr in Gruppen, später entfernen sie sich voneinander, so daß sie einzeln zu liegen kommen; mit ihrer konischen Spitze blicken sie gegen die innere Körnerschicht. Im

Zusammenhang mit dieser Entwicklung der Purkinjeschen Zellen schwinden im 8. Fötalmonat die äußeren Körner zunehmend. Die Purkinjeschen Zellen, obschon sie am Anfang ihres Auftretens in bedeutender Zahl erscheinen, nehmen im weiteren Verlauf der Entwicklung kaum zu; wohl liegen sie anfänglich dichter nebeneinander, doch entfernen sie sich gegenseitig infolge des Oberflächenwachstums des Kleinhirns. Diese Verhältnisse aus dem 5. bis 6. Fötalmonate entsprechen dem IV. Stadium. Im 7. Monate, somit im V. Stadium nimmt die Lichtung in der äußeren Körnerschicht zu, die Purkinjeschen Zellen zeigen eine zunehmende Ausbildung und besonders auffallend ist einer der molekulären Zone entsprechende Schichtenentwicklung; im 8. und 9. Monat, also im VI. Stadium, ist die hochgradige Abnahme der superfiziellen Körner, die weitere Verbreitung der molekulären Zone, der Schwund der äußeren Körnerschicht bzw. ihre Umwandlung in die Schicht der Purkinjeschen Zellen, endlich eine hochgradige Zunahme der inneren Körnerschicht (Str. granulosum) bemerkbar. Im Kleinhirn eines $1^1/_2$ Monate alten Säuglings fand H. Vogt bereits keine superfiziellen Körner.

Ich gehe nun zum letzten Punkt der Literaturbesprechung über, zur Mitteilung jener Ergebnisse, die Ranke bezüglich der normalen Rindenentwicklung erhielt. Dieser Autor unterscheidet bei dem 4 monatigen Foetus folgende Rindenschichten: auf die Limitans externa folgt ein vollkommen kernfreier Randstreifen und hierauf die oberflächliche Körnerschicht, unter welcher eine Reihe der Cajalschen fötalen Nervenzellen und schließlich der Hissche Randschleier folgt. Unter letzterem folgen die Schichten der Rindenzellen. So im Randstreifen, wie in der Schicht der oberflächlichen Körner ist ein engmaschiges Gerüst sichtbar, dessen Lücken gegen die Cajalschen Zellen zu mehr horizontal ausgezogen sind; darauf folgt ein Streifen, welcher, aus polygonalen Maschen bestehend, abermals dichter ist und welcher endlich in das vertikal gestreckte, rhombusartige Lücken zeigende Gerüst der nervenzelligen Schicht übergeht. Ranke sah bereits in der eigentlichen Rindenschicht, welche unterhalb des Rindenschleiers liegt, eine gewisse Ausbildung; wohl sind die mit der Oberfläche parallel verlaufenden Rindenschichten noch nicht angedeutet, aber die radiäre Anordnung der Rindenelemente ist bereits erkennbar, indem auf die äußere dichtere Schicht eine innere etwas lockerere Schicht folgt. Bezüglich des Gliagerüstes der Rindenschicht fand Ranke das von His beschriebene länglich gestreckte Maschenwerk nicht, denn wenn auch das Gerüst in radiärer Richtung gestreckt ist, so erscheint es dennoch als ein kleine Lücken aufweisendes Maschenwerk, welches besonders an pathologischen Präparaten noch mehr ausgeprägt ist. Ranke, die Rinde eines Foetus mit jener eines reifen Neugeborenen vergleichend, erklärt, daß die erstere nicht nur im allgemeinen weniger entwickelt, sondern in ihren Einzelheiten auch komplizierter ist als letztere; diese Komplikation bedingen folgende, in der reifen Rinde bereits nicht mehr erkennbare Formationen: 1. die periphere Schicht dicht gelagerter kleiner Zellen; 2. die Cajalschen fötalen Nervenzellen; 3. die Verdichtung der oberflächlichen Schicht der fötalen Rindenzellen.

Ranke weist ferner darauf hin, daß die von Hess noch im Jahre 1858 für das Kleinhirn beschriebene oberflächliche Körnerschicht für die fötale Großhirnrinde des Menschen bisher unbekannt war; letztere, obschon an Mitosen weniger reich und eine vergänglichere Bildung als im Kleinhirn, bildet dennoch eine beständige und kennzeichnende Schicht der gyrencephalen Rinde. Diese Schicht ist beim menschlichen Foetus am entwickeltsten am Ende des 4. und am Anfang des 5. Monats; im 7. Monat zeigt sie sich nur mehr an einzelnen Punkten, besonders an der Umbiegungsstelle gegen den Balken, schließlich ist sie beim ausgetragenen Neugeborenen nur durch einzelne Residualzellen angedeutet. An Kalbs- und Schweinsföten sind die superfiziellen Körner ebensogut sichtbar wie am menschlichen Material und besonders schön bei Hunds- und Katzenföten, denn bei diesen erscheint diese Schicht beim Neugeborenen in distinkter Form. Ranke hebt hervor, daß die oberflächliche Körnerschicht bei den verschiedenen Individuen eine zeitlich sehr verschiedene Entwicklung aufweisen kann, namentlich an Präparaten aus dem 7. Fötalmonat ist oft nicht mehr zu sehen als beim Neugeborenen, und umgekehrt kann diese Schicht zu dieser Zeit ebenso ansehnlich sein wie im 4. Fötalmonat. Die superfiziellen Körner erscheinen im 4. und 5. Monat als dunkelgefärbte runde Kerne, welche einzelne feine plasmatische Spitzen zeigen. Im 5. und 6. Monat ändert sich dieses Bild, denn die fragliche Schicht wird gegen die Rinde zu lockerer, die Kerne heller, birnenförmig und weisen gegen die Rindenschicht zu einen längeren plasmatischen Fortsatz auf. Stellenweise sieht man „bipolare" Zellen welche einen peripheren Fortsatz in die Körnerschicht senden und den zentralen tief in den Rindenschleier hineinschicken. Mit zunehmender Furchung wird diese Zellschicht immer schmäler, und zwar an der Kuppe der sich ausbildenden Windungen rascher als im Windungstale. Endlich verschwinden die superfiziellen Körner vollkommen, nachdem ihre Elemente insgesamt in den Rindenschleier hineinwanderten. Ob diese Elemente in die nervenzellige Rindenschicht hineingelangen und daselbst sich in Gliazellen umwandeln, ist nach Ranke nicht sicher zu bestimmen; im übrigen betrachtet er die Wanderung der superfiziellen Körner als zweifellos, während die Frage, welche Elemente der Hirnrinde aus diesen superfiziellen Körner entstehen, für unlösbar. Nach Ranke ist die Teilnahme dieser Körner an der Neurogliabildung besonders auf Grund von pathologischem Fötalmaterial sicher, hingegen sah er im Rindenschleier niemals solche Nervenzellen, welche aus den superfiziellen Körnern abzuleiten wären. Doch hatte Ranke Beobachtungen, nach welchen aus den superfiziellen Körnern hauptsächlich unter pathologischen Verhältnissen eine abnorm große Anzahl von Nervenzellen entstehen kann. Was schließlich die Cajalschen Fötalzellen anbelangt, unter welchen Ranke die im äußersten Teile des Randschleiers befindlichen polygonalen, spindelförmigen, fortsatzreichen Elemente versteht, so kommen dieselben in den fötalen Rinden zahlreich vor. Diese sind im Laufe der Entwicklung die am zeitigsten auftretenden Nervenzellen der Rinde, wodurch jene Ansicht von His, daß der fötale Randschleier nervenzellfrei wäre, zu Recht nicht besteht. Die Cajalschen Fötalzellen haben einen großen, hellen Kern, ihr Zellkörper hat scharfe Umrisse und weist mit Anilinfarben darstellbare Körner auf. Mitosen sind an diesen Zellen niemals zu sehen. Mit der Entwicklung der superfiziellen Körner gelangen die Cajalschen Fötalzellen immer tiefer; sie lassen zwei Typen erkennen: einesteils Zellen, welche zur Oberfläche vertikal gerichtet sind, welche förmlich in das oberflächliche Gerüst hineindringen, andererseits ausgesprochen horizontal orientierte Exemplare, welche zumeist tiefer liegen und deren Hauptfortsätze tangential verlaufen. An solchen Zellen aus dem 5. Fötalmonat konnte Ranke mittels Bielschowskys Methode auch sog. Neurofibrillen nachweisen; im weiteren zeigten sie Rückbildungserscheinungen, indem der Kern kleiner und dunkler, seine Membran verschwommen, der Zellkörper dunkler und vakuolisiert wurde. Solche Veränderungen zeigen sich bereits im 7. Fötalmonat recht ausgebreitet, endlich am Neugeborenen sind nur mehr einzelne rudimentäre Überbleibsel sichtbar. Allein die Hippocampuswindung ist jene Stelle, an welcher diese Zellen sich erhalten; ihre Genese konnte Ranke nicht klarstellen, doch hält er es für wahrscheinlich, daß die Fötalzellen aus der ventrikulären Matrix in dem Stadium der zeitigsten Entwicklung, wo eine Rindenschicht noch nicht existiert, zur Oberfläche wandern.

## II.

Aus der Übersicht der einschlägigen Literatur ist es ersichtlich, daß in der intrauterinen Entwicklung der Großhirnrinde hauptsächlich der 4. und 5. Monat von besonderer Bedeutung sind, denn in dieser Zeit zeigen die Keimzellen eine lebhafte Tätigkeit und beginnt die Ausbildung der Hauptfurchen. Meine Untersuchungen beziehen sich auch auf das Gehirn eines 5 Monate alten Foetus, dessen genauere Schilderung und besonders die auf Grund der histologischen Untersuchung gewonnenen Ergebnisse der Rindenfurchung ich im folgenden gebe.

## A. Makroskopische Schilderung.

Die Länge der Großhirnhemisphären beträgt $4^1/_2$ cm; von den Furchen ist allein die Sylvische Lateralgrube, an der medialen Fläche, die durch Zusammentreffen der Fissura calcarina und parieto-occipitalis entstandene Y-artige Grube, endlich die Fissura calloso-marginalis in Form einer kurzen seichten Furche sichtbar (s. Fig. 1). Die Gegenwart dieser Hauptfurchen und die angegebene Länge der Hemisphären entspricht nach Mihalkovics dem Gehirn eines 5 Monate alten Foetus. Außer diesen, dem 5. Fötalmonate entsprechenden Kennzeichen erregte meine Aufmerksamkeit ein ungewöhnlicher Umstand, welcher darin

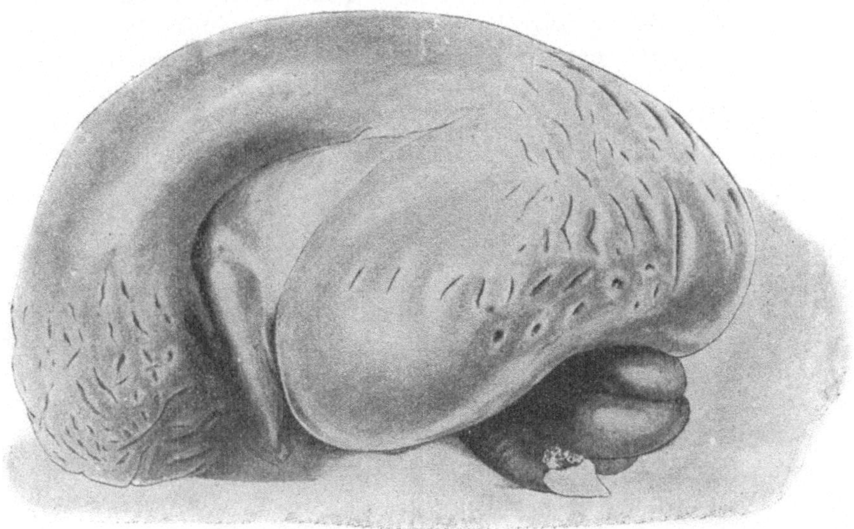

Fig. 1. Seitenansicht eines 5 monatigen Fötalgehirns.
Bemerkenswert die lokalen Vertiefungen „Grübchenbildungen", welche fließende Übergänge zu den Furchen zeigen. Größe 2:1.

bestand, daß sowohl der frontale Pol wie auch der occipito-temporale Lappen, ersterer an der konvexen und basalen, letzterer allein an der konvexen Oberfläche zahlreiche seichte Grübchen und Furchen zeigte, von welchen die an letzterer Stelle befindlichen Sulci auch in sagittaler Richtung verlaufend erschienen. Die Länge dieser seichten Furchen betrug 1—5 mm und nachdem diese sicherlich sekundären Furchen ziemlich dicht nebeneinander standen, veranlaßten sie eine relativ reichliche und niedere Windungsbildung; diese Windungen sind im vorderen Lappen kürzer und geschlängelter, im hinteren Lappen hingegen in vertikaler Richtung länglich gestreckt und haben eine Breite von 0,5—3 mm. Nachdem die Hirnkonvexität auf diese Weise ein reichlich gefälteltes Äußere bekam, so hatte ich das

Bild der Polygyrie vor mir, und weil diese in der fötalen Zeit auftrat, mußte ich diesen Zustand als fötale Polygyrie bezeichnen. Anfänglich wähnte ich eine abnorme Bildung vor mir zu haben, denn das Fötalhirn aus dem 5. Monat zeigt außer den obengenannten Hauptfurchen noch keine Sekundärfurchung, die Oberfläche der Hemisphären ist ansonsten glatt; die erwähnte Fältelung konnte ich mit den von Reichert, Mihalkovics und anderen Autoren beschriebenen vergänglichen Hirnfurchen aus dem Grund nicht identifizieren, weil diese bekanntlich im 3. Fötalmonat verschwinden. Wohl hebt G. Retzius hervor (Das Menschenhirn I, S. 21), daß wenn Grübchen und Furchen am Ende des 4., noch mehr im 5. und 6. Fötalmonat vorkommen, dies als eine krankhafte Erscheinung zu betrachten wäre. Die histologische Untersuchung jedoch ergab, daß die ungewöhnlich zahlreichen Furchen in ihrer histologischen Ausbildung mit jener der Hauptfurchen vollkommen übereinstimmten, somit konnte ich diese fötale Polygyrie keineswegs als eine abnorme Bildung betrachten, sondern kam zur Annahme, daß es sich in diesem Falle um eine allerdings frühzeitige, jedoch morphologisch normale sekundäre Furchung handle.

Der Wurmteil des Kleinhirns war in seinen Hauptlappen schon ausgebildet, hingegen der Hemisphärenteil mit Ausnahme des Flocculus und Lobus quadrangularis noch ganz glatt, d. h. Lobus semilunaris superior, inferior, biventer und Tonsilla zeigten noch keine Gliederung, höchstens hier und da eine seichte Furche. Somit war im Kleinhirn eines 5 monatigen Foetus allein das Palaeocerebellum gefurcht, das Neocerebellum ungefurcht, ein Verhalten, welches dem Zentralorgan eines 5 Monate alten Foetus vollkommen entspricht.

### B. Mikroskopische Schilderung.

Das in Paraffin eingebettete Material wurde an Schnitten mit Toluidinblau bzw. nach van Gieson gefärbt. Besonders mit letzterer Färbung bekam ich sehr klare Übersichtsbilder, welche außerdem noch den Vorteil hatten, daß durch das Fuchsin das Grundgerüst distinkt zur Darstellung kam, ein Umstand, welcher in der histologischen Analyse der Hirnfurchung von Bedeutung war.

### 1. Großhirn.

Vor allem werde ich das mikroskopische Bild der ungefurchten Rinde, nachher jenes der gefurchten polygyrischen Rinde schildern.

#### a) *Histologie der ungefurchten Großhirnrinde.*

Wenn wir einen aus dem Scheitelteile der Hemisphäre stammenden Hirnschnitt, welcher also die ganze Dicke der Hemisphäre passiert, mit schwacher Vergrößerung betrachten (s. Taf. I, Fig. 1), so bemerken wir außerhalb der Mantelzone die Großhirnrinde, welche bereits mit bloßem Auge sich aus drei aufeinanderliegenden Schichten bestehend erweist: 1. aus einem äußeren, unterhalb der Pia liegenden dünnen, dunkel gefärbten Randstreifen; 2. aus einer ca. 2—3fach breiteren hellen Zone; 3. aus der dunkelgefärbten gegen den Randstreifen etwa sechsfach breiten Rindenzellenschicht (Lamina corticalis — His). Somit gibt es eine oberflächlichere und dünnere, ferner eine tiefere und dickere Zone; letztere ist rindeneinwärts mit der Mantelzone (Markkörper) benachbart. Der unterhalb der Pia liegende dunkle Randstreifen enthält die superfiziellen Körner so wie die Cajalschen Fötalzellen und bildet samt der oberflächlichen hellen Außenzone den Hisschen Randschleier. Mikroskopisch betrachtet zeigen diese Schichten folgendes (s. Taf. I, Fig. 2).

Vor allem durchdringt die ganze Rinde ein Grundgerüst, ein dreidimensionales Maschenwerk; die Fäden des Gerüstes bilden infolge vielfacher Verschmelzung zahllose kleinere und größere Maschenlücken, so daß ein echtes Gitter und kein Filzwerk zustande kommt. Dieses Stützgerüst zeigt beim 5 Monate alten Foetus an drei Stellen der Rinde Verdichtung: 1. An der subpialen Rindenoberfläche; 2. an der Grenze zwischen Rindenschleier und Lamina corticalis; 3. zwischen letzterer und Mantelzone. Somit kommt infolge der Verdichtung in den angegebenen drei tangentialen Ebenen des Rindenstützgerüstes eine dreifache Verdichtungszone zustande: eine äußere, eine innere und eine tiefe, welch letztere bereits zum Gerüst der weißen Substanz gehört, daher sind zur Rinde nur die erstgenannten Verdichtungszonen zu rechnen. Diese Zonen kommen dadurch zustande, daß die einzelnen Gerüstfäden durch reichlichere Verschmelzung zahlreichere und kleinere, daher dichtere vieleckige Maschenlücken bilden, wodurch sie von dem viel lockereren, mit der Lamina corticalis benachbarten Abschnitt des Rindenschleiers, sowie von dem Stützgerüst der nervenzelligen Keimschicht der Rinde abstechen. Letztere Stelle der Fötalrinde zeigt ebenfalls einen eigenen Bau. Während nämlich der Rindenschleier mehr aus kubischen, horizontal gestreckt viereckigen oder polygonalen Maschenlücken besteht, erscheint das Stützgerüst der Lamina corticalis aus radiär gerichteten parallel verlaufenden dickeren Balken, welche infolge Quer- und Schräganastomosen oblonge bzw. rhombusartige große Maschenlücken bilden. Somit besteht das Stützgerüst der Rindenplatte aus Haupt- und Nebenbalken, erstere sind radiär und dicker, letztere quer oder schräg und dünner. Noch wäre zu bemerken, daß die Stützradii der Rindenplatte in die unterste Schicht des Rindenschleiers hineinragen und daher diesem eine radiäre Streifung verleihen, obschon hier der polygonale Bau zur Geltung gelangt (s. Taf. I, Fig. 3). Aus dieser

Schilderung geht hervor, daß die Fäden des fötalen Rindenstützgerüstes nur in der Schicht der Rindenplatte eine ausgesprochen radiäre Anordnung zeigen, während die Fäden des Rindenschleiers und des oberflächlichen Randstreifens bereits eine distinkt-polygonale Disposition aufweisen. Der soeben geschilderte Bau des Stützgerüstes ist aus dem Grunde wichtig, denn er spielt in der Ausbildung der Furchen, wie wir dies bald sehen werden, eine große Rolle.

Das Stützgerüst ist mit Kernen versehen, welche in den verschiedenen Schichten in verschiedener Menge und Qualität erscheinen. In der Schicht der superfiziellen Körner sieht man kugelrunde oder epitheloide Kerne; erstere sind zumeist dunkel gefärbt oder auch heller, ihr Chromatin in dunklen Exemplaren zumeist nicht sichtbar, in helleren Exemplaren auch heller und erscheint hier in 1—3 Gruppen. Die Membran der helleren Kerne ist scharf gezeichnet. Indem es höchstwahrscheinlich ist, daß die helleren, runden Kerne aus den dunklen sich ausbilden, so geschieht dies durch die Aufdunsung des Kerns und durch die räumliche Absonderung des Chromatins; auf diese Weise erscheinen die helleren Kerne größer und differenzierter als die primitiven dunklen Kerne. Die soeben geschilderten Kerne liegen in und unter der oberflächlichen Verdichtungszone in verschiedener Menge; so gibt es Stellen, wo sie in 1—3 Reihen, wieder an anderen, wo sie in 5—10 Reihen gegliedert den Randstreifen bilden, welcher demnach stellenweise bald schmal, bald breit erscheint.

Der unterhalb des Randstreifens befindliche Abschnitt des Rindenschleiers enthält überwiegend dunkle und kleine Kerne, doch kommen hier auch größere epitheloid geformte Kerne vor. In den tiefsten Schichten des Rindenschleiers erscheinen dunkle spindelförmige Kerne, welche insgesamt zur Rindenoberfläche vertikal also radiär gerichtet sind; die aus den zwei Spindelpolen hervorgegangenen Fortsätze verlieren sich teils in der oberflächlichsten Randschicht, teils in dem Stützgerüst der Rindenplatte. Im allgemeinen ist der randstreifenbare Teil des Rindenschleiers ein kernarmer Abschnitt der Rinde.

Was nun das Verhältnis der geschilderten Kerne zum Stützgerüst anbelangt, wäre folgendes hervorzuheben. Die dunklen und kleinen Kerne erscheinen mehr freiliegend in dem Sinne, daß sie zum Stützgerüst angeschmiegt sich vorfinden, während die helleren und größeren Kerne in den Maschen des Gerüstes derartig liegen, daß die Maschenfäden förmlich das Protoplasma dieser Kerne zu bilden scheinen. Oft sieht man die Kerne an den Gerüstbalken wie Beeren hängen, deren augenscheinliche Selbständigkeit durch die Immersionsuntersuchung dahin berichtigt wird, daß die Kerne einen ausgeprägten plasmatischen Saum haben, mit welchem die Fäden des Grundgerüstes verschmelzen.

Interessant ist die Vascularisation der fötalen Rinde; während die von der Oberfläche eindringenden Capillaren den Rindenschleier glatt passieren, so sieht man in der Keimschicht der Rinde die Capillaren sich reichlich verzweigen, ein Capillarnetz bilden und oft ist es zu bemerken, daß um solche Gefäße herum die Keimzellen etwas dichter, mehr gehäuft liegen, als in der ᴗcapillarfreien Nachbarschaft. Diese perivasculäre Anhäufung der Rindenkeimzellen ist eine Erscheinung, aus welcher leicht gefolgert werden könnte, daß zwischen den Gefäßen und der Bildung von Keimzellen ein Zusammenhang besteht. Doch wäre hervorzuheben, daß diese herdartige Ansammlung von Keimzellen in auffallendem Maße nirgends zu sehen ist; solche perivasculäre Keimzellenproliferation sah ich in der Rinde des 5 monatigen Foetus nur hier und da.

Endlich kann ich über die in der superfiziellen Körnerschicht liegenden Cajalschen Fötalzellen so viel sagen, daß meine Befunde, sofern sie sich auf Anilinfärbungen beziehen, mit Rankes Beschreibung vollkommen übereinstimmen. Auch ich fand diese Zellen zweifach orientiert, d. h. horizontal und vertikal, sah sie mit einem großen hellen Kern (in diesem ein kleines Kernkörperchen) versehen, ihren Zellkörper stark gefärbt und von solcher Größe, welche die übrigen Zellen der fötalen Rinde auch nicht besitzen. „Neurofibrillen" konnte ich nach Bielschowsky nicht nachweisen, doch widerspricht das den positiven Befunden Rankes keineswegs.

Die mikroskopische Schilderung der fötalen Rinde schließend, möchte ich darauf aufmerksam machen, daß in der nervenzelligen Rindenschicht zwischen den in überwiegender Mehrzahl befindlichen indifferenten Zellen hier und da pyramidenförmige bzw. vieleckige Zellexemplare sichtbar sind. Diese waren durch ihren großen hellen blasenförmigen Kern erkennbar, in welchem ein zentrales Zellkörperchen lag; diese offenbar nervenzelligen Individuen unterschieden sich von den indifferenten Keimzellen nicht allein durch die Größe ihres Kernes, sondern auch durch ihre dunkle plasmatische Umränderung sowie durch lange gekörnte Fortsätze.

Bevor ich zur Schilderung der gefurchten bzw. gyrifizierten Rinde übergehe, wäre zu betonen, daß die nervenzellige Keimschicht der Hirnrinde gegen den Rindenschleier zu in einer mit der Oberfläche parallel verlaufenden Linie absetzt, somit ist in der 5 monatigen Fötalrinde von einem Status corticis verrucosus simplex nicht die geringste Spur zu sehen, obschon Ranke für diesen Zeitpunkt die Gegenwart der fötalen Rindenwärzchen für charakteristisch hält. Nur ein Punkt bildet eine Ausnahme: das Subiculum cornu Ammonis, wo in der nervenzelligen Keimschicht einzelne Keimzellengruppen sich abschnüren, dén Rankeschen Spongioblastknötchen entsprechend, welche unterhalb des gerade hier auffallend breiten Rindenschleiers Platz nehmen (s. Taf. II, Fig. 4). Am Übergang aus dem Subiculum gegen das eigentliche Ammonshorn, also um die Fascia dentata herum, reihen sich die pyramidenförmigen Keimzellen regelmäßig palisadenartig nebeneinander, daher ist von den soeben erwähnten Knötchen hier nichts mehr zu sehen. Am lehrreichsten sieht man die Nervenzellknötchen am Übergang des Ammonshorns gegen den Mandelkern zu (s. Taf. II, Fig. 5). Besonders vielbedeutend ist der Umstand, daß die den fötalen Rindenwarzen äußerlich ähnlichen Zellknoten des Ammonshorn in den Rindenschleier nicht hineinragen, diesen somit nicht im geringsten einengen, ja es gibt keine Stelle der fötalen Hirnrinde, an welcher der Rindenschleier so breit wäre, wie gerade im Subiculum. Ob unter solchen Umständen die erwähnten Zellknoten des Ammonshorns wirklich Homologa der fötalen Rindenwarzen sind, ist fraglich. Angesichts des sehr breiten Rindenschleiers, muß die eventuelle Maceration des Hippocampus eine tiefgreifende sein, um die Zellknötchen ganz entblößt sehen zu können. Nach alledem wäre hervorzuheben, daß die Retziusschen fötalen Rindenwärzchen bei dem 5 Monate alten Foetus nicht vorkommen und wennschon, dann überhaupt in einem früheren Zeitpunkt.

b) *Histologie der gefurchten Großhirnrinde.*

Nachdem die mir zur Verfügung stehende Hemisphäre eine ihrem Alter voraneilende Furchung zeigte, schien diese in der Frage der Furchenhistogenese Aufschlüsse zu versprechen, um so mehr, da die Furchenbildung auf einer primitiven Stufe stand und somit die ersten Spuren der Furchenausbildung zu erwarten waren. Zu diesem Zwecke wurden durch die in Paraffin eingebettete Hemisphäre Horizontalschnitte angelegt, welche, auf die Furchen bzw. Windungen senkrecht fallend, die Histologie des Furchungsprozesses am Querschnitt zur Darstellung brachten, wobei die Serienbilder eine Rekonstruktion leicht gestatteten. Fig. 2 entspricht einem Horizontalschnitt aus dem occipito-temporalen Lappen und zeigt eine Reihe nebeneinander liegender Windungen. Ich denke auf das punctum saliens hinzuweisen, indem ich die Aufmerksamkeit auf die Struktur des Rindenschleiers zwischen den Windungen, d. h. in den Furchen hinlenke. Es fällt nämlich auf, daß der Rindenschleier einesteils auffallend breit ist, andernteils einen charakteristisch gestreiften Bau zeigt, in welchem die Strukturmotive des Rindenschleiers der glatten Rindenoberfläche aufzufinden sind; wir sehen also die oberflächliche Körnerschicht, die äußere und innere Verdichtungszone, doch mit dem Unterschied, daß diese histologischen Komponenten einesteils eine ganz bedeutende Verstärkung bzw. Hypertrophie, andernteils eine gegen die nervenzellige Rindenschicht gerichtete Einkeilungstendenz zeigen. Schon bei schwacher Vergrößerung ist der Umstand auffallend, daß nicht die eigentliche Rindenschicht den Ort eines primäraktiven Prozesses bildet, sondern im Gegenteil der Rindenschleier

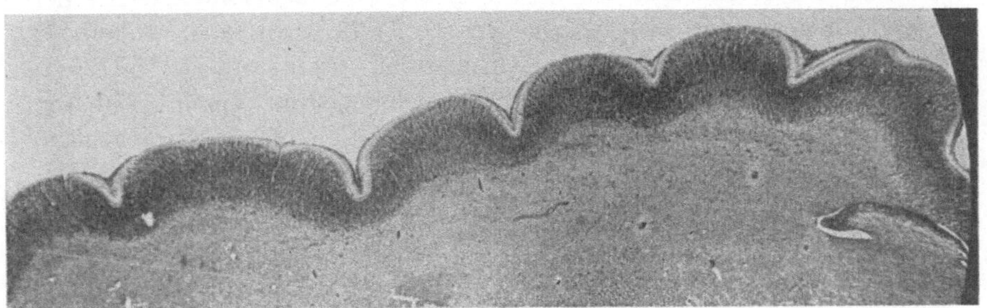

Fig. 2. Horizontalschnitt der occipito-temporalen Hemisphärenwand.
Zu beachten: 1. Die gestreifte Struktur des Randschleiers in der Furchentiefe, welche aus der keilförmigen Ansammlung der superfiziellen Körner, aus Verstärkung der äußeren und inneren Verdichtungszone entsteht; 2. die Verschmälerung der Lamina corticalis im Furchental und die Emporwölbung derselben an der Windungskuppe. v. Gieson-Färbung.

ist jener Rindenabschnitt, welcher die im Laufe der Furchung sich entwickelnden Änderungen erleidet. Betrachten wir eine seichte Rindendelle, also die Stelle des Furchungs-

beginnes am Querschnitt, so fallen zwei Umstände auf: 1. die Verdichtung der superfiziellen Körnerschicht; 2. eine talförmige Verbreiterung des Rindenschleiers, welche in ihrem äußeren Abschnitt aus verdichtetem Stützgerüst besteht (s. Fig. 3). Den eigentlichen Furchungsprozeß möchte ich auf Grund einer Präparatenserie vorführen, welche an der seichtesten Stelle der Furche beginnt und von hier aus gegen die ausgebildete Furche führt. So zeigt Fig. 6 auf Taf. III den Anfang der Furche mit folgenden Struktureinzelheiten. Der Beginn der Furche wird durch eine Niveau-

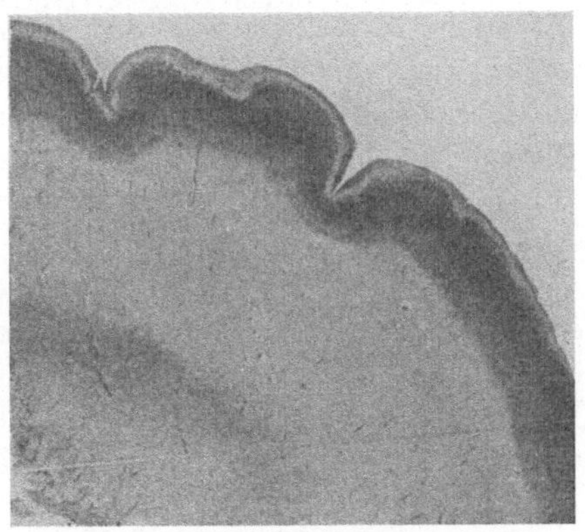

Fig. 3. Durchschnitt des Frontalhirns (5. Fötalmonat).
Zeigt den Anfang der Furchenbildung: leichte Einsenkung der Rindenoberfläche, unter welcher die Verbreiterung des Rindenschleiers zu bemerken ist, nebst seitlicher Emporwölbung der Lamina corticalis. Toluidinblau.

einsenkung gekennzeichnet; hier ist die oberflächliche Körnerschicht in einer reichlichen Proliferation begriffen, wobei die vermehrten Körner von der Oberfläche aus gegen die Rindenschicht eine keilförmige Verlängerung bilden; auf diese Weise kommt ein aus Körnern bestehender Keil oder Fortsatz zustande, dessen breite Basis der Oberflächeneinsenkung entspricht, während die Spitze des Keiles gegen die Rindenschicht blickt (s. Taf. III, Fig. 6 „1"). Mit der Ausbildung dieses körnigen Keiles ist gleichzeitig das Hinabgleiten der oberflächlichen Verdichtungszone in die Tiefe verbunden, wobei der Verlauf mit dem körnigen Keil parallel geschieht (s. Taf. III, Fig. 6 „3"); zwischen Keil und Verdichtungszone spannt sich ein lockeres Gerüst aus (s. Fig. 9 „2"). Auf die äußere Verdichtungszone folgt ein polygonales Gewebe des Rindenschleiers (s. Taf. III, Fig. 6 „4"), das nach unten durch die zweite oder innere Verdichtungszone abgegrenzt wird (s. Taf. III, Fig. 6 „5"), auf welche eine Übergangszone des Rindenschleiers folgt, welche an die nervenzellige Rindenkeimschicht stößt. Die Rindenplatte (Lamina corticalis) zeigt in der Richtung des Körnerkeils eine ziemlich bedeutende Verschmälerung, welcher Umstand besonders aus dem Übersichtsbild Fig. 2 klar wird. Außerdem zeigen die Rindenkeimzellen um den Körnerkeil herum eine radiäre Anordnung, welcher Umstand wohl an deren Anpassung denken läßt. Die Verschmälerung der Rindenplatte in der Richtung des in die Tiefe dringenden körnigen Keiles, ferner die radiäre Anordnung der Rindenkeimzellen um diesen Keil herum, läßt ein Bild entstehen, welches den späteren entwickelten Verhältnissen vollkommen entspricht; es wäre nur darauf hinzuweisen, daß die ausgereifte Rinde in der Tiefe der Furchen am dünnsten ist und daß die Nervenzellen mit ihrer Längsachse zur Oberfläche radiär, d. h. vertikal gerichtet sind. Dieses Bild der entwickelten und gefurchten Rinde haben wir bereits auf dem Präparate mit dem Körnerkeil vor uns; der einzige Unterschied ist, daß die Furchenbildung noch nicht stattgefunden hat.

Taf. III, Fig. 7 zeigt gleichfalls den Furchenanfang, namentlich hier die Tatsache, daß der durch Proliferation der oberflächlichen Körner entstandene Keil in eine Tiefe hinabgreift, welche dem zukünftigen Windungstal, dem Tiefpunkt der Furche entspricht; das Präparat ist aus unmittelbarer Nachbarschaft der Fig. 9.

Taf. III, Fig. 8 demonstriert die furchenbildende Bedeutung des Körnerkeils in lehrreichster Weise, denn die Körnermasse zeigt in ihrer Mitte, wo die proliferierten Körner in größter Menge sind, eine Ritzenbildung, eine Dehiszenz, deren Zustandekommen wir uns etwa so vorstellen können, daß die durch Proliferation angehäuften Körner keine gehörige Ernährung mehr erfuhren, daher zentral degenerierten, eine Nekrose erlitten und so entstand in der Achse des körnigen Keiles eine Spalte, welche der späteren und beständigen Furche entspricht.

Taf. III, Fig. 9 zeigt eine Furche bereits in fertiger Form mit der einzigen Abweichung, daß die oberflächlichen Körner in der Tiefe der

Furche und an den Furchenwänden eine viel dickere Schicht bilden, als auf der Oberfläche der Rinde außerhalb des Furchenbereiches.

Der im obigen auf Grund von Serienbildern gegebene Furchungsvorgang läßt sich folgenderweise rekonstruieren. An jener Stelle der Großhirnrinde, wo eine Furche zur Entwicklung kommen soll, zeigt sich vor allem eine Vermehrung der superfiziellen Körner in Form eines in die Tiefe gerichteten keilförmigen Fortsatzes, nebst gleichzeitiger talförmiger Einsenkung des Rindenschleiers. Der Körnerkeil wird zunehmend länger, und zeichnet durch seine Länge die Tiefe der später sich noch entwickelnden Furche vor. Gleichzeitig mit der Entwicklung dieses Keiles zeigt sich seitens der äußeren und inneren Verdichtungszone eine auffallende Verdickung, so daß diese Zonen zwei konzentrisch verlaufende Streifen um den Körnerkeil herum bilden. Diese Einkeilung seitens der Körnerschicht zieht allem Anschein nach als mechanischen Effekt nach sich: 1. die Verschmälerung der Lamina corticalis in der Richtung der Keileinwirkung; 2. die radiäre Anordnung der nervenzelligen Rindenkeimzellen, um den Keil herum; 3. eine kompensatorische Verdickung der Lamina corticalis von dem Keile seitwärts, also an jenen Rindenstellen, welche den späteren Windungen entsprechen. Dadurch, daß es in der Achse des Körnerkeils durch Zellzerfall zur Spaltbildung kommt, ist gleichzeitig die Furchenbildung gegeben. Aus diesem Hergang ist es ersichtlich, daß die Furchenbildung ein Produkt der superfiziellen Körner ist, deren Vermehrung und Eindringen gegen die Rindenschicht zu die zukünftige Furche bestimmt. Als begleitende Erscheinung figuriert die Verdickung der äußeren und inneren Verdichtungszonen, welche beide den Körnerkeil in der Tiefe umsäumen.

Diesen, für die Bildung der Sekundärfurchen gültigen soeben gegebenen Vorgang, wollen wir nun mit der Ausbildung der primären Furchen vergleichen. Vorweg sei bemerkt, daß die Fissura parietooccipitalis und calcarina genau dieselben histologischen Begleitmomente in ihrer Furchenbildung zeigen, wie dies oben geschildert wurde. Es schien aber von besonderem Interesse zu sein, die Ausbildung· der Sylvischen Grube aus dem Grunde zu verfolgen, weil diese — wenigstens in ihrem Anfang, — weniger in der Form einer Spalt- als vielmehr in einer Grubenbildung erfolgt. Um die diesbezüglichen histologischen Änderungen verfolgen zu können, lege ich eine Horizontalserie von der Sylvischen Grube vor. Taf. IV, Fig. 10 zeigt noch das breite Tal; wenn wir von dem frontalen Rande des Tales ausgehen, welcher eine ganz glatte Rindenoberfläche mit dem gewohnt schmalen Randschleier zeigt, so fällt am steilen Abhang dieses frontalen Randes gegen die Reilsche Insel zu vor allem die Verbreiterung des Rindenschleiers, der oberflächliche, aus superfiziellen Körnern gebildete stärkere Randsaum, unter diesem mit ihm konzentrisch verlaufend im Randschleier die Verdichtungszone auf, also histologische Motive, die jenen der sekundären Furchenbildung ganz entsprechen.

Taf. IV, Fig. 11 zeigt den Übergang der Grubenbildung in Spaltbildung, indem die superfiziellen Körner sowie die äußere Verdichtungszone eine keilförmige Verlängerung gegen die Lamina corticalis in die Tiefe schicken und dieselbe in dieser Richtung ansehnlich verschmälern.

Taf. IV, Fig. 12 zeigt den frontoinsularen Einschnitt der Sylvischen Spalte, und zwar in ziemlich vollendeter Weise, d. h. 1. eine tiefe Spalte, an deren Grund noch eine dickere Lage von superfiziellen Körnern sichtbar ist; 2. einen normal akkommodierten Rindenschleier des Windungstales; 3. Verschmälerung der Rindenschicht in der Richtung der Furche, also in der Tiefe des Windungstales; 4. kompensatorische Verbreiterung der Rindenschicht, besonders am frontalen Operculumrand sichtbar. — Aus diesen Figuren dürfte ohne weiteres erhellen, daß die Ausbildung der primären Furchen genau nach jenem Prinzip erfolgt, wie die Entwicklung der sekundären Furchen. Selbstverständlich schließen die für die primären Furchen gleichwie für die sekundären geltend gemachten histologischen Motive keineswegs eine Vertiefung infolge von gleichmäßiger Massenzunahme der die Grube umgebenden Hemisphärenwand aus. Auf letztere Möglichkeit ist besonders in der Ausbildung der Sylvischen Grube mit Recht zu denken.

Es dünkt mich, daß die im obigen gegebene Ausbildungsart der Furchen den wirklichen Verhältnissen am besten entspricht, denn sie bezieht sich auf Tatsachen, d. h. auf histologische Bilder und vermeidet überflüssige Spekulationen. Das Wesen dieses Vorganges ist demnach eine gegen die nervenzellige Rindenschicht gerichtete Proliferation der superfiziellen Körner und Wachstum des Rindenschleiers, in welchem die von Ranke und Bielschowsky angenommenen Vegetationszentren absolut keine Rolle spielen. Wie wenig diese fötalen Rindenwärzchen bzw. perivasculären Keimbezirke von Belang sind, erhellt daraus, daß mit Ausnahme des Ammonshorn eine haufenweis stattfindende Ansammlung der Keimzellen in der 5 monatigen Fötalrinde nirgends anzutreffen ist; auch im Ammonshorn verursachen diese Gruppenbildungen keine Einengung des Rindenschleiers, welche unbedingt erfolgen müßte, wenn der aktive Faktor des Prozesses die herdartige Proliferation der Rindenkeimzellen wäre. In diesem Fall müßte der Rindenschleier von allen Änderungen frei sein; nun sehen wir aber, daß an allen Stellen von Furchenbildung in beständiger Weise charakteristische histologische Änderungen eintreten. Es läßt sich feststellen, daß die minimalste Spur einer Furchenbildung (seichte Delle), wie auch

der im Gange befindliche normale Furchungsprozeß allezeit von aktiven Vorgängen des Rindenschleiers abhängt,
während gleichzeitig die Lamina corticalis keine aktive,
sondern nur passive Veränderungen (Verschmälerung der
Furchenbildung entsprechend, radiäre Anordnung der Rindenkeimzellen um die Furche herum, kompensatorische Emporwölbung von
der Furche seit- und aufwärts) aufweist. Der Ausgangspunkt der
Furchenbildung in der Großhirnrinde ist somit die Schicht der superfiziellen Körner, jenes Element der fötalen Großhirnrinde, mit welchem
Schaper die Oberflächenvergrößerung und Windungsausbildung für
das Kleinhirn in Zusammenhang brachte. Die von Schaper hervorgehobene Einwanderung der Oberflächenkörner in die Tiefe erhält auf
Grund meiner Untersuchungen auch für die Großhirnrinde Gültigkeit.
Ranke, der die Ansammlung der superfiziellen Körner selbst sah,
faßte diese Erscheinung, wie oben erwähnt, als einen Versuch der Oberflächenvergrößerung ohne Furchung auf; den Anstoß zur Furchung
soll die Bildung der fötalen Rindenwärzchen geben. Diese Annahme
widerlegte ich soeben.

Indem ich die Bedeutung der Retziusschen Wärzchen im Furchungsprozeß vollkommen in Abrede stelle, so möchte ich damit die Tatsache
von den fötalen Rindenwärzchen nicht glattweg leugnen. Nach Ranke
sollen sie hauptsächlich beim 4 monatigen Foetus vorkommen und so
müssen wir annehmen, daß diese Wärzchenbildung beim 5 monatigen
Foetus bereits ausgeglichen ist. Der Status verrucosus ist daher nur
ein ganz primitiver Zustand der Großhirnrinde, dessen Existenz die
neuesten Untersuchungen von R. Löwy ganz leugnen. Wie ich später
darauf noch verweisen werde, gelang diesem Autor trotz korrektester
Fixierung des entsprechenden Fötalmaterials der Nachweis dieser
Wärzchen nirgends. Dieser Widerspruch, welcher zwischen Ranke
und Löwy besteht, harrt noch der Lösung.

Wir müssen nach obigen Angaben in der Großhirnrinde folgende Ausbildungsvorgänge vor Augen behalten: 1. die frühfötale Entwicklung der
Lamina corticalis in jener Form, welche beim 5 monatigen Foetus gegeben
ist (s. Taf. I, Fig. 1); hier kann möglicherweise der Status verrucosus
eine vorübergehende Bedeutung haben; 2. die mit der Furchenbildung
verbundenen Änderungen des Rindenschleiers; 3. die tektogenetische
Gliederung der Lamina corticalis. Diese drei Vorgänge spielen sich
zeitlich in verschiedenen Perioden des Fötallebens ab; der erste Vorgang im 4. Fötalmonat, der zweite im Beginn des 5. und 6. Monats,
der dritte in den drei letzten Fötalmonaten. Es erhellt aus diesen Angaben, daß in der Rinde gewisse Ausbildungsvorgänge an zwei Stellen
ablaufen, u. z. einesteils im Rindenschleier, anderenteils in der Lamina
corticalis. Auf Grund ersterer kommen in primärer Weise die Rinden-

furchen und in sekundärer Weise die Rindenwindungen zustande, während die Vorgänge in der Lamina corticalis die homogenetische Rindenschichtung (Tektogenese) bedingen. Die Änderungen im Rindenschleier gestalten die Oberfläche der Großhirnhemisphären, und diesen ganz eigenen Vorgang, welcher von der Tektogenese unabhängig verläuft, möchte ich mit dem Namen **Perigenese** bezeichnen.

Die im obigen geschilderte Oberflächengestaltung enthält das Wesen dieses Prozesses; in der Frage, ob außer diesem noch andere Faktoren, etwa Gefäßanordnung und Markbildung, eine Bedeutung hätten, wäre zu bemerken, daß die letztgenannten Faktoren für das Wesen der Furchung vollkommen belanglos sind, denn dieses ist in der gestaltenden Wirkung der oberflächlichen Körner bzw. Rindenschleiers gegeben, auf welche die Anordnung der Gefäße einen ebenso geringen Einfluß hat, wie die Markbildung. Die Oberflächenausbildung der Hemisphären ist ein formativer Prozeß, ebenso wie die Ausbildung der Hirnbläschen und aus letzteren die Entwicklung der verschiedenen Hirnsegmente. Freilich schließt diese Auffassung keineswegs aus, daß größere Gefäße die Furchen als zur Lagerung geeignete Stellen nicht in Anspruch nehmen würden. Die Markbildung möchte ich mit der Oberflächengestaltung in gar keinen Zusammenhang bringen, denn sie erscheint zu einer Zeit in den Hemisphären, wo die sekundären Furchen und die entsprechenden Windungen bereits alle schon ausgebildet sind. Die massivere Markbildung gegen die Windungskuppe zu bedeutet keineswegs einen mechanischen, emporwölbenden Effekt der Myelogenese; es ist ja nur selbstverständlich, daß die an der Kuppe bedeutend zellreichere Rinde vielmehr Fasern entsendet bzw. empfängt, deren Markumkleidung ein von der Windungsbildung völlig unabhängiger Vorgang ist.

## 2. Kleinhirn.

In erster Linie werde ich die Oberflächenausbildung des Kleinhirns und erst in zweiter Linie dessen innere Struktur schildern.

### a) *Oberfläche.*

Das Studium der Kleinhirnoberfläche wird am zweckentsprechendsten in einer Medianebene geschehen, denn der mittlere Sagittalschnitt macht alle Windungen des Wurms sichtbar (s. Taf. V, Fig. 13). Wenn ich meinen Sagittalschnitt mit jenem von Berliner vergleiche, so finde ich bezüglich der zahlenmäßigen Ausbildung der Wurmläppchen vollkommene Übereinstimmung, d. h. an beiden sind sämtliche Lappen des Wurms ausgebildet. Hinsichtlich der Benennung der einzelnen Vermisläppchen befinde ich mich aber mit Berliner nicht in Übereinstimmung. Dieser Autor folgte der Bolkschen Nomenklatur, unterscheidet demgemäß einen von der Fissura transversa primaria nach vorn und nach hinten liegenden Teil; ersterer entspräche dem oberen, letzterer dem unteren Wurm. Somit unterscheidet Berliner beim 5 monatigen Foetus von dem vorderen Marksegel ausgehend folgende Abschnitte des Wurms: 1. die halbläppchenförmige Lingula, 2. den aus zwei Sublobuli bestehenden Lobulus centralis, 3. den verhältnismäßig noch unentwickelten Monticulus, hinter welchem die Bolksche Fissur tief einschneidet und von welcher rück- und abwärts auf gemeinsamem Markast sitzend 4. Folium vermis und 5. Tuber vermis folgen, weiterhin 6. Pyramis, 7. Uvula, 8. Nodulus, mit welch letzterem eine Keimzellkolonie zusammenhängt, woselbst die verschließende Membran des vierten Ventrikels haftet.

Es ist ein Mangel dieser Einteilung, daß sie einem relativ so kleinen Lappen, wie dem Lobulus centralis ein abnorm großes Areal zuschreibt, während der sicherlich bedeutend größere Monticulus auf ein kleines Territorium zusammengedrängt wird. Letzteres erhellt daraus, daß Berliner nur für den Culmen-Abschnitt des Monticulus auf Grund der Bolkschen Einteilung Platz findet, für den Declive-Abschnitt schon nicht und über letzteren vollkommen schweigt. Ich denke auf Grund der älteren Nomenklatur in der Verteilung der Vermis-Abschnitte beim 5 monatigen Fötalkleinhirn besser vorzugehen; die Bolksche Fissura transversa würden wir Sulcus superior anterior bezeichnen, welcher bekanntlich die Grenze zwischen Culmen und Declive bildet. Ebenso entspricht es nicht den tatsächlichen Verhältnissen, wenn wir das unansehnliche Zentralläppchen in zwei mächtige Unterlappen teilen, denn dieser von Ziehen beschriebene Typus kommt ja nicht in jedem Fall vor. Im übrigen ist meine Einteilung aus Fig. 13 (Taf. V) ersichtlich; diese wird dadurch gestützt, daß für Lingula, Lobulus centralis und Culmen der sog. Reilsche vertikale Markast, während für Declive und weiter bis Nodulus der horizontale Ast dient; diese Äste bezeichnete ich mit Pfeilen.

### b) *Innere Struktur.*

Betrachten wir die Sagittalschnitte des Kleinhirns mit stärkerer Vergrößerung, so zeigt sich die Kleinhirnrinde am entwickeltsten am sagittalen Medianschnitt (s. Taf. V, Fig. 13), an welchem fast durchwegs die Vogtsche Sechsschichtung anzutreffen ist. Auf die oberflächliche Körnerschicht folgt ein hellerer Streifen und hierauf die Vogtsche äußere und innere Körnerschicht, zwischen und unter welcher befindliche hellere Streifen das Rindenbild abschließen. Indem an solchem sagittalen Medianschnitt trotz dieser durchgreifenden Sechsschichtung noch immer einzelne weniger entwickelte Rindenstellen bemerkbar sind, ist es klar, daß die Kleinhirnrinde nicht an allen Stellen gleichzeitig ihre entsprechende Reife erlangt; es gibt also Punkte, deren Entwicklung in langsamerem Tempo geschieht, daher zeigen sie auch das Bild einer primitiveren Rindenbildung. An einem solchen Schnitt treffen wir die ersten vier Vogtschen Stadien alle an, obschon das Bild des IV. Stadium dominierend ist, welches übrigens dem Kleinhirn aus dem 5. Fötalmonat entspricht. Betrachten wir nun einen lateralen Sagittalschnitt, welcher also aus den viel primitiver bzw. gar nicht gefurchten Hemisphären stammt, so ist leicht folgendes zu erkennen (Taf. V, Fig. 14). Die untere Hemisphärenoberfläche ist weniger entwickelt als die obere, welche das Bild der Sechsschichtung bietet. In der Gegend, welche Nodulus und Uvula entspricht, trifft man das Vogtsche I. Stadium an; der Hemisphärenabschnitt von Pyramis, Folium und Tuber hat das II. Stadium noch kaum überschritten. An diesem Präparat hängt Nodulus mit einer großen Keimzellkolonie zusammen, welche ihrerseits mit der Membrana tectoria der vierten Hirnkammer zusammengewachsen ist. Bekanntlich entspricht diese Kolonie jener eingangs erwähnten Schaperschen Stelle, welche an Punkten des Zusammenhangs zwischen Kleinhirnrinde und fötaler Epithelialplatte (Nodulus, Recessus laterales) längere Zeit hindurch sich erhält. Die Kleinhirnkerne, besonders der noch ungefaltete Nucleus dentatus, fällt durch sein dunkel gefärbtes Gerüst leicht auf (s. Taf. V, Fig. 14).

Nach diesen allgemeinen Bemerkungen gehe ich nun zu den speziellen Verhältnissen des histologischen Bildes über.

Taf. VI, Fig. 15 zeigt die entwickeltste Stelle der Kleinhirnrinde des 5 monatigen Foetus, deren übereinander liegenden Schichten die folgenden sind: 1. Eine aus 3—4 Reihen bestehende Schicht der oberflächlichen Körner, deren Elemente so dicht nebeneinander liegen, daß sie an der Rindenoberfläche einen dunkleren Saum bilden; sie besitzen einen mittelgroßen hellen Kern mit einem punktförmigen Kernkörperchen und liegen in den Knotenpunkten des oberflächlichen Stützgerüstes, dessen Fäden mit dem Protoplasma dieser Kerne verschmelzen. Das Gerüst endet an der Oberfläche einer Grenzlinie gleich in der Limitans externa, über welcher die gefäßtragende Pia liegt. 2. Nun folgt eine helle Schicht, welche zahlreiche, jedoch spärlich zerstreute hellere Kerne enthält, die einen dunklen, mit den Bälkchen des Stützgerüstes verschmelzenden Protoplasmasaum aufweisen. Die soeben geschilderte Schicht entspricht der späteren Molekularzone. 3. Es folgt nun eine Verdichtung des Stützgerüstes, welcher Abschnitt den Purkinjeschen Zellen zu noch ausgeprägter, d. h. dunkler ist. Die Purkinjeschen Zellen haben einen auffallend großen und hellen Kern, welcher ein Kerngerüst und ein zentralliegendes Kernkörperchen aufweist. An der gegen die Rindenoberfläche blickenden Peripherie dieser Kerne sitzt eine dreieckige Protoplasmaanhäufung. Die Purkinjeschen Zellen liegen hier noch recht dicht und besonders in den Windungskuppen noch sehr unregelmäßig nebeneinander, mit anderen Worten, die in der Rinde eines 7- bzw. 8 monatigen fötalen Kleinhirns zur Beobachtung gelangende regelmäßige Anordnung der Purkinjeschen Zellen ist hier noch nicht zu bemerken. Häufig sieht man die Purkinjeschen Zellen, bzw. jene Keimzellen, welche durch ihren größeren und helleren Kern als zu den Purkinjeschen Zellen gehörig sich dokumentieren, mit ihrer Protoplasmakappe horizontal gerichtet, welche Lagerung sicherlich eine Vorstufe der definitiven vertikalen Orientierung ist. Eine weniger reife Stufe ist auf Taf. IV, Fig. 16 sichtbar, welche den mit dem keimzellenreichen Nodulus benachbarten Vermislappen zeigt. Man sieht hier fast nebeneinander die Zweischichtung als I. Stadium, die Dreischichtung als II. Stadium und an einer ganz kleinen umschriebenen Stelle das IV. Stadium mit den in Ausbildung begriffenen Purkinjeschen Zellen.

Endlich ist in Fig. 18 (Taf. VII) die ganze Skala der Kleinhirnrindenentwicklung zu sehen mit folgenden Bemerkungen. Die mit Doppelstern bezeichnete Stelle macht die Annahme wahrscheinlich, daß die Elemente der inneren Körnerschicht aus der weißen Substanz (Mantelzone) zu jenem Ort wandern, wo sie in tangentialen Reihen sich ansiedeln; es sind nämlich zwei Gruppen sichtbar, deren kometenförmige Anordnung den Gedanken nahelegt, daß die Körner aus der Mantelzone in die Körnerschicht hinaufwandern. An einer benachbarten mit drei Sternen bezeichneten Stelle, sieht man die Vogtsche Sechsschichtung der Kleinhirnrinde in einem Vorstadium der Purkinjeschen Zellausbildung.

Diese Beispiele sollen zeigen, daß die Kleinhirnrinde aus dem 5. Fötalmonat in ihrer ganzen Ausdehnung bei weitem keine gleichmäßige Differenzierung aufweist, denn man findet von dem primitivsten Rindenbau bis zur bezüglichen (5. Fötalmonat) höchsten Ausbildungsstufe sämtliche Stadien repräsentiert. Man sieht somit nebst einem Ausbildungsmaximum (ontogenetische Acceleration — Haeckel) noch ein Minimum (ontogenetische Retardation — Haeckel) sowie alle möglichen Übergänge zwischen beiden Grenzstufen und es ist sicherlich ein interessanter Umstand, daß im Gegensatz zu dieser Labilität in der Ausbildung der Kleinhirnrinde die Großhirnrinde eine besondere Stabilität zeigt. Die Großhirnrinde des 5 monatigen Foetus weist nämlich an allen Punkten eine gleichmäßige Reife auf. Diese Differenz in der Entwicklung der Groß- und Kleinhirnrinde findet ihre Erklärung darin, daß die Keimzellen der Großhirnrinde im 5. Fötalmonat mit den späteren, im 7. Fötalmonate sich ausbildenden Rindenschichten nicht identisch sind (Brodmann); letztere, d. h. die tektogenetischen Rindenschichten zeigen bereits eine ebenso variable Acceleration bzw. Retardation in ihrer Ausbildung, wie die Schichten der Kleinhirnrinde. Die Großhirnrinde hält daher in ihrer Ausbildung erst im

7. Fötalmonat dort, wo die Kleinhirnrinde bereits im 5. Fötalmonat ist, daher entwickelt sich letztere rascher als erstere.

Schließlich wäre hervorzuheben, daß die Kleinhirnfurchung in Begleitung ganz übereinstimmender histologischer Änderungen vonstatten geht, wie seitens der Großhirnrinde (s. Taf. VII, Fig. 18). Hier spielt ebenfalls die Proliferation der superfiziellen Körner eine bestimmende Rolle, welche von der Verbreiterung und Verdichtung der angrenzenden molekulären Zone begleitet wird, letzterer Vorgang dient vorarbeitend für die Einkeilung in die Tiefe der superfiziellen Körner. Die Furchenbildung der Kleinhirnrinde weist daher dieselben histologischen Motive auf wie die Großhirnfurchung. Die superfiziellen Körner werden auch nach meiner Beobachtung im Verlauf der weiteren Entwicklung aufgebraucht, indem sie in jenem Maße schwinden, in welchem die Kleinhirnrinde ihre definitive Oberflächengestaltung erreicht. In dieser Beziehung ist Fig. 17 (Taf. VII) lehrreich, denn sie zeigt an der mit drei Sternen bezeichneten primitiven Windungsstelle eine auffallend breite superfizielle Körnerschicht; im Gegensatz hierzu zeigen ausgereiftere Rindenstellen, welche bereits mit Purkinjeschen Zellen versehen sind, eine bedeutend schmälere superfizielle Körnerschicht.

Vergleichen wir nun die Rindenausbildung des Groß- und Kleinhirns in dem 5. Fötalmonat miteinander, so ist es auffallend, daß man teils übereinstimmende, teils abweichende Momente findet. Übereinstimmend ist die Art der Oberflächenausbildung. Verschieden ist die innere Ausbildung, d. h. jene der Rindenschichten in dem Sinne, daß während die 5 monatige Großhirnrinde überall das Bild einer und derselben Reifestufe bietet, so zeigt die Kleinhirnrinde gleichen Alters Stadien, welche von dem 3. Fötalmonat angefangen bis zum 5. Fötalmonat hinaufführen. Die fötale Kleinhirnrinde weist somit in ihrer Ausreifung voraneilende und zurückgebliebene Stellen auf; diese Erscheinung dürfte bis zu einem gewissen Grade mit der Oberflächenausbildung im Zusammenhang stehen, denn während der in seinen Hauptzügen bereits ausgebildete Wurm des 5 monatigen Foetus überall Sechsschichtung zeigt, so beobachtet man an Hemisphärenstellen, welche in ihrer Lappenbildung bzw. Furchung noch sehr zurückgeblieben sind, viel primitivere Rindenstrukturen. Freilich ist dieser Unterschied zwischen Vermis und Hemisphäre nicht bleibend, denn die Hemisphären reifen später genau bis zu jener Stufe aus, welche die Vermisrinde bereits viel früher erreichte.

III.

Es sei mir gestattet, meine obigen Befunde und Ausführungen wie folgt zusammenzufassen.

1. An der Hemisphärenoberfläche eines 5 monatigen Foetus können ausnahmsweise und vorzeitig sekundäre Furchen erscheinen, doch kommen zu dieser Zeit regelmäßig nur primäre Furchen vor, namentlich die Fossa Sylvii, Fissura hippocampi, calloso-marginalis, calcarina, parieto-occipitalis.

2. Der Kleinhirnwurm des 5 monatigen Foetus zeigt die Hauptlappen insgesamt entwickelt, während gleichzeitig die Oberfläche der Hemisphären ungefurcht ist, mit Ausnahme der oberen Oberfläche, welche eine vom oberen Wurm übergreifende Furchung, freilich in anfänglicher Form, aufweist. Die untere Oberfläche der Hemisphären ist noch ungefurcht. Mit dem Wurm zugleich erscheint auch die Flocke gefurcht, und so ist die Tatache festzustellen, daß im Kleinhirn das Edinger sche Palaeocerebellum (Vermis + Flocculus) die frühere, hingegen das Neocerebellum (Hemisphären) die spätere Entwicklung erfährt.

3. Die primären und sekundären Furchen des Großhirns bilden sich in vollkommen übereinstimmender Weise aus, somit läßt sich bezüglich der Histogenese zwischen beiden kein Unterschied machen; die einzige morphologische Differenz ist die Tiefe der Furche.

4. Die die Oberflächengestaltung begleitenden histologischen Änderungen lassen sich folgendermaßen zusammenfassen. An der Stelle der zukünftigen Furche proliferieren die superfiziellen Körner, daher wird deren Schicht dicker, die nun in der Richtung der später zur Ausbildung gelangenden Furche einen keilförmigen, aus zahlreichen Körnern bestehenden Fortsatz gegen die Lamina corticalis entstehen läßt, welch letztere gemäß der Keilrichtung eine auffallende Verschmälerung, hingegen seitwärts davon eine kompensatorische Emporwölbung erleidet. Gleichzeitig zeigt der Randschleier eine Änderung, welche darin besteht, daß die sog. äußere und innere Verdichtungszone stärker ausgeprägt wird, wobei die äußere Verdichtungszone sich von der Schicht der superfiziellen Körner etwas einwärts entfernt, und so kommt eine etwas breitere und mehr locker gebaute Zone zwischen beiden zustande. Beide Verdichtungsstreifen ziehen in der Tiefe um den Körnerkeil konzentrisch herum. Endlich zeigt sich in dem bisher kompakten Körnerkeil eine Ritzenbildung, deren Zustandekommen man sich so vorstellen kann, daß in der Achse des keilförmigen Körnerhaufens, offenbar an der Stelle der geringeren Ernährung, eine Art von Nekrose stattfindet, womit die Möglichkeit der Spaltbildung gegeben ist.

Aus obigem Vorgang ist es ersichtlich, daß die Furchenbildung in der Ebene der zukünftigen Furche durch die Proliferation der superfiziellen Körner und durch die Verbreiterung des Randschleiers bzw. dessen streifenförmige Verdichtung eingeleitet wird. Jede Furchenbildung beginnt punktförmig bzw. grübchenartig, denn mit der Entwicklung des Körnerkeils geht eine seichte Einsenkung der Oberfläche einher, welche offenbar durch das einwärts gegen die Lamina corticalis gerichtete Vordringen des Randschleiers bedingt ist. Hat sich eine trichterartige Einsenkung infolge Einkeilung seitens der superfiziellen Körner entwickelt, so addiert sich zu diesem also entstandenen Grübchen in der Linie der später sich entwickelnden Furche engstens ein zweites Grübchen, hierauf ein drittes usw., womit eine lineare Ausbildung der Oberflächenvertiefung = Furchenbildung vonstatten geht. Die in Fig. 1 zahlreich angedeuteten Grübchen sind also die Vorläufer der späteren Furche, welche aus der linearen Anreihung solcher Grübchen entsteht. Freilich ist dieser Vorgang ein kontinuierlicher, d. h. wenn dieser einmal an einem Punkte der Hemisphärenoberfläche begann, so setzt er sich entlang der Linie der späteren Furche bis zu deren Endpunkt sukzessive fort. Die superfiziellen Körner schwinden mit der Furchenausbildung zunehmend, doch erhält sich in der Furchentiefe anfänglich noch eine breitere Körnerschicht als an den Furchenabhängen. Die oberflächlichen Körner werden somit beim Furchungsvorgang verbraucht; das Verschwinden der Körner wäre nicht allein in Schapers Sinne zu deuten, d. h. daß sie etwa zum Aufbau der Rindenschleierglia verwendet werden, sondern sie schwinden infolge Atrophie, wie wir dies hinsichtlich der Cajalschen Fötalzellen bereits kennen.

Die Oberflächengestaltung der Kleinhirnoberfläche ist wesentlich mit obigem Vorgang übereinstimmend; der Ausgangspunkt ist hier gleichfalls seitens der superfiziellen Körner und der molekulären Zone (Randschleier), deren Einkeilung zur Furchenbildung führt. Im Zeitpunkt der Tektogenese geht die Kleinhirnrinde der Großhirnrinde voran, denn die Rindenschichtenbildung beginnt bei ersterer im 5., bei letzterer im 7. Monat.

5. Aus dem Furchungsvorgang der Groß- und Kleinhirnrinde geht somit hervor, daß in demselben aktive und passive Änderungen eine Rolle spielen; zu den ersteren gehören die sowohl quantitativen wie qualitativen Modifikationen der superfiziellen Körner und des Rindenschleiers, zu letzteren die in der Furchenrichtung auftretende Verschmälerung bzw. die auf letztere kompensatorisch entstandene Emporwölbung der Lamina corticalis. Die in der Furchenbildung sich äußernden Änderungen des Rindenschleiers sind deshalb das Resultat eines aktiven Vorganges, denn diese sind es, welche die Furchung als primäre Erscheinungen in Gang bringen, auf welche die Modifikation der Lamina corticalis in offenbar sekundärer, passiver Weise erfolgt. Die Änderung der Lamina corticalis bezieht sich ausschließlich auf ihre Form; sie ist eine Verbiegung und Zusammenpressung, hervorgerufen durch die Einkeilung der superfiziellen Körner. Meine Auffassung über die Bedeutung der Furchen- und Windungsbildung ist jener von Retzius genau entgegengesetzt, welche in der Furchenbildung „das mehr

passive Moment im Wachstum der Hirnoberfläche" erblickt, „während die Erhebungen, die Windungen, dem aktiveren, dem sich hervorwölbenden, energischer hervorwachsenden Moment entsprechen" sollten.

6. Ob der im 5. Fötalmonat beginnenden Oberflächengestaltung seitens der Lamina corticalis gewisse Änderungen nicht vorangehen (Status corticis verrucosus Retzii?), ist eine Frage, welche noch der Lösung harrt.

7. Nach obigem kann man in der Rindengestaltung des Groß- und Kleinhirns zwei Vorgänge unterscheiden: a) einen **äußeren**, die an der Rindenoberfläche ablaufende, im 5. Fötalmonat beginnende Furchung, aus welcher als sekundäre Erscheinung die Windungsbildung folgt; b) einen **inneren**, welcher in der progressiven, im 7. Fötalmonat beginnenden Ausbildung der Lamina corticalis besteht, welche zur Entstehung der Brodmannschen tektogenetischen Grundschichten führt. **Somit macht die in Entwicklung begriffene Hirnrinde eine äußere und eine innere Ausbildung durch. Erstere formt die Hemisphärenoberfläche, ein Vorgang, den ich Perigenese nenne; letztere bildet das Rindeninnere, die eigentliche Rinde aus, welcher Vorgang bekanntlich Tektogenese benannt wird. Die Oberflächenausbildung, die Perigenese, ist ein Vorgang, welcher im Hisschen Randschleier abläuft, während die Tektogenese ein in der Lamina corticalis sich abspielender Vorgang ist.** Beide Prozesse sind zeitlich verschieden, denn die in der Furchung sich äußernde Oberflächengestaltung beginnt bereits im 5. Fötalmonat, während die tektogenetische Gliederung erst im 6., noch mehr im 7. Fötalmonat geschieht. **Somit müssen wir vom entwicklungsgeschichtlichen Standpunkt zwischen zwei Schichten der Rinde, d. h. Rindenschleier und Lamina corticalis einen scharfen Unterschied machen, denn die Bedeutung dieser beiden Rindenabschnitte ist eine ganz verschiedene.** An dieser Stelle wäre zu bemerken, daß Brodmann zu seinen sechs tektogenetischen Grundschichten den nervenzellfreien Randschleier (später molekuläre Schicht) als Lamina zonalis rechnet. Daher ist es klar, daß vom cytoarchitektonischen Standpunkt es nur 5 Grundschichten gibt.

8. Aus all diesem erhellt, daß die embryonalen Rindenwärzchen in der Gestaltung der Rindenoberfläche gar keine Rolle spielen, denn diese i. e. Oberfläche wird ausschließlich durch Modifikationen des Rindenschleiers bewirkt.

9. Schließlich drängt sich die Frage auf, ob die Oberflächengestaltung, die Perigenese und die Ausbildung den Rindenzellschichten, die Tektogenese in irgendwelchem Verhältnis zueinander stünden? Nachdem

die Furchenausbildung ein früherer Vorgang ist, so ist er auch von der Rindenausbildung vollkommen unabhängig, während letztere als auf die Furchung folgend, von ersterer in gewissem Sinne abhängig sein kann. Nämlich die im Furchental erfolgende Verschmälerung der Lamina corticalis und deren kompensatorische Emporwölbung an der Windungskuppe ist zweifellos eine von der Furchung abhängige Änderung. Unter normalen Umständen wird aber ein anderes Verhältnis nicht zu erkennen sein, denn außer der obenerwähnten Anpassung der Lamina corticalis zur Furchung, macht sie die ontogenetische Schichtenbildung als ihre spezifische Ausbildung durch, auf welche die Furchung keinen Einfluß ausübt. Die Anpassung der Lamina corticalis zu den Furchen bedeutet so viel, daß die äußerste tektogenetische Schicht (Lamina granularis externa) sich jener Änderung anfügen muß, welche die Perigenese bedingt, somit sind die tektogenetischen Formationen in gewissem Sinne ein Negativ von jenem Positiv, welches die perigenetischen Modifikationen ergeben.

## Zweiter Teil.
### Über pathologische Hirnfurchung.

#### I.

Zwei Vorgänge beherrschen die normale Rindenentwicklung, wie ich dies oben nachwies, die **Perigenese** und die **Tektogenese.** Der Verlauf derselben kann unter krankhaften Umständen gewisse Störungen aufweisen, welche allein aus den normalen Verhältnissen abzuleiten sind.

Bezüglich der **Perigenese,** d. h. Oberflächengestaltung der Rinde wären folgende pathologische Möglichkeiten denkbar. 1. Die Furchenbildung erscheint ungewöhnlich dicht, wodurch ungewöhnlich zahlreiche Furchen bzw. Windungen zustande kommen, welche das Bild der Polygyrie liefern. Da erfahrungsweise die außergewöhnlich zahlreichen Furchen seicht und ihre Windungen abnorm klein, schmal sind, so entsteht bei dieser Gelegenheit gleichzeitig jener Zustand der abnormen Rindenoberfläche, welche als Mikrogyrie bezeichnet wird. Am richtigsten wäre das Bild als Mikropolygyrie zu benennen. 2. Die Furchenbildung erscheint ungewöhnlich spärlich, woraus eine furchen- und windungsarme Rindenoberfläche resultiert; die Furchen stehen in diesem Falle weit voneinander, die Windungen sind außergewöhnlich dick, plump; das Bild entspricht der Makrogyrie. — 3. Die Furchenbildung erscheint unvollständig, d. h. die Ausbildung der Furche erlitt eine gewisse Hemmung, wobei hauptsächlich zwei Möglichkeiten denkbar sind: a) Die Furchenbildung erscheint sozusagen nur andeutungsweise, indem die Furche nur durch eine sehr seichte Vertiefung der Oberfläche angedeutet ist, welchem Umstande entsprechend der Rindenschleier eine mehr oder minder breite talförmige Einsenkung zeigt; b) die Furchenbildung ist inkomplett in dem Sinne, daß eine spaltlose Furchenformation in Erscheinung tritt. Letztere bedeutet eine dem fötalen Körnerkeil entsprechende, mehr oder minder lineare Verdichtung des Rindenschleiers, welche von der Oberfläche gegen die oberste Rindenschicht dringt, wobei die Rinde eine Verdünnung in der Richtung des sich herabsenkenden Keiles erleidet bzw. seitwärts kompensatorische Verdickung erfährt. Es leuchtet ohne weiteres ein, daß diese Bildung einen nur bis zur Spalten- bzw. Furchenbildung gediehenen Furchungsprozeß bedeutet, wobei man den Eindruck gewinnt, als wären die einander zugekehrten Windungslippen verlötet oder verwachsen. Während im Falle a) es sich nur um einen Furchungsbeginn handelt, bedeutet der Fall b) eine vorgeschrittene jedoch nicht perfektionierte Furchenbildung. Diese inkomplette Furchung erhält auf Grund des oben erörterten Entwicklungsmodus des Furchungsprozesses eine zwanglose Erklärung, denn man hat sich nur vorzustellen, daß die superfiziellen Körner mit ihrer vorhang- oder keilartigen Verdichtung wohl eine dem Windungstal entsprechende Vertiefung, Einbuchtung der Rindenplatte bewirkten, doch dürfte der Prozeß nun nicht weiter gediehen sein, d. h. es kam aus irgendwelchem Grund nicht zur Spaltbildung im Inneren des Körnerkeiles. Auf diese Weise spielte sich der Furchungsvorgang bis zu seinem letzten Abschnitte, doch mit Ausschluß des letzteren ab, und so entstand eine falsche oder innere Furchung, welche an der Oberfläche gar nicht oder zumeist durch eine mehr oder minder ausgeprägte Einsenkung angedeutet ist. c) Die Furchenbildung blieb ganz aus = glatte Rindenoberfläche oder Agyrie.

Bevor ich jetzt die bezüglich der **Tektogenese** sich ergebenden pathologischen Möglichkeiten andeute, muß ich darauf aufmerksam machen, daß alle diesbezüglichen Betrachtungen von Brodmanns grundlegenden Forschungen auszugehen haben. Aus diesen möge hier nur folgendes hervorgehoben sein.

Aus den Hisschen Untersuchungen ist es bekannt, daß bei einem 2 monatigen menschlichen Embryo der Hemisphärenmantel aus der kernreichen ventrikulären Matrix, aus der hierauf folgenden lockeren intermediären oder Mantelschicht (Lamina intermedia), endlich aus einem letztere bedeckenden kernfreien Randschleier besteht; eine eigentliche Rinde fehlt zu dieser Zeit noch. Die erste Spur letzterer, die sog. Lamina corticalis primitiva, sah His zuerst bei einem 8 Wochen alten Embryo in der Form eines zwischen Randschleier und Mantelschicht verlaufenden Bandes, welches aus radiär angeordneten zelligen Elementen bestand. Diese primitive Rinde zeigt noch keine Schichtung, erst beim Foetus im fünften Monat erscheint eine Andeutung von einer äußeren dichteren und inneren zellärmeren Schicht, doch haben nach Brodmann diese Zellagen mit der definitiven Schichtengliederung der Rinde nichts zu tun. Erst im 6. bzw. im 7. Fötalmonat beginnt die schichtenartige Gruppierung der zelligen Elemente des Cortex, welche als Ausgangspunkt bzw. Übergangsphase zur späteren endgültigen Schichtengruppierung dient. Jede homogenetische Rinde entwickelt sich aus einer Sechsschichtung, welche somit ein ontogenetisches Durchgangsstadium in der Rindenentwicklung des Großhirns darstellt. — Die schichtenartige Ausreifung geschieht nicht an allen Punkten der Hemisphären zugleich, denn die tektonische Gliederung einzelner Rindenterritorien vollzieht sich früher, anderer hingegen später, förmlich zögernd. So geschieht es, daß man die Sechsschichtigkeit im Gehirn nicht an allen Punkten zugleich antrifft, d. h. während einzelne Bezirke die homotypischen Rindenschichten zeigen, befinden sich andere auf einer niederen Stufe der tektonischen Gliederung. So z. B. erscheint an einer Stelle nur eine der Lamina granularis interna entsprechende Verdichtung, während die übrigen Schichten noch nicht angedeutet sind; oder es kann vorkommen, daß einzelne Punkte eine weiterdifferenzierte Stufe repräsentieren. Somit müssen wir in der Tektogenese der Rinde mit Haeckels ontogenetischer Retardation und Acceleration stets rechnen; diese örtlichen und zeitlichen Verschiebungen, welche Haeckel unter dem Begriff der Caenogenie zusammenfaßte, modifizieren den ontogenetischen Grundplan ziemlich, wodurch die Ableitung einer gegebenen Rindenstelle aus der schematischen Sechsschichtigkeit manchmal recht schwierig wird.

Jene Änderungen, welche die ontogenetische Sechsschichtigkeit erfahren kann, sind verschieden; hauptsächlich sind nach Brodmann vier Möglichkeiten denkbar: 1. die Verringerung der Schichtenzahl, 2. die Vermehrung der Schichtenzahl, 3. die Umgruppierung der Schichten, 4. die Kombination der erwähnten drei Möglichkeiten. — Eine Verringerung kann dadurch zustande kommen, daß durch das Auseinanderweichen der Elemente einer Schicht diese ihre Selbständigkeit verliert und mit den benachbarten Schichten verschmilzt. — Die Vermehrung kann zweifach bedingt sein, entweder dadurch, daß infolge von Spaltung zwei oder drei Schichten entstehen, oder daß die zelligen Elemente einer Schicht sich derart differenzieren und gruppieren, daß sie eine abgesonderte Untergruppe bilden. — Die Umgruppierung der Schichten besteht darin, daß zwei benachbarte Schichten sich vermengen und endlich sich so gruppieren, daß die zuvor innere Schicht außen liegt, daher wandern die Schichten.

Die soeben auf Grund Brodmanns Darstellung gegebenen Momente der normalen Tektogenese vor Augen behaltend, ergeben sich bezüglich der pathologischen Tektogenese hauptsächlich in zwei Richtungen Möglichkeiten: 1. die Brodmannschen tektogenetischen Grundschichten sind an Zahl verringert, wobei eine oder mehrere Schichten fehlen können; 2. der Schichtenbau ist verändert, indem in schweren Fällen der normale Aufbau ganz fehlt und obschon die Rinde Nervenzellen enthält, so zeigen diese dennoch keine schichtenartige Gruppierung; denkbar wäre noch eine Durchwerfung der einzelnen Lagen, sowie deren ungleich starke Entwicklung.

Diese im obigen angedeuteten, keineswegs erschöpften theoretischen Möglichkeiten der pathologischen Furchung und Rindenbildung möchte ich nun an der Hand zweier Fälle von Mikrogyrie näher studieren, denn diese Form der abnormen Rindenentwicklung bietet bekanntlich in reichlichster Variation und mannigfachster Schattierung die Pathologie der Peri- und Tektogenese dar.

## II.

Es standen mir zwei Fälle zur Untersuchung zu Gebote. Den ersten Fall hatte ich mehrere Jahre hindurch auf der Nervenabteilung des Siechenhauses beobachtet; der zweite Fall bzw. dessen Gehirn, kam mir als gelegentlicher Befund gerade im Verlauf meiner Untersuchungen über den ersten Fall förmlich in Wurf. Klinische Aufzeichnungen besitze ich daher allein über den ersten Fall.

### Fall I.

Karl M. war zur Zeit seiner Aufnahme in dem Siechenhause 27 Jahre alt, sein Tod erfolgte 11 Jahre später in seinem 38. Lebensjahre. Er soll angeblich eine Frühgeburt gewesen sein und hat schon seit frühester Zeit eine Starre sämtlicher Glieder gezeigt, welche den Unterricht verhinderte, so daß er in seiner geistigen Ausbildung ganz zurückblieb. Sein Körper erschien sehr schwächlich, der Schädel schmal, die Stirn vorspringend, die Zähne klein und defekt, Gesicht auffallend asymmetrisch. Die oberen Extremitäten befanden sich in Flexionscontractur links etwas stärker, so daß der rechte Arm bzw. Hand zum Greifen (Erheben eines Glases usw.) besser zu gebrauchen war. Beide unteren Extremitäten im Kniegelenk contracturiert. Sprache stotternd und lispelnd; beim Sprechen wird der Mund hinaufgezogen, die Augenbrauen mitbewegt, kurz, dieser Akt schien sehr schwierig vonstatten zu gehen. Die Sehkraft war gut, die alltäglichen Gegenstände waren dem Kranken namentlich bekannt, und er gebrauchte sie richtig. Seine Klagen, höchst bescheidenen Wünsche trug er verständlich, korrekt vor, sein Interesse für die Außenwelt war Null; lag den ganzen Tag ruhig im Bett, rauchte manchmal eine Zigarette, pflegte selten von seiner Schwester zu erzählen; war stets rein, schlief gut. — Nach mehrfachen Hämoptöen starb er an Lungenphthise.

### 1. Makroskopische Verhältnisse.

Um ermüdende Einzelschilderungen tunlichst zu vermeiden, möchte ich mehr auf photographische Reproduktionen verweisen.

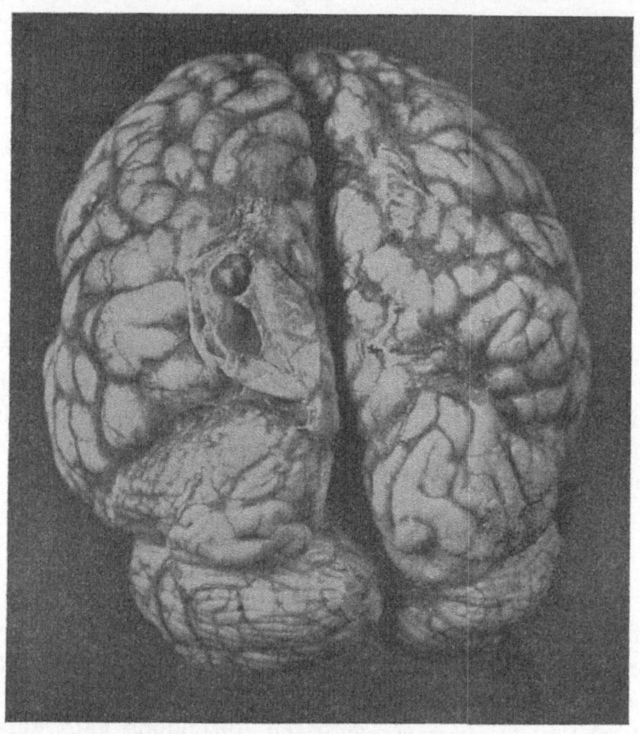

Fig. 4. Mikrogyrie I. Obere Ansicht des Gehirns.
Häute belassen, an linker Hemisphäre eine an zwei Stellen artifiziell durchlöcherte Cyste.
Formolhärtung.

Fig. 4 stellt die obere Ansicht des Gehirns dar mit Belassung der weichen Häute. Auf eine Verkleinerung der Hemisphären deutet bereits der Umstand hin, daß das Kleinhirn beträchtlich unter den Hinterhauptlappen hervorragt, besonders links, daher ist der Sagittaldurchmesser der linken Großhirnhemisphäre auch entschieden kürzer. Die linke Halbkugel scheint bei der Betrachtung von oben her die im höheren Grade ergriffene zu sein, denn 1. ist eine über die Zentralwindungen gelegene Cyste zu beobachten (am Präparat an zwei Stellen artifiziell durchlöchert), 2. erscheint beinahe der ganze linke Occipitallappen durch zuerst schräg-frontal verlaufende mikrogyrische Verbildungen eingenommen zu sein, welche durch eine tiefe Spalte von dem oraleren Hemisphärenteil getrennt werden. Die rechte Halbkugel zeigt gleichfalls an der Grenze des Occipital- und Parietallappens eine Einsenkung.

Genauere Einsicht bekommen wir bei Abziehung der weichen Hirnhäute, wie dies Fig. 5 veranschaulicht. Die linke Hemisphäre

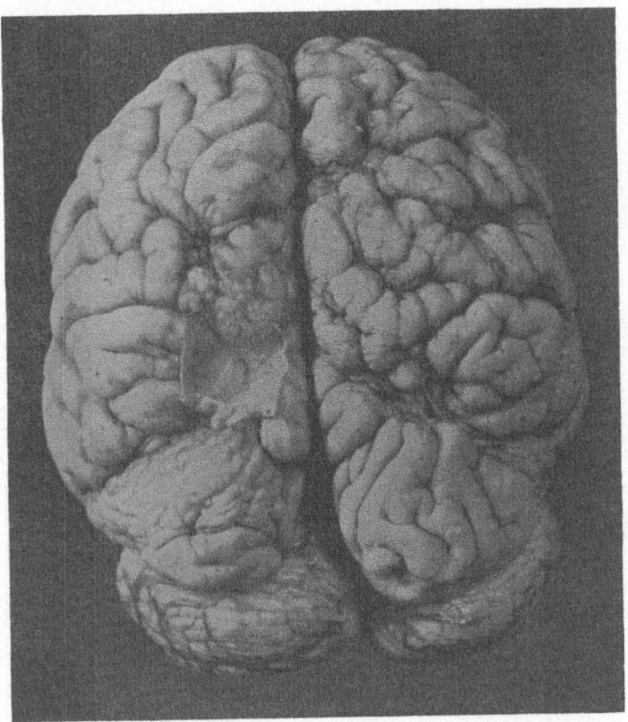

Fig. 5. Mikrogyrie I. Obere Ansicht nach Abziehung der Häute.
Links der derbe Cystengrund sichtbar.

läßt leicht erkennen, daß die oben angedeutete Cyste förmlich den Zentralpunkt der pathologischen Veränderungen bildet, um welchen herum mikrogyrisch verkümmerte Hemisphärenbezirke gruppiert sind, und zwar so oral wie caudal von der Cyste. Letztere erscheint hier auf der Fig. 5 allein in ihrem Boden, welcher als derb-fibröse Haut mit der Unterlage innigst verwachsen erschien, daher mußte diese viereckig umgeschnitten werden, denn bei gewaltsamer Entfernung war eine Beschädigung der in der Tiefe befindlichen Hirnsubstanz zu befürchten. Frontalwärts von der Cyste ist eine Grube zu sehen, welche von radiär angeordneten und in die Tiefe hinabfallenden mikrogyrischen Win-

dungen umsäumt wird. Occipitalwärts ist der mikrogyrisch verbildete
Occipitallappen auffallend, dessen Pol oben in einigen abschließenden
Windungen bereits normal erscheint. Die Abgrenzung dieses mikro-
gyrischen Bezirkes nach vorn geschieht durch eine ziemlich tiefe Spalte.
— Die rechte Hemisphäre zeigt an jener Stelle, welche genau der
Lage der Cyste der linken Hemisphäre entspricht, eine Grube, deren
Boden von zwerghaften, schmalen, stellenweise nur kartondünnen
Windungen gebildet erscheint, welche zum vorderen, inneren und hin-
teren Rand der Grube emporziehen, um hier teils in makroskopisch-
normale Windungen (hinten), teils in fast normalbreite, jedoch mit

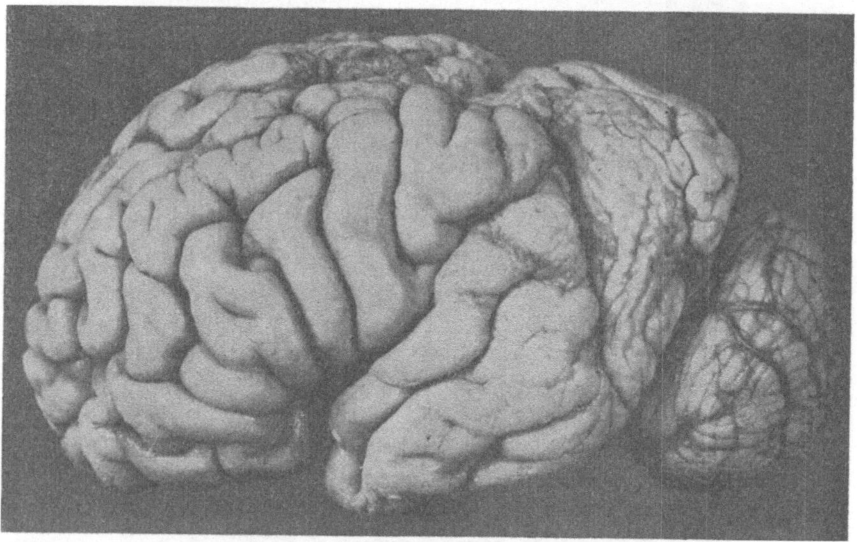

Fig. 6. Mikrogyrie I. Seitenansicht der linken Hemisphäre.
Bemerkenswert die mikrogyre Verbildung des Occipitallappens, deren scharfe und tiefeinschnei-
dende Abgrenzung nach vorn, das freie Hervorragen des Kleinhirns, die makrogyre Bildung der
um die Sylvische Spalte befindlichen Windungen. Formolhärtung.

zahlreichen Höckerchen besetzte Windungen (innen und vorn), endlich
teils in frontal gerichtete Kleinwindungen der lateralen Konvexität
überzugehen. Während der von dem soeben beschriebenen Krater rückwärts gelegene Teil der Hemisphäre (Occipitallappen) normal aus-
sehende Windungen aufweist, an welchen allein deren strahlenförmige
Anordnung zum Krater auffällt, zeigt der vordere Hemisphärenabschnitt
Windungen, deren Oberfläche mit kleinen und kleinsten Höckerchen
stellenweise reichlich besetzt ist.

Die Vorstellung über die krankhafte Gestaltung der Hemisphären
wird durch folgende Abbildungen über die laterale Ansicht gefördert. —
Fig. 6, linke Hemisphäre, zeigt vor allem den mikrogyrischen Bezirk

des Occipitallappens in seiner Hauptausdehnung; dieser erscheint in der Form eines schräg von der Basis aufwärts zum Krater ziehenden mikrogyrischen Komplexes, welcher vorn in vertikaler Richtung abgegrenzt wird, namentlich durch eine tiefe Spalte, von welcher nach vorn der untere Scheitellappen, die untere Hälfte der Zentralwindungen, die 2. und 3. Frontalwindung in Form von wohlgestalteten, verhältnismäßig breiten Windungen erscheinen. Letztere zeigen insofern ein auffallendes Verhalten, daß die Zentralfurche, sowie die vordere und hintere Zentralfurche tief in das Operculum hineinschneiden; wenn wir noch hinzunehmen, daß durch den vorderen ascendierenden, sowie horizontalen Schenkel der vorderen Sylvischen Fissur die 3. Frontalwin-

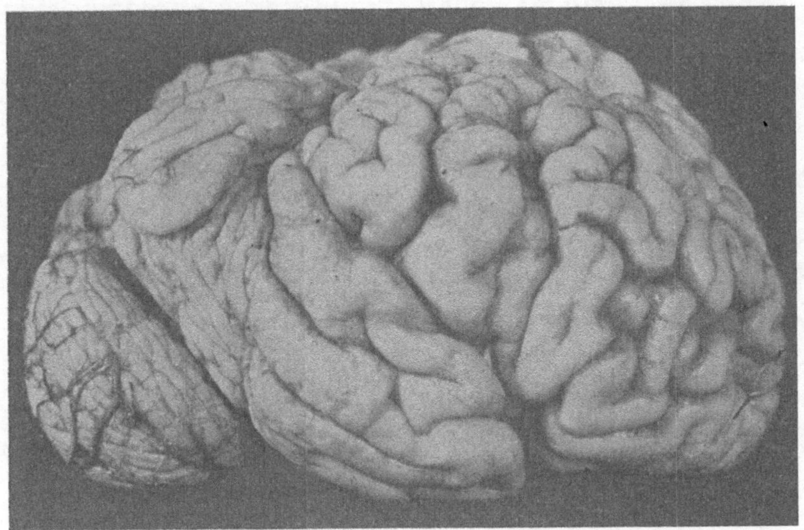

Fig. 7. Mikrogyrie I. Seitenansicht der rechten Hemisphäre.

dung ebenfalls mehr oder minder tief eingekerbt wird, so ergibt sich eine radiäre Strahlung der genannten Furchen gegen einen, durch die Insel repräsentierten Knotenpunkt. — Der von der oben erwähnten Spalte nach vorn liegende Abschnitt des Temporallappens, wohl der größte Teil desselben, zeigt auch gut entwickelte Windungen, von welchen besonders die zweite oder mittlere durch ihre abnorme Breite, förmlich Plumpheit auffällt. Alle drei Temporalwindungen besitzen in der Nähe der erwähnten vertikalen Spalte seichte Einkerbungen, wodurch ihre Oberfläche mikrogyrisch gestaltet erscheint. — Fig. 7, rechte Hemisphäre, zeigt ein der linken Hemisphäre ganz entsprechendes Verhalten, mit der Bemerkung, daß der mikrogyrische Bezirk des Occipitallappens von etwas geringerer Ausdehnung, somit der makroskopischnormale Occipitalpol größer erscheint; eine eingehendere Schilderung erübrigt sich.

Schließlich wäre noch auf zwei Ansichten des Gehirns zu verweisen. Fig. 8 stellt die **mediale Ansicht der rechten Hemisphäre** dar, an welcher folgende Momente auffallen. 1. Der mediale Teil der 1. Frontalwindung ist in seinem mittleren und hinteren Abschnitt mikrogyrisch. — 2. Alle übrigen Abschnitte der medialen und der basalen Hemisphärenfläche erscheinen tadellos. — 3. Der präspleniale Abschnitt des Corpus callosum zeigt eine auffallende Dünne, indem er fast auf ein Drittel reduziert erscheint. — **Fig. 9 zeigt die Gehirnbasis**, an welcher zweierlei bemerkenswert ist. Vor allem wäre hervorzuheben,

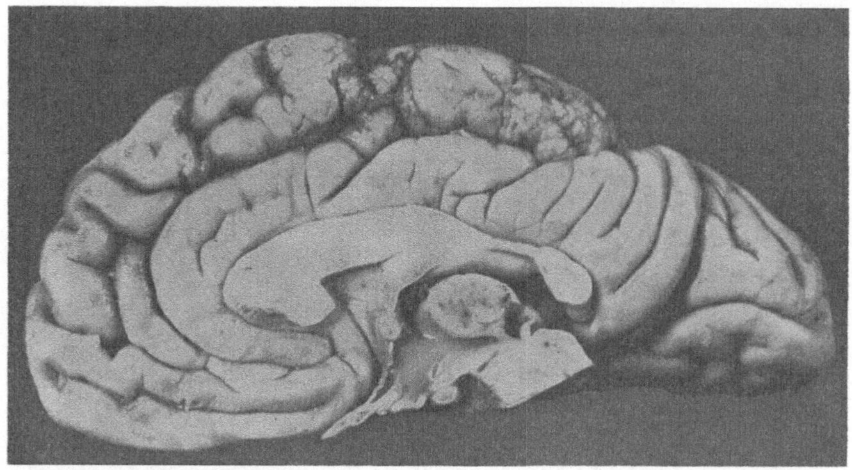

**Fig. 9. Mikrogyrie I. Medianfläche der rechten Hemisphäre.**
Bemerkenswert die Verschmälerung des hinteren Balkenkörperteils, die knollige Mikrogyrie der ersten Frontalwindung. Formolhärtung.

daß der rückwärtigste Teil der Hemisphären eine niedrig geformte mikrogyrische Oberfläche zeigt; dann wäre auf eine Anomalie der Aa. vertebrales aufmerksam zu machen, welche darin besteht, daß beide noch ziemlich entfernt von ihrer Vereinigung zur Basilaris, etwa in der Mitte der Oliveneminenz durch einen Querast verbunden sind. — Das Rautenhirn zeigt keine Änderung in seiner äußeren Konfiguration und besonders möchte ich auf die gleich starke Entwicklung der Pyramiden hinweisen.

## 2. Mikroskopische Verhältnisse.

Die histologische Aufarbeitung geschah derart, daß die linke Hemisphäre in frontale, die rechte in sagittale Schnitte zerlegt wurde, welche nach Weigert-Wolters gefärbt, Übersichtsbilder gaben, während einzelne Stellen, — hauptsächlich der Hinterhauptlappen, die Stätte der ausgeprägtesten Mikrogyrie — mit Toluidinblau Zellstruktur- und Schichtenbilder lieferten. Auch Kernfärbungen (van Gieson) wurden angewendet.

Taf. VIII, Fig. 19 stellt einen Sagittalschnitt der rechten Hemisphäre nach Weigert dar, welcher die innere Kapsel passiert. Es wurde die in Fig. 5 dargestellte Grube der parieto-occipitalen Konvexität getroffen,

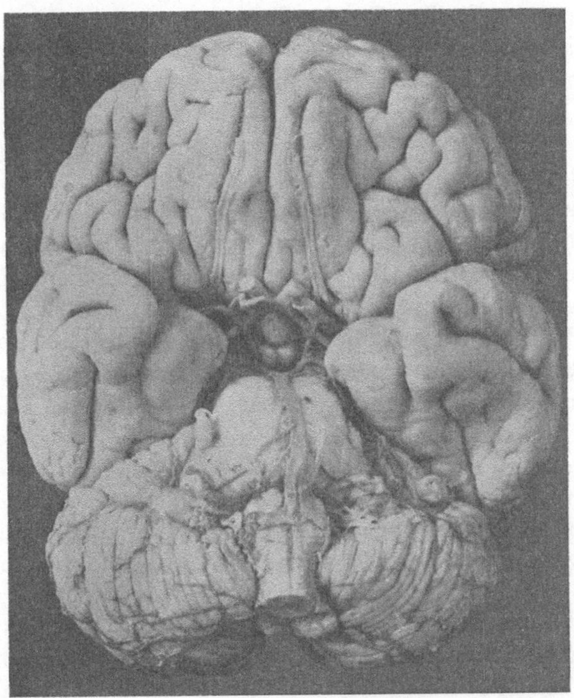

Fig. 9. Mikrogyrie I. Hirnbasis.
Zu beachten die abnorme Anostomose der Aa. basilares, ferner die mikrogyre Oberfläche der occipitalen Lappen. Formolhärtung.

welche in ihrem Boden vielfach Mikrogyrie aufweist. Letztere erscheint am Sagittalschnitt in Form von zwerghaften Windungen, deren Markverhältnisse aus der nachfolgenden vergrößerten Fig. 20 (Taf. VIII) hervorgehen. Man bemerkt teils schwach entwickelte, teils entschieden atrophische Windungen, welche mit einer unregelmäßig gestalteten und im subcorticalen Marklager gelegenen Lacune zusammenhängen, unter welcher ein degenerierter Streifen bemerkbar ist, welcher dem sagittalen Marklager des Parietooccipitallappens unmittelbar benachbart ist und mit diesem parallel verläuft. Unterhalb der Mikrogyrie im subcorticalen Marklager sind zahlreiche Nester grauer Substanz also Heterotopien sichtbar.

— Greifen wir zur Fig. 19 (Taf. VIII) zurück, so erscheint der occipitale
Teil des Sagittalschnittes mit normaler Rinde versehen, hingegen ist
der parietale Abschnitt abnorm, indem er gleichzeitig mikro- und makrogyrisch erscheint. Er ist makrogyrisch, denn die Rinde präsentiert
sich ungewöhnlich breit, die Windungen sind auch plumper; er ist mikrogyrisch, denn der makrogyrisch geformten Rinde sitzen stecknadel-
oder hirsekorngroße Knötchen grauer Substanz auf, welche von der
breiten Mutterrinde durch einen kräftigen, tangentialen Markstreifen abgesondert sind. — Endlich Fig. 21 (Taf. IX) entspricht einem mehr lateralen Sagittalschnitt und stellt dessen parieto-occipitale Gegend dar. Hier
wäre auf zwei Punkte aufmerksam zu machen. 1. Auf die mikrogyrisch
deformierte Grube der Konvexität, welche sich teils aus atrophischen
also pathologischen, teils aus wohlgeformten also infolge gehemmter
Bildung entstandenen Mikrogyri zusammensetzt. — 2. Die Grube geht
frontalwärts in größere Windungen über, welche den Übergang zur
normalen Rinde bewerkstelligen; sie geht occipitalwärts auch in eine
normale occipitale Rinde über, welche aber am Pol eine Menge von
wohlgestalteten Miniaturgyri aufweist. Es handelt sich an diesem
Punkt der Hemisphäre förmlich um eine mikrogyrische Insel, welche
mit dem pathologischen Herd der parieto-occipitalen Konvexität in
keinem Zusammenhang steht. Die basalen Windungen des occipito-
temporalen Lappen sind ganz normal entwickelt. — Aus dieser sub 1.
und 2. angeführten Verteilung der mikrogyrischen Bildungen dürfte
ohne weiteres hervorgehen, daß an der Hemisphäre des untersuchten
Hirns dessen Kleinfältelung einesteils mit dem pathologischen Herd
verbunden vorkommt, andernteils aber von demselben ganz unabhängig,
inselförmig erscheinen kann. Im ersteren Fall handelt es sich um
runzelige, oft extrem dünne markkörperbare Windungen, welche, mit
dem subcorticalen lacunären Herd zusammenhängend, ihre Abhängigkeit vom letzteren überzeugend dartun; diese pathologischen Mikrogyri scheinen nur die assoziativen Bogenfasern und auch diese nur
teilweise konserviert zu haben, denn Projektionsfasern gehen ihnen
vollkommen ab. Im zweiten Fall handelt es sich um eine allem Anschein nach echte mikrogyrische Bildung, also um abnorm kleine,
jedoch proportionierte, also nicht atrophische, mit einer allerdings
sehr spärlichen Projektionsfaserung versehene Windungen; weil diese
mit dem krankhaften Herd nicht zusammenhängen, sind sie auch nicht
als unmittelbare Produkte desselben zu betrachten, wohl aber als mittel-
bares Erzeugnis in dem Sinne, daß der abgelaufene krankhafte Prozeß,
auf die Rindenbildung hemmend einwirkend, Veranlassung zur Bildung
zwerghafter, unvollkommener Windungen gab. Wie sehr diese Vermutung
zutrifft, geht aus Fig. 21 (Taf. IX) hervor, welche in der mikrogyrischen
Grube nebst pathologischer auch echte, auf Hemmungsbildung beruhende

Kleinfältelung zeigt; somit kommt letztere mit ersterer eng benachbart vor, ein Verhalten, welches wohl auf gemeinsame Ursache, d. h. auf den abgelaufenen pathologischen Prozeß hinweist. Wenn auch die Ursache gemeinsam, so ist die Histogenese doch nicht gleich, weil die Struktur eine differente ist.

Ich gehe nun zur Schilderung der Frontalschnitte über. Fig. 22 (Taf. IX) aus der Ebene der Mamillarkörper zeigt am Weigertpräparate den normal dicken Balken und die normal gestaltete Rinde, welche an einem einzigen Punkte, zwischen dem Gyrus fornicatus und centralis anterior, also im hintersten Abschnitte der ersten Stirnwindung mikrogyrische Bildungen und mit diesen im Zusammenhange den bekannten starken Tangentialstreifen zeigt. — Fig. 23 (Taf. X) ist ein Schnitt aus dem hinteren Thalamusabschnitt, welcher als bemerkenswert einesteils den verschmächtigten Balkenteil zeigt, welcher jedoch keine Degeneration erkennen läßt, andernteils ist hier wieder am Scheitelabschnitt des Präparates, in den Zentralwindungen die mikrogyrische Gestaltung der Hirnrinde festzustellen, welche ich in vergrößerter Abbildung (Taf. X, Fig. 24) wiedergeben möchte. Man sieht die abnorme Rinde deutlich in zwei konzentrische Bezirke geteilt; der dem Windungsmark benachbarte, welcher auch die Markstrahlen enthält, ist der breitere, auf welchen der oberflächliche Rindenbezirk folgt, der um vieles dünner ist, an seiner Oberfläche vielfach Einkerbungen trägt, daher in zahlreiche Falten, Mikrogyri zerklüftet ist. Zwischen diesen zwei Rindenbezirken zieht ein schon makroskopisch sehr auffallender Markstreifen, welcher seiner Lage nach dem Baillargerschen entspricht wenn er tiefer sitzt, auch dem Kaes-Bechterewschen wenn er höher gelegen ist. Aus dieser variablen Lage geht wohl hervor, daß der Streifen keinen einheitlichen, streng· bestimmten Charakter hat; seine Bedeutung dürfte aus den Zellbildern der mikrogyrischen Rinde hervorgehen. An manchen Rindenstellen ist zu erkennen, daß dieser Markstreifen in das Windungsmark übergeht. — Fig. 25 (Taf. XI) ist ein Frontalschnitt aus dem hinteren Pulvinarabschnitt und aus der Gegend des Balkenspleniums; er ist im höchsten Grade bemerkenswert, da hier der aus der makroskopischen Schilderung bekannte Bodenteil der Cyste erscheint. Diese sitzt wie dies dem Schnitte leicht zu entnehmen ist, genau auf der vorderen Zentralwindung und bietet Struktureinzelheiten, welche an der vergrößerten Abbildung Fig. 26 (Taf. XI) besser zu studieren sein werden. Man bemerkt an dieser, daß die die Rinde bedeckende und verdickte Hirnhaut mit der Substanz der darunter liegenden und pathologisch höchstgradig veränderten Rinde innigst verschmolzen ist. Das Weigertbild zeigt letztere äußerst atrophisch, bar aller Markfasern, auch das subcorticale Marklager ist fast markleer und wird durch eine länglich unregelmäßige Lacune eingenommen, unter welcher ein Degenerationsstreifen erscheint. Spuren von Blutung waren nirgends bemerkbar, und so kann der erwähnte pathologische Herd nur als eine Erweichungsstelle gedeutet werden, welche auf Grund von Gefäßversperrung entstand. Das Nisslbild ergab die äußerst interessante Tatsache, daß an solchen Stellen des Cystengrundes, welche rechts-links von halbwegs gesund erscheinender, teilweise mikrogyrisch verbildeter Rinde flankiert werden, die Lamina granularis externa dieser Rinde sich auf die Cystenwand emporrankt, während alle übrigen Schichten am Punkte des Überganges von Rinde zur Cystenwand jäh abschließen. Hieraus geht

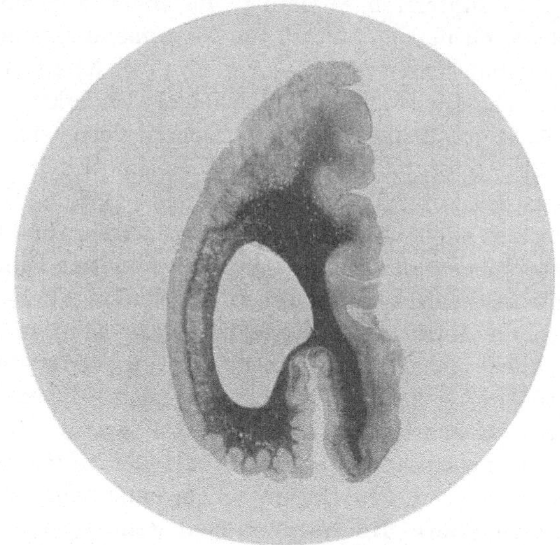

Fig. 10. Mikrogyrie I. Frontalschnitt des occipitalen Lappens.
Bemerkenswert die mikrogyre Verbildung der Konvexität, besonders an der oberen und unteren, mit Heterotopien besetzten Abteilung des Frontalschnittes; die laterale konvexe Oberfläche ist agyrisch mit sehr starkem „Baillarger", die plan-mediale Oberfläche weniger verbildet.
Weigert-Wolters.

also hervor, daß die äußerste Rindenlamelle eigentlich einen äußeren Belag an der fibrösen Cystenwand bildet; wie weit diese rudimentäre Rinde sich auf der Wand erstreckt, konnte ich leider nicht genau entscheiden, da der abgetragene Kuppenteil der Cystenwand abhanden kam. Doch ließ sich an der ganzen, in Fig. 26 (Fig. XI) auf dem Schnitt befindlichen Cystenwand die Granularis externa verfolgen, allerdings schien diese an den periphersten Stellen schon halb und halb ihren Lamellencharakter zu verlieren. — An van-Gieson-Präparaten war die Cystenwand nur von einer dünnen, mit Fuchsin leuchtendrot gefärbten, daher bindegewebsartigen Membran bedeckt, welche daher in das Innere der Cyste zu liegen kam. Aus dieser Disposition geht also hervor, daß die Cystenwand aus zwei Schichten bestand, aus einer äußeren, welche eine verdünnte Rindenfortsetzung bedeutet, und einer inneren, welche sich färberisch als Bindegewebe bekundet. Wir müssen nun uns vorstellen, daß die äußere, hirnrindenartige Schicht in einer gewissen Entfernung aufhörte, so daß der Kuppenteil der Cyste sicherlich nur aus Leptomeninx bestand; hierauf deutet schon der erwähnte Umstand, daß die Zonalis und Granularis externa als äußere Bedeckung an den peripheren Punkten der Wand immer mehr abnahmen. — Endlich Fig. 10 stellt den Frontalschnitt des Occipitallappens dar, und zwar aus einer Ebene, welche in den mikrogyrisch verbildeten Abschnitt dieses Hemisphärenbezirkes fällt (s. Fig. 6). — Das Weigertpräparat läßt erkennen, daß die konvexe Oberfläche ausschließlich mikrogyrisch gebaut ist, teils in Form einzelner, wohlgestalteter Gyruli, teils in Form eines scheinbar einförmigen, glatten und schmalen Rindenstreifens, welcher durch ein starkes, tangential verlaufendes Markband von einer tieferen Rindenschicht gesondert ist. Der Markkörper der mikrogyrischen Rinde weist zahlreiche Heterotopien auf. Die mediale Oberfläche des Schnittes zeigt nur teilweise abnorme Rindenbildung, die Calcarinagegend hat ihren normalen Bau annähernd erhalten, welcher Umstand aus den normalkräftigen Gennarischen Streifen zu ersehen ist. An allen Frontalschnitten, besonders aber aus jenen des Hinterhauptlappens bemerkt man die Ventrikelektasie, welche ich mir als ex vacuo entstanden vorstelle; den vergrößerten Ventrikelraum verursachte die ausgebreitete Rindenerkrankung, welche an vielen Stellen zum Schwund führte. Auf die Verkleinerung der Hemisphären weist ja, wie dies eingangs erwähnt wurde, das Hervorragen der Kleinhirnhemisphären unter den bedeutend reduzierten Occipitallappen.

Die genauere Charakterisierung der mikrogyrischen Bildungen möchte ich weniger am Markbilde, als vielmehr am Zellbilde vornehmen. In der Fig. 11 lege ich eine genaue Skizze aus dem Hinterhauptlappen vor; man sieht die von Brodmann für diese Gegend hervorgehobene typische Sechsschichtung in der Nähe der mikrogyrischen Rindenbildung sich erheblich ändern. Bevor ich in diese Einzelheiten eingehe, wäre darauf aufmerksam zu machen, daß die mikrogyrische Rinde histologische Momente in zweifacher Richtung erkennen läßt, einesteils in bezug auf die Oberfläche, andernteils hinsichtlich der Rindenschichten, mit anderen Worten, es lassen sich so in perigenetischer wie in tektogenetischer Richtung Änderungen feststellen. Bezüglich der Oberfläche zeigt Fig. 20 (Taf. VIII) deutlich, daß die Oberfläche der glatten normalen Rinde in einzelne kleine Höckerchen übergehen kann, von welchen ein jeder einer abortiven Windung entspricht. Die Kuppe des Rindenhöckers ist die Kuppe einer zur Entwicklung nicht gelangten Windung; die seichten Täler zwischen den Höckern markieren Furchen, welche aber ebenfalls nicht zur vollen Ausbildung kamen.

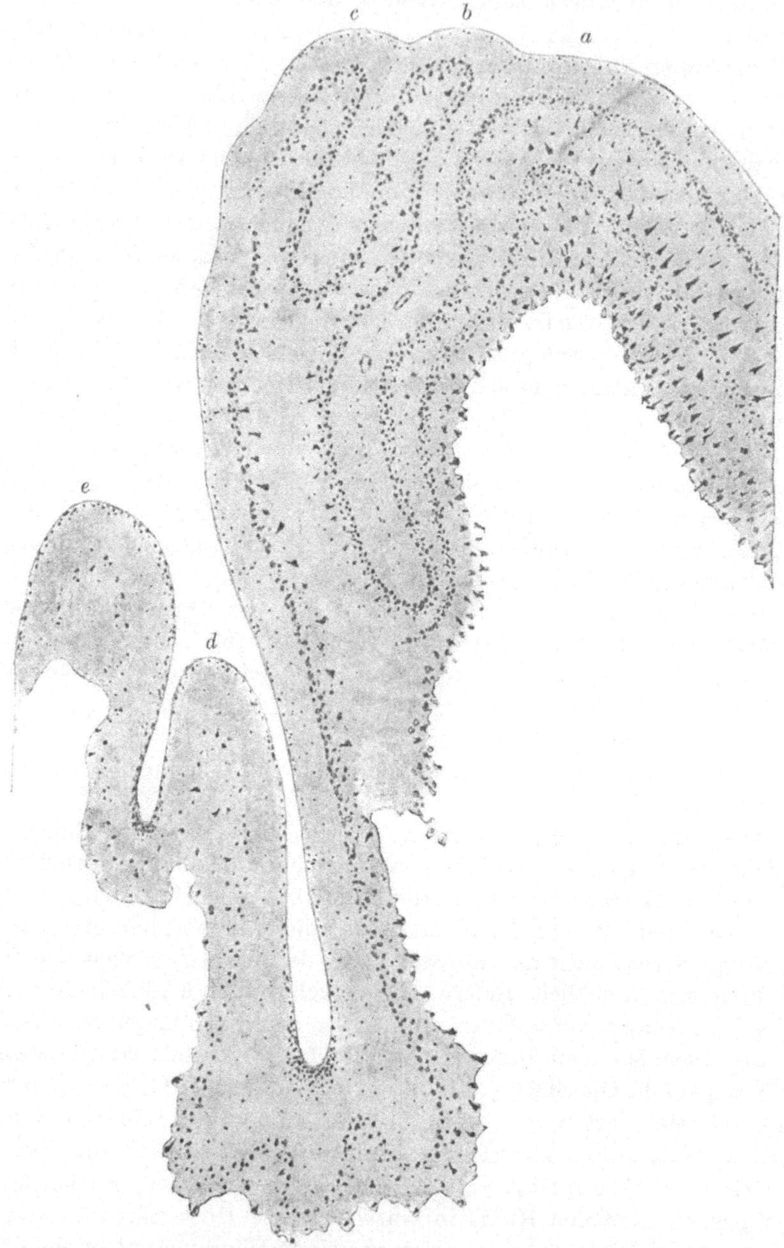

Fig. 11. Mikrogyrie I. Frontalschnitt durch den Occipitallappen.

Bei *a* die normale Sechsschichtung; bei *b* und *c* innere Furchenbildung nebst Girlandenbildung; *d* und *e* Mikrogyrie mit atypischer Rindenbildung; in der Tiefe zwischen *c* und *d* Beginn der Furchenbildung in drei Radien, wodurch zwei papillenförmige „Erhebungen" der Granularis externa zustande kommen. Skizze nach einem Paraffinschnitt mit Toluidinblau gefärbt.

Die Tendenz zur Furchenbildung zeigt sich darin, daß sich ein nahtähnlicher, auffallend gefäßreicher, linear-septumartiger Fortsatz vom Tale der abortiven Windungen in die Tiefe senkt und seiner Länge entsprechend eine mehr oder minder tiefe „innere" oder falsche Furche bildet, somit eine Furche andeutet. Es zeigt sich also jener Fall, welchen ich im II. Teil eingangs als eine Möglichkeit der abnormen Oberflächengestaltung erwähnte, es ist dies die inkomplette Perigenese, welche nicht zur Spaltbildung, also zur Furchenbildung gediehen ist. — Dann sieht man in Fig. 11 noch zwei kleine papillenförmige Erhebungen, welche dem echten Mikrogyrus entsprechen, d. h. es handelt sich um zwei Windungsindividuen, welche allein durch ihren Zwergwachstum auffallen, doch durch Furchen voneinander getrennt sind. Die Abbildung zeigt uns also die postulierten Furchungsabnormitäten gleichsam gehäuft: neben unvollständiger (falscher) Furchung erscheint die Furchung in ungewöhnlicher dichter Anordnung, so daß es einesteils zur abortiven oder rudimentären Windungsbildung, andernteils zur wirklichen Mikrogyrie kam. — Bezüglich der Tektogenese, d. h. der eigentlichen Rindenbildung gelangt man zu sehr lehrreichen Ergebnissen, wenn man die Gestaltung der normalen sechsschichtigen Occipitalrinde gegen die mikrogyrisch verbildete Rinde zu verfolgt. Die normale „$a$"-Rinde stößt mit der abortiven „$b$"-Rinde zusammen, ist von dieser nicht durch eine echte, sondern durch eine falsche oder innere Furche oder „Furchennaht" getrennt; zwischen beiden markiert eine seichte Einsenkung die Stelle der inneren Furche. Bis zum letzten Punkt zeigt die Rinde einen homotypischen Bau; gegen die Furchennaht zu ist eine Änderung insofern zu sehen, daß die magnopyramidale Unterabteilung der Lamina pyramidalis (Brodmann) schwindet, sehr bald auch der obere, kleinzellige Teil dieser Schicht, sowie die ganglionäre Schicht, so daß aus der ursprünglichen Sechsschichtigkeit eine Vierschichtigkeit resultiert, d. h. es bleiben (von der nervenzellosen Lamina zonalis abgesehen) allein die Lamina granularis externa, interna und multiformis übrig. An dem Punkt, wo der Übergang in die abortive „$b$"-Windung stattfindet, hören die Lamina multiformis und granularis interna plötzlich auf und allein die Granularis externa, hier allerdings mit einzelnen und spärlichen kleinen Pyramiden vermischt, setzt sich als gutgezeichnete Zellschicht fort und schmiegt sich hierbei genau der Schlängelung der inneren Furche an. Diese reduzierte Zellformation dringt auch in die benachbarte und abortive „$c$"-Windung ein, hier abermals die innere Furche umkreisend und zieht nun entlang einer langen, vollkommen glatten Rindenoberfläche zu den zwei papillenförmigen Mikrogyri „$d$" und „$e$", woselbst sie in äußerst spärlichen Resten, welche eine Schichtenformierung schon nicht mehr zeigen, noch bemerkbar ist. Während dieses Verlaufs bemerkt man am Grunde der zwischen den Windungen

„c" und „d" befindlichen Grube eine zweifache papillenförmige Erhebung der Granularis externa, welche hier in ein auffallend verbreitertes Gebiet des Rindenschleiers hineinragt. Bemerkenswert ist die Ansammlung von superfiziellen Körnern in der Tiefe der Windungen „c" und „d"; diese kann nur so gedeutet werden, daß der Furchungsprozeß nicht beendet wurde, daher eine Anzahl von nicht verbrauchter Körner überblieben. Die inkomplette Furchung wäre auch auf Grund des auffallend verbreiterten Rindenschleiers in der Tiefe zwischen „c" und „d" anzunehmen, da doch aus den Ausführungen über den normalen Furchungsprozeß bekannt ist, daß mit der lokalen Vermehrung der superfiziellen Körner zugleich eine ebenfalls lokale, der später sich entwickelnden Furche entsprechende talförmige Einsenkung des Rindenschleiers gegen die Lamina corticalis zu einhergeht. Somit deutet das Windungstal zwischen „c" und „d" auf Grund seiner in drei Richtungen bemerkbaren Einsenkungen des Rindenschleiers auf drei, am Beginne ihrer Entwicklung stehende, doch weiter nicht gediehene Furchen, zwischen welchen dann zwei warzenförmige Rindenhügel zustande kamen.

Zusammenfassung. Nachdem im obigen Fall I eingehend geschildert wurde, möchte ich diesen in seinen wesentlichen Zügen summarisch darstellen. Es handelt sich um einen mit cerebraler Diplegie und Imbezillität behafteten 38 jährigen Mann, von welchem behauptet wurde, daß er eine Frühgeburt gewesen wäre. Das Gehirn wies in seinen beiden Hemisphären hochgradige Deformitäten auf, welche sich vorzugsweise auf die konvexe parieto-occipitale Gegend ausdehnten. Hier gab es fast symmetrisch gelegene grubenartige Vertiefungen, welche wohl nahe zur Ventrikelwand reichten, doch diese nicht durchsetzten. Diese porencephalieartigen Defekte waren an ihrem Boden mikrogyrisch, hatten steile Ränder, welche in eine gleichfalls mehr oder minder deformierte Rinde, welche teils mikro-, teils makrogyrisch gekennzeichnet war, übergingen. Der kraterartige Defekt der linken Hemisphäre, so ziemlich den Zentralwindungen entsprechend, war mit der aus pathologischer Rinde bestehenden Unterlage innigst verwachsen. Die mikroskopische Untersuchung wies nach, daß diese Cyste teils aus äußerst verdünnter Hirnsubstanz, allein die Lamina zonalis und granularis externa enthaltend, teils aus weicher Hirnhaut bestand, in der Weise, daß erstere die äußere, letztere die innere Schicht der Cyste bildete; es zeigte sich, daß die auf der Hirnhaut liegende Hirnsubstanz peripherisch, d. h. gegen die Kuppe der Cyste progressiv schwand, so daß sie endlich aufhörte. Die Hirnsubstanz um die Cyste herum wies ganz normale Gefäße auf, Spuren von Hirnblutung, nachweisbare Residuen von Entzündung waren nicht festzustellen. Unterhalb der Cyste war ein höchstgradig atrophisches Windungsgebiet anzutreffen, welches

nebst äußerst schmalem Rindensaum noch in seinem markleeren Markkörper eine mit der Oberfläche tangential gestreckte unregelmäßige
Lacune aufwies, von welcher aus ein mit Weigerts Markscheidenfärbung leicht darstellbarer Degenerationsstreifen in das gesunde
Hemisphärenmark zog. Aus diesen Verhältnissen geht die Tatsache
hervor, daß in der centroparietalen Gegend der linken Hemisphäre
ein subcortical gelegener Erweichungsherd saß, welcher die ihn bedeckende Rinde zur Atrophie brachte, eine Verlötung mit den weichen
Hirnhäuten bewirkte, dies um so inniger, weil von der benachbarten,
mehr verschonten, also nicht degenerierten sondern nur mißbildeten
mikrogyrischen Rinde aus ein aus Lamina zonalis und granularis externa
bestehender Saum auf die bindegewebige Wand der Cyste emporglitt,
hier sich aber bald verlor.

Aus dieser Darstellung geht hervor, daß bei der Entstehung bzw.
Ausbildung des porencephalieartigen Hemisphärendefektes mehrere Momente mitwirkten. Bestimmend war ein subcorticaler Erweichungsherd,
welcher eine lokale Rindenatrophie und einen sekundären Degenerations-
zug in dem Hemisphärenmark entstehen ließ. Dieser Prozeß muß
intrauterin stattgefunden haben, wofür die Ausbildungsanomalien der benachbarten Rinde sprechen; nachdem sich Abweichungen sowohl in der
Furchung (Anomalien der Perigenese) wie in dem Rindenschichtenbau
(Anomalien der Tektogenese) zeigten, so kann die fragliche Erweichung
nur zu einer Zeit aufgetreten sein, wo die Rindenbildung noch im Gange
war. Das Vorhandensein von pathologischen Mikrogyri spricht dafür,
daß der fötale Erweichungsherd zu einer Zeit entstand, in welcher
sekundäre Windungen bereits vorhanden waren, doch noch nicht in
voller Entwicklung, möglicherweise im 7. bis 8. Fötalmonat; so wäre
denkbar, daß die bereits entstandenen Gyri sich krankhaft verändern,
schrumpfen konnten, während die gleichzeitig noch im Flusse befindliche Peri- und Tektogenese um den Herd herum in der Form von
Mikro- und Polygyrie, von Makrogyrie, von unvollkommener Furchung,
von tektogenetischen Anomalien reagieren konnten.

Nebst den Furchungsanomalien erregen besonders die cytotektonischen Abweichungen des geschilderten Falles besonderes Interesse,
und zwar ein um so größeres Interesse als die Markscheidenbilder, denn
die Zellstruktur der veränderten Rinde läßt in die Wesensveränderung
derselben tiefer blicken, als das Faserbild. Die tektogenetischen Störungen lassen sich hauptsächlich in drei Punkten zusammenfassen;
diese sind: 1. Das Fehlen einer oder mehrerer Rindenlamellen, wobei auffallend ist, daß in erster Linie die Lamina granularis
interna die fehlende Schicht ist, worauf die Lamina pyramidalis und
ganglionaris folgt, erst in dritter Reihe sieht man die Lamina multiformis ausbleiben, so daß im extremen Fall eine allein aus Granularis

4*

externa bestehende rudimentäre Rinde übrigbleibt (s. „*b*" und „*c*" Fig. 11). — 2. Das Fehlen eines Schichtenbaues, so daß allein eine, aus unregelmäßig und spärlich eingestreuten Nervenzellen bestehende Rinde, welche mit einer Zonalis bedeckt ist, zustande kommt (s. „*d*" und „*e*" Fig. 11). — 3. Der eigenartige girlandenartige Verlauf der obersten Rindenschichten (Lamina granularis externa und pyramidalis), welcher in der Fig. 11 auf den ersten Blick auffällt; man sieht hier die homotypische sechsschichtige glatte Rinde (*d*) von dem Berührungspunkte mit der abortiven „*b*"-Windung angefangen in eine reduzierte, aus drei Zellschichten, wie Granularis externa, Granularis interna, Multiformis (also die vorhandene Zonalis nicht hierher gerechnet) übergehen, welche als solche in die abortiven Windungen „*b*" und „*c*" nur mehr als Granularis interna (mit äußerst spärlicher Pyramidalis) in girlandenförmigem Verlauf eindringt, um entlang des ausgedehnten Rückens der „*c*"-Windung, dann weiter wieder in langgestreckter Reihe sich fortzusetzen. Auf den ersten Blick würde man angesichts des soeben geschilderten höchst geschlängelten Verlaufs der Rindenschichten daran denken, daß derselbe in dem aktiven Verhalten der einzelnen tektonischen Schichten seinen Grund hätte. Bielschowsky hatte diesem Eindruck gehuldigt, als er die Girlandenbildung der Mikrogyrie wie folgt erklärte. „Die Kleinfältelung der Rinde vollzieht sich in engster Angliederung an die eindringenden Gefäße" (s. Einleitung des I. Teiles dieser Arbeit); „diese liegen, wenn man sie sich in flächenhafter Verbindung vorstellt, in den Wänden von Zylindern, deren Längsachse senkrecht zur Rindenoberfläche orientiert ist. Das Wachstum der Ganglienzellen erfolgt in der Weise, daß sie sich in den Hohlraum der Zylinder einstülpen und dabei deren subpiale Basis zu kleinen Buckeln vorwölben. Von der Evolutionskraft des Keimstreifens wird es abhängen, ob die Ausfüllung der intervasculären Zonen eine mehr oder minder vollständige wird. — Ist die Produktion der Zellen eine reichliche und ihre Schichtungstendenz und Differenzierungsfähigkeit nur wenig beeinträchtigt, dann kann ein Endzustand resultieren, welcher sich von der Norm — auch nach der funktionellen Seite — nicht weit entfernt. Wie wir wissen, ist nun die Proliferation der Neuroblasten in der fraglichen Fötalperiode schon unter normalen Verhältnissen in dem äußeren, der Pia zugewandten Randzone des Keimstreifens stärker als in der inneren. Unter pathologischen Wachstumsbedingungen . . . . . kommt es dahin, daß nur die äußere Lage zwischen den Gefäßen emporkeimt, während die innere in ihrer ursprünglichen Lage verharrt. So kommt es zur Bildung jener zweischichtigen Rinde bei welcher das äußere Stratum . . . . . die Form einer Girlande, das innere diejenige eines fast geradlinigen Streifens annehmen muß." Meine auf den Gesetzen der normalen Rindengestaltung beruhende

Auffassung ist eine von Bielschowskys hypothetischer Konstruktion ganz abweichende. Es ist nämlich einleuchtend, daß die beiden „*b*" und „*c*" abortiven Windungen durch inkomplette Furchung zustande kamen, daher zwei minderwertige Abschnitte der Rinde repräsentieren, deren Keimmaterial auch keine vollständige Ausreifung durchmachte. Abortivwindungen sind hypoplastische Rindenteile, deren Keimschicht sowohl quantitativ wie qualitativ minderwertig ist, was doch daraus hervorgeht, daß es nur zur Bildung einer sehr rudimentären, aus zwei Zellschichten bestehenden Rinde kam; von diesen Schichten ist übrigens die zweite (Lamina pyramidalis) auch höchst dürftig entwickelt. Wie sehr die Anlage bei diesem Verhalten der Zellschichten die bestimmende Rolle spielt, geht aus dem Umstande hervor, daß in der Tiefe des Tales zwischen „*a*" und „*b*" allein die Granularis externa (mit sehr verkümmerten Pyramiden) sich fortsetzt, hingegen die Granularis interna aufhört, während die Multiformis auf eine ganz kurze Strecke in den Rücken der „*c*"-Windung hineinragt, um dort aufzuhören. Von einer Enge, welche durch in der Windungstiefe sitzende Gefäße gegeben wäre, durch welche allein die Granularis externa emporkeimen würde, kann somit keine Rede sein. Alles hängt davon ab, ob die Keimschicht quantitativ und qualitativ richtig angelegt sei. — Somit geht meine Auffassung bezüglich des girlandenförmigen Verlaufs der obersten Zellschichten in den mikrogyren Windungen dahin, daß dieser Verlauf als solcher bedingt sei durch eine mehr oder minder tiefe innere Furchung, welche die tektonischen Rindenschichten eben zu einem mehr oder minder geschlängelten Verlauf unmittelbar veranlaßt; der dürftige Schichtenbau solcher Windungen hängt allein von ihrem minderwertigen, zur intensiven und extensiven Differenzierung unfähigen Keimmaterial ab.

Den Fall abschließend, wären noch zwei Momente hervorzuheben. Vor allem die Verschmächtigung der hinteren, präsplenialen Balkenkörperhälfte, welche zweifellos mit der bilateralen centroparietalen Grube zusammenhängt. Dann wäre noch auf die interessante Arterienanomalie der Basilaris zu verweisen, erstens wegen ihrer Form (horizontaler Querast zwischen zwei gleichstarken Basilares), welche von den bekannten Basilarisanomalien abweicht, zweitens wegen ihrer pathologischen Bedeutung, denn sie dürfte als ein Zeichen der Baulabilität des betreffenden Gehirns gelten.

## Fall II.

Fig. 12 stellt das Gehirn von oben gesehen dar. In beiden Hinterhauptlappen fallen an der oberen und lateralen Konvexität zwei sym-

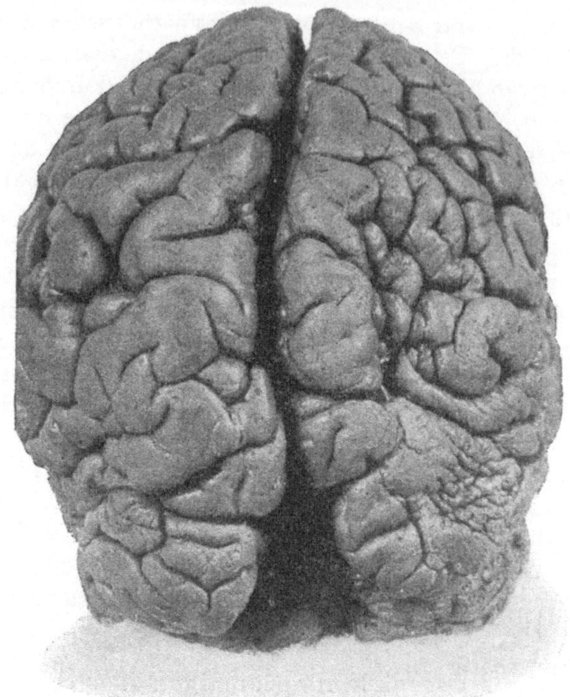

Fig. 12. Mikrogyrie II. Obere Ansicht des Gehirns. Formol.

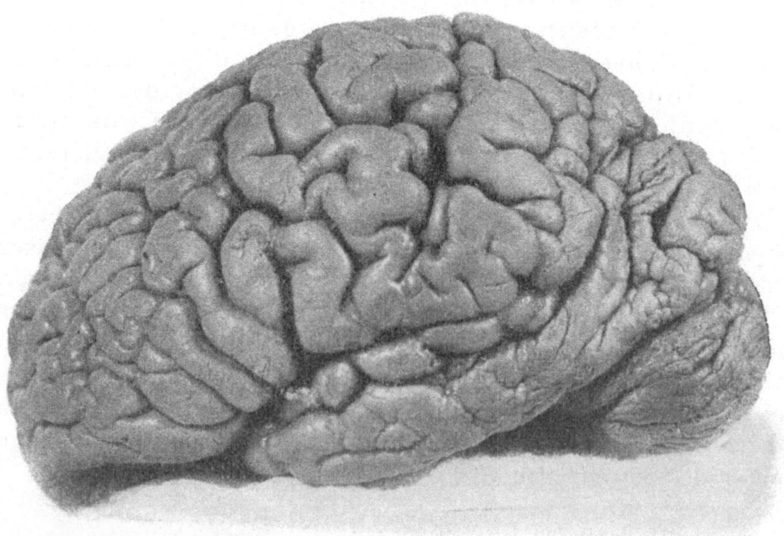

Fig. 13. Mikrogyrie II. Seitenansicht der linken Hemisphäre, welche in dem occipito-temporalen
Lappen mikrogyre Verbildung aufweist.

Lehrreich der Vergleich mit Fig. 21 (Taf. X) wegen des Verhältnisses zwischen Occipitallappen
und Kleinhirn; im ersten Fall wegen Atrophie der Hemisphäre Tierähnlichkeit infolge Hervortreten des Kleinhirns aus seiner occipitalen Deckung. Formol.

metrische mikrogyrische Bezirke auf; hauptsächlich in der rechten Hemisphäre ist diese Stelle ziemlich umschrieben, fast herdförmig, in beiden Hemisphären erstreckt sich die Mikrogyrie auch auf die laterale Konvexität, von wo aus sie nur in geringem Maße auf die zweite Temporalwindung übergreift (s. Fig. 13). — Auf Fig. 38 ist ferner die Ungleichheit der Windungsentwicklung auffallend, indem die linke Hemisphäre entlang der Mantelspalte besonders aber auf ihrer konvex oberen

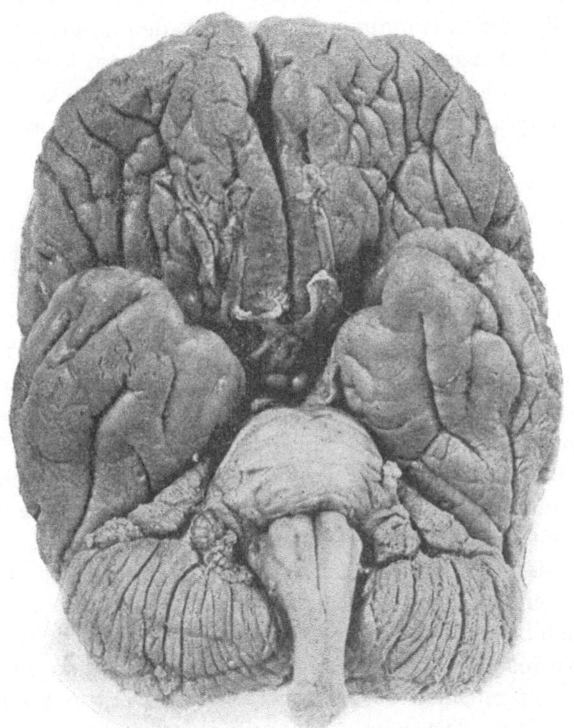

Fig. 14. Mikrogyrie I. Hirnbasis.
Atrophie der Sehnerven, Reduktion der rechten Pyramide und der linken Kleinhirnhälfte. Formol.

Fläche breite, gestreckte, die rechte Hemisphäre hingegen in der centroparietalen Gegend viel engere, geschlängelte Windungen aufweist. Makroskopisch ist an den Schläfenlappen, besonders in deren vorderer Hälfte und an den eigentlichen Stirnlappen nichts Auffallendes.

Fig. 14 stellt die Hirnbasis dar. Vor allem wäre hier die höchstgradige graue Atrophie beider Optici, des Chiasmas und der Tractus zu erwähnen; da ich über den Träger dieses Gehirns absolut keine Kenntnis habe (ich fand das Objekt ganz gelegentlich), so hege ich nur die Vermutung, daß es sich in diesem Falle um eine bilaterale

Bulbusphthise handelte, ein Zustand, welcher im Siechenhause eben nicht so selten ist. Viel mehr Beachtung kommt in diesem Falle dem Rautenhirn zu, welches einesteils durch hochgradige Volumsverkleinerung der rechten Pyramide auffällt, andernteils durch die Reduktion der linken Kleinhirnhälfte bemerkbar ist. Die einseitige Entwicklungshemmung der ponto-bulbären bzw. spinalen Pyramide ist bekanntlich bei Mikrogyrie ein nicht seltener Befund (ganz zuletzt erhob ihn auch Bielschowsky) und ist selbstverständlich mit der in der rechten Hemisphäre die Zentralwindungen einnehmenden Mikrogyrie in Zusammenhang zu bringen; die mit letzterer gekreuzte, also linksseitige Kleinheit des Kleinhirns ist ebenfalls eine ähnliche Erscheinung, denn es ist doch genügsam bekannt, daß auf einem Großhirnherd gekreuzte Kleinhirnatrophie entsteht. Diese faseranatomischen Einzelheiten des Falles, da mir klinische Notizen fehlen, möchte ich diesmal beiseite lassen, nur die Mikrogyrie des Falles soll uns beschäftigen, welche ich an Toluidin-Paraffinschnitten des Occipitallappens vorführen möchte. Es handelt sich um Frontalschnitte durch den ganzen rechten Lappen in einer Höhe, welche dem mikrogyrischen Bezirk entspricht.

Fig. 15 zeigt zwischen zwei äußerlich normalen Windungen eine niedrige abortive Windung, welche von beiden an der Oberfläche durch seichte Einkerbungen getrennt erscheint. Der zu rechts befindliche Rindenabschnitt entspricht dem normalen Bau des Occipitalhirns mit der Bemerkung, daß hier die magno-pyramidale Unterschicht der Lamina pyramidalis eine besonders kräftige, hingegen die ganglionäre Schicht eine fast fehlende Entwicklung zeigt. Hinzuweisen wäre noch auf die Stärke der Lamina granularis interna. Verfolgen wir nun diesen typischen Rindenbau gegen die Abortivwindung zu, so wäre an der Grenze zwischen beiden, vor allem auf die sog. innere oder falsche Furche aufmerksam zu machen, welche ziemlich tief in die Rinde hineindringt in der Form einer reichlich vascularisierten keilförmigen Verlängerung des Rindenschleiers. Die homotypische Rinde erfährt nun während ihres Überganges zur Abortivwindung, also an ihrem gegen die falsche Furche zugekehrten Windungsabhang eine Änderung, deren Einzelheiten sind: 1. Das Aufhören der Sublamina magnopyramidalis, wobei auch die normale Orientierung der großen Pyramiden in dem Sinne leidet, daß diese statt zur Oberfläche mehr oder minder senkrecht gerichtet zu sein, nun entweder auffallend schräg, ja auch horizontal zu liegen kommen. 2. Der kleinzellige Abschnitt der Lamina pyramidalis hört nicht ganz auf, doch besteht er in der Tiefe der falschen Furche aus verkümmerten, klumpigen Exemplaren. 3. Die innere Körnerschicht schwindet. 4. An der Stelle der Pyramiden und der inneren Körnerschicht macht sich ein nervenzelleerer Streifen bemerkbar, welcher unter der

Abortivwindung in die mit letzterer benachbarte Windung weiter fort-
zieht. — Am Übergang, d. h. im Windungstal besteht die Rinde nach
obigem nur aus der Lamina zonalis, der Lamina granularis externa, dem
verkümmerten einschichtigen Rest der Lamina pyramidalis, dem nervenzellfreien Streifen, endlich aus einer dünneren Lamina multiformis. —
Genau aus denselben Schichten besteht die Abortivwindung, mit der

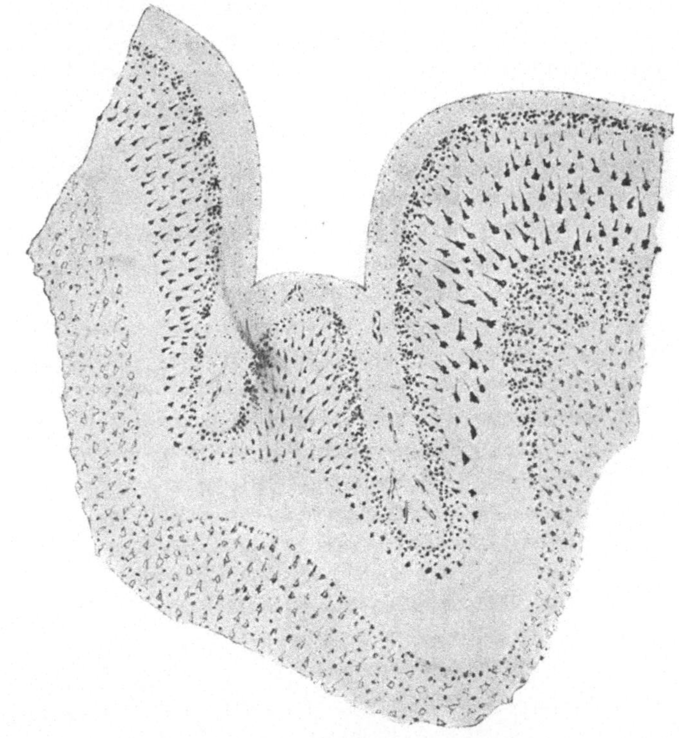

Fig. 15. Mikrogyrie II. Schnitt aus dem Occipitallappen.

„Spaltung" der tektonischen Rindenlagen, wodurch ein zellfreier Streifen zwischen Schicht III
und VI zustande kommt; bemerkenswert die Schief- und Querstellung der Elemente der magno-
pyramidalen Unterschicht. Zwischen zwei entwickelteren Windungen in der Tiefe eine unentwickelte
Windung, welche von den benachbarten Windungen nur durch gefäßreiche innere Furchen getrennt ist. Toluidinblau.

Bemerkung, daß unterhalb der wohlausgeprägten Lamina granularis
externa eine breite, aus kleinen Pyramiden bestehende Schicht, hierauf
der zelleere Streifen und endlich eine normalbreite multiforme Schicht
folgt. Diese Zusammensetzung zeigt die auf der Fig. 15 zu links befindliche, von außen normalgestaltete Windung, dieser geht somit die magno-
pyramidale Unterschicht und die Granularis interna ab.

Fig. 16 ist ein Beispiel dafür, welche Variationen die Normalschichten
bei der Mikrogyrie erleiden können. Es handelt sich um ein nicht

normal gestaltetes Windungstal, welches als solches durch die mehrfachen Unebenheiten, seichten Einkerbungen seiner Abhänge genügsam charakterisiert ist. Diese holprige Oberfläche weist darauf hin, daß unvollständige und beginnende Furchenbildung die Oberflächengestaltung beherrschen. In dieser Beziehung wäre vor allem in der Tiefe des Tales auf das Eindringen des Rindenschleiers in die Rinde in der Form eines dreiblätterigen Klees zu verweisen; dieser verbreitete

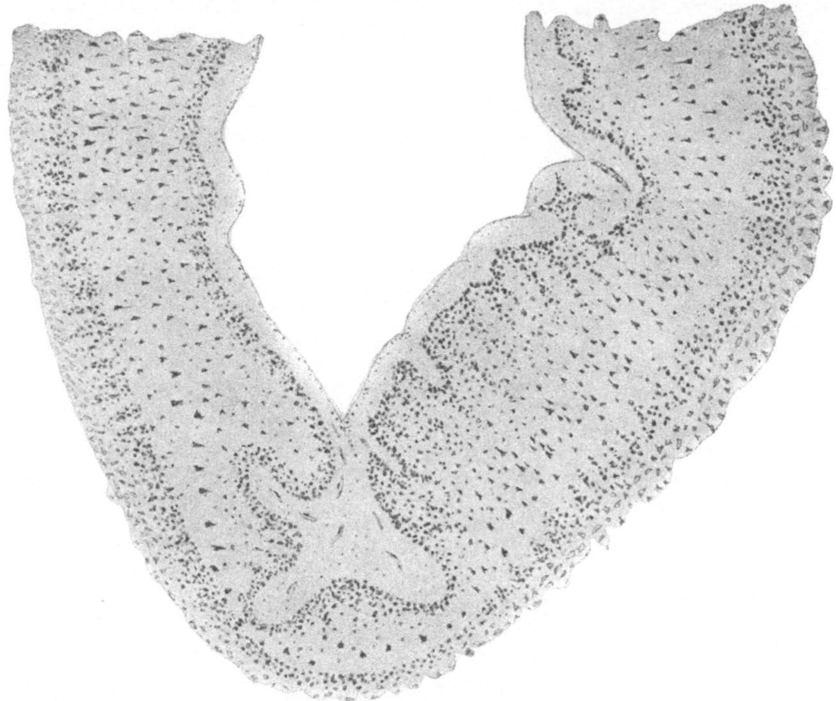

Fig. 16. Mikrogyrie II.
Bemerkenswert die pseudoverrucöse Formation der Granularis externa sowie die zahlreichen inneren Furchen. Toluidinblau.

Abschnitt des Rindenschleiers bedeutet also drei unvollständige Furchen, welche auffallend reichlich vascularisiert sind. Dieser Formation des Rindenschleiers schmiegt sich die oberflächlichste Nervenzellschicht, die Granularis externa genau an, so daß hierdurch in der Tiefe des Windungstales ein sehr geschlängelter Verlauf dieser Zellschicht erfolgt. Doch nicht allein in dem Tale, sondern auch an den Abhängen der Windungen (besonders rechts) zeigen sich mehrfache seichte Einkerbungen, welche, Furchungsversuche darstellend, die Granularis externa auch hier zu einem unregelmäßig welligen Verlaufe, somit zur Bildung wärzchenartiger Emporwölbungen zwingen. Betrachten wir nun jetzt die Rindenschichten einzeln, so wäre vor allem bezüglich der Granularis externa hervorzuheben, daß diese im rechten Windungsabhange der Fig. 16 eine auffallende Verbreiterung zeigt. Die Lamina pyramidalis erfährt in der Tiefe des Windungstales eine derartige hochgradige Verdünnung, daß allein eine nur aus einer Reihe von größeren Pyramiden gebildete Schicht sie andeutet. Endlich die Granularis interna und Multiformis ziehen fast unverändert als zwei dünnere Lagen im konkaven Bogen am Grunde des Windungstales dahin. Das Präparat lehrt also, daß die Modifikationen der Oberfläche, welche durch seichte Einkerbungen, durch mehr oder minder tiefe Einkeilungen des Rindenschleiers gekennzeichnet sind, besonders und in erster Reihe durch die Granularis externa verspürt werden, indem diese Schicht die durch perigenetische Änderungen gegebenen Flächenausbreitungen des Rindenschleiers gegen die Lamina corticalis am engsten und genauesten umsäumt, daher ein Negativ des Rindenschleierpositivs darstellt. Das Präparat lehrt ferner, daß die Granularis externa stellenweise eine abnorme Breite erreichen kann; es erhellt aus demselben weiterhin, daß die Lamina pyramidalis jene Schicht ist, welche an der Stelle der tiefsten Rindenschleiereinkeilungen am meisten schwindet, endlich ist dem Präparat zu entnehmen, daß die Granularis interna und Multiformis jene Rindenschichten sind, welche — allerdings als die tiefsten Schichten — von dem scheinbar launenhaften Walten der Perigenese im geringsten Maße berührt werden.

Schließlich möchte ich darauf hinweisen, daß bei der Mikrogyrie sich auch eine ganz glatte Oberfläche zeigen kann, welche aus Zellen der Granularis externa und Pyramidalis besteht; dieselben erscheinen hier nicht streng in zwei Lagen geordnet, wenn schon die Pyramidenzellen die tiefere Schicht einnehmen. Diese im Schichtenbau nicht gehörig differenzierte Rinde zeigt nun als sehr bemerkenswertes Moment an der Oberfläche der Lamina zonalis eine auffallend breite Schicht superfizieller Körner. Ziehen wir in Betracht, daß die differenziertere, d. h. zumindest vier Schichten zeigende mikrogyrische Rinde die superfiziellen Körner in höchst bescheidener Menge zeigt, so ist es einleuchtend, daß das Perennieren dieser Körner immer mit einer primitiven Rindenbildung einhergeht, wie dies auch in der Fig. 11 des I. Falles an Stellen von primitiver, d. h. fast schichtenloser Rinde angedeutet ist.

Zusammenfassung. Es handelt sich um ein Gehirn, das ziemlich symmetrisch, an der dorsolateralen Konvexität beider Occipitalund Temporallappen gelegene mikrogyrische Herde zeigt, außerdem fand sich eine, wenn auch nicht mikrogyrische, jedoch auffallend schmale Windungsbildung der rechten Centroparietalgegend. Ob mit letzterer die auffallende Verkümmerung der rechten Pyramide und der Hirnbasis, ferner die Volumsverkleinerung der linken Kleinhirnhemisphäre zusammenhängt, erfuhr im Rahmen dieser Arbeit keine Aufklärung, denn unser Interesse beanspruchte diesmal allein der mikrogyrische Rindenbau, welcher an Toluidinblau-Paraffinschnitten des rechten Occipitallappens studiert wurde. Die diesbezüglichen Ergebnisse lassen sich auch hier in bezug der Peri- und Tektogenese gruppieren.

Bezüglich der **Perigenese** gab es Beispiele von begonnener und von inkompletter, d. h. innerer Furchung, doch gab es auch längere Rindenflächen, welche glatt, furchenlos erschienen.

Bezüglich der **Tektogenese** ließ sich als auffallendste, verhältnismäßig am häufigsten wiederkehrende Erscheinung das Fehlen gewisser Rindenschichten feststellen; so in erster Reihe der Lamina pyramidalis (bzw. der Sublamina magnopyramidalis) und der Lamina granularis interna; ob der Mangel der Lamina ganglionaris, welche ich an der im übrigen normal geschichteten Occipitalrinde nicht antraf, bereits ein auf Bildungsmangel beruhende Erscheinung ist, möchte ich bei der bekannten Schwäche dieser Schicht nicht sicher entscheiden; fassen wir aber das Ausbleiben dieser Schicht in diesem Sinne auf, dann träfe die Entwicklungsstörung diese in erster Reihe. — Dadurch, daß im Laufe der Schichtenbildung die Granularis interna, teilweise auch die Pyramidalis ausbleibt, kommt eine diesen Rindenlamellen entsprechende zellfreie Schicht zwischen Pyramidalis und Multiformis zustande, welche als breites Band mit der Windungsoberfläche parallel dahinzieht. In diesem nervenzellfreien Saume vermuten einzelne Autoren (**Nieuwenhuijse, Bielschowsky**) jenes auffallend starke Markband, welches einem **Baillargerschen** Streifen gleich, mit der **Rindenoberfläche** mehr oder minder parallel verläuft. — Als eine weitere tektonische Abnormität ließ sich die abnorme Orientierung der Pyramidenzellen finden. Dann gab es Rindenstellen, welche die abnorme Breite bzw. Dünne gewisser tektogenetischer Schichten zeigten; so trafen wir abnorm breit die Granularis externa und Pyramidalis, abnorm dünn besonders die Multiformis an. Endlich fanden sich Rindenstellen vor, welche wohl die zwei obersten Zellschichten besaßen, diese aber nicht linear geschichtet differenziert zeigten; solche primitive Rinde wies superfizielle Körner in auffallend reichlicher Menge auf. Histologische Spuren eines vasculären Prozesses fehlen.

## III.

Bevor ich die auf Grund des normalen Furchungsvorgangs gewonnenen Leitsätze in die Pathologie übertragen möchte, ist es angezeigt, einen kursorischen Überblick von jenen Auffassungen zu geben, welche die Lehre der Mikrogyrie beherrschen.

1. **Jelgersma** erblickte das Wesen der Mikrogyrie darin, daß zwi-

schen grauer und weißer Substanz ein Mißverhältnis bestehe, wofür ihm als Beispiel das balkenlose Großhirn diente; „hier muß eine normale Menge grauer Substanz an der Oberfläche sich einer stark verkleinerten Menge weißer Substanz akkommodieren", was in der Form von vermehrter Windungsbildung erfolge. Die allgemeine Gültigkeit dieser Auffassung wurde durch jene Tatsache umgestoßen, daß man bei vollkommenem Balkenmangel die Mikrogyrie nicht antraf (Arndt und Sklarek); auch die spezielle Gültigkeit der Jelgersmaschen Lehre wurde erschüttert, indem Probst nachwies, daß die bei Balkenmangel auftretende Mikrogyrie in beiden Hemisphären nicht gleich hochgradig ist, wie dies bei der angenommenen Bedeutung des Balkenmangels doch natürlich wäre, sondern fand in einer Hemisphäre Windungen „vielmehr der Norm entsprechend" (Probst), in der anderen hingegen ausgedehnte Mikrogyrie.

2. C. v. Monakow war der erste, der Klarheit in die Lehre der Mikrogyrie brachte, indem er die pathogenetischen Möglichkeiten dieses Zustandes wie folgt gruppierte. a) Wachstumshemmung der Rinde bei gleichzeitigem Hydrocephalus internus. Neben einzelnen richtig angelegten Hauptfurchen erscheinen zahlreiche seichte Nebenfurchen, wodurch geschlängelte Windungen entstehen. Hier fehlen gröbere Herde, sicher erkennbare Überreste frühzeitig abgelaufener pathologischer Prozesse; es handle sich um eine abnorme Entwicklung, welche mit Porencephalie kombiniert sein kann. Monakow hält die grauen Heterotopien für diese Form charakteristisch. — b) Die Hirnoberfläche kann sich infolge von spätfötalen bzw. frühinfantilen pathologischen Vorgängen lokal oder diffus sklerotisch umwandeln. — c) Normal angelegte Windungen können infolge ausgedehnter Unterbrechungen des subcorticalen Marks zur Reduktion gelangen, wodurch mikrogyrisch geformte Stellen der Hemisphären entstehen. — d) Größere Blutextravasate der Hirnoberfläche können die Entwicklung der Windungen derart beeinträchtigen, daß Mikrogyrie entsteht. — e) Interessant ist jene Form der Mikrogyrie, welche darin besteht, daß die sub b) erwähnte Form im Zusammenhang mit dem allgemeinen Faserausfall der Hemisphäre Veranlassung zu mikrogyrischen Bildungen an solchen Stellen geben kann, welche von dem Fokus der mikrogyrischen Verbildung entfernt liegen; diese Form ist als Folge einer sekundären Wachstumshemmung zu betrachten.

3. Kotschetkowa, eine Schülerin v. Monakows unterscheidet in klarer Weise zwei Formen: a) eine auf encephalitischen Prozessen beruhende Form und b) eine echte Mikrogyrie, welche ganz frei von atrophischen Erscheinungen ebenso die Folge einer primären abnormen Entwickelung darstelle, wie die mit ihr so häufig verbundene Makrogyrie. Bei letzterer Form finden sich fast immer Heterotopien vor,

welche sicherlich ein nicht differenziertes, verschlepptes, jedoch nicht
an die richtige Stelle gelangtes Keimmaterial darstellen. — Zu gleicher
Zeit entwickelte Probst eine übereinstimmende Auffassung, indem er der pathologischen Mikrogyrie eine echte, primäre Mikrogyrie
entgegenstellte. „Differenzierend zwischen beiden sind: a) Bei der angeborenen Mikrogyrie gibt es keinen Zellenschwund, sondern nur Entwicklungshemmung in der Rinde. b) Bei erworbener Mikrogyrie ist
die Rinde dünn, hirschgeweihartig, bei der angeborenen finden sich
runde, volle Kuppen vor. c) Markschwund ist nur bei der erworbenen
Form vorhanden. d) Heterotopie kommt nur bei der angeborenen Form
vor. e) Letztere ist häufig mit Mikrogyrie verbunden. f) Die erworbene
Mikrogyrie entsteht infolge von Entzündungen, von lokalen und diffusen
sklerotischen Umwandlungen der Hirnoberfläche oder Blutungen, von
Veränderungen des Markkörpers bereits fertiger Windungen, von früh-
erworbenen Erweichungsherden. g) Bei erworbener Mikrogyrie fehlt
ganz die Tangentialfaserung und das Mark ist sekundär gelichtet; bei
angeborener Mikrogyrie ist die Tangentialschicht abnorm breit und das
Windungsmark zeigt keine Lichtung. — h) „Die Rinde der sog. angeborenen Mikrogyrie zeigt alle Rindenschichten, auch Riesenpyramiden-
zellen, nur sind diese Elemente alle klein, zurückgeblieben und etwas
unregelmäßig angeordnet."

4. Obersteiner machte auf ein ebenso wichtiges wie interessantes
Detail der Mikrogyrie aufmerksam, welches darin besteht, daß unter
der glatten Oberfläche die graue Rindensubstanz vielfach gefaltet erscheint, wofür er den sehr treffenden Namen der „inneren" Mikrogyrie
vorschlug.

5. Anton bringt die Mikrogyrie mit den Wachstumsverhältnissen
des Markkörpers in Zusammenhang. Da letzterer aus anderem Gefäß-
gebiete gespeist wird als die Rinde, die Formierung der Windungen
aber zum großen Teile von dem Wachstumsverhältnissen der Marksubstanz abhinge, so kann bei Zustandekommen eines Mißverhältnisses
zwischen grauer und weißer Substanz dieses zu atypischer Furchung,
speziell zu Mikrogyrie führen. Ein eifriger Vertreter dieser Auffassung
ist R. Löwy, der für alle Fälle von primärer Mikrogyrie als gemeinsames Moment das Mißverhältnis zwischen Rindengrau und Markweiß betrachtet. Es soll nämlich bei Mikrogyrie nach ihm ein deutliches
Überwiegen, „eine Überproduktion" der grauen Substanz stattfinden;
dadurch wird aber jenes Verhältnis gestört, welches zur normalen Oberflächengestaltung und Windungsbildung nötig ist. „Jede Störung in
diesem Verhältnis muß notwendigerweise auch eine Störung der Ober-
flächenentwicklung zur Folge haben." Diese Störung stellt sich Löwy,
durch gewisse Mängel der inneren Sekretion bewirkt vor; ist doch bekannt, daß die Thyreoidektomie Verzögerung der Markbildung, Unter-

drückung der Regeneration, also Störung im Aufbau lipoider Substanzen zur Folge hat. „Der richtigen funktionellen Korrelation dieser Organe obliegt die Entwicklung des entsprechenden Verhältnisses zwischen Hirngrau und Hirnweiß und eine Störung in der Beziehung der Drüsen, sei es im Sinn einer Dys-, oder Hyper-, oder A-funktion einer dieser Korrelate, dürfte wohl imstande sein, zu einem Mißverhältnis dieser integrierenden Bestandteile des Großhirns und damit zu einer Störung seiner Architektonik zu führen."

6. Zingerle erblickt das Charakteristische der Mikrogyrie in abnormen Wachstumsvorgängen der Rinde, hervorgerufen durch einen entzündlichen Vorgang und will daher von der mikrogyrischen Oberflächengliederung die normale prinzipiell trennen. „Die Mikrogyrie kennzeichnet sich dadurch als Ausdruck einer Reaktion des embryonalen Rindengewebes auf einen entzündlichen, an der Oberfläche zur Wirkung kommenden Reiz." — Oppenheim ist geneigt, die Mikrogyrie als einen von der Rinde ausgegangenen Prozeß zu betrachten, indem in einem frühen Stadium eine meningeale Blutung oder eine primäre Meningoencephalitis superficialis einwirkte, welcher Vorgang zu „einer Schrumpfung, gewissermaßen zu einer Kräuselung der Hirnoberfläche und zu einer Verwachsung der so gebildeten Läppchen untereinander führte".

7. Oekonomakis betonte, daß nicht so sehr ein entzündlicher Vorgang als vielmehr mangelhafte Blutversorgung der Hirnsubstanz für die Entwicklung der Mikrogyrie verantwortlich zu machen wäre, da die Ausdehnung des mikrogyrischen Bezirkes mit dem Versorgungsgebiet einer gewissen Konvexitätsarterie zumeist übereinstimmt. Übrigens äußerte sich in diesem Sinne bereits früher auch Kotschetkowa.

8. Ranke bemühte sich die Mikrogyrie von dem Status verrucosus simplex abzuleiten, dessen pathologische Form er als Status verrucosus deformis bezeichnete, welchen er eben mit der Mikrogyrie für identisch hielt. Es sollen Bildungsstörungen zur Zeit des Status simplex (also etwa im 5. Fötalmonat) einsetzen, welche zu der komplizierten Bildung der Status verrucosus deformis führen. Ranke hält den Namen Mikrogyrie für unpassend: „Denn was als Mikrogyrus gedeutet wurde, hat in der Tat offenbar mit normalen Hirnwindungen gar nichts zu tun, findet vielmehr sein normales Korrelat in der ‚Verruca' der fötalen Rinde. Es schien mir daher angebracht, schon um die Beziehungen zwischen der fötalen und teratologischen Bildung im Namen anzudeuten, beide unter der Bezeichnung des ‚Status verrucosus corticis' zusammenzufassen, den Namen der Mikrogyrie aber jenen Bildungen vorzubehalten, bei welchen es sich um reduzierte tatsächliche Windungen, im allgemeinen also wohl entsprechend der ‚Ulegyrie' Breslers handelt. Vom teratologischen Standpunkt betrachtet, kann dieses

Bild nicht einfach als eine Fixation einer Entwicklungsphase betrachtet werden, sondern man muß dabei noch eine abnorme Proliferation annehmen.“

8. Nieuwenhuijse legt auf die von ihm hervorgehobene sog. Zweigliederung der mikrogyrischen Rinde ein besonderes Gewicht; hierunter ist jene Erscheinung zu verstehen, daß die innere Körnerschicht „sehr erheblich verdickt ist“, welche die stärker entwickelten vier oberflächlichen Rindenschichten von den reduzierten zwei tiefen Rindenschichten in Form eines breiten, hellen Streifens absondert. Letzterer soll dem verdickten Baillargerschen Band entsprechen. Auf diese Weise kommt ein tiefer Rindenteil (Schichten V und VI) gegen einen oberflächlichen (Schichten I bis IV) zustande. Diese Zweiteilung der mikrogyrischen Rinde wäre das wesentliche Merkmal. In seinem Fall war die linke, etwas verkleinerte Hemisphäre in ihrem Frontallappen, in den Zentralwindungen und in der letzteren Hälfte des Temporallappens mikrogyrisch; die linke Pyramide war höchstgradig reduziert. Spuren einer abgelaufenen Entzündung konnten festgestellt werden. Durch letztere soll die Hirnrinde schwer geschädigt worden sein, ihre Beziehungen zu tiefer gelegenen Hirnteilen u. a. schon in früher Fötalzeit erheblich eingebüßt haben, worauf der Ausfall der Pyramidenbahn hinweise. Durch die Entzündung soll eine Isolierung der Rinde bewirkt worden sein, welche sich im selbständigen Wachstum der vier oberflächlichen, gefalteten und hypertrophischen Rindenschichten kundgebe.

9. Bielschowsky, der neueste Autor auf diesem Gebiete, faßt die kongenitale Mikrogyrie als Produkt pathologischer Wachstumsvorgänge in der Rinde selbst auf, und die gleichen Faktoren, welche die normale Gestaltung der Furchen und Windungen bewirken, sind auch für die Mikrogyrie bestimmend, diese wären die Vascularisation der Rindensubstanz und die Proliferationspotenz der Rindenkeimzellen. Die Mikrogyrie ist im wesentlichen eine Kompensationserscheinung gegenüber quantitativen und qualitativen Herabsetzungen obengenannter Faktoren. Und da die Kompensation hinter der normalen Produktion zurückbleibt, gehören alle Fälle von kongenitaler Mikrogyrie zu den Monstra per defectum. — Die Zellstruktur der mikrogyrischen Rinde ist eine vielgestaltige; die niedrigere Form ist durch eine deutliche Zweischichtung der Rindenzellen gekennzeichnet, die höhere Form weist nebst normalen Schichtungsverhältnissen isolierte pilz- oder warzenförmige Auswüchse der oberflächlichen Zellelemente über das Niveau des Stratum zonale auf. Nur letztere gestatten eine direkte Ableitung aus dem Status verrucosus simplex und sollen den Rankeschen Namen: Status verrucosus deformis mit Recht führen. Bei der überwiegenden Zahl der Fälle trifft die alte Bezeichnung „Mikrogyrie“

besser den Sachverhalt, denn in dem Namen muß die Vorstellung zum Ausdruck gelangen, daß jede einzelne der kleinen Erhebungen der Rinde die Abortivform einer Sekundärwindung darstelle.

Die in obiger Literaturübersicht enthaltenen Auffassungen über die Mikrogyrie lassen sich von zwei Hauptgesichtspunkten aus einer kritischen Wertung unterziehen, es sind dies die Pathogenese und Histogenese.

In bezug der Pathogenese der Mikrogyrie verdanken wir in erster Linie v. Monakow, dann Kotschetkowa und Probst wichtige Aufklärungen. Die Züricher Schule, welche uns hinsichtlich der Mißbildungen des Zentralorgans mit so vielen wertvollen Aufklärungen beschenkte, machte zuerst den prinzipiellen Unterschied zwischen primärer, auf Entwicklungshemmung beruhender und sekundärer, spätfötal oder früh-infantil erworbener, auf Grund nachweisbar pathologischer Prozesse entstandener Mikrogyrie. Während für die sekundäre Mikrogyrie das Vogtsche primäre pathologische Moment in einer Erweichung, Entzündung oder Blutung gegeben ist, so ist dieses Moment für die primäre Form bei weitem nicht so geklärt, da hier gröbere Herde, sicher erkennbare Überreste zeitlich abgelaufener Prozesse fehlen. Wir müssen, da heute das Wesen der Entwicklungshemmung noch unbekannt ist, uns einstweilen mit der Kenntnis des morphologischen Effektes der Hemmung begnügen und da wäre auf jene differenzierenden Merkmale hinzuweisen, welche Probst zwischen primärer und sekundärer Mikrogyrie feststellte. Doch wäre gleichzeitig hervorzuheben, daß die Sonderung in diese pathogenetisch differenten zwei Formen der Mikrogyrie eine Kombination beider keineswegs ausschließe, denn im Falle von grober, herdartiger Läsion, welche eine sekundäre Form bedingt, ist zugleich die primäre Form anzutreffen. Wie ich dies in meinem Fall I schilderte, kommen beide Formen eng nebeneinander vor, indem die sekundär-mikrogyre Rinde unmittelbar in eine primär-mikrogyre übergeht, man findet aber auch, daß der primär-mikrogyre Bezirk an einer Stelle der Hemisphäre auftritt, welche vom Herde abseits liegt, mit diesem in keiner Kontinuität steht („mikrogyre Insel"). Ich denke, daß diese von v. Monakow bereits erwähnte Möglichkeit von mikrogyrer Bildung daran denken läßt, daß der fötale Krankheitsprozeß als solcher Veranlassung auch zur primären Form geben kann; freilich ist dabei die Möglichkeit nicht auszuschließen, daß es sich in solchem Fall umgekehrt in erster Linie um eine Hemmungsbildung, also primäre Mikrogyrie handelte, welche später eine fötale Herdläsion erlitt, daher sich zur primären Form noch die sekundäre addierte. Sehr treffend äußerte sich in dieser Frage H. Vogt bereits viel früher: „Die Symptome fötaler Hemmung aber vereinigen sich oft mit entzündlichen Erscheinungen, weshalb die Entscheidung, ob die Entzündungsprozesse als primär oder als sekundär angemerkt werden müssen, oft schwierig ist." Trifft man dann einen Fall von Mikrogyrie an, welcher keine nachweisbare Spuren abgelaufener Herdaffektion zeigt (wie z. B. mein Fall II), so ist man natürlich geneigt, diesen für die primäre Form anzusehen. Doch wäre hier der Ort, darauf aufmerksam zu machen, daß die bisher bekannten und als primär gedeuteten Mikrogyrien alle ihrem Aspekt nach herdartige Verbildungen sind; die Einseitigkeit, besonders oft gefäßbezirksartige Verteilung derselben läßt entschieden daran denken, daß die Entstehung doch exogener Natur wäre. Selbst Bilateralität der Herde schließt die exogene Genese keineswegs aus, zeigen doch eben die Gefäßherde eine bekannte Vorliebe bilateral-symmetrisch aufzutreten. Zusammenfassend wäre also bezüglich der Pathogenese der Mikrogyrie zu sagen, daß diese in ihrer sog. sekundären Form sicherlich durch Vermittlung fötaler vasculärer Prozesse entstehe; die Genese der primären Form harrt aber noch einer Klärung. Die Arbeit Löwys, welche eben das pathogenetische Wesen der primären Mikrogyrie beleuchten wollte, führte meines Erachtens nicht ans Ziel, denn der Ausgangspunkt seiner Betrachtungen war nicht richtig. Wie dies oben erwähnt wurde, dachte Löwy die Ursache in einer Überproduktion von grauer Substanz zu suchen, „welche nicht nur dadurch ersichtlich wird, daß sie in Form der inneren Mikrogyrie weit in das Marklager des Groß- und Kleinhirns tief hineinragt und sich auf Kosten desselben entwickelt, sondern daß wir von der eigentlichen Rinde abgetrennte Inseln grauer Substanz an Stellen finden, die sonst von weißer Substanz ausgefüllt sind". Nun, diese Annahme einer Überproduktion von grauer Substanz, welche ein Mißverhältnis zwischen Rindengrau und Markweiß bedingen würde, entspricht nicht den tatsächlichen Verhältnissen, denn die mikrogyre Rinde ist eine sowohl quantitativ als qualitativ defekte Rinde, welche daher unbedingt ein Minus bedeutet. Freilich täuschen die Schlängelungen der grauen Masse eine Zunahme dieser Substanz vor, doch wird die vorurteilslose Betrachtung der Verhältnisse dieser Täuschung nicht unterliegen, wenn wir folgende Tatsachen erwägen. Die mikrogyre Hemisphäre ist immer die reduzierte Hälfte, ein Umstand, welcher gewiß nicht allein durch den Markausfall bedingt ist, sondern auch auf Kosten der grauen Substanz zu setzen ist. Die mikrogyre Rinde ist eine unter- bzw. unentwickelte, in ihren Bestandteilen mehr oder minder hochgradig defekte graue Substanz, welche als solche eine Überproduktion dadurch vortäuscht, daß sie auf kleinerem Raum eine reichere Faltung entwickelt, doch wohlgemerkt geschieht dies seitens einer quantitativ und qualitativ sehr minderwertigen Substanz. Die Defektuosität der grauen Substanz geht allein aus der geringeren Menge des Markkörpers von echter Mikrogyrie hervor. Von einer Überproduktion unter solchen Verhältnissen zu sprechen, scheint mir keineswegs erlaubt, selbst wenn wir die grauen Heterotopien hinzunehmen, welche meines Erachtens höchstens das Minus an grauer Substanz etwas ausgleichen. Unter solchen Umständen entfällt natürlich die Grundlage zu weiteren Erwägungen; doch wenn ich selbst die von Löwy vorgebrachten und sehr interessanten pathogenetischen Momente gelten lasse, so scheinen sie mir keineswegs in eine Erklärung der Mikrogyrie hineinzupassen. Bekanntlich erklärt sich Löwy die sog. Störung im Verhältnis des Rindengraus zum Markweiß durch gewisse Mängel der inneren Sekretion hervorgerufen; nachdem eine solche Störung naturgemäß immer nur prinzipiell und generell sein kann (z. B. die Thyreoidektomie bewirkt Verzögerung der Markbildung, dann aber doch im ganzen Nervensystem überall gleichartig), so ist mir eine, auf solcher Pathogenese beruhende lokale, einseitige Mikrogyrie (s. besonders den besonders reinen Fall von Nieuwenhuijse) einfach unfaßbar. — Ich bin daher der Ansicht, daß in der Entwicklung der Mikrogyrie eine Disproportion zwischen Grau und Weiß entschieden keine bestimmende Bedeutung hat; dies beweist am schlagendsten jenes experimentum naturae, welches im Balkenmangel gegeben ist, und von welchem bereits oben bemerkt wurde, daß der Abgang einer durch die Aplasie des Balkens gegebenen beträchtlichen Masse von weißer Substanz keineswegs zur Mikrogyrie führt und kommt letzterer mit ersterer vereint vor, so sind beide nur koordinierte Erscheinungen.

In bezug auf die Histogenese der Mikrogyrie wäre auf die Arbeiten von Obersteiner, Ranke, Nieuwenhuijse und Bielschowsky hinzuweisen, welchen wir Aufschlüsse hinsichtlich der Strukturverhältnisse und deren Bedeutung verdanken.

Vor allem möchte ich Rankes Befunde und deren heuristischen Wert beleuchten. Ohne vorläufig die Existenz eines Status corticis verrucosus glatt abweisen zu wollen, so möchte ich doch auf die Beobachtungen von Löwy aufmerksam machen, welche sich auf fötale Hirne vom 3. bis 7. Monat beziehen, deren Konservierung tadellos vorgenommen wurde (lebenswarm mit Ringerscher Flüssigkeit durchspült und vom Herzen aus mit Kolmers Injektionsflüssigkeit „fast noch lebensfrisch konserviert"); Löwy fand die Retziusschen Wärzchen nirgends, ausgenommen den Hippocampus, wo die Zellen in größeren oder kleineren Haufen gruppiert sind, welche voneinander in ungleichmäßiger Entfernung stehen. „Die . . . . . Zellanhäufungen des Gyrus hippocampi, welche Ranke als Hauptstütze seiner Theorie angibt, haben mit den Retziusschen Wärzchen gar nichts zu tun. Während diese letztgenannten als Auswüchse der Rindenzellschicht anzusehen sind, und von den Autoren als solche beschrieben werden, zeigen die haufenweisen Zellgruppierungen des Gyrus hippocampi ein ganz anderes Verhalten. Sie sind der Rindenzellschicht nicht superponiert, sondern ..... aus dem Bestreben der Rindenzellen zur haufenweisen Gruppierung hervorgegangen und an die Stelle der Rindenzellschicht getreten, wie sie dann natürlich auch als eine Eigentümlichkeit dieses Rindengebietes die Rinde des Erwachsenen aufweist." — Wie ich im I. Teil dieser Arbeit hervorhob, gelang es mir an dem aus dem 5. Fötalmonat stammenden Hirn ebenfalls nicht als Rindenwärzchen zu deutende Bildungen aufzufinden. Für Bielschowsky scheinen dieselben von sicherer Existenz, denn er verwahrt sich nur dagegen, daß diese Wärzchen Fäulnisprodukte wären. Sei nun diese oder jene Partei im Recht, soviel ist wohl unleugbar, daß die sog. Wärzchenfrage entschieden noch als ungelöst zu betrachten ist, daher ist auch der Aufbau auf so ein strittiges Fundament einstweilen höchst labil.

Abgesehen von der fragwürdigen Realität der Rindenwärzchen erwähnte ich oben Rankes Ansicht, nach welcher die pathologische Form dieser Bildungen der Mikrogyrie entsprechen würde: „Bei einem Vergleiche des Status verrucosus simplex mit dem Status verrucosus deformis drängt sich der Eindruck geradezu auf, daß der letztere durch eine Weiterentwicklung der Hirnrinde im Sinne der fötalen Wärzchenbildung zustande kam, daß hier also jene zu gewisser Fötalperiode normale lebhafte Proliferation indifferenter Rindenelemente einen abnormen Grad erreicht und übermäßig lange Zeit angedauert hat." Meines Erachtens dürfte ein Vergleich dieses Ergebnis bei der echten Mikrogyrie nur an sehr beschränkten Stellen und dort auch nur scheinbar geben, wie z. B. in Fig. 16 meines Falles II, woselbst am rechtsseitigen Windungsabhang die äußere Körnerschicht (Lamina granularis externa) in einem solchen unregelmäßig welligen Verlaufe befindlich erscheint, daß hierdurch Bildungen von wärzchenartigen Emporwölbungen zustande kommen. Nun wäre es ein arger Fehler, diese Unebenheiten der Granularis externa als ihre Auswüchse aufzufassen, denn wäre dies der Fall, so müßte der Rindenschleier (Molekularschicht) den Wölbungen entsprechend eingeengt sein. Ein Blick auf die genannte Figur belehrt uns aber, daß dies nicht zutrifft, ja es besteht gerade das Gegenteil, indem die gleichmäßig breite Molecularis verschieden tiefe Einbuchtungen, Verlängerungen zwischen den Elementen der Granularis externa hineinsendet, somit handelt es sich keineswegs um ein seitens der Granularis externa gegen die Oberfläche gerichtetes Wachstum, sondern um einen Vorgang eben in umgekehrter Richtung, d. h. seitens des Rindenschleiers gegen die Granularis interna. Die talartigen Einsenkungen des Rindenschleiers stellen eben den Beginn der Furchung dar. Wenn daher Bielschowsky

die Ausführungen Rankes wenigstens für einen kleinen Teil retten
will, indem er die bei sonst normalen tektonischen Verhältnissen vor-
kommenden warzenförmigen Auswüchse der oberflächlichen Zellelemente im Sinne des Status verrucosus auffaßt, so muß ich ihm entschieden widersprechen; hierzu wäre eben das von Bielschowsky
betonte Erheben dieser Zellelemente „über das Niveau des Stratum
zonale" notwendig, was ich aber niemals sah. Meines Erachtens
ist der Status corticis verrucosus ein in der Deutung der
Mikrogyrie nicht allein vollkommen entbehrlicher, sondern geradezu irreführender Faktor, dessen Realität noch
von ferneren Untersuchungen abhängt.

Nieuwenhuijses Auffassung bezüglich der Histogenese der Mikrogyrie beruht auf Nissls Darlegungen über die Großhirnrinde, welche
er als ein Organ auffaßt, das mindestens aus zwei voneinander relativ
unabhängigen Organteilen besteht, aus einem peripheren (oberflächlichen) und aus einem zentralen (tiefen) Rindenteil. Nun identifiziert
Nieuwenhuijse mit ersterem die vier äußeren Rindenschichten,
mit letzterem die zwei tiefen Schichten. Auf die Willkürlichkeit dieser
„Analogisierung" wies bereits Bielschowsky hin. Meinerseits würde
ich noch darauf aufmerksam machen, daß, falls die Auffassung Nieuwenhuijses, welche auf einer Zweispaltung der mikrogyren Rinde
beruht, zu Recht bestehen würde, so müßte das Phänomen der Rinden-
zweigliederung als durchgreifende histopathologische Erscheinung
festzustellen sein. Nun sehen wir aber, daß die mikrogyre Rinde alle
möglichen tektonischen Variationen zeigt, wofür meine Fälle genügende Beweise liefern; ich muß an dieser Stelle mit Nachdruck hervorheben, daß ein Toluidin-Paraffinschnitt in frontaler Richtung durch
den ganzen Occipitallappen eine solche Buntheit der tektogenetischen
Möglichkeiten aufweist, daß die Rindenzweispaltung nur einen Einzel-
fall von tektonischer Heterotypie bedeutet. Untersucht man nur
einzelne Rindenstellen, z. B. ein Stück Cuneus, ein Stück Parietalrinde,
ein Stück Temporalis usw., dann sieht man freilich die Zweigliederung
so häufig, daß man an die Annahme einer generellen Erscheinung denken
kann. Gegen ein solches irriges Vorgehen aber schützt nur der Total-
schnitt, welcher, einen ganzen Lappen im Durchschnitt zur Darstellung
bringend, uns die mikrogyre Gestaltung in ihrer Gänze vorführt.

Die chronologisch jüngste Arbeit über die Histogenese der Mikrogyrie ist jene von M. Bielschowsky, ein das aufgeworfene Problem
sehr sorgfältig und geistreich behandelnder Aufsatz. Ebenso wie Ranke,
bemüht sich Bielschowsky auf Grund jener Faktoren die Ausbildung
der Mikrogyrie zu erforschen, welche die normale Rindengestaltung
beherrschen; hierbei bezog er sich auf die Vascularisation der Rinde
und die Proliferationspotenz der Rindenkeimzellen. Bezüglich des

ersten Faktors begnügt sich Bielschowsky mit der allgemeinen keimbegünstigenden Wirkung der Gefäße nicht, sondern greift noch zu einer spezielleren aber sehr willkürlichen Annahme, gemäß welcher unter normalen Verhältnissen nicht allen Gefäßen die Eigenschaft zur Bildung von Vegetationszentren zukomme: „sie kommt vorwiegend denjenigen zu, welche im Laufe der weiteren Entwicklung in die Tiefe der Sulci geraten." Dies ist eine Vermutung, zu welcher man auf Grund gewisser hypothetischer Konstruktionen wohl gelangen kann, namentlich wenn man sich vorstellt, daß die Furchengefäße als solche förmlich distanziert wären und somit eine ganz andere Kategorie von Gefäßen darstellen, als jene der Windungen. Die Gezwungenheit dieser Annahme wird eben nur dadurch gemildert, daß durch diese eine mechanische Anschauung bezüglich der Furchen- und Windungsgenese geboten wird, doch wird sie dadurch keineswegs annehmbarer. Ich möchte an dieser Stelle besonders hervorheben, daß ich in der fötalen Hirnrinde aus dem fünften Monat perivasculär die Keimzellen wohl etwas angehäufter sah, doch wuchsen diese nirgends zu wirklichen Vegetationszentren an, noch weniger war etwas von einer Relation zwischen diesen und den Furchen zu bemerken. Auf letzteren Umstand lege ich aus dem Grunde besonderes Gewicht, da in der Rinde des von mir untersuchten Fötalgehirns infolge der lebhaften Furchenbildung sowohl primärer wie sekundärer Ordnung, die günstigste Gelegenheit zu einer Feststellung im Sinne der Bielschowskyschen Annahme gegeben war; trotz dieses begünstigenden Umstandes fand sich aber nichts, was zur Bekräftigung hätte dienen können. — Bezüglich des zweiten Faktors befinde ich mich mit Bielschowsky vollkommen in Übereinstimmung, denn die cytotektonischen Änderungen der mikrogyren Rinde sah auch ich in den von ihm geschilderten Formen; so die Vierschichtigkeit, welche durch den Ausfall der inneren Körnerschicht zustande kommt, dann die Unterbrechung der Sechsschichtung durch Einschiebung eines zellarmen Streifens an Stelle der Lamina ganglionaris und granularis interna, wodurch bei Betrachtung bereits mit bloßem Auge eine hellere Linie in diesen Schichten kenntlich wird; endlich sah ich ebenso wie er mikrogyre Gebiete, „in welchen jeder cytoarchitektonische Plan verschwindet... Die schweren Störungen der Tektonik sind durch das Auftreten großer inselförmiger Komplexe von Zellen bedingt, in deren Bereich jede reihenförmige Anordnung der Elemente fehlt; die Zellgebilde liegen kreuz und quer nebeneinander und tragen im allgemeinen auch die Kennzeichen einer geringeren Differenzierung als diejenigen in den geschichteten Windungsabschnitten. Hier handelt es sich um Atypien schwerster Form" (Bielschowsky).

## IV.

Nach dieser Umschau auf dem Gebiete der Pathogenese und Histogenese der Mikrogyrie sei mir gestattet die eigene Auffassung zu präzisieren und da in Korrespondenz befindliche normale und pathologische Verhältnisse sich gegenseitig beleuchten, so gehe ich, ebenso wie Bielschowsky, von dem normalen Vorgang der Rindenbildung aus, um durch die somit gewonnenen Sätze den entsprechenden pathologischen Vorgang zu erklären. Mit Bezugnahme auf die eigenen normalen und pathologischen Befunde, fasse ich A) über die Histopathologie der Mikrogyrie meine Ansicht in folgenden Punkten zusammen:

1. Die Mikrogyrie läßt Abweichungen von der Norm sowohl in bezug auf die Oberflächengestaltung — Perigenese — wie hinsichtlich der Rindenschichtenbildung — Tektogenese — erkennen.

2. Die Störungen in der normalen Perigenese ergeben folgende pathologische Formen: a) Furchungsmangel, wodurch eine glatte Rindenoberfläche resultiert, welche meistens an superfiziellen Körnern abnorm reich ist. — b) Furchungsversuch, d. h. eine am Beginn stehengebliebene Furchung; man sieht alsdann an Stelle der sich entwickelnwollenden Furche eine seichte Einsenkung, welche mit einer Verbreiterung und talförmigen Vertiefung des Rindenschleiers verbunden ist (s. Fig. 16). — c) Unvollkommene oder innere Furchung (s. Fig. 11, 15, 16), deren Merkmale sind: $\alpha$) Zumeist eine kleine Delle der Oberfläche, $\beta$) von welcher eine keil- oder vorhangartige Verlängerung des Rindenschleiers in die Tiefe, d. h. gegen die nervenzellige Rindenschicht hinabgeht, welche nun mehr oder minder markwärts gedrängt wird; diese Verlängerung des Rindenschleiers trägt eine schwächer oder stärker ausgeprägte Andeutung eines Septums, welches besonders durch seinen Gefäßreichtum auffällt und die Stelle der nicht zur Ausbildung gelangten Furche erkennen läßt. Diese Stelle wird bildlich auch Furchennaht genannt und ist nach Bielschowsky histologisch von genau derselben Beschaffenheit wie an der freien Rindenoberfläche, beweist dadurch ihre Rindenschleiernatur. Es handelt sich um eine Furchung ohne Spaltbildung, wodurch sog. Abortivwindungen (Bielschowsky) zustande kommen. — d) Abnorme Pluralität in der Furchung, welcher Vorgang zur Mikropolygyrie führt; es entstehen ungewöhnlich zahlreiche, jedoch auffallend kleine, schmächtige, papillenförmige Windungen, deren Furchen zumeist nicht tief sind. — e) Abnorme Singularität in der Furchung, bedeutet breite, plumpe Windungen: Makrogyrie.

3. Die Störungen in der normalen Tektogenese lassen folgende pathologische Formen entstehen: a) Ausfall gewisser tektogenetischer Schichten; in dieser Beziehung ist die Lamina granularis interna jene

Schicht, welche zumeist und zuerst, meist in Gemeinschaft mit der Lamina ganglionaris den Ausfall erleidet, wodurch die sog. Spaltung der Lamina corticalis zustande kommt. Die nächste ausfallerleidende Schicht ist die Lamina pyramidalis, besonders deren Sublamina magnopyramidalis; eine resistente Schicht ist die Lamina multiformis, doch unter allen ist die resistenteste, selbst schweren Bildungsstörungen trotzende Schicht die Lamina granularis externa. Somit kommt als schwere tektogenetische Störung der aus Granularis externa und Multiformis gebildete Cortex striatus (Brodmann), als schwerste Störung der allein aus Granularis externa bestehende Brodmannsche rudimentäre Cortex vor. — b) Fehlen einer Schichtenbildung, wodurch eine primitive, zerstreut unentwickelte Nervenzellen enthaltende Rinde zustande kommt (Cortex primitivus — Brodmann). — c) Abnorm starke bzw. schwache Schichtenbildung, wodurch ungewöhnlich breite bezw. schmale Einzelschichten entstehen. Besonders ist in bezug auf Breite die Lamina multiformis der größten Variation unterworfen (abnorme Schmächtigkeit), doch sieht man auch die Lamina pyramidalis eine schwankende Breite zeigen. — d) Abnorme Orientierung und mangelhafte Entwicklung der Ganglienzellen; in dieser Beziehung wäre die horizontale und schiefe Lagerung statt der radiären, ferner das fortsatzarme, klumpige Äußere der Nervenzellen hervorzuheben.

4. Aus diesen tektogenetischen Störungen geht die interessante Tatsache hervor, daß die stabilste Rindenschicht die Lamina granularis externa, die labilste die Granularis interna ist. Dieses pathologische Verhalten wird durch die korrespondierenden Normalverhältnisse beleuchtet; ist doch aus Brodmanns Untersuchungen bekannt, daß die variabelste Schicht die Granularis interna (IV.) ist, ferner, daß starke Rückbildung bzw. Verschmelzung die III., IV. und V. Schicht erfahren können, also genau jene Schichten, welche bei der Mikrogyrie ausfallen.

5. Die tektogenetischen Schichten zeigen nicht allein Ausfall, sondern sie weisen auch Verlaufsanomalien auf. So ist die bekannteste Form in dieser Beziehung die Girlandenbildung, welche mit innerer Furchung, also Abortivwindungen gepaart vorzukommen pflegt, wo dann die äußeren zwei Schichten (II. und III.) sich den mehr oder minder tief hinabdringenden inneren Furchen anpassend, einen geschlängelten Verlauf nehmen (s. Fig. 11). Die übrigen Schichten bleiben entweder aus, fehlen also, oder es ist allein die VI. Schicht vorhanden, welche aber mit der II. und III. nicht mitläuft, sondern am Grund der Abortivwindungen entweder leicht gegen die Oberfläche gekrümmt oder ganz gestreckt dahinzieht (s. Fig. 15). Somit erscheint bei der Mikrogyrie die Dissoziation der Schichten als weitere Verlaufsanomalie (s. Fig. 15). Die Girlandenbildung ist eine durch die innere Furchung bedingte Verlaufsart der äußersten tektonischen Rindenschichten.

Der gleichzeitige Ausfall der IV. Schicht und die fehlende Anpassung der VI. Schicht sind Erscheinungen, welche mit der Heterotypie der mikrogyrischen Rinde zusammenhängen. — Eine weitere Verlaufsanomalie ist in der plötzlichen Kontinuitätsunterbrechung einzelner Schichten gegeben, wie dies aus Fig. 11 hervorgeht.

6. Die peri- und tektogenetischen Störungen fallen topographisch mehr oder minder zusammen; hieraus stellt sich die Frage, in welchem Verhältnis stehen diese Störungen zueinander? Die perigenetischen Anomalien, wie dies aus dem girlandenförmigen Verlauf der äußersten tektogenetischen Schicht hervorgeht, wirken in einem gewissen Sinne bestimmend auf letztere, doch geschieht dies allein in formativer Richtung. Die tektogenetischen Störungen sensu strictiori, d. h. Ausfall einer oder mehrerer Schichten, ist eine von den perigenetischen Anomalien ganz unabhängige Entwicklungsstörung, welche allein von der Differenzierungsfähigkeit der Lamina corticalis abhängt. Ist diese geschwächt, — in höherem oder minderem Grad, — so kommt eine defekte, heterotype bzw. atype Rinde zustande. Eine solche Rinde ist aber nicht allein durch Schichtungsanomalien, sondern zugleich durch abnorme Lagerung, Verwerfungen der Nervenzellen gekennzeichnet, wobei diese nicht immer in ihrer Struktur defekt erscheinen müssen. Wennschon die peri- und tektogenetischen Störungen Eigenvorgänge sind, so ist es doch nicht zu verkennen, daß sie engstens vergesellschaftet vorkommen. Daher muß angenommen werden, daß beide durch eine gemeinsame Ursache bewirkt werden, welche das Bild der Mikrogyrie entstehen läßt.

B) Während die Histogenese der Mikrogyrie auf Grund der Normalverhältnisse von Peri- und Tektogenese einer exakten Analyse zugänglich ist, lassen sich über die Pathogenese der Mikrogyrie nur Vermutungen äußern. Im Falle von sekundärer Mikrogyrie ist die Auffassung durch die Gegenwart eines in seinen Spuren erkenntlichen pathologischen Faktors erleichtert. Sei es eine vasculäre Störung irgendwelcher Art, in allen Fällen handelt es sich um einen abnormen Reiz der, wie dies Zingerle besonders hervorhob, an der Oberfläche zur Geltung kommt. Die perigenetischen Störungen jedwelcher Ordnung bekommen da eine materielle Grundlage; auch die tektogenetischen Abweichungen dürften in diesem Lichte leichter zu begreifen sein, denn man würde an eine auf die perigenetische Störung reaktiv erfolgte tektogenetische Störung denken. Beide wären also gemeinsamen Ursprungs, nur vollzieht sich die Reaktion in Rindenschleier im Sinne einer unvollkommenen Perigenese, in der Rindenschicht gemäß einer defekten Tektogenese. Letztere ist dann eine sekundäre Hemmungsbildung. Im Falle von primärer Mikrogyrie ist die tektogenetische Störung das Produkt einer primären Hemmungsbildung; die perigenetischen Störungen ließen aber auch dann infolge der abnormen Pluralität der

Furchenbildung an eine, natürlich unbekannte fötale Reizwirkung denken. Primäre Mikrogyrie bedeutet immer eine kongenital-hypoplastische, defekte Rinde, welche also bereits in ihrer Anlage unterwertig ist. Bei der Annahme eines Reizes hätten wir die abnorme Singularität der Furchung, die Makrogyrie, nur durch den Mangel des normalen Reizes uns vorzustellen. Die Annahme eines Reizes an der Rindenoberfläche hätte in dem histologischen Geschehen eine Stütze, denn die furchenbildende Proliferation der superfiziellen Körner dürfte doch nur von einem lokalen Reiz ausgehen. Freilich ist dies nichts mehr, als eine durch histologische Bilder gestützte Vermutung.

In bezug auf die oben erörterten Bildungsfehler bei Mikrogyrie dürfte nachstehende Zusammenstellung eine Übersicht bieten:

### A) Bildungsfehler der Perigenese.

#### I. Quantitative Störungen.

1. Abnorme Pluralität in der Furchung = Mikropolygyrie.
2. Abnorme Singularität in der Furchung = Makrogyrie.
3. Furchungsmangel = Agyrie.

#### II. Qualitative Störungen.

1. Furchungsbeginn: Die Furchung ist nur bis zur „Grübchenbildung" gediehen.
2. Unvollkommene Furchung = Furchennaht, d. h. die Furchung erreichte ihr Ende, das Stadium der, Spaltenbildung nicht.

### B) Bildungsfehler der Tektogenese.

#### I. Quantitative Störungen.

1. Ausfall von Rindenschichten.
   a) Ausfall der Schicht IV, wodurch die sog. Spaltung der Rindenschichten entsteht.
   b) Ausfall der Schichten III, IV, V = Cortex striatus (Brodmann).
   c) Ausfall der Schichten III, IV, V, VI = Cortex rudimentarius (Brodmann).
2. Mangel von Schichtenbildung = Cortex primitivus (Brodmann).
3. Abnorm starke bzw. schwache Bildung einzelner Schichten.

#### II. Qualitative Störungen.

1. Girlandenbildung entsteht bei Furchennaht, welche geschlängelten Verlauf der Granularis externa bedingt.
2. Dissoziation der Schichten entsteht, wenn die äußeren Rindenschichten geschlängelt, die inneren gestreckt verlaufen.
3. Kontinuitätsunterbrechung der Rindenschichten.
4. Abnorme Orientierung und mangelhafte Entwicklung der Ganglienzellen.

Kurz gesagt ist die Mikrogyrie eine Defektbildung der Rinde, welche gekennzeichnet ist durch Störungen einesteils der Furchenbildung, andererseits der Rindenschichtenentwicklung. In ersterer Beziehung ergeben sich: Furchungsmangel, defekte Furchung, abnorme Pluralität bzw. Singularität der Furchung; in letzterer Beziehung erscheinen: Ausfall gewisser tektogenetischer Grundschichten, deren Girlandenbildung, Dissoziation und primitive Ausbildung. Sämtliche Störungen kommen in den mannigfachsten Kombinationen vor. Die Mikrogyrie läßt sich nur durch die Vorgänge der normalen Rindenausbildung, d. h. durch die Perigenese und Tektogenese begreifen, denn die Anomalien letzterer liefern eben das Bild der Mikrogyrie.

## Literaturverzeichnis.

1. Anton, G., Entwicklungsstörungen des Gehirns. Handbuch der pathol. Anatomie des Nervensystems. 1904.

2. Arndt und Sklarek, Über Balkenmangel im menschlichen Gehirn. Archiv f. Psych. **37**.

3. Bielschowsky, M.. Über Mikrogyrie. Journ. f. Psychol. u. Neurol. **22**. 1915.

4. Berliner, Beitrag zur Histologie und Entwicklungsgeschichte des Kleinhirns. Archiv f. mikr. Anat. 1905.

5. Brodmann, K., Beitrag zur histologischen Lokalisation der Großhirnrinde. Journ. f. Psychol. u. Neurol. **6**. 1906.

6. Derselbe, Feinere Anatomie des Großhirns. Handbuch der Neurologie **1**. 1910.

7. Bresler, Klinische und pathologisch-anatomische Beiträge zur Mikrogyrie. Arch. f. Psych. **31**.

8. His, Die Entwicklung des menschlichen Gehirns während der ersten Monate. 1904.

9. Hochstetter, Beitrag zur Entwicklungsgeschichte des Gehirns. Bibliotheca Medica. A. 1898.

10. Jelgersma, Das Gehirn ohne Balken. Neurol. Centralbl. 1890.

11. Kotschetkowa, Beitrag zur pathologischen Anatomie der Mikrogyrie. Archiv f. Psych. **34**.

12. Löwy, R., Zur Fráge der Mikrogyrie. Obersteiners Arbeiten **21**. 1914.

13. v. Monakow, C., Hirnpathologie. 2. Aufl.

14. Derselbe, Über die Mißbildungen des Zentralnervensystems. Ergebn. d. allg. Pathol. u. pathol. Anat. **6**. 1901.

15. Nieuwenhuijse, P., Zur Kenntnis der Mikrogyrie. Psychiatrische en Neurologische Bladen 1913.

16. Obersteiner, H., Ein porencephalisches Gehirn. Obersteiners Arbeiten **8**. 1901.

17. Oppenheim, H., Über Mikrogyrie und die infantile Form der cerebralen Glossopharyngolabialparalyse. Neurol. Centralbl. **14**.

18. Oekonomakis, M., Über umschriebene mikrogyrische Verbildungen der Großhirnoberfläche und ihre Beziehung zur Porencephalie. Archiv f. Psych. **39**.

19. Pro̔bst, M., Über den Bau des vollständig balkenlosen Großhirns sowie über Mikrogyrie und Heterotopie der grauen Substanz. Archiv f. Psych. **34**.
20. Derselbe, Über durch eigenartigen Rindenschwund bedingten Blödsinn. Archiv f. Psych. **36**.
21. Derselbe, Zur Lehre von der Mikrocephalie und Makrogyrie. Archiv f. Psych. **38**.
22. Retzius, G., Das Menschenhirn. Stockholm 1895.
23. Ranke, Normale und pathologische Hirnrindenbildung. Zieglers Beiträge **47**. 1910.
24. Schaper, A., Die morphologische und histologische Entwicklung des Kleinhirns der Teleostier. Morphol. Jahrb. **21**. 1894.
25. Streeter, The cortex of the brain in the human embryo during the fourth month with special reference to the so-called „Papillae of Retzius". The Americain Journ. of Anatomy **7**. 1907.
26. Vogt, H., Über die Anatomie, das Wesen und die Entstehung mikrocephaler Mißbildungen. Arbeiten aus v. Monakows Inst. 1905.
27. Vogt, H., Über Ziele und Wege der teratologischen Hirnforschungsmethode. Monatsschr. f. Psych. u. Neurol. **17**.
28. Vogt, H., und Aztwazaturoff, Über angeborene Kleinhirnerkrankungen mit Beiträgen zur Entwicklungsgeschichte des Kleinhirns. Arch. f. Psych. **49**.
29. Zingerle, H., Über Porencephalia congenita. Zeitschr. f. Heilkunde **25** u. **26**.

## Erklärung der Tafeln I bis XI.

### Tafel I.

Fig. 1. **Durchschnitt der glatten Großhirnhemisphärenwand** (5. Fötalmonat). Unterhalb des dünnen Randschleiers ist die viel breitere Lamina corticalis mit einer äußeren — breiteren — dunkleren und einer inneren — schmäleren — helleren Schicht sichtbar; nun folgt die breite Mantelzone (His) = Markkörper, welchen von innen die hier noch ziemlich breite ventrikuläre Matrix abschließt. Toluidinblau.

Fig. 2. **Durchschnitt der glatten Hemisphärenrinde.** *1* = superfizielle Körnerschicht. *2* = äußere Verdichtungszone des Randschleiers. *3* = lockere Schicht des Randschleiers. *4* = innere Verdichtungszone des Randschleiers. *5* = Lamina corticalis. — *1—4* = Randschleier. Färbung nach v. Gieson.

Fig. 3. **Vergrößerte Wiedergabe des Randschleiers.** *Cf* = Cajalsche Fötalzellen. v. Gieson - Färbung.

### Tafel II.

Fig. 4. **Ammonshorn des 5monatigen Fötalgehirns.** Bemerkenswert das haufenweise Auftreten der Rindenkeimzellen am Übergang aus dem Subiculum in das eigentliche Ammonshorn. v. Gieson - Färbung.

Fig. 5. **Ammonshorn und Mandelkern.** An der Übergangsstelle zwischen beiden ist eine wärzchenartige Gruppierung der Rinderkeimzellen sichtbar. v. Gieson - Färbung.

### Tafel III.

Fig. 6. **Anfang der Furchenbildung;** Querschnitt aus dem Furchenende bzw. Furchenanfang. *1* = Körnerkeil, *2* = darauffolgende (äußere) lockere Zone des Randschleiers. *3* = verstärkte äußere Verdichtungszone. *4* = breite (innere) lockere Zone des Randschleiers. *5* = verstärkte innere Verdichtungszone des Randschleiers. v. Gieson - Färbung.

Fig. 7. **Anfang der Furchenbildung.** Querschnitt, engst benachbart mit dem in Fig. 6 (Taf. III) dargestellten Schnitt, zeigt die gegen die Lamina corticalis gerichtete Spitze des Körnerkeils; bemerkenswert die Verschmälerung der Rindenzellschicht in der Richtung des Körnerkeils und die davon seitlich stattfindende Emporwölbung dieser Schicht. v. Gieson-Färbung.

Fig. 8. **Fortsetzung der Furchenbildung.** Querschnitt, zeigt die Ritzenbildung im Körnerkeil, wodurch eine Spalte in der Achse des Körnerkeils, d. h. eine Furche zustande kommt. Der Schnitt ist mit jenem der Fig. 7 (Taf. III) benachbart in der Richtung gegen die Furche. v. Gieson-Färbung.

Fig. 9. **Ausgebildete Furche** der 5 monatigen Fötalrinde zeigt die aus der in Fig. 8 (Taf. III) sichtbaren Ritzenbildung entwickelte Furche, mit breiter Schicht der superfiziellen Körner. v. Gieson - Färbung.

### Tafel IV.

Fig. 10. **Horizontalschnitt der Sylvischen Grube.** Der Rindenschleier zeigt an dem Berührungspunkte zwischen Insel und frontalem Operculum (tiefster Punkt der Grube) eine auffallende Verbreiterung und eine stärkere Ausprägung der Verdichtungszonen. v. Gieson - Färbung.

Fig. 11. **Horizontalschnitt der Sylvischen Grube.** Benachbarter Schnitt mit jenem der Fig. 10 (Taf. IV), zeigt den Einkeilungsvorgang des Rindenschleiers, Verschmälerung der Lamina corticalis. v. Gieson - Färbung.

Fig. 12. **Horizontalschnitt der Sylvischen Grube.** Furchungsvorgang dem 5 monatigen Fötalmonate entsprechend beendet. v. Gieson - Färbung.

### Tafel V.

Fig. 13. **Medianer Sagittalschnitt des Rhombencephalon** (5 monatiger Fötus). *Ssa* = Sulcus superior anterior. *Sip* = Sulcus inferior posterior (postpyramidalis). *Sia* = Sulcus inferior anterior (praepyramidalis). *rv* = Ramus verticalis. *rh* = Ramus horizontalis. — *1* = Lingula. *2'* = Sublobulus centralis anterior. *2''* = Sublobulus centralis posterior. *3'* = Culmen. *3''* = Declive. *4* = Folium vermis. *5* = Tuber vermis. *6* = Pyramis. *7* = Uvula. *8* = Nodulus. Toluidinblau.

Fig. 14. **Lateraler Sagittalschnitt des Rhombencephalon** (5 monatiger Foetus). Bemerkenswert die weniger tiefen Furchen an der oberen Oberfläche des Kleinhirns, während an der unteren erst ganz primitive Einkerbungen mit primitiver Rindenbildung zu sehen sind. Mit der Tela v. IV benachbart ist ein sichelförmiger, dunkel gefärbter Fortsatz, welcher der Schaperschen Keimzellenkolonie entspricht. Im Markkörper der Hemisphäre befindet sich das noch faltenlose Corpus ciliare. Toluidinblau.

### Tafel VI.

Fig. 15. **Die entwickelteste Stelle** der 5 monatigen fötalen Kleinhirnrinde. Näheres im Text. Toluidinblau.

Fig. 16. **Ein mit Schapers Keimzellenkolonie benachbarter Kleinhirnlappen,** welcher die verschiedensten Stadien der Kleinhirnrindenbildung zeigt, an einer ganz umschriebenen Stelle sogar den Beginn der Purkinjezellenausbildung. Toluidinblau.

## Tafel VII.

Fig. 17. **Kleinhirnrinde der Hemisphäre in mehr lateraler Ebene.** Bei *
die relativ entwickeltste Rinde; bei ** sieht man die kometenförmige
Gruppierung der Keimzellen der äußeren Körnerschicht; bei *** sieht
man die Sechsschichtung nebst auffallend dicker oberflächlicher Körnerschicht. Toluidinblau.

Fig. 18. **Lateralster Hemisphärenschnitt des Kleinhirns** zeigt an der
oberen Oberfläche seichte Furchen, sehr niedere Windungen, die untere
Oberfläche ganz glatt mit primitiver Schichtenbildung; bei * durch Kör-
nereinkeilung eine Furchenbildung ohne Spalte; bei ** die Schapersche
Kleinzellenkolonie. Toluidinblau.

## Tafel VIII.

Fig. 19. **Mikrogyrie I. Sagittalschnitt des occipito-parietalen Lappens.** Bei * eine porencephalieartige Grube, deren Grund mikrogyre
Windungen primärer und sekundärer Art, unter diesen eine länglich-
gestreckte Lacune aufweist. Frontalwärts erscheint die parietale Rinde
von einem oberflächlich gelegenen Baillarger-Streifen durchzogen; über
diesem befindet sich ein schmaler Rindensaum mit knollenartigen Kleinwindungen. Weigerts Markscheidenfärbung (Wolters).

Fig. 20. Die in Fig. 19 (Taf. III) angedeutete porencephalieartige Grube bei stärkerer
Vergrößerung, wobei zahlreiche heterotopische Inseln im subcorticalen
Mark besser auffallen. Weigert-Wolters.

## Tafel IX.

Fig. 21. **Mikrogyrie I. Sagittalschnitt, welcher sowohl den occipitalen
Pol wie die grubenartige Vertiefung an der konvexen Oberfläche des occipitalen Lappens darstellt.** Am occipitalen Pol
fällt die echte oder primäre Mikrogyrie auf, während die Kleinwindung
der Grube mit der lacunären Erweichung zusammenhängt, daher zumeist
sog. pathologische Mikrogyrie enthält bei *, während anstoßend auch
echte Kleinfältelung bemerkbar ist (bei **). Weigert-Wolters.

Fig. 22. **Mikrogyrie I. Frontalschnitt in der Ebene der Mamillar-
körper;** zeigt den normal dicken Balken und an den Frontalwindungen
Mikrogyrie. Zentralwindung, Temporallappen normal. Weigert-
Wolters.

## Tafel X.

Fig. 23. **Mikrogyrie I. Frontalschnitt durch den präsplenialen ver-
dünnten Balken.** Die oberen Windungen mikrogyr verbildet, im übrigen normale Rinde. Weigert-Wolters.

Fig. 24. **Mikrogyrie I. Die in Fig. 23 (Taf. X) enthaltene mikrogyre
Verbildung vergrößert.** Besonders bemerkenswert jener tangentiale
Markstreifen ("Baillarger"), welcher die Rinde in einen schmalen äußeren
und in einen breiten inneren Bezirk einteilt. Weigert-Wolters.

## Tafel XI.

Fig. 25. **Mikrogyrie I. Frontalschnitt durch die Cyste.** Weigert-
Wolters.

Fig. 26. **Cystenboden vergrößert,** zeigt den innigen Zusammenhang der
Cystenwand mit der lacunären, atrophischen Rindensubstanz. Weigert-
Wolters.

# Zum Mechanismus der Furchenbildung.

## Ein Erklärungsversuch.

Von
Karl Schaffer.

(Aus dem hirnhistologischen und interakademischen Hirnforschungsinstitut der
königl. ungar. Universität Budapest.)

*(Eingegangen am 4. September 1917.)*

Jene histologischen Bilder, welche die Hirnfurchung begleiten, ergaben folgendes: 1. Der Randschleier verbreitet sich an der Stelle
der zukünftigen Furche. 2. Daselbst läßt sich eine lokale Vermehrung
der superfiziellen Körner beobachten, welche eine, in die Tiefe, gegen
die Lam. cort. primitiva gerichtete Einkeilungstendenz bekundet.
3. Infolge Ritzenbildung in dem Körnerkeil entsteht die Furche, um
welche herum die Wulstbildung (= Windung) dem histologischen Bilde
nach als kompensatorische Erscheinung uns entgegentritt. Das Primäre ist die aus dem Randschleier ausgehende Furchenbildung, das
Sekundäre ist die Windungsbildung.

Diese summarisch angeführten histologischen Modifikationen können als Reizprodukte aufgefaßt werden; die lokale Ansammlung von
superfiziellen Körnern spricht zugunsten dieser Betrachtungsweise.
Versetzen wir uns auf diesen Standpunkt als Erklärungsmöglichkeit
für die Rindenfurchung, so frägt es sich, von wo aus der Randschleier
eine Anregung erhalten, eine Reizung erfahren dürfte? Eine solche
kann nur von innen erfolgen, d. h. vom Inneren der Hemisphären,
deren Wachstum, Massenzunahme — worunter ich hauptsächlich,
vielleicht ausschließlich die subcorticalen Partien bedacht wissen
möchte — eine von Stelle zu Stelle wechselnde Spannung der Oberfläche bedingt.

Altmeister Wundt[1]) leitete das Furchungsgesetz der Hirnoberfläche teils aus den eigenen Wachstumsspannungen des Gehirns, teils
aus dem Einfluß der umschließenden Schädelkapsel auf das Gehirn
ab; erstere spielen in der frühesten Entwicklungszeit, letzterer in der
letzten Zeit des Fötallebens bzw. nach der Geburt eine Rolle.

---

[1] u ndt, Grundzüge der physiologischen Psychologie 1887.

Bezüglich der Wachstumsspannung führt Wundt aus, daß, wenn eine Oberfläche durch Faltenbildung an Ausdehnung zunehmen soll, „so wird sie notwendig in derjenigen Richtung sich aufrollen, in welcher dies mit dem geringsten Widerstande geschehen kann. Ist die Oberfläche in transversaler Richtung stärker gespannt als in longitudinaler, so wird sie demnach in transversale Falten gelegt oder um eine transversale Achse aufgerollt werden, ähnlich wie ein feuchtes Papier, an dem man rechts und links einen Zug ausübt; umgekehrt muß sie, wenn die Spannung in longitudinaler Richtung stärker ist, sich longitudinal falten oder aufrollen". Hierbei muß die Richtung der größten Spannung zur Richtung der größten Wachstumsenergie senkrecht sein, „denn ein wachsendes Gebilde kann als ein zusammenhängender elastischer Körper betrachtet werden, bei welchem die durch das Wachstum veranlaßte Deformation irgendeines Teils auf alle anderen eine dehnende Wirkung ausübt, welche an denjenigen Punkten am größten sein wird, wo die geringste selbständige Deformation stattfindet". Wundt führt als beweisendes Exempel das Kleinhirn an, welches infolge seiner geschützten Lage allein den durch den Wachstum bedingten Spannungsverhältnissen unterworfen ist; am Kleinhirn überwiegt während seiner ganzen Entwicklung das Längenwachstum, dem entsprechend transversale Furchen allein zur Ausbildung kommen. Auf Grund dieses Prinzipes müssen die Furchen des Großhirns mit zwei verschiedenen Wachstumsperioden derselben zusammenfallen, mit einer longitudinalen und einer transversalen, erstere bedingen Quer-, letztere Längsfaltungen. Wundt zeigt an der Hand embryonaler Gehirne verschiedenen Alters, daß die Durchmesserverhältnisse der Großhirnhemisphären während der Ausbildung ihrer Form auffallende Veränderungen erfahren. In den ersten Wochen des Embryos hat die Hemisphäre fast gleichgroße Durchmesser; zur Zeit des Beginnes der Sylvischen Grube beginnt ein Längenwachstum, welchem eine transversale Spannung bzw. Faltung entspricht. Während dieser sagittalen Zunahme, welche ein Herabsinken des Verhältnisses des Längs- und Querdurchmessers von 1 : 0,9 auf 1 : 0,7 bewirkt, entstehen die ersten bleibenden Furchen, so im Laufe des 5. Fötalmonats die Zentralfurche, ferner die Fissura parieto-occipitalis und calcarina. Vom Ende des 6. Fötalmonats tritt in diesen Verhältnissen eine Änderung ein, wobei im Wachstum einzelner Abschnitte der Hemisphäre gewisse Verschiedenheiten zu bemerken sind. Ein Vergleich fötaler Gehirne vom 6. bis zum 7. Monat ergibt nach Wundt, daß der parieto-occipitale Abschnitt der Halbkugel in Breite- und Längsrichtung annähernd gleichförmig zunimmt, während der frontale Abschnitt mehr in die Breite als in die Länge wächst. Dasselbe läßt sich für den temporalen Abschnitt feststellen, welcher ein in die

Höhe gerichtetes Wachstum erkennen läßt. Somit müssen der frontale wie temporale Lappen Längsfaltungen erfahren, wie dies bekanntermaßen zutrifft.

Bezüglich des Widerstandes der Schädelkapsel, welcher hauptsächlich nach der Geburt eine Rolle spielen könnte, hebt Wundt hervor, daß ein solcher äußerer Widerstand eine Faltung in der Richtung des geringsten Widerstandes bewirken muß; daher werden bei dolichocephaler Schädelform die Furchen longitudinal, bei der brachycephalen transversal verlaufen.

Ein amerikanischer Autor Andrew J. Parker kam hinsichtlich der Hirnfurchung zu folgenden Betrachtungen[1]). Bezüglich des Zustandekommens der Hirnfurchen hebt er zwei Ansichten hervor: 1. Das Gehirn, welches sich rascher entwickelt als die Schädelkapsel, fügt sich der zusammenpressenden Lage durch Faltung entlang der Richtung des geringsten Widerstandes; diesen Richtungen entsprechen die verschiedenen Hirnfurchen (Ecker). 2. Die Hirnfurchen dürften Linien von verzögertem Hirnwachstum entsprechen, haben eine strukturelle Bedeutung, welche von dem Prozeß des Zellwachstums innerhalb der Hirnmasse abhängig ist (Pansch). Freilich könnte noch eine Kombination beider Ansichten möglich sein.

Um die Hirnfurchung zu erklären, nahm Parker eine Theorie an, welche auf der Aufeinanderwirkung von zweierlei Kräften beruht; es sind dies: 1. die Wachstumskräfte des sich ausdehnenden Hirns, 2. kombiniert mit und modifiziert durch die Widerstandskräfte der knöchernen Umgebung. Parker behauptet, daß in den früheren Stadien der Entwicklung das Verhältnis dieser Kräfte ein relativ einfaches wäre; dieses Verhältnis bedinge eine Anordnung der Hauptfurchen, welche zu gewissen Zeitpunkten in einer bestimmten mathematischen Relation zueinander stünden. Er macht auf die „triradiate“ und „zygal (quadradiate)“ Typen der Furchung aufmerksam, welche die Vorstellung nahelegen, daß die grundlegenden Ursachen in einfachen Verhältnissen zu suchen seien und daß die Frage zu lösen wäre durch das Verhältnis, in welchem mathematische Zentren und Oberflächen zu der Größe jener Kräfte stehen, welche eben ein solches Resultat hervorzubringen imstande sind. Mit Bezugnahme auf Plateaus Seifenblasenexperiment ist Parker geneigt, die Hirnoberfläche aus einer Anzahl von hervorschwellenden Zentren zu betrachten, wobei die Furchen jenen Teilungsebenen entsprechen würden, welche durch das Aufeinandertreffen dieser Zentren gegeben sind. Er fand, daß der Charakter dieser Teilungen bestimmt werden kann durch die relativen Oberflächenspannungen der sich ausdehnenden Hemisphären, wobei

---

[1]) A. J. Parker, M. D. Morphology of the cerebral convolutions with special reference to the order of primates. Journal A. N. S. Phila. **10**.

die Oberflächenspannung zum die Ausdehnung repräsentierenden Oberflächenradius im verkehrten Verhältnis steht. Daher entstehe auf Grund gleichgroßer Spannung beim Zusammentreffen von zwei Oberflächen eine geradlinige Ebene oder aber eine gebogene Teilung, deren Kurvaturradius vom Verhältnis dieses zu den ausdehnenden Sphären abhängig ist. Wenn drei Oberflächen zusammentreffen, so entsteht eine dreistrahlige Teilung mit Winkeln von 120°, wobei die Länge der individuellen Teilung von der relativen Länge der Oberfläche abhängt. Treffen vier Oberflächen zusammen, so erscheint der „quadradiate Type".

Retzius'[1]) Auffassung geben seine eigenen Worte am besten wider. „Es gibt in gewissen Partien der Hirnrinde offenbar eine stärkere Wachstumsenergie, welche wohl mit der physiologischen Bedeutung, der speziellen Funktion derselben in engem Zusammenhang steht. Infolge dieser Energie wölben sich gewisse Partien hervor und bilden die sog. Faltungen der Hirnoberfläche. In der Regel scheint man die Furchen als das maßgebende, das wichtigere Moment zu betrachten. Dies kann jedoch nicht richtig sein, für die morphologische Feststellung der verschiedenen Regionen und das Kartieren derselben sind die Furchen sehr wichtig. Sie müssen aber als das mehr passive Moment im Wachstum der Hirnoberfläche betrachtet werden, während die Erhebungen, die Windungen, dem aktiveren, dem sich hervorwölbenden, energischer hervorwachsenden Moment entsprechen. Man hat in betreff des Wachstums des Menschenhirns offenbar den Begriff des mechanischen Faltens zu weit ausgedehnt, wenigstens was die permanenten Furchen und Windungen anbelangt. Das meiste hängt hier von lokalen Verhältnissen, von verschiedenen vererbten Wachstumsenergien der einzelnen Bezirke ab. Denn daß die Vererbung auch hier eine große Rolle spielt, ist wohl sicher."

Überblicken wir nun die bezüglich der Hirnfurchung vorliegenden Tatsachen, so lassen sich drei ausschlaggebende Faktoren feststellen; diese sind: 1. der in der Oberflächenspannung wirksame mechanische Faktor; 2. der in Modifikationen des Randschleiers erkennbare histologische bzw. formative Faktor, 3. der auf Vererbung beruhende biologische Faktor.

Der mechanische Faktor dürfte durch Wundts Ausführungen genügsam beleuchtet sein, namentlich erheischen seine für das frühfötale Leben bestimmten und durch die Wachstumsverhältnisse der Hemisphäre bedingten Spannungsverhältnisse vollste Aufmerksamkeit, während der auf das spätfötale bzw. postfötale Leben bezogene Widerstand der Schädelkapsel als faltender Faktor angesichts der weiten Raumverhältnisse viel weniger in die Wagschale fallen dürfte. In dieser

---

[1]) Retzius, Das Menschenhirn, S. 90.

Zeit könnten vielmehr Momente der Vererbung zur Geltung kommen, welche im Windungsreichtum einzelner physiologisch mehr oder weniger gut gekennzeichneter Felder sich kundgeben. In letzterer Beziehung wäre auf die eingehenden Studien S. Auerbachs[1]) über die Lokalisation des musikalischen Talentes im Gehirn zu verweisen, welche die bedeutende Breitenentwicklung und besondere Gestaltung des mittleren und hinteren Drittels des Gyr. temporalis superior, verbunden mit erheblicher Breite und Höhe des Gyr. supramarginalis ergab, welcher Befund mit J. Guszmans[2]) Ermittlungen an einem Gehirn eines bedeutenden Musikers ganz übereinstimmt. Duval fand am Gehirn von Gambetta, des gewaltigen parlamentarischen Redners, die Brocasche Stelle verdoppelt. Retzius'[3]) vorbildliche Studien über die Konfiguration der Hirnoberfläche hervorragender Männer ergaben gleichfalls auffallend reiche Gliederung gewisser Hemisphärenstellen. — Doch macht sich das Vererbungsmoment nicht allein in der Überentwicklung umschriebener Territorien bemerkbar, welche alsdann dem Gehirn ein eigenartiges Gepräge verleiht, sondern wie wir dies durch Karplus'[4]) Ermittlungen erfuhren, auch in Eigentümlichkeiten einzelner Furchen in bezug der Länge, Tiefe usw. Ferner ließen sich Besonderheiten feststellen, welche bei den verschiedenen Familiengliedern immer in derselben Hemisphäre erschienen.

Den histologischen bzw. formativen Faktor deutete ich eingangs als Reizprodukt, wenigstens durfte die lokale Vermehrung der superfiziellen Körner, welche die Furchenbildung einleitet und schließlich bewerkstelligt, auf Grund anderwärtiger Erfahrungen der Pathohistologie in diesem Sinne aufgefaßt werden. Die Bedeutung der Randschleierveränderungen ist um so höher einzuschätzen, da die durch den Wachstum der Hemisphäre bedingte mechanische Fältelung der Hemisphärenoberfläche solche histologische Veränderungen nicht benötigt; erscheinen also letztere, so muß ihnen eine mit der Furchenbildung zusammenhängende eigene Bedeutung zukommen, um so mehr, da diese einzig allein an Stellen von zukünftigen Furchen vorkommen. Der Gang der Furchenbildung läßt sich aus den histologischen Bildern zwanglos rekonstruieren; jede Furche beginnt mit einer Grübchenbildung, deren kontinuierlich-lineare Fortsetzung in Furchenbildung endet. Wollen wir die mechanische Tatsache der Furchenbildung mit der histologischen in Einklang bringen, so haben

---

[1]) S. Auerbach, Beiträge zur Lokalisation des musikalischen Talentes im Gehirn und am Schädel. Archiv f. Anat. u. Physiol., Anat. Abt., 1906.

[2]) J. Guszman, Beiträge zur Morphologie der Gehirnoberfläche. Anatomischer Anzeiger 1901.

[3]) G. Retzius, Das Menschenhirn 1896.

[4]) Karplus. Über Familienähnlichkeiten an den Großhirnfurchen des Menschen. Obersteiners Arbeiten 12.

wir uns vorzustellen, daß die maximale Oberflächenspannung der Hemisphäre anfänglich punktweise zur Geltung kommt, wodurch eben ein Grübchen entstehen kann, und zwar vermöge des punktweise einsetzenden Reizes, welcher die Randschleierveränderungen in Gang bringt. Somit spielt die Oberflächenspannung in der Furchenbildung nur als **reizgebendes Moment** eine Rolle; die Annahme, als dürfte die Folge der lokalen Spannungserhöhung eine Wulstbildung sein, wird durch die histologischen Bilder widerlegt.

Wollen wir nun auf Grund der soeben angeführten Verhältnisse, welche nur Tatsächliches erhalten, uns eine Vorstellung über die die Furchenbildung regierenden Momente bilden, so erscheint folgende Vorstellung als zulässig.

Die ursprünglich glatte Oberfläche der Hemisphäre erfährt infolge von Wachstum im Hemisphäreninneren eine abwechselnd in sagittaler bzw. transversaler Richtung sich abspielende Spannung, welche als lokaler Reiz lokale Randschleierveränderungen entstehen läßt; letztere führen anfänglich zur Grübchenbildung, des ferneren zur Furchenbildung. — Dieser Vorgang hat in erster Linie für die konstanten, frühfötal sich ausbildenden Furchen Gültigkeit, während die variablen inkonstanten spät- bzw. postfötalen Furchen, welche einem Gehirn gegebenenfalls ein individuelles Gepräge verleihen können, hauptsächlich durch Vererbungsmomente bestimmt werden, doch ist es selbstverständlich, daß die allgemeinen mechanisch-histologischen Momente hier gleichfalls zur Geltung gelangen, denn ohne letztere gibt es keine Furchenbildung. Die Vererbung dürfte in dem Sinne von Bedeutung sein, daß sie zur lokalen Überentwicklung bzw. zu artcharakteristischen Merkmalen führt, wodurch ein von dem Durchschnittsbild der Furchenbildung abweichendes, quasi individualisiertes Gehirn zustande kommt.

Der Furchungsprozeß muß auf Grund des histologischen Geschehens als eine **Einkerbung** und **nicht** als **Fältelung** betrachtet werden, denn die Einkeilung der vermehrten superfiziellen Körner bedeutet keine Runzelung, sondern einen Einschnitt in die Rindenoberfläche.

Wichtig ist noch der Umstand, daß dieser Einkerbungsvorgang die glatte und ganz gleichmäßig gestaltete fötale Hirnrinde trifft, daher in der Felderung der Rindenoberfläche das bestimmende, das primäre Moment bildet, welchem sich die Windungsbildung ganz passiv und sekundär anschließt. Die Annahme von primärer Wulstbildung (Retzius, Ranke, Bielschowsky), welche als sekundäre Erscheinung die Furchen bedingen sollte, ist als durch die Histologie der Rindenfurchung widerlegt, fallen zu lassen.

# Beiträge zur Histopathologie der protoplasmatischen Neuroglia.

Von
**Karl Schaffer.**

(Aus dem hirnhistologischen Institut und interakademischen Hirnforschungsinstitut der kgl. ungar. Universität in Budapest.)

Mit 8 Textfiguren und 3 Tafeln.

*(Eingegangen am 11. Februar 1917.)*

Vor kurzer Zeit berichtete ich über jene Ergebnisse, welche die
Ramón y Cajalsche Sublimatgoldimprägnation der protoplasmatischen Neuroglia unter normalen und pathologischen Verhältnissen zu
liefern vermag. Da ich meine diesbezüglichen Untersuchungen besonders
an pathologischem Material fortsetzte, so gelangte ich zu Resultaten,
welche eine gewisse Zusammenfassung der so erworbenen Kenntnisse
gestatten. Ich möchte daher die Histopathologie der Neuroglia zuerst
im allgemeinen, dann im speziellen, auf Grund von Ergebnissen bei
Epilepsie und Paralyse schildern; schließlich möchte ich einige Zeilen
der physiologischen und pathologischen Bedeutung der Neuroglia
widmen.

## I. Zur allgemeinen Histopathologie der Neuroglia.

### 1. Über Gliahypertrophie.

Infolge von Vergrößerung der protoplasmatischen Gliaelemente
kann der Zellkörper das Mehrfache seines ursprünglichen Umfanges
erreichen und so können Zellkörper sichtbar werden, welche unter normalen Verhältnissen vermöge ihres winzigen Protoplasmas nur als
„Gliakerne" figurieren, so im besonderen in den oberflächlichen Schichten
der Rinde, wie Lamina zonalis und granularis externa. Die Gliosomen
imprägnieren sich auffallend dunkel, gesättigt, nehmen hauptsächlich
am Rand des vergrößerten Zellkörpers Platz, während der perinucleäre
Teil desselben zumeist hell und arm an Gliosomen ist. Die Vergrößerung
des Zellkörpers läßt auch dessen ursprüngliche Form besser zur Geltung
kommen, so daß sämtliche Gliaelemente der Rinde wie der Marksubstanz
bequem zu studieren sind. So erscheinen die stacheligen Elemente
der mehr oberflächlichen Schichten, dann die typischen Astrocyten
der tieferen Schichten, endlich die mehr geblähten, manchmal kugeligen

Gliazellen des Markweiß in distinkter Weise. Der Kern zeigt im Falle von Gliahypertrophie bezüglich der Größe keine Änderung, doch verliert er die normale Transparenz und erscheint gleichmäßig gesättigt imprägniert, wodurch die Kernstruktur und das Kernkörperchen unsichtbar wird. Doch hat es den Anschein, daß diese Homogenität nicht immer pathologisch ist, sondern die Folge der stärkeren Imprägnation sein kann, denn man sieht in hypertrophischen, sonst aber nicht veränderten protoplasmatischen Gliazellen strukturierte Kerne; hierzu sind eben Präparate von kürzerer, nur sechsstündiger Imprägnationszeit notwendig. Kurz läßt sich soviel sagen, daß bei individueller Gliazellvergrößerung immer das Protoplasma die Hauptrolle spielt, denn der Kern bleibt, solange keine Proliferationserscheinungen auftreten, passiv.

Bemerkenswert ist das Verhalten der Gliadendriten. Auch diese werden größer, dicker, erreichen somit das Drei- oder Mehrfache des ursprünglichen Durchmessers, wobei sie ihr gestreckt gebogenes Äußere verlieren und auffallend geschlängelt, wellenförmig werden. Vermöge dieser Anschwellung erhalten sekundäre, ja tertiäre Äste die Stärke von primären Fortsätzen; auffallend ist in ihnen die streifenförmige Anordnung der Gliosomen, welche in länglich-parallelen Reihen erscheinen und den Dendriten ein fibrilläres Äußere verleihen. Ein solches sah und beschrieb zuerst Spielmeyer mittels Weigerts elektiver Gliafärbung an hypertrophischen Gliazellen; nach ihm sollen die Längsreihen der Gliosomen später zu Fibrillen verschmelzen, wodurch „Gliafibrillen" zustande kommen. Nachdem Spielmeyer diese Fibrillen aus den Fortsätzen einer Gliazelle in die andere hineinverfolgen konnte, so erblickte er hierin den Ausdruck eines Continuums; solche Gliafibrillen können vom Fortsatz „abrollen" und machen dann den Eindruck einer ganz selbständigen Gliafaser. Diese Fibrillen sind an der Zellkörperperipherie am stärksten entwickelt, pflegen zumeist hier „abzurollen", doch können sie sich auch mehr zentral entwickeln. Nachdem ferner Spielmeyer solche große, hypertrophische Gliazellen miteinander mehrfach anastomosieren sah, so wären die sog. Gliafibrillen als gemeinsames Gut zu betrachten, und so spricht er von einer pluricellulären Genese der Gliafasern.

Mit diesen Angaben stimmen meine Beobachtungen nicht ganz, denn ich sah an den Cajalschen Imprägnationspräparaten im Falle noch so hochgradiger Hypertrophie die von Spielmeyer behauptete Verschmelzung mehrerer Gliazellen in einen Komplex niemals, wie ich denn an Präparaten mit der Heidelbergschen Viktoriablaufärbung der Gliazellen, einem der Weigertschen Tinktion sehr nahestehenden Verfahren, an hypertrophischen Gliazellen nie Ähnliches sah. Dies ist um so mehr auffallend, da ich an Hunderten von höchst-

gradige Gliahypertrophie aufweisenden Präparaten die von Spielmeyer geschilderte Verwachsung doch hätte sehen müssen. Die Hypertrophie der Gliadendriten interessierte mich vorweg aus dem Grund
am meisten, ob das Heldsche Gliareticulum infolge der krankhaften
Verdickung nicht sinnfälliger zur Darstellung gelangen wird? Trotz
der pathologischen Übertreibungen in bezug der Dimensionen, sah ich
mittels Cajals Imprägnation nichts mit Spielmeyers Darstellung
Übereinstimmendes, somit wäre zu betonen, daß die pathohistologischen

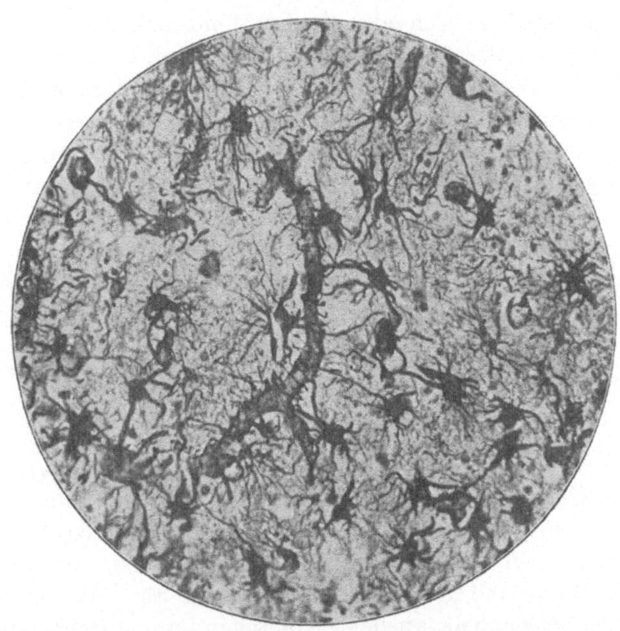

Fig. 1. Hypertrophierte, protoplasmatische Gliazellen, teilweise sich einem Gefäß anklammernd.
Progressive Paralyse. Subiculum. Fig. 1—8 und Taf. XII—XIV inkl. beziehen sich auf Cajals
Gliaimprägnation.

Verhältnisse Cajals normalhistologische Schilderung hinsichtlich eines
diffusen, jedoch aus unabhängigen Individuen hervorgegangenen
Gliaplexus vollkommen bestätigen, ein Verhalten, welches freilich dem
Heldschen Gliasyncytium widerspricht.

Andererseits fand ich aber die von Spielmeyer geschilderte Längsreihung der Gliosomen an meinen Präparaten sehr ausgebreitet auf und
möchte hervorheben, daß hierdurch die Abgrenzung einzelner Fortsätze im Zellkörper sichtbar wurde, indem die Körnerfäden eines
Fortsatzes dem Zellkörperrand entlangziehend in einen benachbarten
Fortsatz derselben Gliazelle hineindrangen. Somit kam die bogenförmige Verschmelzung zweier benachbarter oder einander gegenüber-

stehender Dendriten zustande, in welcher Erscheinung die erste Spur
der später zu schildernden Gliafaserbildung zu erkennen ist.

In der Hypertrophie nehmen außer Zellkörper und Dendriten auch
die Gliafüße teil, indem diese auch anschwellen (s. Fig. 1). Die ursprünglich sehr feinen, eben nur angedeuteten Gliakegel werden nicht
allein plumper, sondern sie verlieren auch ihre fächerförmig ausein-
anderfahrenden Gliosomenreihen, sie werden einfach diffus gekörnt;
die Körner erscheinen dicker und gesättigt imprägniert. Dieses Verhalten ist an Axialschnitten der Gefäße am bequemsten zu studieren,
wo dann die Gliafüße sich als mit der Membrana limitans gliae perivascularis verschmolzen besonders dann erweisen, wenn diese Haut von
der Adventitia abgehoben ist. An Gefäßflachschnitten erscheinen die
Gliafüße als körnige Besätze der gliösen Gefäßhaut, durch welche diese
ein quer gestreiftes Äußere erhält. Über diesen Punkt möchte ich auf
meinen ersten Aufsatz[1]) verweisen; hier wäre nur so viel hervorzuheben,
daß meine Bilder bezüglich des Verhältnisses der Gliafüße zu den Gefäßen mit Spielmeyers Schilderung ganz übereinstimmen, mit Ausnahme der Membrana gliae perivascularis, welche dieser Autor an
seinen Weigertschen Präparaten höchst unvollkommen sah, hingegen
läßt sich diese an den Cajalschen Präparaten in der denkbar deutlichsten
Weise darstellen.

## 2. Gliahyperplasie.

Hypertrophische Gliazellen zeigen eine Tendenz zur Vermehrung,
zur Proliferation, mit welchem Vorgang oft die Umwandlung der protoplasmatischen Fortsätze in fibröse einhergeht. Nissl, Bielschowsky
u. a. Autoren leiten die quantitativen Veränderungen des Gliagewebes
von der direkten und indirekten Kernteilung ab. Mir bot ein Fall
von Epilepsie Gelegenheit, an den Cajalschen Imprägnationspräparaten
besonders den Vorgang der direkten Kernteilung zu beobachten; möglich, daß dieses Verfahren zur Fixierung von indirekten Kernteilungs-
figuren weniger taugt und damit wäre zu erklären, daß ich solche Bilder
an den Cajalschen Präparaten nur sehr vereinzelt zu Gesicht bekam.

Jene Gliazellen, welche ich als in direkter Kernteilung begriffen
ansprach, boten ein genügend charakteristisches Bild. Vor allem war
die mächtige Schwellung des Zellkörpers auffallend, wobei die Dendriten
durch ihre Schmächtigkeit ins Auge sprangen. Der Zellkörper bläht
sich ballonförmig auf, erscheint in seinem Inneren blaß, hingegen am
Rand homogen rosarot oder purpurrot gefärbt; Körner lassen sich
nicht auffinden. Der Kern zeigt eine sicher zu erkennende Vergrößerung,
ist zur Peripherie des Zellkörpers gedrängt, erscheint hier ovoid statt
der kugeligen Form in der zentralen Lagerung und weist gewisse Form-

---

[1]) S. diese Zeitschrift **30**.

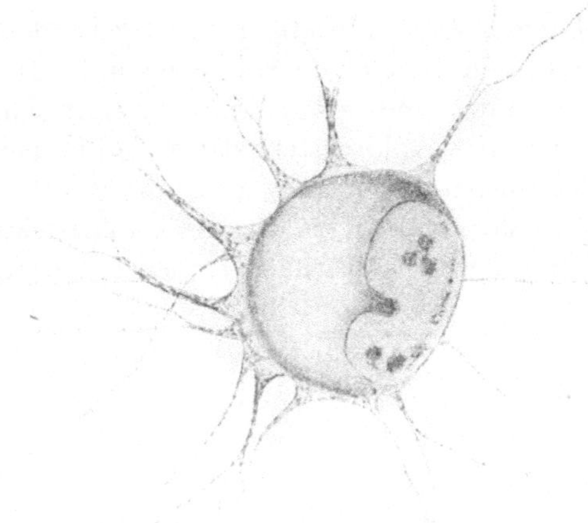

Fig. 2.
Protoplasmatische Gliazelle in direkter Kernteilung begriffen. Epilepsie. Hilus fasciae dentatae.

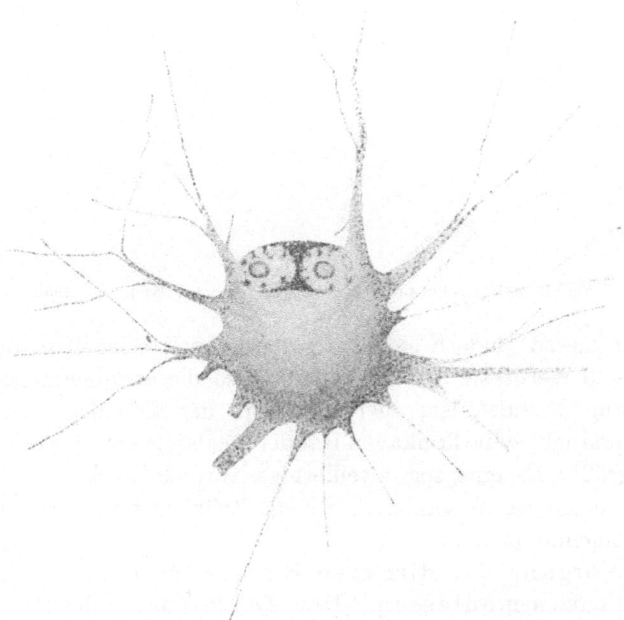

Fig. 3. Protoplasmatische Gliazelle mit gedunsenem Zellkörper, direkte Kernteilung anzeigend.
Epilepsie. Hilus.

veränderungen auf. So sieht man in der Mitte des ovoiden Kerns eine Einschnürung bzw. Einbuchtung, und das Chromatingerüst zeigt in solchen Fällen eine mit dieser Einschnürung parallel gehende Zweiteilung, indem dieses sich an den zwei Polen des Kerns anhäuft. Die Dendriten sind fast normal dünn und wie gewöhnlich mit Gliosomen besetzt (s. Fig. 2). — Ein anderes Bild besteht darin, daß im peripher gelegenen ovoiden Kern die Chromatinsubstanz sich in der Mitte des Kerns konzentriert, wodurch der ovale Kern zweigeteilt erscheint und in jedem Kernabschnitt je ein rundes Kernkörperchen zu sehen ist (s. Fig. 3).

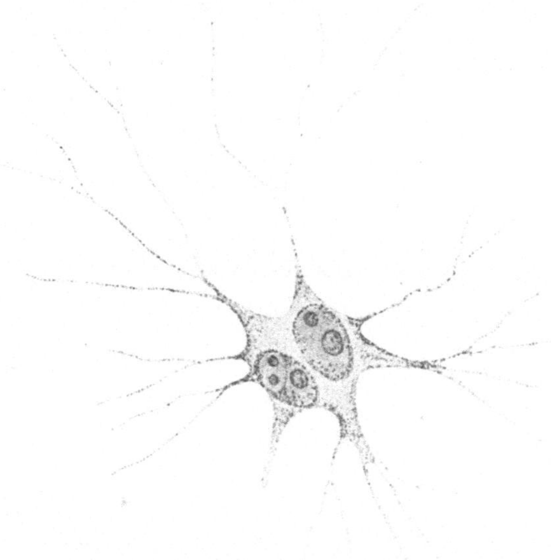

Fig. 4. Mehrkernige protoplasmatische Gliazelle. Epilepsie. Hilus.

Außer diesen Bildern sieht man dann noch Gliazellen, in welchen bereits 2—3 Kerne sind (s. Fig. 4), wo also die anzunehmende direkte Kernteilung beendet ist; hier erscheint der Zellkörper zusammengefallen, erlangte seine konkaven Ränder wieder, ist wohl kleiner, jedoch absolut größer als eine sog. zweikernige Normalgliazelle, somit scheint nicht allein die Kern- sondern auch die Zellkörpersubstanz infolge der Teilung zugenommen zu haben.

Der Vorgang der direkten Kernteilung läßt sich in folgenden zusammenfassen. Der Zellkörper schwillt ballonförmig an, wobei die Dendriten als feine, dünne Anhängsel erscheinen; er verliert seine Körnelung an Gliosomen, wird daher homogen. Der Kern lagert sich aus dem Zentrum an die Peripherie, wird ovalförmig, zeigt Einbuchtung, wodurch eine Zweiteilung angedeutet erscheint; endlich das Chromatin gruppiert sich in zwei Haufen. Nach stattgefundener Kernteilung sinkt der Zellkörper zusammen, wird abermals konkav, doch bedeutet dies keine Restitution des ursprünglichen Volumens, weil der Zellkörper gegen den prämitotischen Zustand eine gewisse Zunahme zeigt. In diesem zurückgebildeten Zustand erscheint die Körnelung des Zellkörpers von neuem, hauptsächlich am

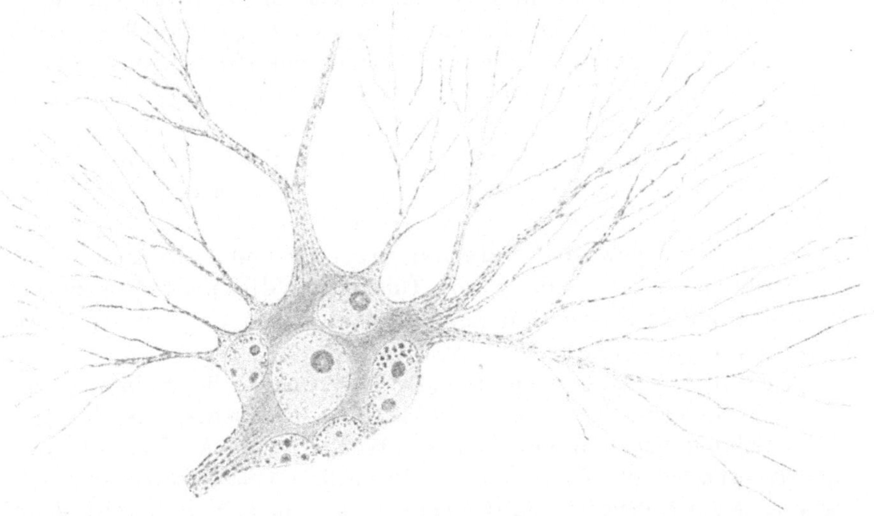

Fig. 5.

Vielkernige protoplasmatische Gliazelle = protoplasmatische Gliakernkolonie. Bemerkenswert die fibrillenartige Anreihung der Gliosomen und die Neubildung feiner Dendriten. Epilepsie. Hilus.

Rand, während das perinucleäre Endoplasma auch weiterhin kernfrei bleibt.

Infolge direkter Kernteilung können aber nicht allein 2—3 sondern auch 5—6 Kerne, ja noch mehr entstehen. In solchen Fällen umgeben einen zentral liegenden größeren Kern kranzförmig die übrigen, kleineren Kerne, welche aber einzeln von verschiedener Größe sein können. Eine solche Kernkolonie liegt anfänglich auch in einem größeren Zellkörper (s. Fig. 5) und die aus ihm auslaufenden Dendriten zeigen eine pseudofibrillige Streifung infolge der parallelen Längsreihung der Gliosomen. Dieses Bild entspricht der Spielmeyerschen Schilderung mit dem Unterschied, daß ich das Verschmelzen dieser Körnerreihen zu kontinuierlichen feinsten Fäden an Cajalschen Präparaten niemals sah. Es ist eine sehr bemerkenswerte Eigenschaft einer solchen, mit

Kernkolonie versehenen Gliazelle, daß aus ihr eine auffallend große Anzahl der Dendriten hervorgeht bzw. die mehr oder minder dicken primären Äste geben eine überraschend große Menge von feineren und feinsten Zweigchen ab. Es dürfte zweifellos sein, daß diese abnorm zahlreichen und ausnehmend feinen Fortsätze Neubildungen sind, welche mit der Ausbildung der Kernkolonie zusammenhängen. Es muß nämlich vor Augen behalten werden, daß im Falle von individueller Vergrößerung, i. e. bei Hypertrophie einzig und allein der Zellkörper samt den vorhandenen Dendriten zunimmt, während der Kern wie auch die Zahl der Dendriten unverändert bleiben; in solchem Fall bezieht sich die Hypertrophie allein auf das Protoplasma der Gliazelle, welches infolge Schwellung voluminöser wird, keineswegs aber auf Grund von Dendritenneubildung. Somit unterscheidet sich die Gliahypertrophie von der Gliahyperplasie durch die Einkernigkeit und die unveränderte Zahl der Fortsätze, während für die Gliahyperplasie die Kernproliferation und Ausbildung neuer Fortsätze charakteristisch ist. Beide Formen der Gliazellvergrößerung zeigen aber auch eine gewisse Übereinstimmung und diese äußert sich im weiteren in der Bildung von Gliafasern: die protoplasmatischen Fortsätze werden faserig, seien sie hypertrophisch oder hyperplastisch.

Die sog. Verfaserung der Dendriten geschieht infolge gewisser Differenzierung, wozu die Einleitung die oben schon erwähnte Längsreihung der Gliosomen bildet. Wenn dieser von Spielmeyer und Eisath betonte Vorgang sich auf sämtliche Gliafortsätze erstreckt, so wird der perinucleäre Teil des Zellkörpers ganz hell, körnerfrei, denn die Gliosomen sind in den Dendriten konzentriert; nach Eisaths bekannter Auffassung liefern die Gliakörner das zur Verfaserung notwendige Material; es ist eine Tatsache, daß der Vorgang der Verfaserung mit einer Anschoppung von Gliosomen in den Dendriten beginnt, doch verschwinden diese mit dem Fortschritt der Homogenisierung der Fortsätze. Es ist interessant, daß zu einer Zeit, wo die Weigertsche Tinktion bereits ganz glatte, glänzende Gliafasern zeigt, die Cajalsche Imprägnation, wenn schon spärlich, jedoch noch deutlich Gliosomen daselbst nachzuweisen imstande ist. Während dieses Prozesses schwindet der homogen gewordene Zellkörper immer mehr, so daß die typische Weigertsche Gliazelle nur mehr aus Kern und aus den bekannten Faserschleifen um den Kern herum besteht. Es ist zweifellos, daß die Cajalsche Imprägnation die faserige Glia auch darzustellen vermag, und zwar auf Grund von Imprägnation jener spärlichen Gliosomen, welche die Weigertsche oder die Heidelbergsche Tinktion nachzuweisen nicht fähig ist. Doch vermögen wieder letztere Methoden die faserige Gliasubstanz in ihrer Gesamtmasse viel distinkter zu demonstrieren.

Die Verfaserung kommt sowohl an einkernigen und hypertrophisch - protoplasmatischen Gliazellen wie an mehrkernigen und plasmatischen Gliazellen (Gliakernkolonien) vor. Auch an letzteren ist zu beobachten, daß die Gliosomen um die

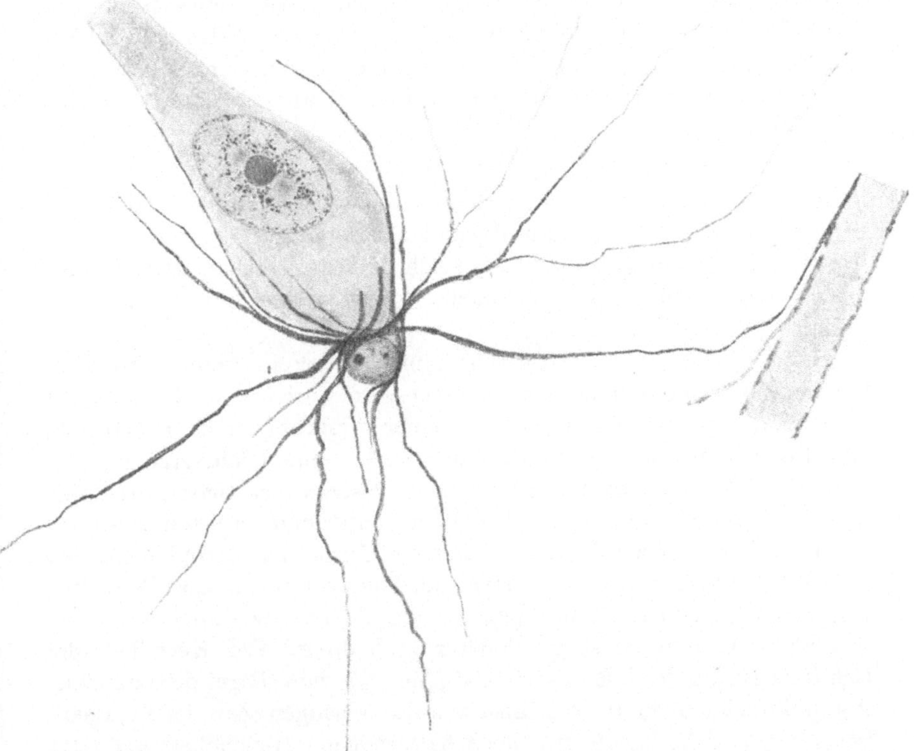

Fig. 6. Faserige Gliazelle (Weigert), eine Riesenpyramidenzelle umfassend und zugleich sich an ein Gefäß anschmiegend. Epilepsie. Ammonshorn.

Kerne herum spärlicher werden, zumeist am Zellkörperrand sich ansammeln, woselbst sie eine in die Dendriten hinein sich erstreckende bogenförmige Verdichtung bilden; bei zunehmender Verarmung an Gliosomen werden Dendriten samt dem dazugehörigen Zellkörperrand immer glänzender, homogener und wenn auch die noch übriggebliebenen spärlichen Gliakörner im Zelleib verschwunden sind, so erscheint eine plasmafreie Kernkolonie, aus welcher in allen Richtungen zahlreiche Gliafasern auszustrahlen scheinen; tatsächlich handelt es sich nur um die bekannte Weigertsche Gliaschleifenbildung, freilich in sehr komplizierter Form. Wir haben alsdann das Bild des Gliarasens vor uns, von welchem man bisher die Vorstellung hegte, er wäre eine Gliafasern produzierende Zentrale. Meine auf Grund Cajalscher Imprägnationen gewonnene Auffassung ist eine andere: der Ausgangspunkt der Gliarasenbildung liegt in der Kernproliferation, wodurch eine Gliakernkolonie zustande kommt, sowie in der mit letzterer ursächlich zusammenhängenden massenhaften Dendritenbildung; erst nachdem der sog. protoplasmatische Gliarasen entstanden ist, entwickelt sich durch Verfaserung des letzteren der sog. faserige Gliarasen. Mit anderen Worten: der faserige Gliarasen ist ein Umwandlungsprodukt des früher entstandenen protoplasmatischen Gliarasens.

### 3. Glianekrose.

Es ist eine bekannte Eigenschaft der hypertrophischen Glia, daß sie zur Involution, zur frühzeitigen Nekrose neigt.

Mit Cajals Imprägnation lassen sich in dieser Hinsicht zwei Hauptformen feststellen: die sog. einfache Atrophie und der degenerative Zerfall.

Bei einfacher Atrophie schrumpft der bereits vergrößerte Zellkörper und wenn er daher auch kleiner wird, so ist er in dieser Größe noch immer ansehnlicher als in seiner ursprünglichen Proportion. Die Dendriten zeigen entweder im ganzen eine höchstgradige Verdünnung oder knollige Verdickungen in rosenkranzartiger Anreihung, doch sind die Verbindungsstücke extrem dünn und verraten an diesen Stellen die Atrophie. Bei einer anderen Form der Atrophie können sich im Zellkörper vakuolenartige Lücken ausbilden, die Dendriten zeigen dabei einen eigenartigen geschnörkelten, schraubenartig gewundenen Verlauf nebst gleichmäßigem Kaliber. Der Kern befindet sich im Zustand der homogenen Atrophie. Ob diese Form der einfachen Atrophie schließlich in den Zustand des körnigen Zerfalls übergeht, vermag ich nicht behaupten, doch halte ich die Möglichkeit nicht für ausgeschlossen. Bei der einfachen Atrophie kann die Imprägnation in viel gesättigterer Weise geschehen, indem die Gliosomen eben stärker imprägniert erscheinen; auf diese Weise kommt die Mikrotopographie einer Gliazelle in äußerst prägnanter Form zur Darstellung (s. Fig. 7).

Der degenerative Zerfall (s. Taf. XII, Fig. 1, 2) ist bereits ein komplizierteres Bild. Eine in diesem Zustand befindliche Gliazelle zeigt sich gesättigt, mit imprägnierten, auffallend derben Körner beladen, welche wohl als krankhaft veränderte Gliosomen anzusprechen wären, doch ebenso oder noch mehr wahrscheinlich ist es, daß sie Entartungsstoffe sind. Diese Körner werden zunehmend derber, so daß im vorgeschrittenen Stadium der Zelleib und die Fortsätze den Anblick bieten, als wären sie mit einem Haufen von Zerfallsmasse, mit einem grob-

körnigen Detritus überschüttet, woraus ein verzerrtes Bild resultiert.
Nebenbei schrumpft der Kern, wird homogen.  Die Dendriten bieten ein
äußerst variables Bild, denn Stellen extremer Blähungen mit wabiger
Struktur wechseln mit solchen von hochgradiger Verdünnung ab.  An
letzteren Punkten kommt es dann auch zu Kontinuitätsunterbrechung,
und somit entsteht bei diffuser Verbreitung ein die graue und weiße
Substanz durchsetzender Gliadetritus, welcher dem Präparat das Aussehen verleiht, als wäre es mit verschieden großen, ganz unregelmäßigen
Partikeln übersät, in welchen man bei genauer Durchsicht die pathologischen Überreste des Gliaplexus von Cajal erkennen kann,
um so mehr, da es genug Stellen gibt, an welchen der Zusammenhang

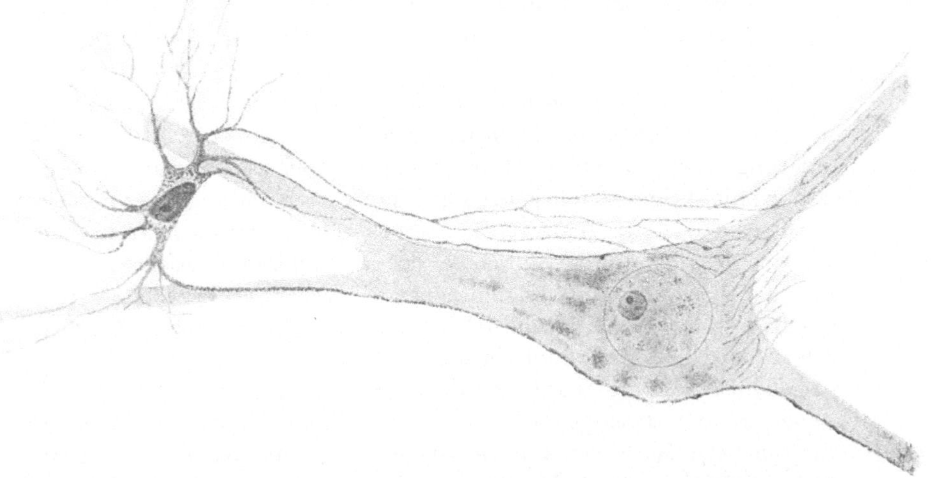

Fig. 7.  Protoplasmatische Gliazelle im Zustand einfacher Atrophie mit etwas geschrumpftem,
dunkelgefärbtem Kern; die Fortsätze umrahmen zum Teil eine Riesenpyramidenzelle.

mit noch relativ besser erhaltenen Gliadendriten leicht festzustellen
ist. — Gleichzeitig erleiden die Gliafüße eine ähnliche Veränderung;
sie schwellen enorm an, so daß aus den ursprünglich zierlichen Kegeln
formlose perivasculäre Schollen werden, welche die Gefäße so dicht umfassen können, daß es zur Entstehung von perivasculären gliösen
Inkrustationen kommt (s. Taf. XII, Fig. 3). Während dieser Anschwellung verlieren die Gliafüße ihre feinen Gliosomen, diese ändern
sich auch in derbe Körner um. — Dieser, in Entartung und Zerfall
bestehende Vorgang erhielt von Cajal die Bezeichnung Klasmatodendrose, welcher kurz in der derben Körnelung des Zellkörpers und
der Fortsätze, in der knolligen lokalen Schwellung der Dendriten, ferner
in der Zerstückelung, Zerklüftung des Zelleibes, schließlich in der Zer-
staubung der ganzen Gliazelle besteht.

Diese Schilderung bezieht sich auf die protoplasmatische Form der Gliazellen. Die Entartung der faserigen Gliazellen sah ich hauptsächlich in zwei Formen. Die eine derselben stimmt im wesentlichen mit der Entartung der protoplasmatischen Elemente überein: die einzelnen faserigen Gliafortsätze schwellen an, verlieren ihre starren Biegungen und werden wellenförmig, endlich zerstückeln sie sich, wodurch ein die faserige Gliazelle nachahmender Körnerhaufen entsteht. Die zweite Form ist hiervon ganz abweichend und besteht darin, daß zwischen den perinucleären Schleifen, also noch im Bereich des Zelleibes rundliche, vakuolenartige Lücken entstehen, wodurch das perinucleäre Faserkonvolut ein eigenartig gedunsenes Äußere erhält. Dabei verharren die faserigen Fortsätze in ihrem normalen Aussehen, erscheinen daher unverändert, welcher Umstand darauf hinweisen dürfte, daß diese vakuolenartige Entartung einen gewissen Zellkörperüberrest betraf.

Eisath, der sich mit der allgemeinen und speziellen Histopathologie der Neuroglia eingehend befaßte, macht mit Recht darauf aufmerksam, daß die an der Neuroglia sichtbaren sehr verschiedenen Veränderungen, wie Atrophie, Hypertrophie, Degeneration, Vakuolisierung bzw. Kolliquation, selten jede ganz allein vorkommen, sondern zumeist gesellen sie sich zueinander, so daß es dann fragwürdig sein kann, welcher der genannten Vorgänge der dominierende wäre und nach welchem die Zellveränderung zu benennen wäre. Als besonders wichtig erachtet er die Kolliquation, deren Bild in auf den ganzen Zellkörper sich erstreckender Vakuolisierung besteht, wodurch der Zelleib ein ausgehöhltes Äußere bekommt. Eine derartige Alteration schilderte ich soeben an den faserigen Gliazellen der Fascia dentata bei Epilepsie. Eisath verweist ferner auf eine eigenartige Veränderung des Gliazellprotoplasmas, wodurch der Zelleib an Körnern arm, homogen-opak wird. Nachdem die pathologischen Verhältnisse der Körnelung, die Vakuolenbildung, die homogene Zellveränderung und die Kolliquation an ein und derselben Gliazelle auftreten kann, so wäre richtig anzunehmen, daß diese Alterationen, sei es einzeln, sei es in ihrer Gesamtheit, die Degeneration der Gliazelle anzeigen. Der von Cajal als Klasmatodendrose bezeichnete Vorgang ist ein Kollektivname der soeben erwähnten und morphologisch verschieden aussehenden Veränderungen.

Sowohl die einfache Atrophie wie der degenerative Zerfall bedeuten den Tod der Gliazelle. Sehr bemerkenswert ist die lokale Ausbreitung, die Topographie des Gliatodes.

Als sehr auffallende Erscheinung bemerkt man oft zwischen vollkommen gesund aussehenden Gliazellen eine einzige in Zerfall befindliche Gliazelle, somit kommt die Glianekrose manchmal in ganz solitärer Form vor.

Zumeist erscheint aber die Gliadegeneration massenhaft, ausgebreitet, wo dann in größeren oder kleineren unregelmäßigen Flecken, oft in perivasculärer Ausbreitung eine große Menge der Gliazellen regressive Veränderungen aufweist. In solchem Fall sieht man die Glia entweder in rundlich-polyinsulärer oder in länglich-streifenförmiger Ausbreitung erkrankt (s. Taf. XII, Fig. 3). Besonders die letztere Form dürfte auf einen zwischen Glia und Gefäßsystem bestehenden Zusammenhang hinweisen, sei es in dem Sinne, daß die Glia seitens der Gefäße eine Noxe direkt traf, sei es, daß diese zur Ernährung der hypertrophierten Glia nicht mehr genügten. Unter solchen Umständen verschwindet die perivasculäre Glia gänzlich und als Residualbild erscheint das mit gliösen Zerfallsmassen (wohl degenerierte Gliafüße) inkrustierte Gefäß, um welches herum eine gliafreie helle Zone bemerkbar ist.

## II. Zur speziellen Histopathologie der Neuroglia.

Indem wir das Verhalten der protoplasmatischen Glia bei der Epilepsie und Paralyse einer Prüfung mittels Cajals Imprägnation unterwerfen werden, sei es vorweg bemerkt, daß die Gliaerkrankung sowohl hinsichtlich ihres Grades wie ihrer Topographie sehr verschiedene Bilder bietet.

### 1. Epilepsie.

Bei dieser Krankheitsform finden sich alle oben geschilderten Gliazellveränderungen, wie Hypertrophie, Hyperplasie, plasmatische wie faserige Kernkolonie, Verfaserung, Glianekrose.

Fall I (Bottka). Die Stätte der Gliazellveränderungen ist allein das Ammonshorn; speziell hier sind mit Cajals Imprägnation schöne Exemplare von direkter Kernteilung (homogene Schwellung des Zellkörpers, periphere Lagerung des Zellkerns, dessen Abplattung, Einkerbung), von Kernkolonien, von Neubildung der Dendriten, endlich von solitärer Glianekrose zu sehen. Mit Viktoriablau ist eine mächtige Gliafaserwucherung im Hilus fasciae dentatae nachweisbar. Der Stirnlappen, die Zentralwindungen, der Scheitellappen und Cuneus erweisen sich mit Cajals Gliaimprägnation normal, hingegen läßt sich mit Viktoriablau in der hinteren Zentralwindung stellenweise eine sehr bedeutende Randgliose nachweisen. Hiernach liegt der Schwerpunkt der plasmatischen Gliaveränderungen im Ammonshorn, woselbst auch sehr bedeutende Zunahme der faserigen Glia zu konstatieren ist. Außer dieser Stelle war von den untersuchten übrigen Punkten die plasmatische Glia überall normal.

Fall II (Schillerwein). Im Gegensatz zu Fall I finden sich im Hilus fasciae dentatae nur stark gefärbte Gliakerne ohne Fortsätze (apolare Gliazellen), zwischen welchen nur hier und da eine schwache Verästelung aufweisende Gliazelle liegt; es fehlen die stärkeren protoplasmatischen Gliazellen der Fascia dentata. Auch im Subiculum zeigen die Gliazellen Verarmung an Ramifikation nebst Degeneration. — In der vorderen Zentralwindung Gliadegeneration ohne Hypertrophie; im Markweiß Gliazellen nur spärlich mit dunkelgefärbten Kernen und armer Verästelung. — In der hinteren Zentralwindung starkgefärbte

Kerne in allen Rindenschichten, Fortsätze schwach tingiert, körnig zerfallen, um einzelne Gliakerne Lipoidkörner angesammelt; in der tiefsten Rindenlage Gliakörper beutelartig gedunsen, hingegen im Markkörper atrophisch. — Im unteren Scheitellappen allein in den tieferen Rindenschichten verästelte Gliazellen, in den übrigen Lagen apolare Elemente.

Fall III (Duffek). Im Hilus protoplasmatische Gliazellen mit beginnender Vergrößerung (s. Fig. 8); im Subiculum inzipiente Klasmatodendrose bzw. Zerstückelung und Zerbröckelung sowie wabige Struktur des Zelleibes und der Dendriten. In der vorderen Zentralwindung nirgends Hypertrophie, hingegen Zellkörper und Fortsätze körnig zerfallen; Gliazellen der weißen Substanz faserig und klasmatodendrotisch. Hintere Zentralwindung idem. Orbitalwindungen wenig erkrankt. Cuneus ganz normal.

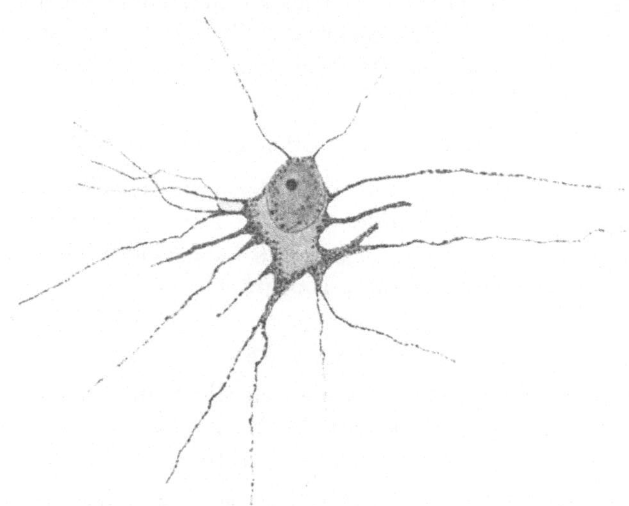

Fig. 8. Beginnende Hypertrophie einer protoplasmatischen Gliazelle. Epilepsie.

Fall IV (Pajor). Hilus: durchwegs stark verfaserte Gliazellen, mit hypertrophisch-vakuolisiertem Zelleib (s. Fig. 6). Subiculum: Hypertrophie und Degeneration. Vordere Zentralwindung: in den tieferen Rindenlagen hypertrophische Gliazellen und perivasculäre Glianekrose, in den oberflächlichen Rindenschichten Gliadegeneration, in der weißen Substanz bauchige Gliazellen mit dünnen Fortsätzen. — Hintere Zentralwindung: idem. (Die Nisslfärbung der Zentralwindungen ergab Zellschattenbilder und wabige Struktur.) Orbitalwindungen: idem. — Cuneus: schwere Degeneration in allen Rindenschichten, im Markweiß hypertrophische Gliazellen, teils in plasmatischer, teils in faseriger Form, einzelne noch intakt, andere bereits degeneriert.

Zusammenfassung. Die Gliaveränderungen treten bei Epilepsie manchmal ganz umschrieben (Fall I), doch auch ausgebreitet auf; in letzterem Fall ist die Hypertrophie und Degeneration der Glia sowie die perivasculäre Nekrose vorherrschend (Fall III, IV). — Endlich ist es möglich, daß die Gliaerkrankung in dem Schwund der Dendriten und des Zelleibes sich kundgibt, wodurch pyknotische Kerne mit hochgradiger Verarmung und Degeneration der Ramifikation zustande kommen (Fall II). Aus dieser Übersicht geht hervor, daß die plasmatische Gliaerkrankung bei der Epilepsie teils mehr umschrieben, teils ausgebreitet erscheinen kann.

Aus der einschlägigen Literatur wäre folgendes hervorzuheben. Meynert war der erste, der die Sklerose des Ammonshorn betonte; Chaslin hob die Randgliose als primäre Gliaaffektion hervor; Alzheimer[1]) schrieb der Gliavermehrung bei Epilepsie einen sekundären sog. Ersatzcharakter zu. Eisath faßte seine Befunde wie folgt zusammen: 1. Starke Randgliose, welche in der III. Rindenschicht aufhört; 2. kleine, runde Gliaelemente mit hellem, körnerfreiem Protoplasma hauptsächlich im Markweiß; 3. rasenförmige Wucherung in einzelnen Inseln der weißen Substanz seitens der plasmatischen und faserigen Glia. Alle diese Veränderungen zeigten sich verhältnismäßig am häufigsten im Scheitellappen und im Kleinhirn. Eisath bringt die verschiedenen histopathologischen Befunde der Epilepsie mit den verschiedenen klinischen Zuständen dieser langwierigen Zentralerkrankung in Zusammenhang. In letzterer Beziehung ist der Umstand sehr belehrend, daß Alzheimer bei im Status epilepticus Verstorbenen im Ammonshorn die sog. amöboiden Gliazellen in großer Zahl als speziellen Befund antraf; auch wäre hervorzuheben, daß Fälle mit Verblödung schwerere Veränderungen aufweisen als solche ohne Verblödung. Eisath betont, daß die akuten, dem Tod vorangegangenen Veränderungen teils störend, teils verschleiernd auf jenen histopathologischen Zustand einwirken, welcher zuvor bestand. Bei akuten Zuständen ist die Schwellung und Kolliquation der Gliazellen vorherrschend, während bei verblödeten Epileptikern mehr atrophische, körnerfreie, homogene Gliazellen vorkommen.

Aus diesen Daten dürfte hervorgehen, daß die Neuroglia bei der Epilepsie ausgeprägt krankhafte Änderungen erleidet, sei es umschrieben und dann im Ammonshorn, sei es ausgebreitet und dann entweder in Form von Faserwucherung oder von hochgradiger Degeneration des Gliagewebes. Ich stimme mit Eisath überein, daß bei der Epilepsie die Alterationen der Glia von Fall zu Fall verschieden sind, und zwar gemäß dem Grade der Krankheit. So handelt es sich im Fall I um ein im Status epilepticus verstorbenes Weib, bei welchem seitens der Glia akute Proliferationserscheinungen im Ammonshorn auftraten. Der Fall II bezog sich auf einen 60jährigen Epileptiker, bei dem die mit der Verblödung einhergehende Gliadegeneration durch den akut einsetzenden finalen Prozeß nicht mehr verdeckt werden konnte. Im Fall III handelte es sich um ein 28jähriges Mädchen, das in recht langen Intervallen je einen epileptischen Anfall hatte und an Tuber-

---

[1]) Alzheimer, A., Ein Beitrag zur pathologischen Anatomie der Epilepsie. Monatsschr. f. Psych. u. Neurol. **4**. 1898.

kulose starb; hier waren die Gliaveränderungen sehr leichter Natur. Der Fall IV entsprach einem 36jährigen verblödeten Epileptiker mit häufig wiederkehrenden Anfällen, zeitweiligen Dämmerzuständen; hier war sowohl die Faserwucherung wie auch die schwerste Entartung des Gliagewebes nicht allein im Ammonshorn, sondern an mehreren Stellen des Gehirns festzustellen. — Es dürfte hieraus ersichtlich sein, daß der Charakter der Gliaveränderungen mit jenem des epileptischen Zustandes in dem Sinne harmoniert, daß zwischen der Schwere und Chronizität einerseits und ausgebreiteter wie hochgradiger Verfaserung und Degeneration des Gliagewerbes anderseits ein direktes Verhältnis besteht, während im Falle leichterer Erkrankung auch nur mindergradige und wenig ausgebreitete Veränderungen erkennbar sind.

Zum Schluß wäre die Frage zu erörtern, ob die Gliaveränderungen der Epilepsie sekundärer oder primärer Natur sind. Es wäre nämlich zu entscheiden, ob die Glia als Ersatz für das zerfallende Nervengewebe wuchere, wie das nämlich Alzheimer hervorhebt, oder ob es sich um eine primäre selbständige Gliawucherung handle, wie dies Chaslin behauptete. Alzheimer fand in seinen Präparaten, daß der Zerfall des Nervenparenchyms das Primäre wäre, welchem sich die Gliawucherung anschließe, ferner daß die Zunahme der Glia passiven Charakters wäre, d. h. die Anordnung des gewucherten Gliagewebes füge sich in den Rahmen der normalen Glia hinein, endlich daß die Astrocyten der Rinde sehr schwach entwickelt wären. Diese Argumente, welche zugunsten der sekundären Natur der Gliaveränderungen sprächen, erachtete aber Alzheimer selbst nicht für vollkommen überzeugend und wenn er sich wie folgt äußert: „Wennschon ich befürchten muß, daß ich meine Auffassung nicht mit zwingenden Beweisen werde stützen können, neige ich doch mehr zu der Meinung, daß der Untergang der nervösen Substanz die Veränderungen einleitet", — so ist es naheliegend anzunehmen, daß er diesen Ausspruch unter dem stark suggestiven Einfluß der Weigertschen Lehre tat. Denn wenn die Neuroglia bei der Epilepsie einfach Ersatz zu besorgen hätte, so wären die so sehr verschiedenen Gliabilder bei den verschiedenen epileptischen Zuständen nicht so einfach zu verwerten, die als solche sich doch auch im Sinne eines unmittelbaren Leidens der Neuroglia seitens des Krankheitsprozesses deuten lassen. Es ist sehr wahrscheinlich, daß bei der Epilepsie primäre und sekundäre Gliaveränderungen sich zusammenfinden.

## 2. Progressive Paralyse.

Fall I (Knobloch). Ammonshorn. Die Fascia dentata ist mit ungemein zahlreichen verfaserten Astrocyten übersät, deren Insertion an den Gefäßen mit normalen Gliafüßen geschieht, wie denn auch sämtliche Gliazellen ohne Entartungserscheinungen sind, da sie allein Hypertrophie zeigen. Die Schicht der großen Pyramidenzellen enthält ebenfalls kräftige faserige Gliazellen, doch mit Zeichen der beginnenden Degeneration an einzelnen, wie wellige Dendriten und inzipienter Zerfall des Zelleibes. Es ist als auffallend zu bezeichnen, daß der an dieser Stelle unter normalen Verhältnissen so dichte Gliaplexus nicht vorhanden ist, ebenso ist es bemerkenswert, daß bereits am Cajalschen Gliapräparate die Lichtung der Pyramidenzellen festzustellen ist, was übrigens das Nisslpräparat bestätigt. Im Gegensatz demonstriert das Markscheidenbild einen sehr geringen Ausfall; die Viktoriablaufärbung weist auch eine geringe Gliafaserwucherung in der Fascia dentata nach, woselbst die Fibrillenimprägnation völlig normale Verhältnisse sehen läßt, endlich ist in der Pyramidenzellschicht gar keine Gliafaserung nachzuweisen. — Im Subiculum (Taf. XIII, Fig. 4 und 5) ist vor allem unterhalb des Stratum zonale die ungemein starke Hypertrophie der Gliazellen bemerkbar. Doch kommen auch in der Lamina zonalis solche Exemplare vor. In sämtlichen Rindenschichten, besonders in den mittleren und tiefen, gigantische Gliazellkörper mit dicken, doch nicht formlosen Fortsätzen, welche ein ungemein dichtes Geflecht bilden. Verfaserung ist mehr in den oberflächlichen Rindenlagen zu beobachten, während in den mittleren und tiefen überwiegend hypertrophische, protoplasmatische Gliazellen liegen. Die perivasculären Fortsätze sind wohl hypertrophisch, doch ebensowenig degeneriert als der Zellkörper (s. Fig. 1). — Die weiße Substanz enthält geblähte Glialeiber mit wurzelartig ausgefransten und noch relativ feinen Dendriten; letzterer Umstand kontrastiert lebhaft mit den dicken Dendriten der tiefen Rindenschichten.

Die Cajalschen Gliaimprägnationen des Subiculums zeigen in den oberflächlichsten Schichten eine übermäßig starke Gliafaserung, welche in klarer Weise nur mit Viktoriablaufärbung zu analysieren ist. Mit dieser ist eine ungemein dichte Zonalfaserung zu erkennen, unter welcher die der Lamina granularis externa entsprechende, sehr eng geflochtene Gliafaserung folgt, die gegen die Pyramidenzellen zu in radiärer Richtung verlaufende Fasern schickt, doch bereits in sehr gelichteter Weise. Sowohl die Zonalschicht wie die Granularis externa fallen durch ihre dunkle Färbung sehr auf.

Die Herxheimer - Präparate des Ammonshorns weisen an den Pyramidenzellen der Fascia dentata eine recht bedeutende Verfettung auf, während jene des Subiculums diese Veränderung in entschieden geringerem Maße zeigen.

Centralis anterior. An den Cajalschen Gliapräparaten dieselben Verhältnisse wie im Ammonshorn. Mit Viktoriablau ist eine sehr ausgeprägte zonale Gliafaserung nachweisbar, unter welcher hypertrophische und protoplasmatische wie faserige Gliazellen mit überfärbtem Kern erscheinen.

Centralis posterior. Das Cajalsche Bild ist dasselbe. Viktoriablaufärbungen weisen in der Zonalschicht eine noch stärkere Faserbildung nach (Taf. XIV, Fig. 6). Man bemerkt an einem Punkt, daß die bandartige zonale Gliaschicht plötzlich aufzuhören scheint bzw. in eine atypische Gliafaserformation übergeht, welche über die Zonalis sich erhebend, die Rindenoberfläche bildet (T. XIV, Fig. 7). An einem anderen Punkt wieder schlägt die Gliafaserung der Zonalis und Granularis externa auf die freie Oberfläche und bildet hier zwischen den plasmazelligen Auflagerungen eine sehr dicht geflochtene, faserige Gliainsel.

Frontalis basalis. Cajalbild übereinstimmend. Mit Viktoriablau mäßig gewucherte Zonalis und weniger ausgeprägte Granularis externa.

Cuneus. Dasselbe.

Cerebellum. Normale Bergmannsche Fasern, im Stratum granulosum sternförmige Gliazellen (Cajal).

Fall II (Hegedüs). Ammonshorn. Im Hilus fasciae dentatae kräftige Gliazellen faseriger Natur, welche einen sehr dichten Plexus bilden. In der Pyramidenzellschicht enorm vergrößerte Gliazellkörper mit zahllosen, radiär gerichteten faserigen Fortsätzen; an denselben beginnende Degeneration. — Im Subiculum ist die Hypertrophie eine geringere, doch ist auch hier Faserbildung zu erkennen.

Centralis anterior. Geringe Hypertrophie mit ausgeprägter Faserbildung in den tieferen Schichten und im Markweiß.

Centralis posterior. Schon in den oberflächlichen Schichten Faserbildung, welche in den tieferen Schichten noch stärker ist; im Markweiß gedunsene Glialeiber mit spärlichen Fortsätzen.

Temporalis I. Starke plasmatische Hypertrophie und Verfaserung in den tieferen Schichten; in der Marksubstanz geblähte Gliazellkörper mit zahlreichen Fortsätzen.

Cuneus. Verfaserung von den mittleren Rindenschichten angefangen abwärts ohne ausgeprägte Hypertrophie; dasselbe in Markweiß.

Parietalis inferior. Stimmt mit Centralis posterior überein.

Frontalis II. Dasselbe.

Orbitalis. In sämtlichen Rindenschichten starke Hypertrophie und Faserbildung.

Fall III (Furulyás). Ammonshorn. Im Hilus allein die Gliazellkörper vergrößert, die Fortsätze körnig zerfallen, Faserbildung nicht bemerkbar, überhaupt wiegt die Degeneration vor. Dasselbe in der Schicht der Pyramidenzellen; im Subiculum mäßige Hypertrophie an den Zelleibern, starke Degeneration der Dendriten.

Centralis anterior. Protoplasmatische Hypertrophie der Gliazellen in der Lamina granularis externa und pyramidalis, in den tieferen Schichten intensive Degeneration, im Markweiß gedunsene Zellkörper mit spärlicher Ramifikation.

Centralis posterior. Hypertrophie geringen Grades, Degeneration an Zellkörper wie Dendriten überwiegend.

Temporalis I. Hypertrophie mit starker Degeneration, aber ohne Faserbildung.

Cuneus. Mäßige Hypertrophie in allen Schichten ohne Degeneration.

Frontalis II. Dasselbe wie im Cuneus, nur im stärkeren Maße.

Fasse ich meine Befunde zusammen, so hebe ich folgendes hervor. Im I. Fall steht die überaus starke protoplasmatische Hypertrophie der Gliazellen im Vordergrund, neben welcher die Gliafaserbildung als geringfügig zu bezeichnen ist, ebenso wie die Gliadegeneration. Neben dieser dominierenden protoplasmatischen Hypertrophie erscheint an der Rindenoberfläche eine zonale Gliafaserwucherung, welche stellenweise vom normalen Typus abweicht; so sahen wir in Centralis posterior die oberflächliche gliöse Rindenschicht an einem Punkt aufhören, denn die bandartige tangentiale Faserung vermischt sich innigst mit jener gliösen Fasermasse, welche aus der Granularis externa heraus auf die Oberfläche strebt, wobei sie die bekannten „Gliawirbel" („tourbillons") bildet und sich mit den subpialen Plasmazellen vermengend, ein extracorticales, atypisches Gliageflecht mit zahlreichen Astrocyten mäßiger Stärke bildet. Hieraus dürfte ohne weiteres hervorgehen, daß an solchen Punkten seitens des Gliagewebes ein aktives Verhalten festzustellen ist; die Glia spielt hier keineswegs die Rolle eines Ersatzmaterials, sondern bekundet eine selbständige, eigenartige Veränderung. Derselbe Fall war ferner noch aus dem Grund bemerkenswert, daß die obenerwähnte protoplasmatische Gliahypertrophie an allen untersuchten Stellen des Großhirnmantels vorkam, somit nicht allein im frontalen, sondern auch im occipitalen Lappen erschien; es ist dies eine Topographie, welche der Durchschnittserfahrung nicht entspricht, da es doch bekannt ist, daß der paralytische Prozeß mit Vorliebe die frontalen und temporalen Gebiete befällt, hingegen die hinteren Hemisphärenbezirke freiläßt. — Im II. und III. Fall beherrscht das Bild nebst der Gliahypertrophie noch die Glianekrose, d. h. hier befindet sich das Gliagewebe nicht an jener Stufe der Lebensfähigkeit wie im I. Fall; diese Fälle sind noch aus dem Grund bemerkenswert, weil sie die Cuneusgegend verschonten.

Auf Grund obiger Angaben läßt sich bei der progressiven Paralyse eine sehr starke, teils protoplasmatische, teils faserige Hypertrophie, oft mit Degeneration gepaart, feststellen; es ist sehr wichtig, daß die zonale Glia, im Verlauf ihrer Änderung den normalen Bau auflösend, zu atypischen, extracorticalen Wucherungen gelangt. Aus diesem Verhalten ist es klar, daß die Glia bei der Paralyse das abgestorbene Nervenparenchym nicht allein ersetzt, sondern Wucherungen ganz individuellen Charakters vollzieht und damit beweist, daß sie nicht so sehr eine akkommodierende, passive, als vielmehr eine aktive, selbständige Rolle spielt.

Bielschowsky[1]) fand bei Epilepsie genau dieselbe Hineinwucherung der zonalen Glia in den Arachnoidealraum und bezeichnete sie als „Verlagerung großer Randgliamassen in artfremdes Bindegewebe". Trotz seiner mit Alzheimer übereinstimmenden Auffassung über den Ersatzcharakter der Gliawucherung bei Epilepsie konnte er diese Erscheinung nicht in diesem Sinne deuten, sondern faßte letztere als gliöse Heterotopie auf, welche auf eine mangelhafte Entwicklung der Gewebsgrenzen zurückgeführt werden sollte. Bielschowsky fand diese Heterotopien für um so bemerkenswerter, „als bei den progressiven Erkrankungen der Zentralorgane, sowohl bei den diffusen wie bei den herdförmigen, die Trennung der Gewebsarten gewahrt bleibt". Dieser Behauptung widerspricht mein Befund, welcher die Verlagerung der Randglia in den Arachnoidealraum hinein eben bei einer solchen zentralen und progressiven Affektion wie die Paralyse lehrt.

Meine Angaben stimmen mit Alzheimers[2]) so wichtigen Beobach-

---

[1]) Bielschowsky, M., Epilepsie und Gliomatose. Journ. f. Psychol. u. Neurol. **21.** 1915.

[2]) Alzheimer, A., Histologische Studien zur Differentialdiagnose der progressiven Paralyse. Habilitationsschrift. Jena 1904.

tungen zumeist überein. Nach seinen Untersuchungen handelt es sich bei der Paralyse regelmäßig um eine sehr bedeutende Gliawucherung, welche in erster Linie zur Bildung zahlreicher kleinerer und größerer Gliazellen führt, welche Gliafasern massenhaft produzieren und endlich in sehr vorgeschrittenen Fällen in der Rinde und im Mark ein gleichmäßig dichtes Gliageflecht bilden. Es ist wahrscheinlich, daß an einzelnen Gliaelementen schon ganz im Anfang regressive Erscheinungen sichtbar wären, nach Alzheimer aus dem Grund, weil die periganglionären Gliastrukturen wie auch die Nervenzellen selbst zugrunde gehen. Die neugebildete Glia dient dem Zweck, die oberflächlichen Schichten zu verstärken, wodurch hauptsächlich die perivasculären Gliahüllen mächtiger werden. Nach Alzheimer zeigt die Neuroglia bereits in den frischesten, sog. galoppierenden Fällen Veränderungen, indem am Nisslpräparat die Gliazellkörper gedunsen werden, im chromatinreichen Kern Erscheinungen der indirekten Mitose auftreten. Mit Weigerts Gliafärbung lassen sich am Rand solcher Glialeiber die ersten Spuren der Faserbildung erkennen, besonders auch an jenen dickeren, protoplasmatischen Fortsätzen, welche zu den Gefäßen ziehen. Die Gliawucherung durchdringt sämtliche Rindenschichten ziemlich gleichmäßig. In chronischen Paralysefällen, in welchen bereits bedeutende Rindenatrophie eintrat, ist die gliöse Zonalschicht immer verdickt, aus welcher bis gegen die tiefsten Schichten Fasern sich verfolgen lassen; endlich umfaßt die Gefäße eine dicke Gliafaserschicht scheidenartig ringsherum.

In der Beantwortung der Frage, welches Gewebe der Großhirnrinde bei der Paralyse primär leide, beachtete Alzheimer nur die Gefäße und die nervösen Elemente und ist der Ansicht, daß die Entscheidung dieser Frage allein das frischeste Stadium ermöglicht; indem er hierbei die Glia gar nicht erwähnt, ist es klar, daß er ihr eine primäre Rolle nicht zumutet. „In den frischesten Fällen der Paralyse, die ich untersuchen konnte, fanden sich schon Gefäßveränderungen und Plasmazelleninfiltrationen, Ganglienzellerkrankung und Gliawucherung nebeneinander" (l. c. S. 138) und äußert sich endlich noch wie folgt: „... bei der Paralyse nicht nur ein Schwund der Nervenfasern der Hirnrinde, sondern auch regelmäßig Schädigungen, meistens ein Ausfall an Ganglienzellen, immer eine Wucherung der Glia und stets eigenartige Gefäßveränderungen zu finden sind" (l. c. S. 276). Aus diesen Äußerungen geht so viel unbedingt hervor, daß bei der Paralyse mit dem Nerven- und Gefäßgewebe gleichzeitig und in allen Fällen auch die Neuroglia erkrankt und indem bei der Paralyse die Nervenelemente und die Gefäße von dem luetischen oder postluetischen Virus krank werden, so gibt es auch keinen Grund, das zur gleichen Zeit und in derselben Weise erkrankte Gliagewebe anders geartet affiziert aufzufassen; das Gliagewebe ist daher von derselben Noxe erkrankt, in derselben Weise wie das Nervengewebe. Die beständige Veränderung der Neuroglia bei der Paralyse deutet schon allein auf den hervorragenden histopathologischen Wert derselben.

### III. Zur physiologischen und pathologischen Bedeutung der Glia.

Die Lehre der durch Weigerts Forschungen ihrer Bedeutung beraubten protoplasmatischen Gliazellen erfuhr eben durch Untersuchungen der letzteren Jahre eine mächtige Förderung. Weigert leugnete bekanntlich das Vorkommen der Astrocyten im entwickelten Nervensystem; im Gegensatz hierzu stellten die Arbeiten von Held, Eisath, Spielmeyer und jüngstens von Cajal und seiner Schule fest, daß gerade an jenen Punkten des Zentralorgans, wo Weigerts elektive Gliafärbung eine Lücke läßt, treten eben in besonders großer Zahl die verästelten protoplasmatischen Gliazellen auf. Aus Eisaths Schilderung wissen wir, daß die jugendliche Form der Gliazellen aus einem bläschenförmigen Kern und um diesen herum aus einem ringförmigen, körnerarmen und fortsatzlosen Protoplasma besteht; die Körner entsprechen den von Eisath, Fieandt eingehend gewürdigten Gliosomen. Das Protoplasma zeigt später kleine knospenartige Vortreibungen, aus welchen sich die Dendriten entwickeln. Wenn wir zu dieser Morphologie noch hinzufügen, daß aus den protoplasmatischen Dendriten mit der Zeit mittels Aufbrauch von Gliosomen faserige Fortsätze, ganz zuletzt emanzipierte Fasern werden, so ist es klar, daß die Neurogliazelle eine zur progressiven Entwicklung befähigte Zellart ist, welche folgende Evolutionsetappen aufweist: 1. fortsatzlose Gliazelle, 2. fortsatzreiche protoplasmatische Gliazelle, 3. fortsatzreiche faserige Gliazelle, 4. Gliazelle mit emanzipierten faserigen Fortsätzen. Die auf der ersten Entwicklungsstufe stehenden fortsatzlosen protoplasmatischen Gliazellen entsprechen jener Art, welche unter pathologischen Verhältnissen einesteils amöboid werden kann, andernteils Zerfallsprodukte in sich aufnehmen wird; solche „apolare“ Gliazellen trifft man im Zentralorgan überall an. Bezüglich der zweiten Entwicklungsstufe (protoplasmatische Gliazellen mit Dendriten) ist nach Eisath deren Gruppierung um die Nervenzellen, also um die Elemente der nervösen Funktion herum, bemerkenswert, also in solchen Schichten, wo vermöge der lebhaften nervenzelligen Funktion auch ein erhöhter Stoffwechsel abläuft. Hier sind Gliazellen notwendig, welche diesen Stoffwechsel begünstigen, und solche sind die an Gefäßen sitzenden bzw. haftenden protoplasmatischen Gliazellen. — Was schließlich die faserigen Gliazellen anbelangt, so sind diese unter normalen Verhältnissen deshalb nur unter der Rindenoberfläche zu finden, denn hier ist eine schützende bzw. versteifende Schicht notwendig, welcher Aufgabe eben die faserigen Elemente entsprechen.

Auf die Bedeutung bezüglich der Ernährung der protoplasmatischen Gliazellen weist besonders noch der Umstand hin, daß dieselbe Gliazelle mit der Gefäßwand und der Nervenzelle in Berührung steht, wobei sie die Brücke zwischen letztgenannten zwei Elementen bildet. Held knüpfte an dieses Verhalten den Gedanken, daß die Glia die Saftströmung intracellulär leite, welche somit von den Gefäßen zu den Ganglienzellen gerichtet sei. Freilich fehlte hinsichtlich der perivasculären Anordnung der Glia auch nicht eine andere Erklärung; Andriezen begründete letztere damit, daß diese dem Nervengewebe einen gewissen Schutz gewähre gegen die Schwankungen des Blutdruckes. Die Wahrscheinlichkeit dieser Meinung ist groß; doch wenn dies die Aufgabe der perivasculären Glia wäre, so würde sie dieser allein auf Grund der mit Weigerts elektiver Färbung nachweisbaren Faserverdichtung gerecht und es wäre keine Notwendigkeit zur Bildung von Gliafüßen. Letztere stellen samt der Membrana gliae perivascularis weniger eine schützende, als vielmehr eine Filtervorrichtung dar, welche die Strömung des Blutplasmas zu den Ganglienzellen ermöglicht.

Endlich stellen die Gliosomen solche Elementarbildungen dar, welche in der Ausbildung der faserigen Gliafortsätze von Belang sind. Die Gliosomen sind jenes Bildungsmaterial, welches die faserige Differenzierung ermöglicht. Wenn wir aber noch in Betracht ziehen, daß die mit Lymphspalten in Berührung stehenden Gliazellen mit gesättigt sich färbenden Gliosomen vollgefüllt sind, so ist es zweifellos, daß diese Körner auch als Vermittler des Stoffwechsels zu betrachten sind, daher sprach sie Eisath als „Nährkörperchen" an.

Es wäre noch auf jenes Gerüst zu verweisen, das Held als Gliareticulum bezeichnete, welches mit den faserigen und protoplasmatischen Elementen ein zusammenhängendes Continuum, ein Syncytium bilden soll. Es ist auffallend, daß dieses Reticulum sich weder durch Weigerts elektive Färbung, noch mittels Cajals Imprägnation darstellen läßt und so ergibt sich wohl von selbst die Frage, ob diese Bildung nicht chemisch different, eventuell bezüglich ihrer Herkunft etwas Eigenes wäre? Ich möchte nämlich darauf verweisen, daß das fötale Stützgerüst eine Vorrichtung ist, welche mit dem definitiven Stützgerüst nicht zu identifizieren ist, denn die in demselben befindlichen indifferenten Keimzellen sondern sich erst im Lauf der weiteren Entwicklung zu teils Nerven-, teils Gliazellen ab, und somit bilden letztere die Matrix der späteren Glia. Dazu kommt noch, daß nach der Vermutung von Schaper, welche auch Ranke teilt, das fötale Stützgerüst mit der Zeit eingehen, als solches verschwinden soll. Trotzdem möchte ich die Frage aufwerfen, ob das fötale Stützgerüst als Bildung sui generis nicht persistiere, wo dann es als auch chemisch differentes Gewebe die der Glia eigene Färbung bzw. Imprägnation eben nicht geben kann. Das fötale Stützgerüst würde dann dem Heldschen Reticulum gleich-kommen, welches die protoplasmatische und faserige Glia dann zum Stützgerüst des Zentralorgans im weiteren Sinne ergänzt. Ob dann die protoplasmatische und faserige Glia als sekundäre Stützvor-richtung mit dem fötalen oder primären Stützgerüst zusammen-schmilzt (Held) oder einen von letzterem unabhängigen Plexus bildet (Cajal), ist eine Frage, in welcher ich mir mangels spezieller Erfahrung eigene Meinung nicht zumute.

Nach alledem hat die Neuroglia eine doppelte, einesteils die Nerven-elemente fixierende, andernteils dieselben ernährende Aufgabe. Dort, wo die stützende Aufgabe zugleich eine protektiv-versteifende ist, wie z. B. an der Hirnrindenoberfläche, transformiert sich die Glia in ein faseriges Gewebe; dort aber, wo die stützende Funktion mit nutritiver sich paart, erscheint die Glia in der Form von reichverzweigten proto-plasmatischen Zellen, wie z. B. in den mittleren, besonders aber tiefen Lagen der Hirnrinde. Von Sala y Pons und Cajal wurde noch eine Funktion der Neuroglia behauptet, nämlich die isolierende; diese er-scheint auf den ersten Blick für recht wahrscheinlich und Cajal gab sich die Mühe, jene Stellen des Zentralorgans aufzuzählen, wo gerade die Neuroglia als Isolator eine Rolle spielen dürfte. Versetzt man sich aber auf diesen Standpunkt, dann erscheint es eben ganz unfaßbar, daß gerade in der weißen Substanz des Rückenmarks, an welchem Ort die Axone durch sehr dicke Markhüllen bereits isoliert sind, ein recht reichhaltiger Gliaplexus vorhanden ist. Die isolierende Bedeu-tung der Neuroglia dürfte doch fragwürdig sein.

Außer der stützenden und ernährenden Aufgabe hat die Neuroglia noch eine unter pathologischen Verhältnissen sich äußernde Bestimmung, welche darin besteht, daß sie das erkrankte und zerfallende Nerven-parenchym abräumt und an die Stelle des fehlenden Gewebes tritt. Weigert nannte die Glia sehr zutreffend „Füllsubstanz", in welcher Form sie in dem Areale sekundär degenerierender Bahnen, teils auch an Punkten größerer Gewebszertrümmerungen (Erweichungen) erscheint. Die neugebildete Glia wäre als Narbengewebe des Zentralnervensystems zu betrachten, worauf Weigert zuerst aufmerksam machte. Doch gibt es außer dieser massenhaften, zur Raumausfüllung dienenden Gliaproduktion noch einen solchen Gliaersatz, welcher an die Stelle von mikroskopischen Ausfällen tritt. Diese reaktive Gliawucherung betrachtet Weigert als den empfindlichsten Index für den Ausfall von funktionstragender Substanz, denn aus ihr kann man immer auf das Vorhandensein von absterbender Nervensubstanz folgern, wenngleich diese so minimal ist, daß man sie positiv nicht aufzudecken vermag. Daher ist in der erkrankten Hirnrinde die Gliawucherung das Negativ des Ausfalles der Nervensubstanz [Weigert[1])]. Zu diesem Satz fügte Alzheimer noch hinzu, daß diese Ersatzwucherung dem Maße des Ausfalls nicht immer proportional sein muß, denn sie kann manchmal überschüssig, manchmal geringfügiger sein, wie man letzteres besonders bei atrophischen Rindenprozessen sieht. In der Bahn der Weigertschen Lehre wandelt aber nicht allein der so außergewöhnlich verdiente Alzheimer, sondern auch die meisten Histologen und so entwickelte sich in letzterer Zeit immer ausgeprägter die Auffassung, daß die Glia unter pathologischen Verhältnissen außer den Abbau- und Abräumvorgängen ausschließlich eine Ersatzwucherung zu vollziehen hat und ignorierte eine durch den gegebenen pathologischen Prozeß als solchen bedingte Affektion der Neuroglia. Diese Meinung erhält eine scharfe Beleuchtung im folgenden bezüglich der Histopathologie der Paralyse gemachten Ausspruch Alzheimers: „In Wirklichkeit beruhe aber in der Neurogliawucherung nicht das Wesen des paralytischen Prozesses, sie bilde nur eine sekundäre Erscheinung" (l. c. S. 52).

Wir sind nun zu einem Punkt der Gliapathologie gelangt, wo wir etwas verweilen müssen, denn gerade die Cajalschen Gliabilder drängen mich zu einem entgegengesetzten Standpunkt. Diesen möchte ich dahin präzisieren, daß die Neuroglia außer zweifellos primären Veränderungen (z. B. primär gliomatöse Wucherung), ferner sekundären Erkrankungen noch sog. Eigenerkrankungen aufweist, die unter der Einwirkung jener Noxe entstehen, welche zur gleichen Zeit die Affektion des Nervenparenchyms bewirkte. Zur Prüfung dieser Auffassung dürfte die bei der Paralyse auftretende Gliaveränderung am passendsten aus dem Grund sein, weil die Ätiologie hier als klargestellt gilt. Es fragt sich also, ob bei der Paralyse infolge Einwirkung vom luetischen Virus außer den Veränderungen des Nervengewebes und der Gefäße auch das Gliagewebe in demselben Sinne erkranken kann? Denn wenn ja, so müssen die bei der Paralyse sich zeigenden Gliaveränderungen nicht ausschließlich Ersatzwucherungen sein, sondern können auch als Eigenveränderungen der Neuroglia erscheinen bzw. können beiderlei Veränderungen nebeneinander vorkommen.

Allein der Umstand, daß die Gliaveränderungen bei der Paralyse topographisch mit jenen des Nervenparenchyms zusammenfallen, ferner jener oben erwähnte Befund Alzheimers, nach welchem in den

---

[1]) Weigert, C., Zur pathologischen Histologie des Neurogliafasergerüstes. Centralbl. f. allg. Pathol. u. pathol. Anat. 1893.

frischesten Fällen von Paralyse die Neuroglia mit dem Nervengewebe und den Gefäßen gleichzeitig Veränderungen erleidet, rechtfertigen den Gedanken, daß die Reaktionen der genannten drei Gewebe koordiniert wären. Freilich läßt sich die topographische Übereinstimmung auch in dem Sinne auffassen, daß die Affektion der Glia als sekundäre jener des Nervengewebes folgend, topographisch mit der primären Nervenläsion kongruent sein muß. Mit dieser Auffassung stimmt aber das histologische Bild keineswegs. So erscheint als widersprechend vor allem der Grad der Gliawucherung, denn letztere erreicht solche gewaltige Dimensionen, welche als Ausdruck der Ersatzreaktion kaum zu betrachten sind. Man sieht nämlich allem Anschein nach normale Nervenzellen von solchen hypertrophischen Gliazellen umklammert, daß auf diese Erscheinung der Ersatzbegriff entschieden nicht paßt, denn wenn ja, so würde dies so viel bedeuten, daß die Gliawucherung einen noch nicht vorhandenen Mangel zu ersetzen bestrebt ist. Gleichzeitig zeigt sich eine bedeutende Ausbreitung, ein übermäßiges Wachstum um die Gefäße herum; es ist dies abermals eine Erscheinung, mit welcher der Ersatzbegriff nicht harmoniert, vielmehr den Gedanken nahelegt, daß es sich um einen Gefäßreiz handle. Alzheimer wies selbst auf die Erscheinung hin, daß die zu den Gefäßwänden verlaufenden Fortsätze der Gliazellen viel stärker sind, als die in anderer Richtung sich erstreckenden. Schließlich ist mit dem Charakter einer Ersatzerscheinung die regressive Tendenz der erkrankten Neuroglia nicht zu vereinbaren, denn die zweifellos ersatzbietende Neurogliawucherung (sekundäre Degeneration, multiple Sklerose) fällt eben durch die Dauerhaftigkeit auf. Die üppig wuchernde und rapid entartende Glia ist ein bereits vorweg krankes Gewebe, und zwar krank aus demselben Grund wie das Nervengewebe. Es wäre mit Nachdruck auf die frühzeitige Glianekrose als auf ein solches Verhalten hinzuweisen, welches gegen die ersatzmäßige Natur der Gliawucherung spricht. Die Entartung bzw. der Tod der Glia bedeutet schon an und für sich die krankhafte Natur derselben.

Nach obigen Bemerkungen können wir drei Formen der Gliahypertrophie unterscheiden. 1. Eine primäre Wucherung, welche geschwulstartig ist. 2. Eine sekundäre Wucherung, welche die reine Form der Ersatzwucherung darstellt und bei der sekundären Degeneration sowie multipler Sklerose vorkommt. 3. Eine Wucherung infolge Eigenerkrankung der Glia, welche Form durch rapiden Zerfall der hypertrophischen Glia charakterisiert ist, wie dies z. B. bei der Paralyse zu sehen ist. Es wäre aber zu betonen, daß die Eigenerkrankung der Glia oft mit deren sekundärer Wucherung zusammenfallen kann.

## Erklärung der Tafeln XII bis XIV.

### Tafel XII.

Fig. 1.    Hypertrophische protoplasmatische Gliazellen im Zustand beginnender Degeneration. Senile Demenz. Ammonshorn.

Fig. 2.    Klasmatodendrose hypertrophierter Gliazellen. Senile Demenz. Ammonshorn.

Fig. 3.    Perivasculäre Glianekrose (Lichtung um das Gefäß) mit perivasculärer Gliainkrustation. Dementia arteriosclerotica. Gyrus frontalis.

### Tafel XIII.

Fig. 4.    Übersichtsbild aus der Rinde des Subiculums. Außer den zahlreichen hypertrophischen Astrocyten ist noch die perivasculäre Gliaverstärkung bemerkenswert. Progressive Paralyse.

Fig. 5.    Die oberen Schichten der Subiculumrinde. Bemerkenswert die Hypertrophie der Gliazellen unter der Lamina zonalis, teils in faseriger, teils in protoplasmatischer Form (rechts sieht man einen Haufen dickleibiger, protoplasmatischer, links faserige Gliazellen mit Gefäßen zusammenhängend.) Progressive Paralyse.

### Tafel XIV.

Fig. 6.    Enorme Gliafaserwucherung in der Zonalschicht der hinteren Zentralwindung. Viktoriablaufärbung.

Fig. 7.    Die gliöse, gewucherte Randschicht löst sich in eine atypisch gewucherte, auf die Rindenoberfläche übergreifende Gliaschicht auf; unterhalb der zonalen Gliaschicht ist eine gleichfalls gewucherte, überwiegend „Gliawirbel" zeigende Gliaschicht. Hintere Zentralwindung. Progressive Paralyse. Viktoriablaufärbung.

(Aus dem hirnhistologischen Institut und interakademischen Hirnforschungsinstitut der Universität Budapest [Direktor: Prof. Karl Schaffer].)

# Über einen Fall von atypischer multipler Sklerose.

Von

**Hugo Richter,**

Assistenten des Instituts.

Mit 9 Textfiguren und 2 Tafeln.

*(Eingegangen am 11. Februar 1917.)*

Die genauere Erforschung der klinischen Symptome, wie sie sich
in den letzten Jahrzehnten fast auf alle Nervenkrankheiten erstreckte,
hat das sog. „klassische" Krankheitsbild mehr oder weniger in den
Hintergrund gestellt. Nirgends schufen die zahlreichen und exakt geführten Beobachtungen eine so gründliche Umwandlung in unseren
Anschauungen, wie auf dem Gebiete der multiplen Sklerose. Mit Hilfe
der histologischen Beweisführung konnten hier zahlreiche Fälle als zu
dieser Krankheit gehörig erkannt werden, die auf Grund der von Charcot
aufgestellten Trias mit der multiplen Sklerose nichts gemeinsam hatten.
Mit anderen Forschern verdanken wir hauptsächlich Oppenheims
einschlägigen Arbeiten unsere Kenntnisse auf dem Gebiete der atypischen und lokalisierten Formen dieser Krankheit. Die Häufigkeit, mit welcher Fälle von multipler Sklerose sich in ihrer klassischen
Form offenbaren, erachtet Marburg mit 15% (eine Angabe Müllers)
als zu hoch eingeschätzt. Hingegen wächst mit den immer zahlreicheren
Erfahrungen die Gruppe jener Fälle, die Symptome bieten, welche, einer
mehr oder weniger engbegrenzten anatomischen Grundlage entsprechend,
nur auf das Betroffensein vereinzelter Teile des Zentralnervensystems
hinweisen und den multilokulären Charakter der Krankheit keineswegs zum Ausdruck bringen. Bei einem großen Teil der Fälle wird wohl
im Laufe der Zeit, durch das Hinzutreten von neuen Symptomen, die
ihr organisches Substrat in anderen Hirnteilen besitzen, die „multiple"
Sklerose zum Vorschein kommen, doch sind schon genug Fälle in der
Literatur aufgezeichnet, welche ihren „lokalen" Charakter bis zum
Ende bewahrten, eine Diagnose in vivo nicht zuließen und sich erst
unter dem Mikroskop als multiple Sklerosen entpuppten. Die auf diesem
Gebiete gesammelten Erfahrungen boten Oppenheim und anderen

Forschern Anlaß zur Bezeichnung einer optischen, hemiplegischen, cerebellaren, pontinen, bulbären, cervicalen und sakralen Form der multiplen Sklerose. Eine engere Umgrenzung der Krankheitsbilder ist durch die Differenzierung dieser lokalisierten Formen nicht herbeigeführt worden. Abgesehen von dem immer möglichen Hinzutreten neuer, auf andere erkrankte Gebiete hinweisender Symptome, sind diese auch innerhalb eines Segmentes noch von der ganz willkürlichen Ausbreitung des Krankheitsherdes in den verschiedenen Fasersystemen eines Querschnittes abhängig. Die in den letzten Jahren aufgetauchte „akute multiple Sklerose", deren Daseinsberechtigung durch die histologische Untersuchung zweifellos festgestellt ist, und welche ein bisher als wesentlich betrachtetes Merkmal, den langsamen, in seinem Fortschreiten durch Stillstand und Remissionen unterbrochenen Verlauf seiner hohen Bedeutung beraubte, hat die klinische Einheitlichkeit der multiplen Sklerose weiteren Zweifeln zugänglich gemacht. Und wenn man die von Oppenheim niedergelegten pseudotabischen Formen, die unter dem Bilde der spastischen Spinalparalyse und amyotrophischen Lateralsklerose verlaufenden Fälle vor Augen hält, so wird man in klinisch unklaren Fällen immer auf Überraschungen bedacht sein müssen, die einem das Mikroskop bietet; nur der histologische Befund kann beim heutigen Stand unserer Kenntnisse auf dem Gebiete der multiplen Sklerose für die Zusammengehörigkeit dieser Fälle Bürgschaft leisten.

Zu diesen einleitenden Betrachtungen wurde ich durch einen, im weiteren veröffentlichten Fall veranlaßt, welcher weder in bezug auf die Symptome, noch auf den Verlauf in den Rahmen der multiplen Sklerose eingefügt werden konnte und nur auf Grund der histologischen Untersuchung als solche erkannt wurde. Die Beobachtung und Aufarbeitung des Falles vollzog sich unter Kontrolle des Herrn Prof. Schaffer, dem ich für die Überlassung und wertvollen Weisungen hierorts ergebenst Dank sage.

K. S., die Frau, um deren Fall es sich handelt, ist im Jahre 1849 geboren und hat das Alter von 66 Jahren erreicht. Ihr Vater ist mit 51 Jahren an Cholera, die Mutter 37 Jahre alt, infolge Wassersucht gestorben, nachdem sie früher 10 Jahre hindurch an Gicht gelitten hat. Drei Geschwister starben im Alter von 1—12 Jahren an Cholera, zwei sind gesund. Über Geistes- oder Nervenkrankheiten in der Familie weiß sie nichts zu sagen. Bis zum 31. Lebensjahre soll sie selber nie krank gewesen sein. Erst damals bemerkte sie zuerst eine zeitweise auftretende Schwäche im linken Fuß, besonders wenn sie sich auf die Fußspitzen stellen wollte. Auch Schmerzen traten in den Gelenken dieses Fußes auf, „weil sich dieser Fuß oft verstaucht hat". Bei Vielherumgehen sind die Beschwerden deutlicher geworden. Zwei Jahre später hat die Schwäche des linken Fußes bereits bedeutend zugenommen und übertrug sich im Anschluß an eine starke Verkühlung (sie wurde im Freien von einem Schneesturm überrascht) auf den linken Arm: sie konnte nämlich das Paket, welches sie während des Unwetters unter dem linken Arm trug, nachher infolge des plötzlichen Steifwerdens dieses Armes nicht mehr freigeben. Seit dieser Zeit hält die Schwäche und die Gelenkschmerzen auch im linken Arm an. Sie hatte das Gefühl, als wäre dieser aus Blei gegossen. Es entwickelte sich allmählich eine Contractur am linken Daumenfinger, so daß sie ihre Hand kaum mehr benutzen konnte. Im dritten Jahre ihrer Krankheit ist auch der rechte Fuß schwächer und schmerzhaft geworden, später der rechte Arm. Eine Zeitlang konnte sie noch leidlich gehen, doch befiel sie immer, wenn sie auf die Gasse trat, ein Zittern im ganzen Körper, einigemal ist sie sogar zusammengefallen. Bald wurden ihre Bewegungen immer begrenzter und seit 1894 konnte sie überhaupt nicht mehr gehen. Eine Besserung in ihrem Zustande konnte sie während dieser Zeit, obwohl sie ein Jahr lang bei Benedikt in Wien in Behandlung stand, nicht bemerken.

Die Untersuchung bei der Aufnahme ins hauptstädtische Armenhausspital im Jahre 1904 ergab folgenden Befund: Die Kranke liegt unbeweglich auf dem Rücken, ist außer einer beschränkten Seitwärtsdrehung des Kopfes zu keiner willkürlichen Bewegung fähig. Die Finger in mäßiger Flexionscontractur. Die Extremitäten zeigen hochgradige Hypertonie, ihre Muskelkraft ist tief herabgesetzt. Tricepsreflex gesteigert. Die kleinen Muskeln der Hände lassen eine Atrophie deutlich erkennen. Die Kniereflexe sind beiderseits spastisch, doch gesteigerter links, wie überhaupt alle Zeichen der Hypertonie links ausgeprägter sind als rechts. Das Babinskisymptom war damals nicht auszulösen. Die Sensibilität erwies sich auf alle Arten bezogen als intakt. Nur eine Druckempfindlichkeit der Wirbelsäule in der Höhe zwischen den zwei Schulterblättern konnte festgestellt werden, wo die Kranke auch über spontan auftretende und in die Arme ausstrahlende Schmerzen berichtet. Der Stuhlgang ist äußerst träge, die Harnentleerung normal. Außer der Presbyopie hat sie keine Sehbeschwerden. Pupillen gleichmäßig eng, reagieren prompt, Augenbewegungen sind frei, Gesichtskreis normal. Die Zunge bewegt sich gut, Schluckbeschwerden hat sie keine.

Zustand im Jahre 1909: Die Kranke liegt bereits mehr als 10 Jahre zu Bette; die Starrheit des ganzen Körpers steht mit der lebhaften Bewegung der Augen, die sich vollkommen ungestört vollzieht, in krassem Gegensatz. Den Kopf vermag sie nicht mehr zu bewegen, Rumpf und Extremitäten befinden sich in einem spastischen Zustande, wo nicht nur jede aktive Bewegung aufgehoben ist, vielmehr springt der mit Gewalt aus seiner Stellung gebrachte Arm oder Fuß mit der Elastizität einer gespannten Feder in seine ursprüngliche Lage zurück, sobald die fremde Einwirkung nachläßt. Arme in Flexions-, Beine in Extensionscontractur. Tricepsreflex gesteigert. Kniereflexe beiderseits spastisch. Klonus nicht nachweisbar. Die Füße nehmen eine Equinusstellung ein. Babinskisymptom beiderseits ausgesprochen. Sensibilität in allen Arten einwandfrei. Auffällig ist die heftige Rachyalgie, die im Gebiete der Vertebra prominens ihren Höhepunkt erreicht. Die Hirnnerven weisen keine Krankheitssymptome auf. Trotz ihrer Presbyopie ist die Kranke eine fleißige Zeitungsleserin. Pupillen sind gleich, eng, reagieren prompt. Der Augenhintergrund weist keine Abweichung vom Normalbilde auf. Zunge, Facialis normal, keine Schluckbeschwerden. Die Kranke ist bei gutem Appetit und hat in den letzten Jahren an Körpergewicht zugenommen, so daß die früher konstatierten Muskelatrophien infolge der beträchtlichen Fettablagerung kaum zum Vorschein kommen. Eine Darmentleerung erfolgt nur auf Einlauf oder medikamentöse Einwirkung. Die Harnentleerung ist auch schwierig: es dauert oft eine Stunde, bis dem Drang nachgegeben wird und das Harnen wird öfters unterbrochen. Andererseits besteht manchmal Inkontinenz, wenn sie den Urin auf kurze Zeit zurückhalten soll.

Die geistigen Fähigkeiten der Kranken sind von der Krankheit vollkommen unberührt geblieben. Sie spricht vernünftig, bekundet trotz ihres jämmerlichen Zustandes Interesse für die Außenwelt, liest der erblindeten Bettnachbarin aus der Zeitung vor, sorgt peinlichst für die Reinhaltung ihres Körpers, so daß sie während ihrer jahrelangen mit Liegen und Unbeweglichkeit verbundenen Krankheit nie von Decubitus heimgesucht wurde.

Zustand im Jahre 1915: Die Kranke klagt über heftige Schmerzen in beiden Armen, weshalb ihr regelmäßig Morphin verabreicht wird. Ihr geistiger Zustand, ihre Sprache sind vollkommen intakt. Die Hirnnerven weisen keine Krankheitssymptome auf. — Die Haut der Extremitäten zeigt kleine, bis zur Größe eines Einhellerstückes variierende rote Flecke. Der rechte Arm nimmt ungefähr die Mittelstellung der Flexionscontractur ein, von wo aus eine weitere Beugung leicht möglich, eine Streckung hingegen nur nach Überwindung eines ziemlich starken Widerstandes ausführbar ist. Die Finger sind in die Handtellerfläche gedrückt. Der linke Arm zeigt totale Flexionscontractur, aus welcher eine Streckung bis 90° mit großer Kraft wohl möglich ist, doch springt der Arm nachher in seine Dauerstellung zurück. Die Beugemuskeln sind dünner, besonders der Biceps, wogegen die Streckmuskeln diesbezüglich keine Änderung zeigen. Die Hypertonie der Muskeln an den unteren Extremitäten ist auch sehr groß, der Muskelschwund hauptsächlich an den Unterschenkeln bemerkbar. Kniereflexe gesteigert, besonders rechts. Achillesreflexe sind infolge der Contractur der Wadenmuskeln nicht auszulösen. Typisches Babinskizeichen beiderseits. Lebhaftes Mendelsches Symptom links, rechts auch vorhanden. Oppenheim fehlt. Bei Auslösung des Plantarreflexes starke fibrilläre Zuckungen im Muskelgebiete des N. peroneus. Bei Klopfen auf die Streckmuskeln des Unterschenkels tritt die Dorsalflexion der Hand ein. Hartnäckige Obstipation und Urinretention. Am 6. Oktober 1915 tritt plötzliches Unwohlsein ein. Schwacher Puls, cyanotische Hände und Füße, ausgebreitete Ödeme ließen Herzschwäche als die Ursache des am dritten Tage ihres terminalen Unwohlseins eingetretenen Todes annehmen, was die Sektion auch bestätigte.

Der Fall wurde später durch die mitzuteilenden Ergebnisse der histologischen Untersuchung als multiple Sklerose erkannt; der Zustand in vivo bot zu dieser Annahme keinen Anlaß, es sei denn, daß die schon durch neuere Forschungen niedergelegten Merkmale der multiplen Sklerose außer Betracht gekommen wären. Marburg stellt in seiner zusammenfassenden Monographie außer dem schleichenden Beginn und afebrilen Verlauf den „intermittierend - remittierenden" Gang und eine „wechselnde, multiple Herde aufweisende Semiologie" als aufschlußgebende Faktoren in den Vordergrund. Wie steht es nun mit diesen beiden in unserem Falle?

Eine Frau wird in ihrem 31. Lebensjahre von Beschwerden befallen, die sich zuerst auf das linke Bein, bald auch auf die linke Hand beziehen, während die rechtsseitigen Extremitäten von denselben etwas später betroffen werden. In ihrer Anamnese gibt sie an, während der Krankheit nie eine Besserung bemerkt zu haben, die 11 Jahre lang dauernde Spitalsbeobachtung bestätigt den langsamen, durch keine Remissionen gestörten Verlauf. Es entwickelt sich im Laufe der Krankheit aus der beginnenden Schwäche des linken Fußes allmählich ein spastisch-paralytischer Zustand der Arme und Füße, zu welchem sich merkliche Atrophien beider Extremitäten und im späteren Verlauf

Contracturen hinzugesellen. Das einzige Symptom, welches der oben bezeichneten einheitlichen Gruppe von Krankheitszeichen während der 35 jährigen Dauer zugewachsen ist, war die Blasendarmstörung in der letzten Periode der Krankheit. Von den vasomotorischen Veränderungen im Bereiche der erkrankten Glieder (rote Flecke auf der Haut) glaube ich hier nicht gesondert sprechen zu müssen, da diese als Begleiterscheinungen der übrigen Veränderungen an den Muskeln aufzufassen sind. Nun wäre aber darauf hinzuweisen, daß Blasendarmbeschwerden als Ausfallserscheinungen bei Pyramidenläsion sehr häufig vorkommen und als solche in unserem Falle nur das Bild der übrigen krankhaften Veränderungen ergänzen. Der Umstand, daß auf die Erkrankung des linken Fußes bald die des linken Armes und nicht viel später der anderseitigen Gliedmaßen erfolgte, ließ die Annahme zu, daß wir einer ziemlich hoch gelegenen Pyramidenläsion gegenüberstehen. Andererseits wurde durch das Verschontbleiben der Hirnnerven angedeutet, daß die krankhafte Stelle ihren höchsten Punkt unterhalb des Kerngebietes der Hirnnerven erreichte. Im ganzen also eine Krankheit, die einen langsam, aber ununterbrochen fortschreitenden Gang nimmt und anatomisch in einem einheitlichen Fasersystem zusammengefügt ist.

Die Diagnose hat in vivo der amyotrophischen Lateralsklerose am nächsten gestanden. Frühe Spasmen mit langsam eintretenden Atrophien, reißende Schmerzen im Rücken, sonst das völlige Fehlen von Empfindungsstörungen, Blasenmastdarmbeschwerden (siehe die durch Marburg zitierten Fälle von Ollivier - Halipré, Sarbó, Schlesinger, Spiller), endlich sogar das lange Zeit beobachtete Fehlen des Babinskiphänomens, alle ließen sich sehr gut in das Bild der genannten Krankheit einfügen. Über das Verhalten der Bauchreflexe ist aus den Aufzeichnungen nichts zu erfahren, doch ist ihre differential-diagnostische Bedeutung gerade zwischen multipler Sklerose und Lateralsklerose keine große, da sie auch bei letzterer fehlen können (Schlesinger). Es hat also nur das Fehlen der Bulbärsymptome der Diagnose im Wege gestanden. Da hat uns aber zur Annahme einer multiplen Sklerose viel mehr gefehlt. Die mannigfachen Veränderungen des optischen Apparates, die von Brückenherden bedingten Ausfallserscheinungen, Sprachstörung, geistige Veränderungen, die von Marburg als häufigste Begleiterscheinung bezeichneten Sensibilitätsstörungen: durch ihr Fehlen hatten sie alle die Annahme einer Lateralsklerose viel mehr begünstigt, als die einer multiplen Sklerose. Die Muskelatrophien sind erst in jüngster Zeit bei multipler Sklerose beobachtet und mitgeteilt worden und gehören keineswegs zum geläufigen Krankheitsbild. Die atrophischen Muskeln sind auf elektrische Reizung nicht geprüft worden; die in den Muskeln des N. peroneus bei Auslösung des Plantarreflexes entstandenen fibrillären Zuckungen können bei Beurteilung der Art der Atrophie nicht maßgebend sein; spontane Zuckungen sind nicht beobachtet worden. Cassirer fand in seinen später zu erwähnenden Fällen partielle elektrische Entartungsreaktion, die er auf die Läsion des Vorderhornes zurückführt, obwohl im Laufe der später sich einstellenden Besserung, sowohl die Atrophien wie die Entartungsreaktion verschwunden sind. Der auf Fig. 5 sichtbare Herd unseres Falles weist in der Höhe des IV. Cervicalsegmentes eine beträchtliche Affektion des linken Vorderhornes auf; möglich, daß die anfangs beobachteten Atrophien der linken Hand von diesem Herd stammen. Später wurden jedoch an allen Extremitäten deutliche Atrophien bemerkbar, die ohne entsprechende anatomische Begründung bestehend, nur als mittelbare Folgen der Pyramidenaffektion aufzufassen sind.

Für eine auf luetischer Grundlage entstehende Krankheit hatten wir keinen Anhaltspunkt.

Der Fall gibt mir Gelegenheit zur Frage des ursächlichen Zusammenhanges zwischen Trauma und multipler Sklerose einen Beitrag zu liefern. Die in der Literatur aufgezeichneten zahlreichen Fälle, in welchen die Krankheit anschließend an eine mechanische, thermische oder geburtstraumatische Einwirkung in Erscheinung trat, lassen es als sicherbestehend gelten, daß dem Trauma in der Ätiologie der multiplen Sklerose eine wichtige Rolle zukommt. Daß aber das Trauma nicht der die Krankheit direkt erregende Faktor, vielmehr nur eine das Manifestwerden begünstigende Gelegenheitsursache ist, wie es u. a. Bálint bei Erörterung eines Falles von postpuerperaler multipler Sklerose annimmt, beweist z. B. der auch von Marburg zitierte Fall Sternberg-Grossmanns, wo zwei Tage nach einem erlittenen Unfall ein vollentwickeltes Bild der multiplen Sklerose mit Sehnervenatrophie, Nystagmus, Intentionszittern, Zwangslachen in Erscheinung trat, während der Kranke vor dem Unfall als gesunder Mensch galt und arbeitete. Es besteht kein Zweifel, daß die Krankheit schon früher bestand. Marburg nimmt an, daß vielfach die Krankheit den Anlaß zu den ziemlich häufig beobachteten Unfällen bietet. Unser Fall kann in dieser Frage als klassisch gelten. Die Kranke, die bereits seit längerer Zeit Schwäche und Schmerzen im linken Fuß verspürt, verkühlt sich bei einem Schneesturm und kann infolge einer im linken Arm eintretenden Steifheit das Paket, das sie unter diesem trug, nicht mehr freigeben; seit dieser Zeit aber bestehen die früher am Fuß beobachteten Erscheinungen auch im linken Arm. Es offenbaren sich also bei schon bestehender Krankheit frische Symptome in einem Körperteil, welcher unter einer starken traumatischen Einwirkung stand. Hier käme sowohl die physische Anstrengung, wie auch die Verkühlung des exponierten Armes in Betracht.

Um die Lokalisation des Herdes festzustellen, wurden zuerst Gehirn und Rückenmark nach Weigerts Methode abschnittsweise untersucht und ergaben bei sonst völlig normaler Beschaffenheit drei selbständige sklerotische Herde im Bereiche des Halsmarkes und der unteren Oblongata, wie sie auf den veröffentlichten Photographien unter Fig. 1

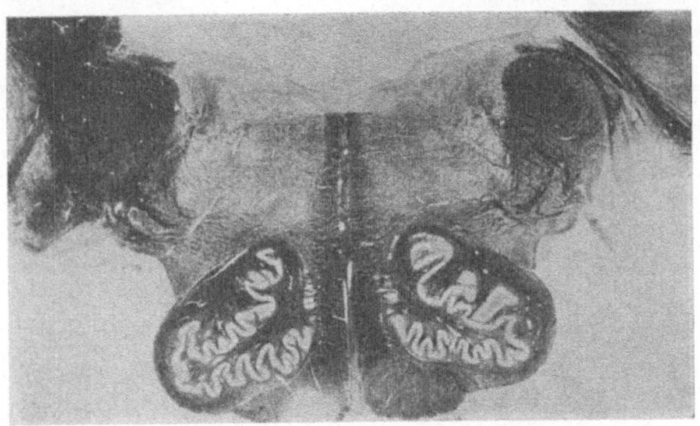

Fig. 1.

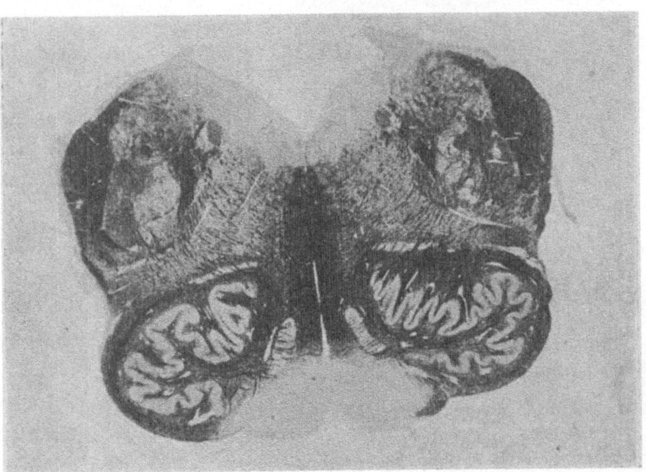

Fig. 2.

bis 6 veranschaulicht sind. Die im Niveau des VII. Cervicalsegmentes (Fig. 6) sichtbaren zwei, ungefähr analog gelagerten, kleinen Herde liegen in der dorsalen Hälfte des Gollschen Stranges und verlieren sich in der Höhe der benachbarten Segmente. Weiter abwärts zeigt das Weigertbild die vollkommene Unversehrtheit des Rückenmarkes. Der mittlere Herd im IV. Cervicalsegment (Fig. 5) erstreckt sich auf die anterolateralen Fasersysteme und einen großen Teil des linken Vorder-

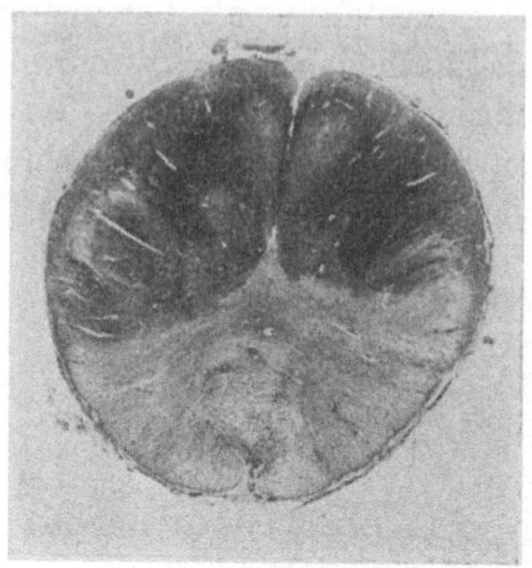

Fig. 3.

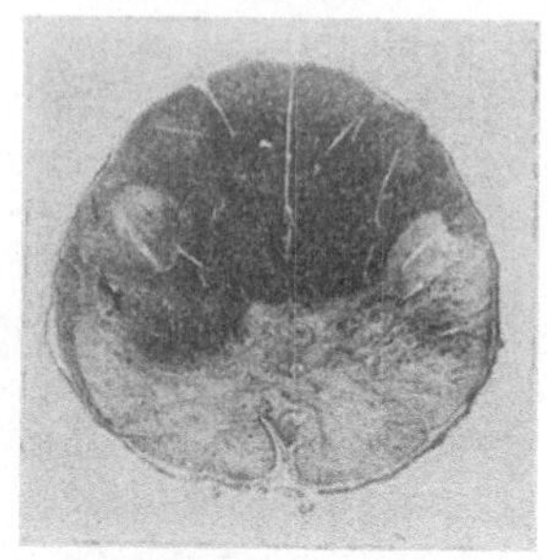

Fig. 4.

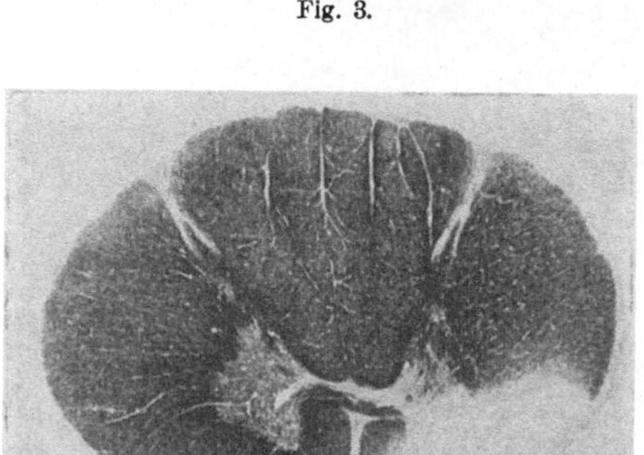

Fig. 5.

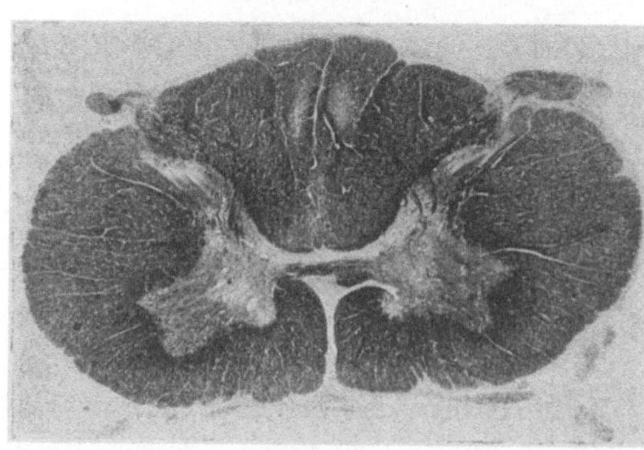

Fig. 6.

hornes, und verringert sich auch sehr rasch in beiden Höhenrichtungen. Der größte Herd, welchem ohne weiteres alle Krankheitserscheinungen zugeschrieben werden können, beginnt ungefähr im tiefstgelegenen Niveau des Acusticusaustrittes in der linken Pyramidenbahn, greift gegen abwärts zu in die anderseitige über, erreicht seine größte Ausbreitung in der Höhe der beginnenden Pyramidenkreuzung, schrumpft von hier ab rasch zusammen, und ist im Niveau der I. Cervicalwurzel nur mehr angedeutet (Fig. 1—4). Im Niveau seiner größten Ausbreitung erreicht er auf einer Seite die ventrale Hälfte der absteigenden Trigeminuswurzel (Fig. 3) und streift den untersten Lemniscus.

Ich hielt die nähere Beschreibung der topischen Verhältnisse im vorliegenden Falle deshalb für wichtig, weil sie zur Unterstützung der vasculären Entstehungsart der multiplen Sklerose heran-

geführt werden können. **Marburg** teilt die Oblongata in bezug auf
die Gefäßverteilung in eine mediale und eine laterale Partie ein. Das
laterale Gebiet wird von der Art. cerebelli inf. post., das mediale von
der Art. spinal. ventr. versehen. Die einschlägigen Fälle von **Wallen-
berg** und **Breuer-Marburg** beziehen sich auf krankhafte Veränderungen im lateralen Gefäßgebiet und ergeben, daß dieses sich ungefähr
von der Pyramidenkreuzung bis zum oralen Ende der unteren Olive
erstreckt, lateral bis zur Peripherie reicht, medial den Hypoglossus
und das Bodengrau freiläßt, ventral das obere Olivenblatt berührt.
Auch ich bin in der Lage, aus einem hier weiter nicht berücksichtigten
Falle von vasculär bedingter bulbärer Erweichung ein Oblongatabild
vorzulegen, welches den besagten topographischen Angaben vollkommen

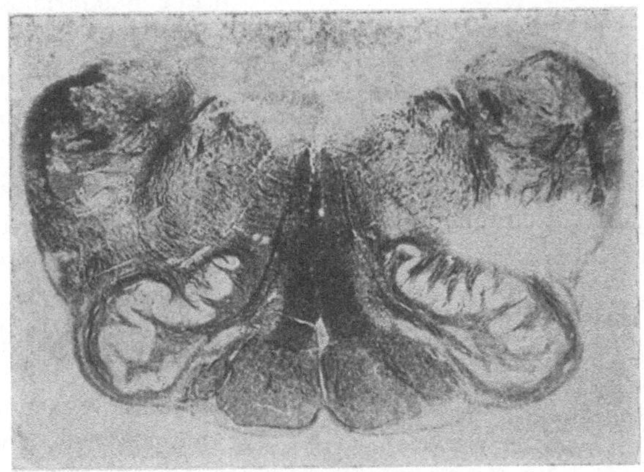

Fig. 7.

entspricht, höchstens vielleicht von den angegebenen Grenzen überall
etwas zurückbleibt, im ganzen aber sich mit dem lateralen Aus-
fallsgebiete der Oblongata deckt (Fig. 7).

Das mediale Gefäßgebiet, welches von der Art. spin. ventralis ver-
sehen wird, umfaßt auf Grund des von **Marburg** zitierten Falles von
**Goldscheider** die beiden Pyramiden und dringt ventralwärts gegen
die beiden Schleifen und den ventralen Hypoglossuskern. Seine
Höhenlage wird mit ungefähr der des Olivengebietes angegeben. Der
Oblongataherd meines vorliegenden Falles dehnt sich auch in diesem
Gebiete aus, nur liegt er im allgemeinen etwas tiefer, also gegen das
Rückenmark zu, und bleibt in dorsaler Richtung etwas zurück; so,
daß die untersten Schleifen zum Teil noch in Mitleidenschaft gezogen
werden, der Hypoglossuskern aber frei bleibt; hingegen ist seine Ausbreitung lateralwärts etwas stärker. Diese geringen Abweichungen ver-

lieren aber ihre Bedeutung, wenn man zwei Tatsachen vor Augen hält:
1. daß, wie **Marburg** auch betont, der Verlauf der Gefäße individuellen
Schwankungen unterliegt, 2. daß es sich hier nicht um die Thromben-
bildung des versorgenden Blutgefäßes, welche ein scharf umschriebenes
Gebiet betrifft, handelt, sondern um einen fortschreitenden Krankheits-

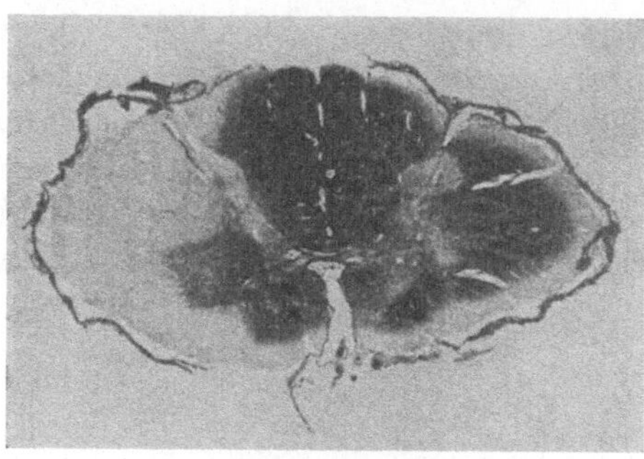

Fig. 8.

prozeß, welcher einmal in ein bestimmtes Gebiet verlegt, hier auch auf benachbarte Teile übergreifen kann.

**Babinski** und **Nageotte** fanden in einem Falle von syphilitischer Gefäßentzün-
dung bei Thrombenbildungen in der Basilaris Erweichungs-
herde, von denen einer dem oben angeführten lateralen Herde gleichkommt, zwei andere aber von den Autoren nur wegen ihrer Ungleichmäßigkeit gesondert behandelt, tatsächlich jedoch
das einseitig betroffene mediale Versorgungsgebiet umfassen (die Verän-
derungen sind im Lemniscus schwerer. als in der gleichseitigen Pyramide).

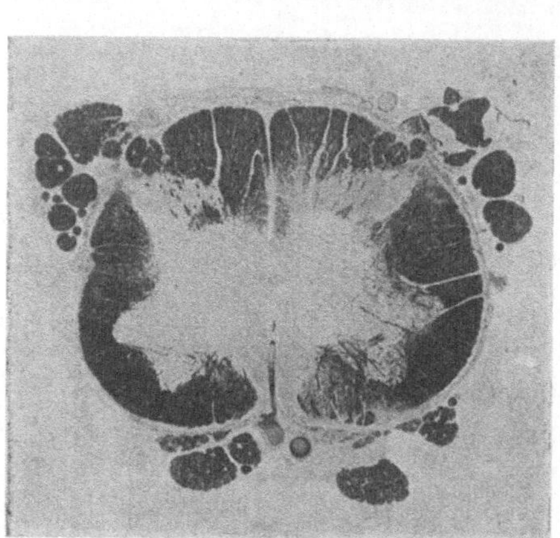

Fig. 9.

Endlich möchte ich noch aus einem fremden Falle von multipler Sklerose einen Rücken-
markschnitt aus der Hals- und Lendengegend vorweisen. Die Blutversorgung des Rückenmarkes geschieht bekannter-
maßen durch die Aa. spin. ant. und post., welche, in den vorderen und hinteren Bindege-
webssepten eindringend, außer den benachbarten Teilen haupt-
sächlich die graue Substanz mit Blut versorgen, während die weiße Randschicht, durch zahl-

reiche Rami spinales, die aus den meningealen Gefäßen in die Marksubstanz eindringen, ernährt wird. Das lumbale Bild (Fig. 9) veranschaulicht einen sklerotischen Prozeß in der grauen Substanz unter
Mitbeteiligung des an den Sulcus ant. angrenzenden weißen Faser-
gebietes, was ungefähr der Ausbreitung der Art. spin. ant. entspricht.
Der cervicale Schnitt (Fig. 8) läßt eine markante Randsklerose erkennen, die dem Versorgungsgebiet der Spinaläste meningealen Ur-

sprunges entspricht; die graue Substanz und überhaupt das Gebiet der beiden Aa. spinales ist dabei unversehrt.

Ich glaube durch die angeführten Bilder mit Berechtigung zu der schon von anderen vertretenen Annahme veranlaßt zu sein, daß die Herdbildung bei multipler Sklerose topisch mit der Gefäßversorgung zusammenhängt, und im weiteren zur Folgerung, daß die krankheitserregende Ursache im Wege des Blutes herbeigeführt wird.

Bevor ich zur kurzen Schilderung der histologischen Befunde meines Falles übergehe, möchte ich noch diesen mit den von Cassirer mitgeteilten Fällen vergleichen, welche Oppenheim zur Annahme einer cervicalen Form von multipler Sklerose bewogen. Ein Vergleich ist nur auf klinischem Gebiete möglich, da seine Fälle anatomisch nicht untersucht sind. Anatomisch aber wäre eben mein Fall als ein „cervicaler" zu bezeichnen, da außer der angrenzenden unteren Oblongata nur das Cervicalmark und dieses an drei selbständigen Stellen erkrankt ist. Cassirer fand in 6 von 150 Fällen gewisse Einheitlichkeit der Krankheitserscheinungen, welche sich hauptsächlich in den Anfangsstadien der Fälle zeigte und funktionell auf den Cervicalabschnitt des Rückenmarkes hinwies. Als solche sah er: Ausfallserscheinungen, die vornehmlich auf Störung der Tiefensensibilität beruhten, eine motorische, oft auch statische Ataxie des einen oder beider Arme, Astereognosie, Parästhesien. Auch Paresen und mäßige Atrophien der betreffenden Extremitäten hat er beobachtet, welche aber, so wie alle anderen Symptome große Tendenz zur Rückbildung zeigten. In 4 Fällen waren Augenerscheinungen vorhanden, die den Armveränderungen nach kurzer oder längerer Zeit folgten.

Wenn wir die Symptome, die unser Fall bot, den oben geschilderten entgegenstellen, tritt die Verschiedenheit derselben sofort in Erscheinung. Das Fehlen von Sensibilitätsstörungen aller Art und während der ganzen Krankheitsdauer, der Beginn der Krankheit mit Beinsymptomen schließt irgendwelche Kongruenz womöglich aus. Wenn man vor Augen hält, daß die Beobachtung der Krankheit in keinem Falle Cassirers abgeschlossen ist, daß gleichzeitig anderswohin lokalisierte Erscheinungen mitwirken und die Anzahl der beobachteten Fälle im Verhältnis zum Untersuchungsmaterial eine geringe ist, so verdient seine Gruppierung nur in dem Sinne eine Beachtung, daß die sklerotische Affektion des Cervicalmarkes häufiger die Hinterstränge betrifft, als andere Teile des Querschnittes; doch beweisen auch seine Fälle, daß andere Teile, wie die Pyramiden, die graue Substanz ebenfalls betroffen werden können und, daß es Fälle von cervicaler multipler Sklerose gibt, welche ohne Sensibilitätsstörungen verlaufen, dafür gibt der vorliegende Fall Zeugenschaft, welcher in mir nur jene Überzeugung verstärkt, daß die Mannigfaltigkeit des klinischen Bildes bei multipler Sklerose nur in dem Sinne einer Beschränkung unterliegt, daß es gewisse durch die Gefäßverteilung bedingte Prädilektionsstellen des Zentralnervensystems häufiger betrifft, als andere: abgesehen von dem wird aber die launenhafte Herdbildung die Zahl der atypischen Fälle immer vergrößern.

Bei Bewertung der mikroskopischen Ergebnisse des Falles muß wieder der Umstand mit Nachdruck betont werden, daß diese nach einer Krankheitsdauer von 35 Jahren zum Vorschein gebracht wurden, und daß es sich um einen langsam, im engsten Sinne des Wortes „chronisch" verlaufenen Fall handelt. Dies vor Augen haltend, wird er in doppelter Hinsicht als lehrreich gelten; einmal ist das Verhalten der Achsenzylinder während eines so langen Prozesses für das Prinzip ihres Erhaltenbleibens oder Mitleidenschaft bei der multiplen Sklerose schwerwiegend, zweitens beanspruchen die entzündlichen und Abbauvorgänge, wie sie sich in einem so alten Falle offenbaren, gewisses Interesse. Was das Verhalten der Markscheiden betrifft, verweise ich nochmals auf die Photographien der Weigertbilder, welche den Verlust der Markscheide im scharf begrenzten Gebiete des Krankheitsherdes zeigen. Nähere Besichtigung läßt aber den Ausfall der Markscheiden nicht überall als einen totalen erkennen, da ich z. B. im Oblongataherd in einer ziemlich zentral gelegenen Stelle mehrere, scheinbar gesunde Markscheiden antraf, welche nach ihrer Lage geurteilt, schon durch lange Zeit dem Zerstörungsprozeß standhielten. Die zwei kleinen Herde im Gollschen Strang zeigen ein areoliertes Bild, bei dessen Besichtigung man den Eindruck gewinnt, als wäre der krankhafte Prozeß in diesem Herd mehr oder weniger zum Stillstand gekommen: man findet nur ganz selten als erkrankt imponierende Markscheiden. Wesentlich anders zeigen sich die Verhältnisse in allen Grenzgebieten, wo der Oblongataherd das gesunde Gewebe berührt. „Markschatten"strukturen, gequollene Markscheiden, dann bereits zerfallene Markscheidenprodukte sind regelmäßig anzutreffen. Den Austritt von roten Blutkörperchen ins freie Gewebe konnte ich in diesen Grenzzonen auch einigemal beobachten. Eine sekundär bedingte Markscheidendegeneration war nirgends im Gehirn oder Rückenmark auch nur angedeutet.

Die fast vollkommene Unversehrtheit der Achsenzylinder (Taf. XV, Fig. 1) gibt den charakteristischen Zug des mikroskopischen Krankheitsbildes. Diese wird vornehmlich auf den korrespondierenden Bielschowskypräparaten jener Schnitte in Erscheinung treten, wo der Übergang der Achsenzylinder aus dem krankhaften in das gesunde Gewebe veranschaulicht ist: weder an Zahl, noch an Beschaffenheit der Achsenzylinder läßt sich hier ein Unterschied sicher nachweisen. Vereinzelt wird man auch in unseren Präparaten eine im Längsschnitt spindelförmige Schwellung der im kranken Teil gelegenen Achsenzylinder — hauptsächlich in jüngeren Herdgebieten — vorfinden können, ihre Anzahl kommt aber bei den meistenteils vorhandenen intakten Fasern kaum in Betracht. Die von Strähuber hervorgehobenen Regenerationserscheinungen der Achsenzylinder, wie sie in geringerem Grade auch von Bielschowski, Bartels und anderen Autoren konstatiert wurden, konnte ich nicht bemerken. Jakobs wertvolle Angaben über die histologischen Veränderungen bei multipler Sklerose, die sich vornehmlich auf akutere und ganz akut verlaufende Fälle beziehen, betonen das nur relative Intaktbleiben der Achsenzylinder in den Herden, nach seinen Befunden sind sogar „die marklosen Fasern in den alten sklerotischen Plaques deutlich an Zahl vermindert", während die frischen Herde zahlreich vorkommende Zerfallserscheinungen der Achsenzylinder aufweisen. Es kann als sicher erwiesen gelten, daß auch hier, wie bei allen mikroskopischen Veränderungen der multiplen Sklerose nur graduelle Unterschiede den Charakter eines akuten oder chronischen Falles ausmachen. Die stürmisch verlaufenden, akuten Fälle lassen das Entzündliche des krankhaften Prozesses mehr zum Vorschein kommen, als die langsam fortschreitenden, chronischen Fälle: mit dem rapid erfolgten, massenhaften Zugrundegehen der Markscheiden — wie dies in akuten Fällen vor sich zu gehen pflegt — werden auch verhältnismäßig mehr Achsenzylinder — obwohl widerstandsfähigere Elemente, als die Markscheiden — in Mitleidenschaft gezogen, als in einem chronischen Falle, wo wir sicherlich einen Prozeß von geringerer Intensität vor uns zu haben annehmen müssen. So wird es auch erklärlich, daß in unserem Falle — trotz seines 35 jährigen Bestandes — die Achsenzylinder von der Erkrankung fast gänzlich verschont geblieben sind. Die Veränderungen der Gefäße bestehen vor allem in einer deutlichen Vermehrung ihrer Anzahl im sklerotischen Herd (Taf. XV, Fig. 2). Die Adventitia ist regelmäßig stark verdickt; eine zellige Infiltration habe ich in den alten Herdpartien des Herdes nicht gesehen. Anders zeigen sich die Verhältnisse in den Randgebieten des Herdes. Vor allem fällt es auf, daß die Randgefäße durchweg stark gefüllt sind. Weiter, wie aus der Zeichnung (Taf. XVI, Fig. 3) zu ersehen ist, wird der Übergang vom kranken ins gesunde Gewebe durch einen dichtbesäten Wall von Zellen erkenntlich, die aber, ihrer Lagerung nach, mit keinem Gefäß in Zusammenhang gebracht werden können. Neben solchen Bildern gibt es aber auch andere, wie sie Taf. XVI, Fig. 4 veranschaulicht, wo die periphere Zellvermehrung durch einen beim Schneiden glücklich getroffenen Aderast deutlich auf ein schon im kranken Gewebe liegendes Gefäß zurückzuführen ist. Es gibt hier nur selten eine perivasculäre Infiltration, wie sie für die akuten Fälle (Jakobs Fälle) charakteristisch ist; die infiltrierenden Zellen werden vielmehr in das Randgebiet geführt, wo der Krankheitsprozeß in seiner größten Intensität besteht. Die von Jakob für chronische Fälle als kennzeichnend hervorgehobenen Plasmazellen habe ich einigemal, doch nur in geringerer Anzahl im adventitiellen Raum der Randgefäße gesehen. Die eigentlichen Infiltrationszellen in der peripheren Zelle ergeben bei näherer Analyse zwei grundverschiedene Arten: solche, die ich als Gliazellen erkennen muß und auf welche ich noch zurückkommen werde, und solche, die durch ihren kleinen, runden, dunkelgefärbten, chromatinreichen Kern und hellere, schmale Plasmazone als Lymphocyten gelten müssen. Ich fand sie in großer Anzahl und nur selten perivasculär geordnet, vielmehr regelmäßig im freien Gewebe. Daß sie aus den Gefäßen stammen, wird auch nach dem überzeugenden Bild der Fig. 4 (Taf. XVI) wahrscheinlich. Dieser mein Befund steht gewissermaßen im Gegensatz zu Jakobs Feststellungen, der Lymphocyten hauptsächlich nur in akuten Fällen sah; auch deshalb verdient er Beachtung, weil das Vorkommen der entzündlichen Gefäßelemente im freien Gewebe von vielen Autoren bezweifelt wurde. Das Wesentliche möchte ich aber in der Tatsache erblicken, daß das Vorkommen mesodermaler Zellelemente in einem als typisch zu betrachtenden chronischen Falle den entzündlichen Charakter desselben über alle Zweifel erhebt und somit für die einheitliche Entstehungsart der verschiedensten Fälle von multipler Sklerose als Beweis angeführt werden kann.

Das Gliagewebe zeigt eine faserige Wucherung im sklerotischen Teil und eine zellige in den Randgebieten. Die zentralen Herdteile sind von einer dicht- und dickfaserigen Gliamasse durchsetzt, welche durch ihre Kernarmut auffällt, gegen die Peripherie schütterer und feinfaseriger wird und auch mehr celluläre Elemente enthält. Die Gefäße sind von dichtfaserigen Gliakränzen umgeben. Die Randzonen werden hauptsächlich durch protoplasmatische Gliastrukturen ausgezeichnet, die auf eine unmittelbar bedingte hochgradige Gliazellwucherung hinweisen. Die große Anzahl der hier sichtbaren Gliazellen von mannigfaltiger Größe und Form kann sich nicht allein aus den ektodermalen Abbauelementen, die beim Zugrundegehen von nervöser Substanz auftreten, ergeben, sondern wir müssen eine gleichzeitig einsetzende, primäre Gliawucherung auch annehmen.

Von den bei multipler Sklerose beschriebenen Abbauzellen habe ich in unserem Falle nur Körnchenzellen in den Randgebieten gesehen; oft konnte ich sie im adventitiellen Raum, einigemal in den Gefäßen auffinden. Ob sie ekto- oder mesodermaler Herkunft sind, dafür fand ich keine Anhaltspunkte in meinen Bildern; wahrscheinlich beteiligen sich beide Zellarten bei ihrem Zustandekommen. Myelophagen, sowie Plasmazellen im freien Gewebe sah ich keine.

Die im erkrankten Vorderhorn des Cervicalmarkes und in der vom Prozeß betroffenen Grausubstanz der Oblongata befindlichen Ganglienzellen erwiesen sich auf den Nisslbildern als durchweg normal; hier macht nur eine Vermehrung der Gliazellen den pathologischen Vorgang erkenntlich.

Bei einer Zusammenfassung der Ergebnisse des untersuchten Falles wäre ungefähr Folgendes hervorzuheben:

1. Ein atypischer Fall von multipler Sklerose, welcher der Diagnosenstellung auf Grund der klinischen Symptome unzugänglich blieb.
2. Die Herdbildung erfolgt im allgemeinen der Gefäßverteilung entsprechend.
3. Der chronische Charakter der Krankheit offenbart sich histologisch in der geringeren Intensität des Zerstörungsprozesses (erhaltene Markscheiden im Herde, fast vollkommenes Intaktbleiben der Achsenzylinder).
4. Das Auffinden der mesodermalen Zellinfiltration gewährleistet die Annahme des entzündlichen Charakters auch in den chronischesten Fällen der multiplen Sklerose.

———

## Literaturverzeichnis.

Babinski-Nageotte, Hemiasynergie, latéropulsion et myosis bulbaires. Nouvelle Iconographie de la Salpêtrière 1902, Nr. 6.

Bálint, Beiträge zur Ätiologie und pathologischen Anatomie der multiplen Sklerose. Deutsche Zeitschr. f. Nervenheilk. **16.**

Bartels, Zur Frage der Regeneration der Nervenfasern in den Herden der multiplen Sklerose. Neurol. Centralbl. 1904, S. 194.

Bielschowsky, Zur Histologie der multiplen Sklerose. Neurol. Centralbl. 1903, S. 770.

Cassirer, Über eine besondere Lokalisations- una Verlaufsform der multiplen Sklerose. Monatsschr. f. Psych. u. Neurol. **17,** H. 3.

Fränkel-Jakob, Zur Pathologie der multiplen Sklerose mit besonderer Berücksichtigung der akuten Formen. Zeitschr. f. d. ges. Neur. u. Psych. Orig. **14,** H. 4/5.

Marburg, Multiple Sklerose. Lewandowskys Handbuch der Neurologie **2,** 911.

— Neue Beiträge zur Frage der multiplen Sklerose. Wiener med. Wochenschr. 1909, Nr. 37.

— Die amyotrophische Lateralsklerose. Lewandowskys Handbuch der Neurologie **2,** 278.

— Über die neueren Fortschritte in der topischen Diagnostik des Pons und der Oblongata. Deutsche Zeitschr. f. Nervenheilk. **41.**

Oppenheim, Multiple Sklerose. Lehrbuch der Nervenkrankheiten. **3. Aufl.**

Oppenheim, Über eine pseudotabische Form der multiplen Sklerose. Neurol. Centralbl. 1910, Nr. 20.
— Über eine cervicale Form der multiplen Sklerose. Neurol. Centralbl. 1907, Nr. 23.
— Zur pathologischen Anatomie der multiplen Sklerose mit besonderer Berücksichtigung der Hirnrindenherde. Neurol. Centralbl. 1908, S. 898.
Spielmeyer, Über einige anatomische Ähnlichkeiten zwischen progressiver Paralyse und multipler Sklerose. Zeitschr. f. d. ges. Neur. u. Psych. Orig. **1**, H. 5. 1910.
Siemerling - Raecke, Zur pathologischen Anatomie und Pathogenese der multiplen Sklerose. Archiv f. Psychiatrie **48**, 838. 1911.

(Mitteilung aus dem hirnhistologischen und interakademischen Hirnforschungsinstitut der Universität Budapest [Direktor Prof. Karl Schaffer].)

# Eine besondere Art von Stirnhirnschwund mit Verblödung.

Von

**H. Richter,**
Assistenten des Institutes.

Mit 10 Textfiguren und 3 Tafeln.

*(Eingegangen am 6. September 1917.)*

Der noch heute bestehende, erhebliche Gegensatz in den Auffassungen
über die physiologische Bedeutung des Stirnhirns beruht nicht allein
auf den prinzipiellen Schwierigkeiten, die sich bei der Aufgabe stellen,
dem Stirnhirn als physiologischem Mittelpunkt der höheren seelischen
Vorgänge Daseinsberechtigung zu schaffen, welche Monakow zutreffend dahin zusammenfaßt, daß es überhaupt schwer ist, wo man in
der Erklärung der seelischen Vorgänge das Lokalisationsmoment in
die Fragestellung unterbringen soll. Wichtig scheint mir auch zur
Erklärung des scharfen Gegensatzes in den Meinungen über diese Frage
jener Umstand, daß die Beweise, die zur Entscheidung herangeführt
werden, als nicht gleichwertig betrachtet werden müssen. Die experimentelle Forschung — Tierversuche — schafft andere physiologische
Verhältnisse, wie sie in den einschlägigen Fällen der menschlichen
Pathologie gegeben sind; hier wiederum kann es vom Standpunkt
der Physiologie nicht gleichgültig bleiben, ob ein fortschreitender
Prozeß, z. B. eine Geschwulst oder eine traumatische, beziehungsweise
durch Blutung hervorgerufene Schädigung des Stirnhirns vorliegt.
Im Wesen müßte es immer darauf ankommen, wie große Gebiete des
Stirnhirns dem Untergange verfallen, ob auch Nachbargebiete in den
Krankheitsprozeß inbegriffen sind und ob nicht durch den Hirndruck
hervorgerufene Allgemeinsymptome das engere Krankheitsbild der
Stirnhirnaffektion verdunkeln. Die Exstirpationsversuche bei Tieren
haben den großen Vorteil, daß sie, exakt ausgeführt, eine vollkommene
Ausschaltung des Stirnhirns ermöglichen und deshalb physiologisch
am besten zu verwerten sind; ihr Nachteil ist aber, daß sie gerade bei
Stirnhirnversuchen von der als Beweis dienenden, physiologischen

Analogie, die zwischen dem Menschen und dem Tiere besteht, am meisten entrückt sind, sind doch eben die im Stirnhirn vermuteten, psychischen Leistungen diejenigen, die den Menschen gegen das Tierreich am schärfsten abgrenzen. So kann es auch nicht wundernehmen, wenn ein Teil der Forscher auf Grund der Vivisektionsergebnisse das Stirnhirn als den Sitz der „Psyche" anerkennt, während andere auch auf experimentellem Wege zu dem Schlusse kommen, daß das Stirnhirn mit den seelischen Vorgängen des Tieres in keinem direkten Zusammenhang steht. Die am Krankenbett und Operationstisch gesammelten Erfahrungen müssen noch vorsichtiger beurteilt werden. Eine Anzahl der klinischen Fälle, die gegen die besondere psychisch-funktionelle Bedeutung des Stirnhirns herangeführt werden, sind nicht beweiskräftig, weil der krankhafte Prozeß — Tumor, Blutung, Trauma — nur Teile des Stirnhirns, sehr oft nur in einer Hemisphäre betroffen hat, während die übrigen unbeschädigt in Funktion geblieben sind. Umgekehrt müssen aber von den im Sinne der psychischen Bedeutung des Stirnhirns beweisenden Fällen diejenigen ausgeschaltet werden, wo die geistigen Ausfallserscheinungen auf den allgemeinen Hirndruck, wie er sich z. B. bei den oft sehr großen Stirnhirngeschwülsten zeigt, andererseits aber auf durch die Nachbargebiete bedingte Reizsymptome zurückzuführen sind. Es verdient daher ein gewisses Interesse der Fall, über den ich berichten will, wo es sich um eine — praktisch genommen — totale und ausschließliche Ausschaltung des Stirnhirns handelt, welche ohne Drucksteigerung im Gehirn hervorzurufen, ohne begleitende Reizvorgänge aufrechtzuerhalten, einen gewissermaßen von der Pathologie erzeugten „ideellen Versuch" darstellt, der durch seine Lokalisierung auf das ganze Stirnhirn beider Hemisphären einer genauen Vivisektion ziemlich gleichkommt.

Aus dem Krankenjournal des Falles möchte ich folgendes mitteilen:

Frau J. P., die Witwe eines Aufsichtsmannes, Mutter mehrerer gesunder Kinder, wurde im Jahre 1903, im Alter von 37 Jahren in das hauptstädtische Armen- und Siechenhaus aufgenommen. Die Anamnese enthält keine wichtigeren Angaben. Die Ursache ihrer Aufnahme war außer Existenzschwierigkeiten ein ziemlich starker Alkoholismus, den die Kranke jedoch während ihres Spitalaufenthaltes allmählich überwunden hat. Ansonsten bot sie das Bild eines Pfleglings, welcher dem Wartepersonal die wenigsten Schwierigkeiten machte; Ordnungsliebe, Zuvorkommenheit, Arbeitslust und großer Fleiß werden ihr in der ersten Hälfte ihrer Pflegezeit nachgesagt. Ihre Handarbeiten waren die schönsten, durch ihr immer nettes Äußere, vernünftige Sprache und rasche Auffassung machte sie den Eindruck einer gewinnenden, intelligenten Person. Mit ihren Kindern stand sie in regem, brieflichem Verkehr, Schreiben und Geschenke von letzteren machten ihr immer .große Freude.

Sieben Jahre vor ihrem Tode sind bei ihr die ersten krankhaften Veränderungen wahrgenommen worden. Zuerst ist eine allmählich einsetzende Wortkargheit bei der früher redseligen Frau aufgefallen. Befragt über etwas, gab sie nach längerem Nachdenken undeutlich gesprochene und kurzgebundene Antworten. Später konnte sie nicht mehr die Worte in einen richtigen Satz fügen. Zuletzt beschränkte sich ihre Sprache nur auf die Antworten „Ja" und „nein", diese auch oft unzweckmäßig, scheinbar aus Verlegenheit, anwendend. Einzeln vorgesagte Worte konnte sie nicht mehr nachsagen. In den letzten drei Jahren war sie vollkommen stumm.

Die körperliche Untersuchung zu Beginn der Krankheit ergab einen seit Kindheit bestehenden Strabismus, mittelweite, prompt reagierende Pupillen und bei grober Prüfung eine gute Sehschärfe. Muskel- und Knochenreflexe, sowie aktive und passive Beweglichkeit erwiesen sich als normal. Die Sensibilität konnte nur auf Schmerzempfindung geprüft werden, Nadelstiche deutete sie mit Kopfbewegungen an, sie machte keine Abwehrbewegung, auch eine Kundgebung durch Worte war nicht zu erzielen. Die inneren Organe zeigten normalen Befund. Der Gesichtsausdruck verrät noch eine gewisse Aufmerksamkeit, die Intelligenz hat aber zu dieser Zeit schon schwer gelitten. Nur die einfachsten Aufträge, z. B. einen Gegenstand in die Hand nehmen, zum Fenster gehen, erledigt sie zögernd, doch richtig; aufgefordert, einen Gegenstand von jemandem abzuholen und einer dritten Person zu übergeben, verrät sie durch ihren ratlosen Gesichtsausdruck, daß sie die Aufforderung nicht mehr verstanden hat. Ihre früher hübsche Schrift hat sich erst etwa vier Jahre vor ihrem Tode merklich verschlimmert. Anfangs ließ sie einzelne Worte im Satze, Buchstaben im Worte aus, später schrieb sie nur die Anfangsbuchstaben der vorgesagten Worte nieder, zuletzt waren im Wirrwarr der verständnislos aneinandergehäuften, kreisförmigen Linien keine Schriftzeichen mehr zu erkennen. Auch ihre Fertigkeit in Handarbeiten hat schon zu dieser Zeit viel eingebüßt. Bei Stopfarbeiten machte sie häufig Fehler, die auf eine Abnahme der Aufmerksamkeit deuteten. Sie wurde immer ungeschickter, so daß man ihre Arbeit ganz einstellen mußte, da sie zuletzt sogar aus dem Arbeitsstoff in unsinniger Weise Streifen schnitt.

Ein Jahr vor ihrem Tode bietet die Kranke bereits das Bild eines vollkommen verblödeten Menschen. Ihr eigentümlich leerer Blick verrät schon den Stumpfsinn. Der Verblödungsprozeß machte in den letzten zwei Jahren rasche Fortschritte. Die vorher nette, sogar putzsüchtige Frau vernachlässigt ihren Körper, ist auffallend unrein, läßt

Harn und Stuhl unter sich. Allein belassen ißt sie nichts und wühlt mit der Hand in den Speisen herum; sie muß ständig gefüttert werden, dies ist aber nur möglich, wenn ihre Hände festgehalten werden, sonst macht sie mit den fortwährenden, maschinenmäßig wiederholten, zwecklosen Handbewegungen die Fütterung unmöglich. Eine gewisse motorische Unruhe bekundet sie auch darin, daß sie oft ohne irgendwelche äußere Veranlassung von ihrem Stuhle aufspringt und im Saal herumläuft. Ansonsten verbringt sie den ganzen Tag wort- und bewegungslos in ihrem Sitzstuhl. Kein Ereignis und keine Person in der Umgebung erweckt mehr ihr Interesse, sie kümmert sich nicht um die Angehörigen ihrer Familie, Briefe und Sendungen ihrer Kinder empfängt sie teilnahmlos. Sie führt ein rein vegetatives Dasein. In ihrem verständnislosen Betätigungsdrang trennt sie ihre Kleider und Wäsche auf, was die Wärterin dazu veranlaßte, ihr ein unnützes Tuchstück in die Hand zu drücken, mit welchem die Kranke stundenlang herumhantiert. In den schlaflosen Nächten beschäftigt sie sich mit der Zerlegung ihres Bettes, mit der sinnlosen Zerstückelung der Bettwäsche. Tägliche Dosen von 2 g Chloral können ihre Schlaflosigkeit nicht beseitigen, dagegen schlummert sie bei Tag auf ein paar Stunden ein. In den letzten Jahren ist sie auch körperlich stark zurückgegangen; als krankhafte somatische Veränderung konnte bei ihr bis zuletzt nur eine etwas träge Reaktion der Pupillen festgestellt werden. Auffallend ist das Fehlen von Ataxie in ihren Bewegungen, ihre Körperhaltung ist normal, sie geht fast bis zum Ende im Zimmer aufrecht herum. Epileptische oder andere Krampfanfälle sind bei ihr nie beobachtet worden. Ihr Sehvermögen hat auch nicht merklich gelitten. Die letzten Tage verbringt sie in einem somnolenten Zustand, aus welchem sie im Zustand der schwersten Demenz und körperlichen Siechtums im Alter von 49 Jahren durch den Tod erlöst wurde.

Der Fall bietet sowohl in pathophysiologischer als auch in pathohistologischer Hinsicht interessante Ergebnisse. Ich will die Besprechung mit den letzteren beginnen, da ich glaube, daß der eigentümliche histologische Befund im Stirnhirn, der für die geistigen Ausfallserscheinungen allein verantwortlich gemacht werden kann, die Bewertung des Falles auch vom physiologischen Standpunkt aus bedeutsamer erscheinen läßt.

Das Gehirn zeigt schon makroskopisch auffallende Veränderungen, welche auf Fig. 1—4 veranschaulicht sind. Im Bereiche beider Stirnlappen ist ein hochgradiger Schwund der Hirnsubstanz bemerkbar, welcher sich auf der linken Seite in bedeutend stärkerem Maße zeigt, als auf der rechten. Die Hirnwindungen sind im erkrankten Gebiet viel schmäler, stark abgeflacht, das ganze Stirnhirn eingesunken, die Furchen rinnenartig verbreitert, klaffend. Die nähere Besichtigung

läßt erkennen, daß am rechten Stirnhirn hauptsächlich die erste Stirnwindung vom Krankheitsprozeß betroffen ist, und zwar sowohl auf
der Konvexität, als auch im orbitalen Teil, während die zweite und
besonders die dritte Stirnwindung nur in mäßigem Grade atrophisch
ist. Links ist die Atrophie schon viel weiter vorgeschritten,

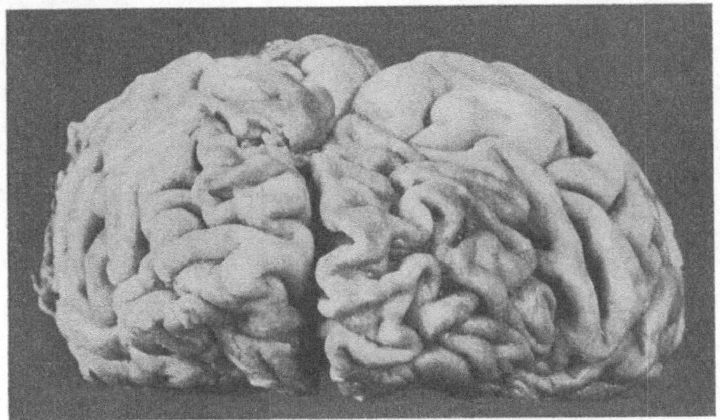

Fig. 1. Ansicht des atrophischen Stirnhirns von vorn.

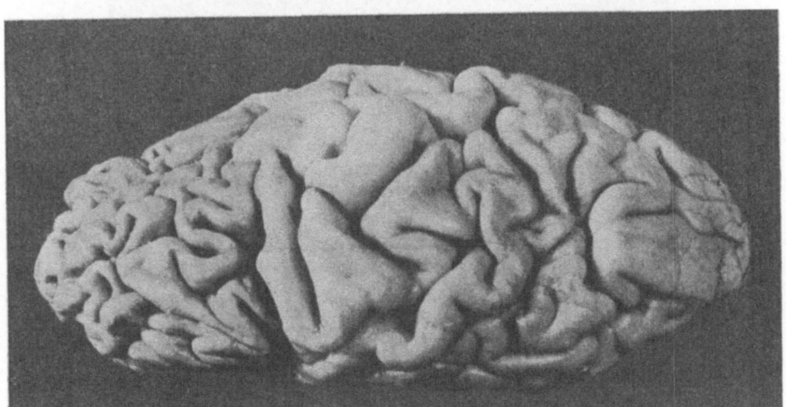

Fig. 2. Die linke Hemisphäre von der Seite.

es sind alle Windungen der Konvexität und der Basis schwer
betroffen; insbesondere die Brocasche Gegend, während ein
an sie anschließender Teil der zweiten Stirnwindung in der Form eines
Dreiecks besser erhalten geblieben ist. Auffallend ist die scharfe
Abgrenzung des atrophischen Prozesses gegen die Zentralwindungen, welche durch ihre vollkommene Unversehrtheit
in lebhaftem Gegensatz zum atrophischen Stirnhirn stehen.
Die Atrophie erstreckt sich auf der medialen Fläche auf den vorderen

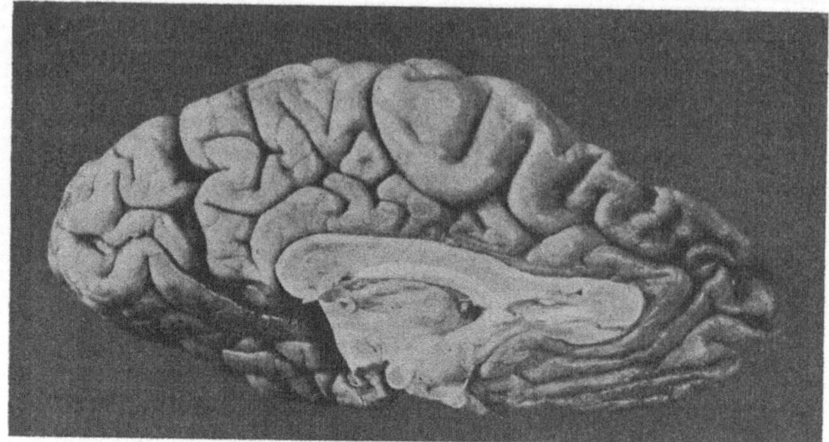

Fig. 3. Die linke Hemisphäre von der medialen Fläche.

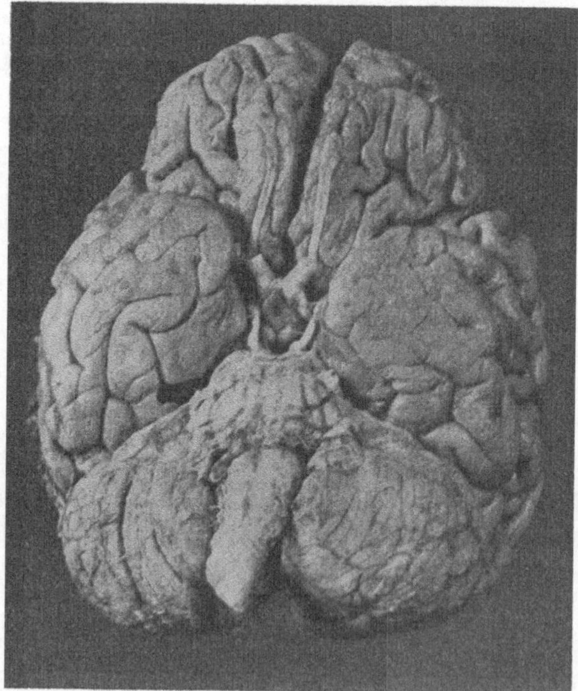

Fig. 4. Gehirnbasis. Atrophie des Schläfenpoles, besonders links.

Teil des Gyrus cinguli, auf der Basis auf den ganzen orbitalen Teil
des Stirnhirns sowie auf den Schläfenpol und auf die Insel, links überall
in stärkerem Maße als rechts. Eine lokal scharf begrenzte Rinden-

atrophie von geringem Umfang läßt sich noch am linken Lobulus pariet. inf., an der Übergangsstelle zwischen Gyr. supramargin. und Gyr. angul. feststellen. Die hochgradige Atrophie beweisen auch die Gewichtsergebnisse. Das Gehirn wog nach Härtung in 10 proz. Formalinlösung 932 g, also um mehr als 300 g weniger als das Hirngewicht eines normalen erwachsenen Weibes beträgt. Die Gewichtsdifferenz beider Hemisphären betrug zum Nachteil der linken 82 g. — Die Hirnhäute waren über der atrophischen Gegend locker zusammengefaltet, fast runzelig, und ließen schon von außen den Hirnschwund erkennen; sie konnten vom Gehirn leicht abgezogen werden.

Das mikroskopische Bild der atrophischen Rindengegend zeigt schon bei geringen Vergrößerungen auffallenden Unterschied von den normalen Verhältnissen. Die Fig. 1—5 (Taf. XVII—XIX) veranschaulichen Übersichtsbilder aus der Gegend der ersten Stirnwindung und der Brocaschen Gegend links, für die normalen Verhältnisse sind aus dem Cuneus (Fig. 4, Taf. XVIII) und dem Parazentrallappen (Fig. 5, Taf. XIX) derselben Seite Bilder entgegengestellt. Beim ersten Blick fällt die hochgradige Verödung der Stirnhirnrinde ins Auge. Alle Arten der zelligen Elemente zeigen einen Ausfall, welcher jedoch in der Ganglienzellenschicht am meisten auffällt und hier auch am erheblichsten zu sein scheint. Es gibt kleinere und größere Partien, wo die Ganglienzellen gänzlich fehlen, doch lassen sich keine Merkmale finden, die darauf hindeuten würden, daß der Zellenschwund etwa fleck- oder herdenweise vor sich gegangen wäre, vielmehr zeigt das Ganze den Charakter eines allgemein verbreiteten Destruktionsprozesses, welcher gewisse Punkte schwerer betroffen hat, andere weniger schwer. Durch den fortschreitenden Zellenschwund wird natürlich die Architektonik der betreffenden Rindenteile immer verschwommener, die einzelnen Zellschichten undeutlicher gezeichnet. Die intercelluläre Gewebssubstanz läßt durch die vielfachen, netzartig miteinander verbundenen Lücken (siehe Fig. 1, Taf. XVII und vgl. die normalen Verhältnisse auf Fig. 4, Taf. XVIII) deutlich erkennen, daß in der Rinde ein effektiver Substanzverlust besteht.

Auf den Sagittalbildern der rechten Hemisphäre, die nach Weigert gefärbt worden sind, fällt auch vor allem die Verdünnung der Hirnrinde auf. Die Marksubstanz, die mit dem Stirnhirn in Zusammenhang steht, weist eine deutliche, doch im Verhältnis zur Rindenaffektion nur als leicht einzuschätzende Rarefizierung der Markscheiden auf (siehe Fig. 5). Die Lichtung des frontalen Markfeldes ist im vorderen Teile der inneren Kapsel nicht mehr zu erkennen und nirgends anderswo im Gehirn zu verfolgen. Die Weigertbilder der einzelnen Hirnsegmente zeigen eine ständige Proportion zwischen Rindenschwund und Marklichtung. In der verhältnismäßig gut erhaltenen dritten Stirnwindung der rechten Seite,

wo der Zellenschwund, nach der relativen Intaktheit der Rinde geurteilt, ein geringer gewesen sein dürfte, ist die Lichtung des Markfeldes eine unbedeutende und nimmt auf den folgenden Schnitten
gegen die erste Stirnwindung, welche am schwersten betroffen ist,
immer mehr zu. Auf Fig. 5 sieht man auch, daß die Markstrahlungen
innerhalb einzelner Windungen verschieden stark gelichtet sind, je
nachdem, wie der Rindenteil der entsprechenden Windung mehr oder
weniger atrophisch ist. Häufig sieht man schon makroskopisch sieb-
artig geordnete Lücken in der gelichteten Markstrahlung; es handelt
sich um erweiterte perivasculäre Hohlräume, welche durch den Substanzverlust infolge Markausfalles entstanden sind. Es fand sich nichts,

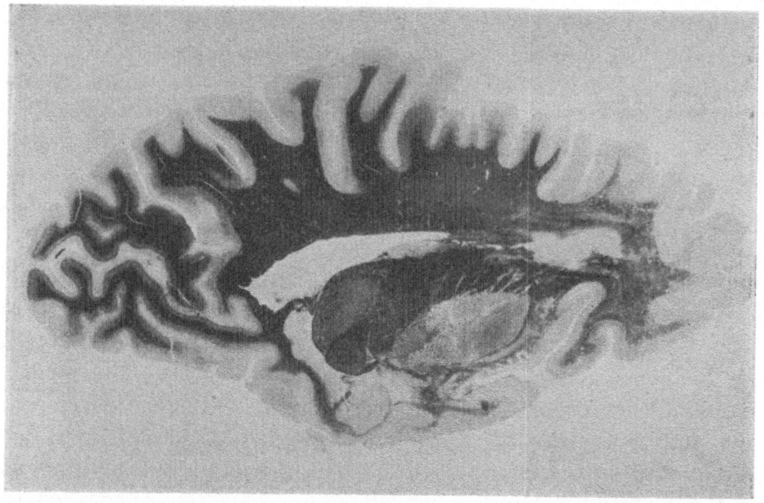

Fig. 5.
Sagittalschnitt der rechten Hemisphäre, nach Weigert gefärbt. Rindenatrophie, Markausfall.

was dagegen sprechen würde, daß der Markausfall im Stirnhirn ein
sekundär bedingter ist.

Die Veränderungen der Nervenzellen sind die schwer-
wiegendsten; hierfür sprechen außer der hochgradigen zahlenmäßigen
Verringerung die morphologischen Veränderungen, welche die noch
vorhandenen Zellen des erkrankten Gebietes aufweisen. Ich darf nach
gründlicher Durchsicht der Präparate behaupten, daß keine Zelle der
atrophischen Rinde als andtomisch intakt zu bezeichnen ist. Im Rahmen
dieser Feststellung soll aber gleich hinzugefügt werden, daß die vorliegende Zellerkrankung derart verschiedene Formen der morphologischen Veränderung aufweist, daß es mir zunächst fraglich erschien,
ob man überhaupt von einem einheitlichen pathologischen Prozeß
reden darf. Die Nissl-Bilder geben hier die besten Auskünfte. Die

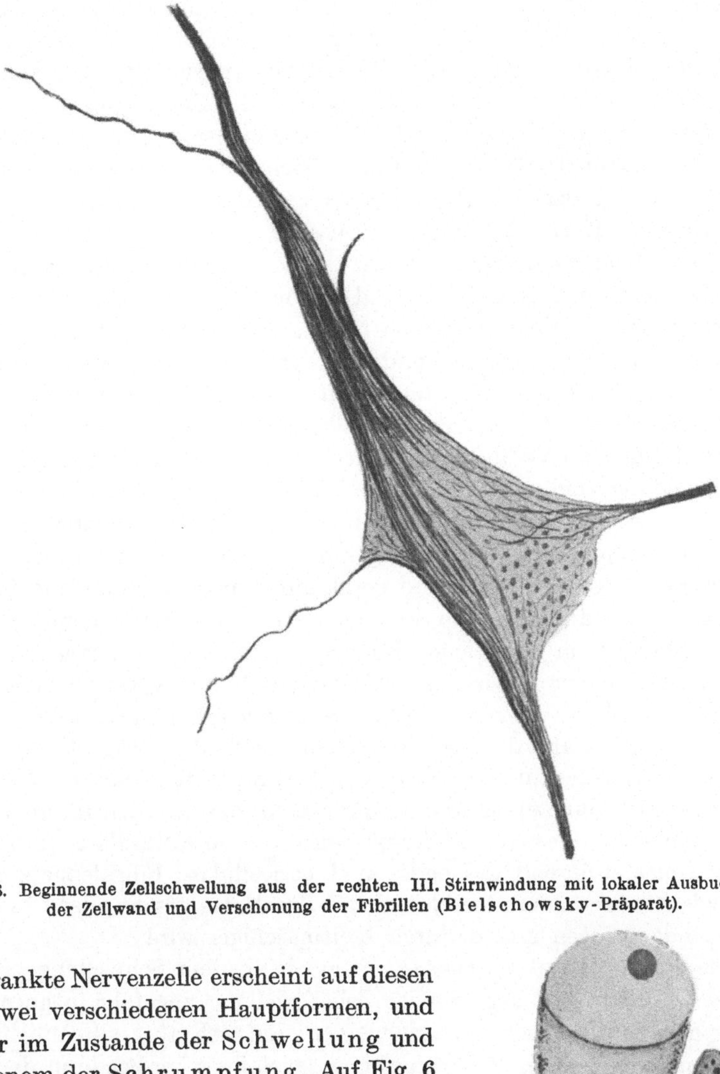

Fig. 6. Beginnende Zellschwellung aus der rechten III. Stirnwindung mit lokaler Ausbuchtung der Zellwand und Verschonung der Fibrillen (Bielschowsky-Präparat).

erkrankte Nervenzelle erscheint auf diesen in zwei verschiedenen Hauptformen, und zwar im Zustande der Schwellung und in jenem der Schrumpfung. Auf Fig. 6 bis 8 sind die verschiedenen Repräsentanten der morphologischen Veränderung illustriert. Man sieht zunächst — besonders schön in der Brocaschen Gegend — Ganglienzellen, deren Zelleib gegen eine Seite der Zellwand vorgetrieben ist; bei dieser lokalen Ausbuchtung des Plasmas ist aber der Zellkern noch normal gelagert, rund, hell gefärbt mit intaktem Kern-

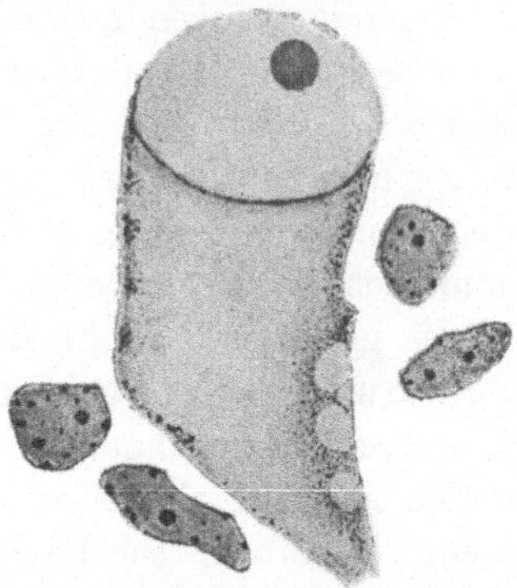

Fig. 7. Schwellungsform aus der Lam. multiformis der Broca-Gegend mit geblähtem Kern am Rande. Nissl-Färbung.

körperchen; die Nissl-Schollen sind erhalten, nur im Bereiche der Schwellung zeigt sich eine kreisförmige Tigrolyse, gekennzeichnet durch eine staubartig eingestreute hellblaue Zone. Ein vorgeschritteneres Stadium zeigt die Ausbreitung der Schwellung und der damit einhergehenden Tigrolyse auf immer größere Teile des Zellplasmas und parallel mit dieser die Ausbuchtung der Zellwand nach allen Richtungen; endlich erscheint der ganze Zelleib ballonförmig gedunsen. Gleichzeitig verliert aber der Kern auch sein normales Verhalten: er wird zuerst exzentrisch, dann randständig, zuletzt büßt er seine runde Form ein, wird bohnenförmig eingebogen und bekommt an der Stelle der Einknickung einen tiefblau gefärbten Nabel. Der Kern ist aber in diesem Stadium noch durchsichtig und hell gefärbt, das Kernkörperchen intakt. Wenn man die Lage und Formveränderung des Kernes in den verschiedenen Phasen der Zellschwellung verfolgt, gewinnt man den Eindruck, daß die Veränderungen des Kernes nur die Folgen der Zellleibschwellung sind und gewissermaßen einen Index für die Störung des dynamischen Gleichgewichtes innerhalb der Zelle darstellen. Der Kern wird durch den Druck der geschwollenen Plasmazone aus seiner zentrischen Lage verdrängt und gerät durch passive Bewegung in ein Gebiet, wo sich der durch die Schwellung bedingte Druck in geringerem Maße offenbart, in eine Zone also, wo der Zelleib am wenigsten verändert ist; hierdurch wird es erklärlich, daß die Nissl-Schollen in der Umgebung des Kernes relativ am besten erhalten sind.

Vergleicht man die beschriebenen Zellbilder (Fig. 7, 8) mit solchen, die sich auf Bielschowsky-Präparaten zeigen (Fig. 6), so wird es klar, daß am Schwellungsprozeß nur das nach Bielschowsky nicht färbbare Plasma teilnimmt, also die interfibrilläre Substanz des Plasmas, während das endo- und pericelluläre Fibrillennetz morphologisch unverändert bleibt und nur durch das geschwollene Plasma auseinandergezogen und dadurch breitmaschiger wird.

Die Protoplasmafortsätze nehmen an dem Schwellungsprozeß keinen Teil, sind bei beginnender Zellschwellung ungefähr in normaler Form und Anzahl noch vorhanden, verlieren sich aber allmählich mit dem Fortschreiten der Zellerkrankung so, daß sie im Stadium der allgemeinen Zelleibschwellung nur selten aufzufinden sind.

In größerer Anzahl fand ich die Nervenzellen im Stadium der Schrumpfung. Der Zelleib ist an Umfang kleiner geworden, die Konturen unregelmäßig, zickzackförmig, die Protoplasmafortsätze fehlen zumeist, das Plasma ist tiefblau gefärbt, die Nissl-Schollen nicht erkennbar. Die Färbung des Plasmas ist nicht gleichmäßig, man sieht oft tiefblau gefärbte, zusammengeschmolzene Klumpen im Zelleib, ein anderes Mal kommt eine gewisse fibrilläre Struktur des Zelleibes durch die Färbung zum Ausdruck. Allmählich bröckelt sich das

Zellplasma ab, man bekommt z. B. Bilder zu sehen, wo der Kern nur
von einer Seite von einem dünnen Protoplasmastreifen begrenzt ist.
Der Kern ist in diesen Zellen auch schon geschrumpft, er hat seine
Durchsichtigkeit und runde Form verloren, ist dunkelblau gefärbt,
zeigt zahlreiche tiefblaue Körner und läßt ein Kernkörperchen nicht

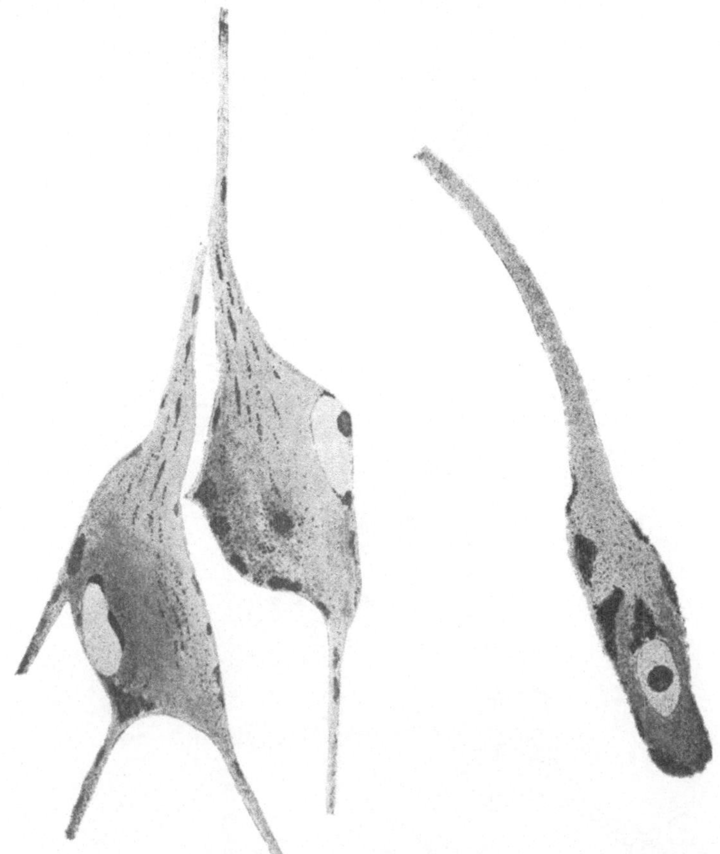

Fig. 8.   Mittelgroße Ganglienzellen  aus  der  Broca-Gegend  mit  größeren,  tiefblaugefärbten
Klumpen im Protoplasma und beginnenden Kernveränderungen.  Übergang zur Zellschrumpfung.
Nissl-Färbung.

mehr erkennen; auch ist er gewöhnlich in einem Winkel des Zelleibes
aufzufinden. In vorgeschritteneren Stadien ist ein Zellkern überhaupt
nicht mehr sichtbar, der Zelleib verwandelt sich in eine hochgradig
zusammengeschrumpfte, tiefblau gefärbte, formlose Scholle. Seltener
sah ich geschrumpfte Zellformen, welche durch ihre schlechte Färb-
barkeit, unregelmäßige Konturen und hellblaue fibrilläre Struktur
den sog. „Zellschatten" entsprechen; sie hatten weder einen Kern, noch
Protoplasmafortsätze.

Man sieht die einzelnen Formen der Zellerkrankung in der atrophischen Hirnrinde überall zerstreut; man kann z. B. in einem Gesichtsfelde eine Zelle im Stadium der Schwellung, eine andere im Stadium

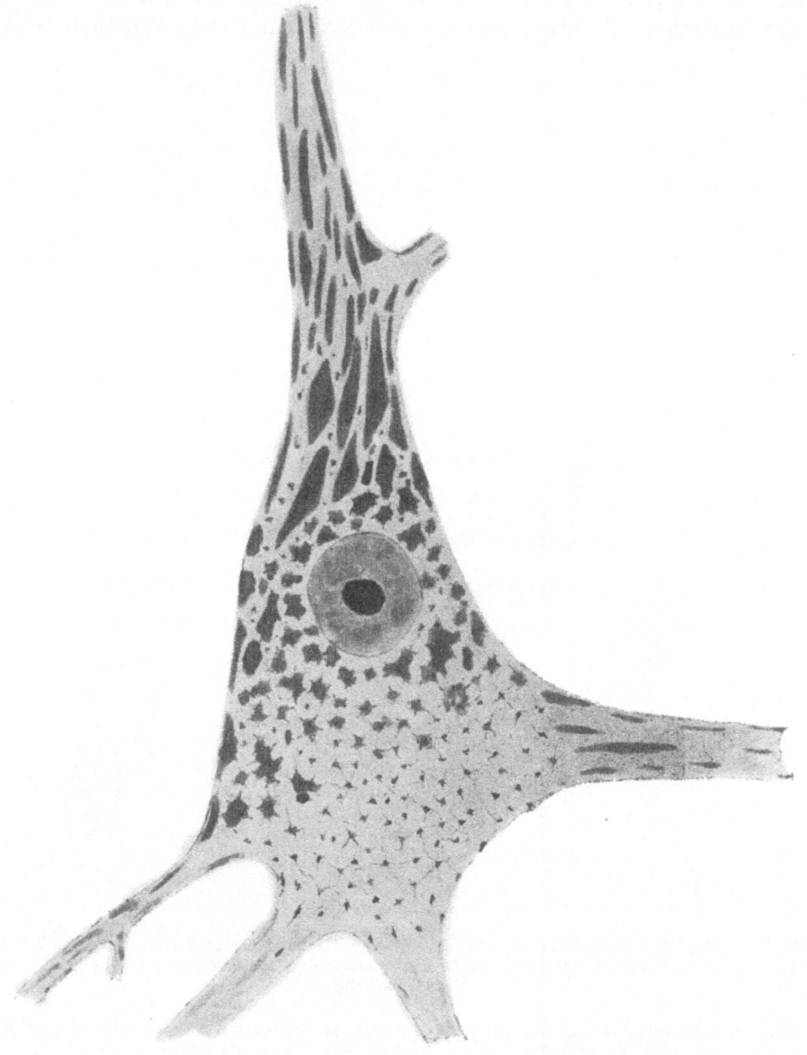

Fig. 9. Riesenpyramide (normal) aus dem linken vorderen Zentrallappen.

der vorgeschrittenen Schrumpfung auffinden. Doch sah ich Schwellungsformen vorwiegend in der dritten Stirnwindung, während in der ersten hauptsächlich geschrumpfte Zellformen sichtbar waren.

Die Erkrankung der übrigen Rindenzellen, also der kleineren Formen ließ sich morphologisch schwer verfolgen; nur die deutliche Abnahme ihrer Anzahl im erkrankten Gebiete läßt darauf schließen, daß auch diese vom Krankheitsprozeß betroffen sind.

Die Ganglienzellen der übrigen, nicht atrophischen Rindengebiete zeigen weder einen zahlenmäßigen Ausfall, noch lassen sich die oben-beschriebenen morphologischen Veränderungen in denselben auf-finden. So wurden aus den Zentralwindungen, aus dem Parazentral-lappen, aus der ersten Schläfenwindung und aus dem Cuneus Kontroll-präparate verfertigt, die die intakte Rindenarchitektonik zeigten.

Die nach Bielschowsky gewonnenen Fibrillenpräparate lassen erkennen, daß die Fibrillen dem Krankheitsprozeß gegenüber ziemlich widerstandsfähig sind. Schnitte aus der zellarmen Broca-Gegend weisen ein noch ziemlich dichtes Fibrillenfeld zwischen den wenigen Ganglienzellen auf. Man sieht zwar hier und da spindelförmige An-schwellungen an einzelnen Fibrillen, dann auch wellenförmig verlaufende, dünne Fibrillenfäden, die auf eine gewisse Mitbeteiligung am Krank-heitsprozeß der Zelle hindeuten, doch kann gesagt werden, daß die Fibrillen im großen und ganzen verschont geblieben sind.

Interessant sind die Veränderungen der Neuroglia im erkrankten Gebiete. Hier geben uns die Cajalsche Sublimat-Goldimprägnation für die protoplasmatischen Elemente und die dem Weigertschen Verfahren ähnliche Viktoriablaufärbung für die faserigen Elemente gute Auskünfte. Es lassen sich in der Glia der kranken Rinde sowohl progressive, wie auch regressive Vorgänge feststellen. Auf Cajal-schen Bildern aus der atrophischen Broca-Gegend sieht man, daß die protoplasmatischen Gliazellen in den tieferen Schichten der Hirn-rinde an Zahl vermehrt sind. Seltener sind unter diesen die jungen Gliazellen mit großem, rundem Protoplasmaleib oder frischen, noch in Entwicklung begriffenen Protoplasmafortsätzen. In überwiegendem Teil gibt es hier Gliazellen mit einem dünnen Protoplasmakörper, kleinem runden Kern und äußerst zarten Fortsätzen. Die Gliosomen sind im zentralen Protoplasma nicht zu sehen, sie sind schon in die Fortsätze gedrängt und haben auch hier schon laut der Cajalschen Imprägnation ihre Selbständigkeit verloren und sind miteinander mehr oder weniger verschmolzen. Die Protoplasmafortsätze sind bei ihrer Zartheit ungleichmäßig, an einigen Stellen knollig verdickt, zeigen oft Einknickungen und sind im Vergleich mit den normalen Protoplasma-fortsätzen zweifellos atrophisch. Ausgesprochene Erscheinungen von Hypertrophie oder Hyperplasie, so z. B. Bilder von mitotischer Kern-teilung, habe ich nicht beobachtet. Die Cajalschen Gliabilder deuten darauf hin, daß in der atrophischen Rinde neben einem ausgesprochenen Gliazerfall ein intensiver und beschleunigter Verfaserungsprozeß vor sich geht. Dies beweisen auch die mit Viktoriablau gewonnenen Prä-parate. Man sieht auf solchen, daß Weigertsche Gliafaserzellen mit ihren bogenförmig um den Zellkern gelagerten, selbständigen Gliafasern, die normalerweise nur in der Tangentialschicht der Rinde aufzufinden sind, hier auch in den tieferen Schichten nicht selten vorkommen; diese bedeuten aber schon ein ziemlich vorgeschrittenes Stadium im Verfaserungsprozeß der Glia. In der Tangentialschicht der erkrankten Rinde zeigen die Viktoriablau-Präparate einen dichten Faserfilz (Fig. 6, Taf. XIX), welcher hauptsächlich in vertikaler Richtung gegen die Oberfläche verläuft. Die selbständigen Gliafasern sind auch in den tieferen Schichten vermehrt. Über das Verhältnis der Glia zu den Gefäßen kann nicht viel gesagt werden. Man kann nur selten die schmächtigen protoplasmatischen Fortsätze bis zu den Gefäßen verfolgen, da sie zumeist atrophisch sind, hingegen sieht man häufig junge Gliazellen mit sich metachromatisch färbenden Abbauprodukten im freien Gewebe und in dem circumadventitiellen Raum der Gefäße.

Die Blutgefäße zeigen auf van-Gieson-Präparaten normale Verhältnisse. Mesodermale Zellen sah ich im freien Gewebe der kranken Rinde keine, die Anhäufung der mit Abbauprodukten beladenen Gliazellen um die Gefäße nahm auch keinen größeren Umfang an. Man bekommt den Eindruck, daß der Zerfall des Rindengewebes einen chronisch verlangsamten Verlauf nahm.

Die Pia der erkrankten Hirnteile war etwas faserig verdickt, die Gefäße derselben normal und zeigten nirgends eine Infiltration. Das Rückenmark und die Spinalganglien boten ebenfalls normale Verhältnisse.

Die beschriebenen mikroskopischen Veränderungen der erkrankten Hirnrinde weisen darauf hin, daß das Wesen des pathologischen Prozesses in einem fortschreitenden Zellenschwund, und zwar vornehmlich im Bereiche der Ganglienzellen liegt. Da für eine gleichzeitig bestehende oder vorausgegangene Entzündung sowie für etwaige embolische Prozesse oder aus anderen Gründen entstandene Erweichungsherde jedes Merkmal fehlt, muß die Erkrankung der Zellen als eine primäre aufgefaßt werden. Der krankhafte Prozeß ist auf den vordersten Abschnitt des Großhirns lokalisiert und betrifft innerhalb desselben alle nervenzelligen Elemente. Die Zellerkrankung ist morphologisch durch einen fortschreitenden Auflösungsprozeß des Protoplasmas, und zwar, wie aus den Bildern ersichtlich, der interfibrillären, strukturlosen Substanz, des nicht differenzierten „Hyaloplasmas" gekennzeichnet. Die Erkrankung des Zellplasmas zeigt sich in morphologisch sehr verschiedenen Formen, doch liegt kein Grund vor, welcher die pathologische Einheitlichkeit derselben bezweifeln ließe. Die früheren Stadien der Zellerkrankung sind durch eine, sich allmählich auf den ganzen Zelleib erstreckende Schwellung des in Auflösung begriffenen Protoplasmas gekennzeichnet, die späteren aber durch eine immer mehr zunehmende Schrumpfung desselben, welche zum völligen Verlust der Zelle führt. Das Gliagewebe zeigt im Bereiche der Rindenatrophie eine gewisse Vermehrung der zelligen und besonders der faserigen Elemente, welche man, nachdem dieselbe in der Intensität ihrer Entwicklung in einem beständigen Verhältnis zum Ganglienzellenschwund steht, als eine sekundäre auffassen darf; doch zeigt auch die vermehrte Glia in ihren zelligen Elementen einen deutlichen atrophischen Prozeß. Es handelt sich somit um eine allgemeine Erkrankung aller Elemente ektodermalen Ursprunges in einem lokal scharf umschriebenen Teil der Großhirnrinde.

Bevor ich es versuchen wollte, für die Entstehung des bezeichneten Prozesses einen ätiologischen Faktor verantwortlich zu machen, möchte ich einen klinisch ziemlich gleichgearteten Fall von Probst erwähnen, in welchem bei einem 21jährigen Mädchen ein mit Geistesstörung und Blödsinn einhergehender Schwundprozeß der Hirnrinde bestanden hat, welcher morphologisch durch einen Auflösungsprozeß des Zellplasmas bis zum völligen Schwund der Zelle gekennzeichnet ist; allerdings erwähnt Probst nicht, daß er eine Schwellung des Zelleibes beobachtet hätte, er spricht nur von einem staub- und körnchenförmigen Zerfall des Protoplasmas und von dem allmählichen Verschwinden der Zellkonturen. Auch ist in seinem Fall der Prozeß nicht so scharf begrenzt, wie in unserem, da neben einzelnen auch makroskopisch schwerbetroffenen Rindenteilen die übrige Rinde im geringeren Grade auch alle Zwischenstufen der Zellveränderung bis zum vollständigen Verlust der Zelle zeigte. Sein Fall verdient deshalb erhöhtes Interesse, weil der Schwundprozeß schon im jugendlichen Alter eingesetzt hat. In unserem Falle sind die ersten Krankheitssymptome, so die Sprachstörung im 42. Lebensjahr aufgetreten, gehören also schon in das präsenile Alter, doch sind die morphologischen Veränderungen von denjenigen, die bei seniler Atrophie vorgefunden worden, wesentlich different. Das Fehlen der Gefäßveränderungen, das gänzliche Freibleiben der übrigen Rindenteile und hauptsächlich die eigenartige Form des Zellenschwundes im Gegensatz zu der sog. einfachen Atrophie bei senilen Rindenaffektionen geben genug Anhaltspunkte dazu, daß wir die vorliegende Zellerkrankung als eine von den Altersverhältnissen unabhängige auffassen sollen.

Die Anamnese enthält auch Angaben über einen in früheren Jahren geübten Alkoholmißbrauch von seiten der Kranken. Auch hier muß ein direkter ursächlicher Zusammenhang zwischen dem Alkoholismus und den vorgefundenen histologischen Veränderungen abgelehnt werden, da die pathohistologischen Veränderungen, die auf alkoholischer Grundlage entstehen, wie z. B. bei der Korsakoffschen Krankheit, in ganz anderer Form erscheinen und hauptsächlich durch Gefäßveränderungen hervorgerufen werden. Hingegen muß dem Alkohol als einem allgemeinen, nervenschädigenden Faktor eine gewisse ätiologische Bedeutung unbedingt zuerkannt werden, wenn — wie im vorliegenden Falle angenommen werden soll — ein gewisser Teil des Rindengewebes infolge inhärenter Eigenschaften weniger widerstandsfähig ist; da dürfte der Alkohol zur rascheren Offenbarung der funktionellen Insuffizienz im betreffenden Rindenteil beigetragen haben.

Es ist also der endogene Charakter, der für die vorliegende Zellerkrankung bestimmend gewesen sein dürfte. Nimmt man die charakteristischen Eigenschaften des histopathologischen Prozesses in Betracht, so ergeben sich als solche: die Elektivität des krankhaften Prozesses auf alle ektodermalen Elemente eines gewissen Rindenteiles, dann die eigentümliche Schwellung des strukturlosen Plasmas, welche später in eine Schrumpfung desselben verwandelt wird. Die mit Schwellung einhergehende Form der Zellerkrankung kommt auch nach verschiedenen Schädigungen exogener Natur vor; so sahen viele Autoren nach Durchschneidung und noch ausgeprägter nach Zerreißung des Hypoglossus eine der obigen ähnliche Zellschwellung, die sich nach einiger Zeit zurückbildet und zu einer gewissen Verdichtung, Pyknose der Zelle führt. Auch ich sah nach Durchschneidung der Hinterwurzel Schwellungsformen bei den Mutterzellen der Spinalganglien, welche später in einen Schrumpfungsprozeß übergingen. Während aber in diesen Fällen die Zellveränderung auf sekundäre Weise, im Anschluß an eine vorausgegangene traumatische Schädigung entstanden ist, lag in unserem Falle keine, von außenher stammende schädliche Veranlassung für die Zellschwellung vor. Nissl beschrieb in Fällen mit sehr akutem klinischen Verlauf, in welchen ein toxischer Ursprung als sehr wahrscheinlich angenommen werden mußte, Zellveränderungen, die er als „primäre Reizung" der Nervenzelle aufgefaßt und bezeichnet hat. Morphologisch sind letztere durch das Verschmelzen der Nissl-Schollen und schwerwiegende Veränderungen des Zellkernes charakterisiert und zeigen eine mehr oder weniger diffuse Verbreitung. Wir können in unserem Falle eine durch den Kreislauf herbeigeführte chemisch-toxische Einwirkung nicht gelten lassen, denn es wäre bei einer solchen Annahme nicht gut verständlich, daß in einem Teil der Hirnrinde eine sich auf alle Zellformen erstreckende und zum Untergang derselben führende Giftwirkung zustande kommt, während alle übrigen Teile der Hirnrinde vom krankhaften Prozeß vollkommen verschont geblieben sind. Auch weisen die Bilder der Nisslschen primären Reizung wesentliche morphologische Unterschiede von den Zellveränderungen unseres Falles auf.

Die Elektivität des krankhaften Prozesses auf die ektodermalen Zellen eines bestimmten Rindenabschnittes und die Schwellung des

strukturlosen Plasmas sind Charaktereigenschaften, welche eine gewisse Analogie zwischen unserem Fall und einer großen Gruppe der
heredodegenerativen Krankheiten erkennen lassen. Schaffer hat für
die klinisch von Jendrassik einheitlich zusammengefaßten Heredodegenerationen eine gemeinsame anatomische Grundlage geschaffen,
indem er die angeborene Schwäche der strukturlosen Zellsubstanz,
des Hyaloplasmas, welche er als eine chemische Konstitutionsanomalie
desselben auffaßt und in allen bisher histologisch untersuchten Fällen
durch die Erkrankung desselben nachweisen konnte, für die Entstehung dieser Krankheiten verantwortlich macht. Er fand die Schwellung des Hyaloplasmas als das häufigste Symptom, welches aber auch
in eine Schrumpfung desselben übergehen kann, wenn die Krankheit von langer Dauer ist (Dystrophien). Die Schwellung kann sich
auf alle Zellelemente des nervösen Zentralorgans beziehen (Tay-
Sachssche Krankheit) oder auf gewisse Teile desselben beschränkt
bleiben (Sträusslers Fälle von kongenitaler Kleinhirnatrophie);
sie kann sich auf alle plasmatischen Bestandteile, also Zelleib und
Protoplasmafortsätze erstrecken, oder es können z. B. die Dendriten
verschont bleiben (Fälle von Vogt-Spielmeyer). Die Schwere
der Erkrankung und somit auch die Lebensdauer sind durch die Ausbreitung des Prozesses auf größere oder geringere Teile des Gehirns,
sowie durch die Intensität des Schwellungsprozesses bedingt. Bei
den infantilen Formen mit kürzester Lebensdauer handelt es sich um
eine allörtliche und schwere Affektion der Nervenzellen, bei den juve-
nilen Formen schon um mäßigeres Betroffensein und eine gewisse
segmentäre Elektivität. Der endogene Charakter der nervösen Heredodegenerationen, welcher sich nach Schaffer in der Elektivität auf die
ektodermalen Elemente offenbart, tritt auch in unserem Falle deutlich
zutage. Der Übergang der Zellschwellung in eine Zellschrumpfung,
wie sie in unserem Falle vorliegt, erscheint bei Heredodegenerationen
mit langer Krankheitsdauer (Dystrophien) ebenfalls als recht plausibel.

Man könnte diese interessante histologische Übereinstimmung
zwischen den Heredodegenerationen und dem vorliegenden Fall ungefähr dahin verwerten, daß man dieselbe als einen positiven Beweis
für die Endogenität der Krankheit in unserem Falle betrachtet.
Es ist wohl auffallend, daß die Erkrankung der Nervenzellen, welche
auf einer angeborenen Schwäche beruht, erst in einem vorgerückten
Alter in Erscheinung trat. Man muß aber vor Augen halten, daß die
Zellschwellung auf einen verhältnismäßig kleinen Teil des Gehirns
beschränkt blieb, und zwar auf einen solchen, dessen Erkrankung das
Leben nicht unmittelbar gefährdet und in welchem der Krankheitsprozeß einen chronisch verlangsamten Verlauf gezeigt hat. Im Sinne
der Edingerschen Aufbrauchstheorie wirkt bei den Krankheiten

endogenen Charakters schon die normale physiologische Funktion schädigend auf die mit inhärenter Schwäche belasteten nervösen Elemente, geradeso, wie die Hyperfunktion auf das normal veranlagte Nervensystem. In unserem Falle ist das Stirnhirn das physiologisch minderwertige Gebiet und die Funktionen desselben, also wie allgemein vermutet wird, die höheren psychischen Funktionen repräsentieren den schädigenden Faktor. Weil nun die seelischen Leistungen verhältnismäßig am spätesten ins Leben treten, konnte ihre schädigende Wirkung erst im vorgerückten Alter zum Vorschein kommen.

Nachdem die histopathologische Grundlage der Krankheit festgestellt ist, wird die Frage, wie man diese mit den physiologischen Ausfallserscheinungen in Einklang bringen kann, auf keine großen Schwierigkeiten stoßen. Vor allem muß die Bedeutung des Falles in dieser Beziehung darin erkannt werden, daß es sich um reine Ausfallserscheinungen handelt, die durch die Aufhebung der Funktion des Stirnhirns hervorgerufen worden sind, daß also keine durch den Hirndruck hervorgerufenen allgemeinen Reizerscheinungen und auch keine durch die Nachbargebiete des erkrankten Hirnteiles verursachten Reizsymptome sich mit dem vom Stirnhirn bedingten Ausfallserscheinungen vermengen. Die ersteren müssen ausgeschlossen werden, weil es sich doch um eine Substanzabnahme und nicht -zunahme des Gehirns handelt, infolgedessen eine Drucksteigerung im Gehirn unmöglich vorlag, die zweite Möglichkeit ist deshalb unwahrscheinlich, weil die mit dem Stirnhirn benachbarte motorische Zone anatomisch intakt war und die Krankheitserscheinungen auch keinen motorischen Charakter hatten. Die Erkrankung des Stirnhirns selbst ist aber anatomisch so gekennzeichnet, daß die funktionstragenden Elemente des Rindengewebes ohne begleitende entzündliche Reizvorgänge einfach infolge ihrer inhärenten Minderwertigkeit zugrunde gehen; das pathophysiologische Äquivalent dieses genuinen Zellausfalles dürfte also der reine Funktionsausfall ohne Reizsymptome darstellen.

Das Stirnhirn gehört laut Flechsigs Einteilung, die er auf Grund der Myelinentwicklung machte, zu den „stummen" Gehirnfeldern, d. h. zu jenen, die mit keinen Radiärfasern verbunden sind, sondern nur Assoziationsfasern zu den Sinnessphären und zueinander enthalten und repräsentiert das sog. vordere Assoziationszentrum Flechsigs. Er zählt vornehmlich die erste und zweite Stirnwindung und den Gyrus rectus in dieses Gebiet und hält den sog. präfrontalen Teil dieser Windungen für den Sitz der höheren seelischen Vorgänge. Nach seiner Auffassung imprägnieren sich hier die Gedächtnisspuren aller körperlichen Erlebnisse und Willensakte und er meint, daß durch die Läsion des Stirnhirns die Vorstellung des eigenen „Ich" und die persönliche Anteilnahme an inneren und äußeren Geschehnissen verändert wird.

Zu ähnlichen Schlußfolgerungen kam auf Grund seiner Tierversuche als erster Hitzig, der die Bedeutung des Stirnhirns als eines Zentrums für die höhere psychische Tätigkeit damit begründete, daß die elektrische Reizung des Stirnhirns keine Muskelbewegungen, seine Exstirpation keine Bewegungsstörungen hervorruft, wogegen im letzteren Falle beim exstirpierten Tiere völliger Blödsinn eintritt. Hitzig hat zwar später seine Auffassung über das Fehlen von motorischen Ausfallserscheinungen geändert, doch stellt er als wichtigste Störung bei Stirnhirnexstirpation den Intelligenzdefekt auf und betrachtet auf Grund seiner Versuche das Stirnhirn als das Zentrum für das „abstrakte Denken". Er weist darauf hin, daß das Zentrum der höchsten psychomotorischen Funktion, der Sprache, im Stirnhirn liegt, weiters, daß die Säugetiere relativ kleine Stirnlappen haben und bei den Affen der Unterschied auf dem Gebiete der geistigen Fähigkeiten mit einer analogen Differenz in der Entwicklung des Stirnhirns einhergeht. — Ferrier nimmt an, daß das Stirnhirn als Mittelpunkt der Hemmungsfähigkeit für motorische Vorstellungen den seelischen Zustand der Aufmerksamkeit, eine Konzentration des Bewußtseins bewirkt und hierdurch eine wesentliche Grundlage für sämtliche höheren psychischen Funktionen darstellt. Seine stirnhirnberaubten Tiere behielten zwar Sinn und Fähigkeit zur willkürlichen Bewegung, doch ist ihr Charakter verändert, sie sind apathisch, zumeist in Schlaf versunken, zeigen kein Interesse für die Außenwelt und reagieren nur auf die Eindrücke des Augenblicks. Ferrier bringt die Herabsetzung der Aufmerksamkeit bei Idioten auch mit der mangelhaften Entwicklung der Stirnlappen in Zusammenhang. Munk leugnet das Bestehen eines eigenen Intelligenzzentrums im Stirnhirn und nimmt an, daß die höheren psychischen Funktionen eine Gesamtleistung der ganzen Großhirnrinde darstellen. Hingegen fand er Bewegungsstörungen der Rumpfmuskeln und Störungen der Augenbewegung als ständige Ausfallserscheinungen und analoge Muskelbewegungen nach elektrischer Reizung der präzentralen Gegend des Stirnhirns, so daß Munk im Stirnhirn nur ein höheres Zentrum für die Muskelbewegungen, die bei der Körperhaltung, beim Gehen usw. eine Rolle spielen, erblickte. Auch Goltz betrachtet die Stirnlappen nur als einen Teil der motorischen Zone, obzwar er zugibt, daß bei den ihres Stirnhirns beraubten Tieren eine gewisse Veränderung des Charakters deutlich zu beobachten ist. Grosglik fand nach beiderseitiger Stirnhirnexstirpation Gefühlsstörungen und ausgesprochene Bewegungsstörungen in der Rumpfmuskulatur, wie sie Munk beschrieben hat; bezüglich der Intelligenz fand er aber keinen merklichen Unterschied zwischen dem gesunden und stirnhirnexstirpierten Hunde. Rothmann nimmt den Standpunkt ein, daß das Stirnhirn ein etwa über die motorische Rindenzone und das Kleinhirn gestelltes, höheres Bewegungszentrum innehat, welches die Koordination der Bewegungen der entgegengesetzten Körperhälfte bewirkt und gibt hier dem linken Stirnlappen die größere Bedeutung.

Sehr interessante Ergebnisse veröffentlichte Bianchi auf dem 16. Internationalen Kongreß über seine Exstirpationsversuche bei Affen. Das operierte Tier zeigt in den einfachen Lebensäußerungen keinen Unterschied vom gesunden: es erkennt die Nahrung, läuft ihr nach, trachtet, sie zu behalten, wenn sie einmal in seinem Besitze ist usw. Erst wenn kompliziertere Handlungen ausgeführt werden sollen, zeigt sich ein auffallender Defekt in der Intelligenz des Tieres. Auch der Charakter des operierten Affen ist verändert, sein Gebaren ist ein ungewohntes, seine Körperhaltung eine unsichere, gedrückte; Bianchi vergleicht die äußere Erscheinung eines gesunden und operierten Affen mit der Haltung eines gesunden und geisteskranken Menschen. Er spricht vom Mangel des „ton psychique", womit er auf einen Zusammenhang zwischen dem geistigen Zustand und der körperlichen Verfassung hindeutet. Der gesunde Affe ist im allgemeinen lebhaft, heiter; wenn man sich mit der Nahrung nähert, bleibt er ruhig und wartet, bis diese ihm zugänglich wird. Der operierte Affe ist im allgemeinen apathisch, läßt den Kopf hängen, verkriecht sich in einen Winkel, doch wenn er die Nahrung erblickt, wird er auf einmal unruhig, springt am Gitter des Käfigs herum, steckt die Vorderfüße aus, obzwar er damit die Nahrung noch gar nicht erreichen kann und macht allerhand unsinnige und unzweckmäßige Bewegungen. Bringt man dem gesunden Affen in einer Hand einen Bissen entgegen und reicht man ihm, sobald er zugreift, den Zeigefinger hin, während der Bissen hinter drei Fingern der Hand versteckt wird, so läßt sich der gesunde Affe ein zweites Mal nicht irreführen, sondern zieht sich „beleidigt" in einen Winkel zurück und reagiert auf weitere Scherzversuche nicht mehr. Der operierte Affe kann es nicht beurteilen, daß er hier düpiert wird und er macht, sooft der Scherz wiederholt wird, jedesmal dieselben vergeblichen Anstrengungen. Es liegt etwas Automatisches, Stereotypes in seinen störrischen, illogischen Bewegungen. Er kann die gewonnenen Erfahrungen nicht verwerten, er kann nicht vergleichen, er erkennt nicht den Unterschied zwischen äußerlich analogen Dingen und ist sehr leicht irrezuführen. Wenn man in Kugeln geformte, geschmackvolle Speisen in rotes Papier und mit Chininlösung bitter gemachte Speisen in blaues Papier einwickelt, so erlernt der gesunde Affe schon nach wenigen Versuchen den Unterschied zwischen den beiden, eröffnet die in rotes Papier gehüllten Kugeln und vernachlässigt die blauen, oder wenn er sie öffnet, kratzt er ihren Inhalt mit den Vorderfüßen weg. Der operierte Affe zeigt ein ganz anderes Verhalten: er nimmt beide Kugelarten zu sich, öffnet sie wahllos, kostet beide und

wenn es bitter schmeckt, wird er unschlüssig, ob er essen soll, wirft einmal
das Paket weg, nimmt es aber bald wieder zu sich, als hätte er die früher
gemachten Erfahrungen schon vergessen. Wenn man den operierten
Affen in ein Zimmer sperrt, wo er öfters sieht, daß man durch das
Öffnen der Türe mittels der Klinke auf den Gang zu seinen Kameraden
zurückkommen kann, rennt er zur Türe, springt hinauf, arbeitet mit
allen vieren, um die Klinke zu erreichen, dann läuft er „nervös" im
Zimmer herum und versucht oft und immer auf ein und dieselbe Weise
die Türe zu öffnen, was ihm aber nicht gelingt. Der gesunde Affe
versucht ein-, zweimal die Türklinke zu erreichen, läßt aber bald die
unnütze Arbeit und springt auf das Fensterbrett, von wo man auf den
Gang sieht, in welchem sich der Affenkäfig befindet und gibt von hier
aus durch Schreien ein Lebenszeichen von sich. Der gesunde Affe ist
sehr gesellschaftlich, der operierte ist in dieser Beziehung ganz gleichgültig. Der geschlechtliche Trieb ist bei letzterem wohl erhalten, doch
äußert er sich sehr brutal. Bianchi folgert aus diesen Erfahrungen,
daß bei Affen, deren Stirnhirn exstirpiert worden ist, die Auffassungs-
fähigkeit und Urteilskraft, sowie die Aufmerksamkeit, Erinnerung und
Ideenverknüpfung wesentlich geschwächt oder vermindert sind; die
Bildung komplizierterer Urteile ist fast vollkommen aufgehoben, sie
erkennen nicht die Bedeutung der einfachsten Erscheinungen; ihre
Bewegungen sind unmittelbar, unüberlegt, es fehlen die durch die
Erfahrung erworbenen und durch die Erinnerung festgehaltenen Hemmungsvorstellungen; auch ist ihre Anpassungsfähigkeit an neue Verhältnisse, das Vermögen, neu aufgetauchte Hindernisse zu überwinden,
verlorengegangen, sie neigen zur Stereotypie.

Bianchi bemerkt, daß er mit der Bezeichnung eines „Intelligenzzentrums" nicht etwa ein im Stirnhirn lokalisiertes anatomisches
Substrat für sämtliche, die Intelligenz ausmachenden, geistigen Funktionen selbständig machen will, da auch er den Sitz der Intelligenz in
der ganzen Großhirnrinde vermutet, er will mit diesem Namen nur
andeuten, daß die Produkte, die in den Laboratorien der sensorischen
Rindenzentren entstanden sind, erst durch eine sich hauptsächlich
im Stirnhirn vollziehende höhere geistige Arbeit verwertet werden.
Den Zustand der Aufmerksamkeit, in welchem assoziierende und
hemmende Vorstellungen gleichsam zur Geltung kommen und zur
Urteilsbildung, zur „psychischen Synthese" führen, hält Bianchi
für das eigenste Produkt der Stirnhirnfunktion.

Zur ausführlicheren Besprechung der Bianchischen Versuche
wurde ich durch die Überzeugung veranlaßt, daß diesen aus mehreren
Gründen eine höhere Beweiskraft zugesprochen werden muß. Die
Versuche an Affen ausgeführt, stehen besonders beim Stirnhirn, den
beim Menschen gegebenen Verhältnissen bedeutend näher, als die

Versuche bei Hunden oder Katzen. Die Inkongruenz der Ergebnisse bei den letzteren ist meiner Meinung nach darin zu suchen, daß sie sich auf solche Symptome und Erscheinungen bezogen haben, welche nicht mit der eigentlichen Intelligenz in Zusammenhang stehen, sondern vielfach durch die angeborenen Anlagen des Versuchstieres, durch die verschiedentlich ausgeführte und überstandene Operation, sowie andere äußere Umstände bedingt ist; so können z. B. die Körperhaltung des Tieres, die Gemütsstimmung — ob sie gedrückt, apathisch erregt oder normal ist —, endlich verschiedene einfache Lebensäußerungen, wie z. B. die Nahrungsaufnahme, das Reagieren auf stärkere äußere Sinnesreize, kurzum die Erscheinungen des primitiven Trieblebens nicht als der richtige Prüfstein für die psychischen Funktionen des Stirnhirns angesehen werden. Demgegenüber muß es als Verdienst Bianchis hervorgehoben werden, daß er seine Versuche auf solche Handlungen gründete, welche tatsächlich von einer gewissen Intelligenz abhängig sind. Man erkennt aus denselben, daß beim stirnhirnberaubten Affen die Aufmerksamkeit — also ein Zustand der Bewußtseinskonzentration mit vielfachen Assoziationen und Hemmungsvorstellungen — geschwächt ist, daß die gewonnenen Erfahrungen bei der Urteilsbildung nicht verwertet werden können, daß ihre Fixierung in der Erinnerung gelitten hat; die Ausfallserscheinungen beziehen sich also auf die wichtigsten Komponente des geistigen Lebens.

Als gemeinsames Ergebnis aller Exstirpations- und Reizversuche bei Tieren steht fest, daß das Stirnhirn des Tieres physiologisch in zwei Abschnitte zu teilen ist. Der caudale Teil der Stirnwindungen, die sog. präzentrale Gegend, oder „zone praerolandique" (Bianchi) gehört funktionell zur motorischen Hirnrinde, der oralwärts gelegene Teil ist elektrisch nicht erregbar, seine Exstirpation ruft keine Bewegungsstörungen hervor und nur dieser „präfrontale Teil" der Hirnrinde wird sowohl in den Tierversuchen, wie auch in der menschlichen Pathologie mit der höheren geistigen Funktion des Stirnhirns in Verbindung gebracht. In der menschlichen Pathologie sind nur verhältnismäßig wenige Fälle aufgezeichnet, in welchen Bewegungsstörungen mit der Affektion des Stirnhirns in Verbindung gebracht wurden. Bruns bezeichnet als eine mehr oder weniger spezifische Ausfallserscheinung bei Stirnhirnerkrankungen eine merkliche Störung des Gleichgewichtes beim Gehen und Stehen, welche er als Innervationsstörungen im Bereiche der Rumpfmuskeln auffaßt und als „frontale Ataxie" mit der Läsion der frontopontinen Faserbahn in Verbindung setzt. Er verlegt dieses motorische Zentrum in den hinteren Teil der ersten Stirnwindung. Oppenheim und Krause betrachten den hinteren Teil der zweiten Stirnwindung als das motorische Zentrum für die konjugierten Augenbewegungen sowie der Kopfmuskeln. Einige

Autoren, in letzterer Zeit Rothmann nehmen für die Schreibbewegungen ein selbständiges Zentrum in der zweiten Stirnwindung an. Die höhere funktionelle Bedeutung des linken Stirnhirns als Bewegungszentrum wird von mehreren Forschern betont. So verlegt Hartmann die motorische Intelligenz der rechten Körperhälfte und zum Teil auch der linken in die linksseitige zweite Stirnwindung.

Prüft man unseren Fall auf Ausfallserscheinungen von seiten der motorischen Innervation, so findet man unter den aufgezeichneten Krankheitssymptomen eigentlich keine solche. Es konnten bis zum Ende keine Störungen von seiten der Rumpf- und Kopfmuskeln beobachtet werden, da im Krankheitsjournal ausdrücklich bemerkt ist, daß das Gleichgewicht und die Körperhaltung vollkommen normal waren. Nur die träge Reaktion der Pupillen konnte als die einzige objektive krankhafte Erscheinung festgestellt werden. Die vollkommene Unversehrtheit der Bewegungsinnervation verdient deshalb eine größere Beachtung, weil — wie aus dem anatomischen Befund ersichtlich ist — das linke Stirnhirn, welches von mehreren Autoren als ein höheres motorisches Zentrum betrachtet wird, in unserem Falle hochgradig erkrankt war. Es sind zwar Aufzeichnungen in der Krankheitsgeschichte, wonach die Geschicklichkeit der Kranken in Handarbeiten im Laufe der Krankheit schwer gelitten hat, doch dürfte es zweifellos sein, daß die Fehler, die sie dabei gemacht hat, nur der Intelligenzabnahme zuzuschreiben sind. Es handelt sich also um keine Apraxie, denn die im alltäglichen Leben gebräuchlichen Bewegungen, auch die komplizierteren, konnte die Kranke korrekt ausführen. Wenn sie beim Essen mit den Händen in den Speisen herumwühlt, anstatt diese in den Mund zu nehmen, so ist diese Handlung nur dem Betätigungsdrang einer dementen Person zuzuschreiben. Die Bewegungen, mit welchen sie das Bett auseinanderlegen oder die Bettwäsche zerstückeln wollte, sind bei ihrem unsinnigen Charaker korrekt ausgeführt worden. Es liegen also keine Anhaltspunkte vor, welche eine in Zusammenhang mit der Stirnhirnaffektion entstehende Apraxie annehmen ließen. Dieser Befund steht im vollen Einklang mit Liepmanns Lokalisationslehre, da er doch die linken Zentralwindungen und ihre Assoziationsfasern für die Apraxie verantwortlich macht, in unserem Falle aber die Zentralwindungen anatomisch vollkommen intakt befunden worden sind.

Die am frühesten eingetretene Ausfallserscheinung war die Sprachstörung. Sie ist durch die schwere Erkrankung der Brocaschen Gegend als des motorischen Sprachzentrums erklärt. Es hat sich bei ihr im Laufe der Krankheit eine reine motorische Aphasie entwickelt, welche sich anfangs darin bekundete, daß die redselige Kranke allmählich wortkarg geworden ist, ihre Sprache hat sich verlangsamt, wurde schwerfällig, beschränkte sich auf immer weniger Worte, zuletzt bestand ihr Wortschatz nur aus den Worten „ja" und „nein". Man konnte verfolgen, wie die kinästhetischen Erinnerungsbilder der Sprache allmählich verlorengegangen sind. Dabei verriet sie in vorgeschritteneren Stadien der Sprachstörung, daß sie die an sie gerichteten Worte verstanden hat; sie konnte die ihr gegebenen einfacheren Aufträge erledigen, wo sie schon stumm war. Das sensorische Sprachzentrum dürfte bei ihr auch bis zuletzt unversehrt geblieben sein, da die linksseitigen ersten Temporalwindungen anatomisch und histologisch vollkommen intakt befunden worden sind.

Die Agraphie ist etwas später als die Sprachstörung bemerkbar geworden. Anfangs gemachte Schreibfehler, das Auslassen einzelner Buchstaben hat wohl mit der eigentlichen Agraphie wenig zu schaffen. Später konnte sie aber die einzelnen Buchstaben nicht mehr niederschreiben, ihre Schrift wurde immer unleserlicher, zuletzt konnten in derselben überhaupt keine Schriftzeichen mehr erkannt werden. Auch diese Ausfallserscheinung müssen wir auf den speziellen Verlust der kinästhetischen Erinnerungsbilder für die Schriftzeichen zurückführen und bei der bestehenden Intaktheit der Zentralwindungen können wir die Annahme nicht von der Hand weisen, daß ein selbständiges motorisches Schreibzentrum sich außerhalb des Bewegungszentrums für die Armmuskeln im Stirnhirn befindet. Eine schärfere Lokalisierung dieses Zentrums innerhalb des Stirnhirns ist in unserem Falle, wo alle drei Windungen betroffen waren, nicht sehr gut möglich; vielleicht könnte der Umstand, daß die Agraphie in einem relativ späteren Stadium der Krankheit eingetreten ist, mit der verhältnismäßig weniger schweren Betroffenheit der zweiten linken Stirnwindung, welche von Rothmann und anderen als der Sitz des graphischen Zentrums angenommen wird, in einen gewissen ursächlichen Zusammenhang gebracht werden.

Endlich soll noch darauf hingewiesen werden, daß epileptische Anfälle in unserem Falle vollkommen fehlten. Eine lokalisatorische Bedeutung kommt ja diesen bei Stirnhirnerkrankungen nicht zu, da sie doch für die Großhirnerkrankungen ein allgemein beobachtetes Symptom darstellen. Daß sie in unserem Falle fehlten, spricht für die allgemein gültige Annahme, daß die epileptischen Anfälle nur Reizsymptome von seiten der Hirnrinde darstellen, welche wir hier auf Grund des histologischen Befundes ausschließen konnten.

Zahlreich sind die aus der menschlichen Pathologie mitgeteilten Fälle, welche zur Frage der Bedeutung des Stirnhirns in bezug auf die seelischen Vorgänge Beiträge liefern. Eine einheitliche Auffassung kommt hier ebensowenig zum Vorschein, wie bei den Tierversuchen. Die Forschungsergebnisse der letzten Jahre haben aber doch in der Richtung unbedingt eine gewisse Klärung der Ansichten herbeigeführt, indem sie die Haltlosigkeit der früheren Auffassung über die scharf begrenzte Lokalisierung in der Großhirnrinde nachgewiesen haben. Monakow akzeptiert für das Stirnhirn weder die Rolle des Assoziationszentrums, noch die eines Zentrums des Verstandes, sondern steht auch hier auf der Grundlage der „Diaschisis". Er gibt die mehrfach bestätigte Tatsache zu, daß die psychischen Veränderungen in Anschluß an Erkrankungen der Frontallappen relativ häufiger vorkommen, als bei anderen Hirnerkrankungen, doch schreibt er nicht alle Funktionsausfälle der Stirnhirnläsion zu, sondern führt sie zum Teil auf Allgemeinsymptome, intrakranielle Drucksteigerung usw. zurück und verlangt, daß bei Bewertung der Symptome vor allem auf ihre Stabilität Gewicht gelegt wird, denn nur so können diese als örtlich bedingt aufgefaßt werden. Er meint, daß Krankheitsbilder von einfacher Geistesschwäche (Urteilsschwäche), Unfähigkeit zur Aufmerksamkeit, Mangel an Selbstkontrolle, verbunden mit Gemütsstumpfheit, also Erscheinungen, wie sie theoretisch bei der Voraussetzung, daß das Stirnhirn das Organ für höhere psychische Funktionen sei, gefordert werden müßten — ohne gleichzeitige Störung des Sensoriums in der Kasuistik der Stirnhirnaffektionen relativ selten zur Beobachtung kommen. Nach Würdigung der einschlägigen Fälle der Literatur kommt Monakow zu dem Schlusse, daß „als Dauersymptom bei ausgedehnten Herden im Frontalhirn wohl stets und eventuell im höheren Grade als bei ähnlichen Läsionen der anderen Oberflächenteile eine gewisse Verarmung des Intellektes, die einer näheren Würdigung schwer zugänglich sein wird, in Minimum aber durch den Umfang der Reduktion der gesamten, den psychischen Verrichtungen dienenden Arbeitsfläche im Cortex bestimmt wurde, sich einstellt".

Auch Oppenheim äußert sich zurückhaltend über die diagnostische Verwertbarkeit der geistigen Störungen für Stirnhirnaffektionen, er hält sie für kein sicheres Kriterium der Lokaldiagnose. Er gibt aber der Überzeugung Ausdruck, daß die im linken Stirnhirn geschaffenen anatomischen Vorbedingungen für die Sammlung und sprachliche Umgestaltung des gesamten funktionellen Gehirninhaltes auch noch weitere, über die bloße Sprachfunktion hinausgehende Bedeutung für die Gesamtpsyche haben. Als eigentümliche Offenbarung der psychischen Veränderung fand er den von Jastrovitz zuerst unter dem Namen „Moria" beschriebenen abnormen Geisteszustand, als dessen charakteristische Merkmale Jastrovitz die Interesselosigkeit und das alberne, kindische, leicht erregbare Wesen bezeichnet, während Oppenheim mehr die „Witzelsucht" als charakteristisch hervorhebt. Sie wurde von Bernhardt, Donath und anderen bei Stirnhirntumoren verhältnismäßig öfters beobachtet, als bei den Affektionen anderer Hirnteile.

Bruns findet in seinen Fällen auch nicht genügend Anhaltspunkte für eine spezielle Lokalisierung der geistigen Funktionen im Stirnhirn, obzwar er zugibt, daß geistige Störungen bei Stirnhirnaffektionen verhältnismäßig häufiger vorkommen. Dies erklärt er damit, daß das Stirnhirn von den lebenswichtigen Zentren der Oblongata am meisten entfernt ist, diese also relativ am wenigsten gefährdet, deshalb ein im Stirnhirn lokalisierter krankhafter Prozeß (Tumor) von längerer Dauer sein und einen größeren Umfang erreichen kann; es können daher geistige Ausfallserscheinungen öfters und erheblicher zum Vorschein kommen.

L. Welt stellt aus der Literatur und eigenen Beobachtungen 11 Fälle von Stirnhirnaffektionen zusammen, welche mit Veränderungen des Charakters (Reizbarkeit, Gewalttätigkeit, Abschwächung der Intelligenz, Verminderung der Aufmerksamkeit) einhergingen und schließt daraus, daß die Rinde der ersten Stirnwindung oder die der Medianlinie anliegende Orbitalfläche des Stirnhirns, und zwar eher des rechten, als des linken Stirnlappens als wahrscheinlicher Sitz für die Charakterveränderungen in Betracht kommt.

Byron-Bramwelle fanden in 7 von 11 Fällen mit Stirnhirngeschwulst ausgeprägte geistige Störungen. Campbell sah starke psychische Veränderung mit Störung der Merkfähigkeit und Fehlen des Krankheitsgefühls bei beiderseitigem Stirnhirntumor.

Im früher erwähnten Falle von Probst zeigten sich zuerst Nachlässigkeit und Vergeßlichkeit, manische und depressive Gemütszustände, später schwerer Intelligenzdefekt, völlige Gleichgültigkeit der Außenwelt, auch der Familie gegenüber, Witzelsucht. Anatomisch waren neben den beiderseitigen ersten Stirnwindungen die Operculargegend des Stirnhirns, das Schläfenhirn und die rechten Zentralwindungen vom eigenartigen Rindenschwund hauptsächlich betroffen. Auerbach fand in einem Falle von beiderseitigem Tumor an der Basis des Stirnhirns nach vorübergehenden Erregungszuständen eine sich allmählich steigernde Willenlosigkeit mit Gedächtnisstörung und Gleichgültigkeit der Krankheit gegenüber. Ein von ihm zitierter Fall Zachers von beiderseitigem Stirnhirntumor zeigte ähnliche geistige Veränderungen. Auerbach meint, daß die klinische Beobachtung und pathologische Anatomie sehr zugunsten einer hohen Bewertung des Stirnhirns in psychischer Beziehung sprechen. Edinger und Kleist bezeichnen die Willenlosigkeit (Abulie) als eine für das Stirnhirn spezifische Ausfallserscheinung.

In einem von Donath beobachteten Fall von einem kleinapfelgroßen Tumor an der Basis der zweiten linken Stirnwindung trat der gänzliche definitive Verlust zweier, später erlernten fremden Sprachen ein. Donath zitiert die einschlägigen Fälle von Lannois-Paviot,

Elder-Miles, Bayerthal, Smith, Damaye, Cortesi, überall linksseitige Stirnhirnaffektionen mit andauernden geistigen Störungen und hebt die Bedeutung des linken Stirnhirns für die geistigen Vorgänge hervor. Im Falle Bernhardt-Borchardt bestand bei einem Tumor des linken Stirnhirns Sprachstörung mit Unaufmerksamkeit, Schlafsucht und Vergeßlichkeit.

Ranschburgs Fall betrifft eine kinderfaustgroße, nach einem Absceß zurückgebliebene Cyste im rechten Stirnhirn, wo die eingehende methodische Untersuchung keine nennenswerte Änderung der höheren geistigen Funktionen ergeben hat und den Autor die Überzeugung aussprechen läßt, daß bei Intaktheit des linken Stirnlappens das rechte Stirnhirn die Tätigkeit des linken nur quantitativ unterstützt und daß die Zerstörung des rechten Stirnhirns bei Intaktheit des linken keine nachweisbaren Störungen im psychischen Leben nach sich ziehen muß. Im Falle Veraguth-Cloetta waren im Anschluß an einen nußgroßen Substanzdefekt im rechten Stirnhirn keine geistigen Ausfallserscheinungen zu beobachten. Mills-Weisenburg betonen auch die Superiorität des linken Stirnlappens bei den psychischen Funktionen.

Hier anschließend möchte ich kurz über einen Fall aus eigener Beobachtung Mitteilung machen, welcher die Läsion des rechten Stirnhirns betrifft. Es handelt sich um eine Frau, welche 10 Jahre lang im hauptstädtischen Armen- und Siechenhaus gepflegt wurde. Sie hatte vor ihrer Aufnahme einen Unfall erlitten, indem sie während des Fensterputzens vom ersten Stock herabfiel und sich dabei am rechten Schläfenbein verletzt hatte. Sie wurde damals operiert und die Wunde ist rasch geheilt. Als Überbleibsel nach der Verletzung zeigte der Schädel einen 4 cm langen und 2 cm breiten ovalen Knochendefekt an der Grenze zwischen dem rechten Stirnbein und der Schuppe des rechten Schläfenbeins. Die Kranke hatte seit der erlittenen Verletzung unregelmäßig wiederkehrende epileptische Krampfanfälle, welche sich hauptsächlich in den Muskeln der linken Körperhälfte zeigten. Die Anfälle kamen gewöhnlich in 2—3 Monaten einmal und nachher war die Kranke immer durch 1—2 Tage verwirrt. In der anfallsfreien Zeit zeigte sie ein normales psychisches Verhalten, sie war auf der Abteilung fleißig, arbeitsam, sie verrichtete nur grobe Arbeit, weil sie auch früher Tagelöhnerin gewesen ist. Sie verkehrte mit den Kranken und dem Wartepersonal und diese konnten bei ihr nur eine zeitweise auftretende Erregtheit und Rauflust als abnorme Charaktereigenschaften bemerken; ihre intolerante Natur zeigte sich besonders im zeitlichen Zusammenhang mit den epileptischen Anfällen. Vergeßlichkeit oder Zerstreutheit sind bei ihr nicht wahrgenommen worden, im Gegenteil, sie ließ in ihrem Tun und Handeln eine gewisse Ambition erkennen. Um die Reinlichkeit ihres Körpers war sie bis zuletzt peinlich besorgt.

Im Januar 1917 verfiel sie in einen 1½ Tage dauernden Status epilepticus, von welchem sie nicht mehr erwachte. Die Gehirnuntersuchung (Fig. 10) ergab dem Knochendefekt entsprechend im rechten Stirnlappen eine hühnereigroße Cyste (Fig. 13), welche an der Oberfläche hauptsächlich die dritte und zum Teil die zweite Stirnwindung in ihrem präfrontalen Teile arrodierte, in der Tiefe aber durch das ganze Stirnhirn bis zur Medianlinie reichte und nach hinten in die rechte Seitenkammer mündete, so daß das Foramen Monroi und der Kopf des Streifenkörpers im Hintergrund der Cyste sichtbar waren. Auf der Medianfläche zeigte die Hirnsubstanz zwei kleinere Dehiscenzen, hier bildete

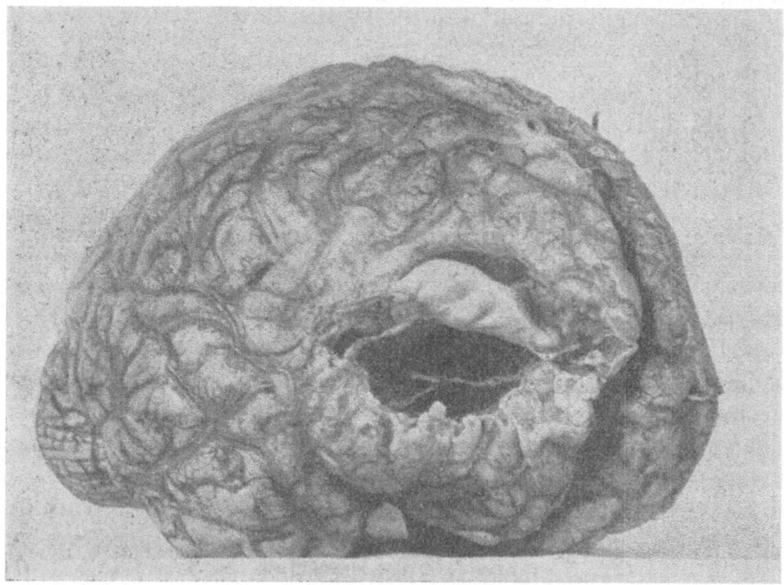

Fig. 10. Fall M. K. Cyste im rechten Stirnhirn.

die verwachsene Dura die Wand der Cyste. Es war mithin die Marksubstanz des rechtsseitigen präfrontalen Stirnhirns fast total vernichtet. Was nun die beobachteten klinischen Symptome anbetrifft, so ist es schon infolge der zeitlichen Übereinstimmung als zweifellos anzunehmen, daß die epileptischen Anfälle mit der Hirnläsion in ursächlichem Zusammenhange stehen. Man wird auch nicht fehlgehen, wenn man die oben angegebene Charakterveränderung, welche in einer abnormen psychischen Erregbarkeit und Reizbarkeit bestand und sich laut den Aufzeichnungen besonders zur Zeit der Anfälle offenbarte, als eine mit dem epileptischen Zustand einhergehende Folgeerscheinung auffaßt. Hingegen blieben die geistigen Funktionen, soweit sie die Aufmerksamkeit, Erinnerung, Urteilsbildung und auch höhere psychische

Verrichtungen (Fleiß) betreffen, nach einer mehr als zehnjährigen Dauer einer rechtsseitigen Stirnhirnläsion unverändert.

Wenn man die bei Stirnhirnaffektionen beobachteten psychischen Störungen berücksichtigt, findet man, daß die verschiedensten Formen der Geistesstörung hierbei vertreten sind. Schuster registrierte diese geistigen Störungen in die verschiedenen Kategorien der Geisteskrankheiten und fand, daß Neurasthenie, Hysterie, halluzinatorische Delirien, epileptische und manische Erregungszustände, melancholische Depressionszustände mit oder ohne psychische Schwäche, einfache psychische Schwäche, Moral insanity, endlich der progressiven Paralyse ähnliche geistige Zustände als mit der Stirnhirnaffektion einhergehende psychische Störungen beschrieben worden sind. Schuster hält aber als am meisten charakteristisch für die Läsion des präfrontalen Hirnteiles die allgemeine geistige Stumpfheit ohne Erregungszustände.

Vergegenwärtigt man sich auf Grund der in der Krankheitsgeschichte angegebenen Daten das psychische Bild der Kranken in unserem Falle, so läßt sich als psychischer Defekt vor allem eine hochgradige Demenz der Kranken erkennen. Sie ist mit den Dingen des alltäglichen Lebens nicht im klaren; sie wühlt in den Speisen, anstatt sie zu essen, mit der Hand herum, zertrennt ihre Kleider und Wäsche usw. Es hat den Anschein, als wären bei der Kranken all die Erinnerungsbilder verlorengegangen, welche die Erfahrung in der Hirnrinde zurückgelassen hat und welche in der Form von Willensanregung oder einer Hemmungsvorstellung das Handeln des Menschen als ein vernünftiges erkennen lassen. Die motorische Unruhe der Kranken ist eine mit der Demenz sehr oft einhergehende Erscheinung, welche hauptsächlich durch die Außerkraftsetzung der Hemmungstätigkeit bedingt ist. Die von außen einwirkenden Reize werden wahllos durch automatisch ausgeführte Bewegungen beantwortet; die Kranke konnte stundenlang eine verständnislose Bewegung ausführen. Die Stereotypie ist auch in Tierversuchen als für das stirnhirnberaubte Tier charakteristisch hervorgehoben. Eine hochgradige Interesselosigkeit zeigte sich bei der Kranken nicht nur darin, daß sie sich um ihre Umgebung nicht kümmerte, daß ihre Aufmerksamkeit durch kein Mittel auf einen Gegenstand oder ein Ereignis wachgerufen und fixiert werden konnte, sondern bekundete sich besonders in der Aufhebung der allgemeinen menschlichen Gefühle. Insbesondere ist das Gefühl der Verwandtschaft, das mütterliche Gefühl in ihr ganz erloschen. Interessant ist die Übereinstimmung bezüglich dieser Erscheinung zwischen unserem und dem Falle von Probst, wo auch die völlige Gleichgültigkeit der Außenwelt und auch der Familie gegenüber betont wird. Bianchi weist auf einen analogen Unterschied zwischen dem gesunden und dem operierten Affen hin. Edinger hebt hervor, daß erst bei einigen höheren

Säugern, eben Tieren mit entwickelteren Stirnlappen Gemütsregungen aufzutreten pflegen, daß z. B. beim Hunde deutliche Zeichen von Liebe und Haß, Freude und Trauer zu erkennen sind, währenddem bei Säugern mit weniger entwickeltem Stirnhirn, wie bei den Kaninchen, bei der Maus dies sehr fraglich erscheint. Edinger kommt überhaupt auf Grund seiner vergleichend-anatomischen Untersuchungen zu dem Schlusse, daß das Stirnhirn in der Tierreihe in dem Maße deutlich an Größe zunimmt, wie das Tier seine Wahrnehmungen und Handlungen von der Intelligenz führen lassen kann. Bei menschenähnlichen Affen erreicht es schon eine beträchtliche Ausdehnung, aber noch ist es viel kleiner, als bei Menschen. Gehirne vom Idioten und sehr Schwachsinnigen nähern sich in dieser Hinsicht mehr dem Affengehirn als dem Menschengehirn. Aus den aufgefundenen Schädelformen kann man schließen, daß der diluviale Mensch kleinere Stirnlappen besaß, als der heutige. Solche Schädelformen finden wir auch heute noch bei den primitiven Menschenrassen, bei denen die übrigen Hirnteile wohl entwickelt sein können. Menschen, bei denen durch irgendwelche Krankheit oder fehlerhafte Anlage bei der Geburt der Stirnlappen verkümmert ist, sind Idioten und offenbaren in ihrem Verhalten das, was man gewöhnlich Schwachsinn nennt. Edinger betrachtet das Stirnhirn als den wichtigsten Ansammlungsort von Assoziationszentren, welche unserem Tun und Leisten den Charakter des bewußten Handelns verleihen und bringt so den psychischen Zustand des Bewußtseins — mit Edingers Worten —, die Fähigkeit, die eigenen Wahrnehmungen zu verstehen und danach die Handlungen einzuleiten, zu unterdrücken oder zu ändern, schließlich den Erfolg der Handlung zu beurteilen und spätere danach einzurichten — mit der physiologischen Tätigkeit des Stirnhirns in Zusammenhang.

Ich erachte auf Grund des oben Angeführten die physiologische Bedeutung unseres Falles darin, daß er bei Vernichtung der funktionstragenden Elemente der Stirnhirnrinde Ausfallserscheinungen zutage treten läßt, welche auf dem Mangel der grundlegenden Komponente für die höheren psychischen Verrichtungen beruhen. Der Fall besitzt in diesem Sinne die von Monakow und Schuster für die physiologische Bedeutung des Stirnhirns als notwendig betrachtete Beweiskraft und erhöht somit die Zahl der wenigen ähnlichen Fälle, die in der Literatur vermerkt sind und auf Grund von Monakows Kriterien einwandfrei verwertet werden können. Es ist ja als wahrscheinlich anzunehmen und der Markscheidenausfall im Stirnhirn weist ja direkt darauf hin, daß nicht nur die Nervenzellen der Stirnhirnrinde, sondern auch Assoziationsfasern in beträchtlicher Anzahl zugrunde gegangen sind; die Ausfallserscheinungen beziehen sich also nicht auf ein in physiologischer Beziehung selbständiges und isoliertes Zentrum im Stirnhirn, vielmehr nur auf einen wichtigen Ansammlungsort von Assoziationsbahnen, dessen Intaktheit und Funktionsfähigkeit für die Vollbringung der geistigen Arbeit unbedingt wichtiger erscheint, als diejenige der anderen Rindenpartien.

Endlich sollen noch einige Bemerkungen zur funktionellen Überlegenheit der linken Hemisphäre zugefügt werden. Die mitgeteilten Bilder lassen deutlich erkennen, daß das linke Stirnhirn in unserem Falle viel schwerer betroffen war, als das rechte, daß in letzterem die zweite und dritte Stirnwindung noch verhältnismäßig wenig gelitten hat. Die schweren physiologischen Ausfallserscheinungen müssen also in erster Linie mit der hochgradigen Atrophie des linken Stirnhirns in einen ursächlichen Zusammenhang gebracht werden. Somit reiht sich unser Fall zu jenen in der Literatur aufgezeichneten kasuistischen Beiträgen, welche — sei es durch Läsion des rechten Stirnhirns bei intakter Psyche, sei es durch das Betroffensein des linken Stirnhirns mit schweren psychischen Störungen — für die höhere funktionelle Bewertung der linken Gehirnhälfte sprechen. Liepmann erklärt den Unterschied zwischen beiden Hemisphären damit, daß er eine mnestische Unzulänglichkeit für die rechte Hemisphäre annimmt; hier sucht er auch die Ursache dessen, daß die rechte Hemisphäre nur mangelhafte Eignung zum Sprechakt besitzt. Liepmanns Betrachtungen beziehen sich hauptsächlich auf die motorischen Funktionen, bei deren Lokalisation die Überlegenheit der linken Zentralwindungen eben in dem größeren motorischen Erinnerungsbesitz derselben zu suchen ist. Die rechte Zentralgegend ist zwar von dieser Eignung nicht ganz entblößt, doch kann sie ohne Unterstützung der linken Bewegungen aus dem Gedächtnis nur sehr mangelhaft ausführen. Für die psychischen Funktionen nimmt Liepmann eine andere Art der Lokalisation an, wie für die motorischen. Er unterscheidet die für die motorischen Funktionen als sicher bewiesene „regionäre“ Lokalisation von einer „strukturellen“ oder „diffusen“ Lokalisation, die für die geistigen Verrichtungen angenommen werden muß; er meint, daß reale psychische Vorgänge in ihrer Totalität nur verstreut lokalisiert werden können. Inwieweit das Stirnhirn innerhalb dieser diffusen Lokalisation als eine Sammelstelle für Verbindungsbahnen zu den verschiedenen Rindenpunkten eine bevorzugte Stellung einnimmt, darüber spricht sich Liepmann näher nicht aus. Jedenfalls ist die von ihm hervorgehobene mnestische Eignung der linken Hemisphäre eine solche Eigenschaft, welche bei den psychischen Vorgängen am meisten ins Gewicht fällt und mit der psychisch-funktionellen Bedeutung derselben am besten in Einklang gebracht werden kann.

Zusammenfassend lassen sich die Ergebnisse unseres Falles etwa wie folgt vermerken:

1. In einem Falle von Stirnhirnschwund mit vorwiegend schwerer Affektion des linken Stirnhirnlappens konnte als Folgeerscheinung ein Zustand von hochgradiger psychischer Demenz beobachtet werden, welcher hauptsächlich durch den Verlust der Fähigkeit zur Aufmerksamkeit, Willensanregung, Erinnerungs- und Hemmungstätigkeit, sowie Gefühlsregungen, also all jener Komponente bedingt ist, welche die Grundlage für die eigentlichen geistigen Verrichtungen bilden.

2. Motorische Ausfallserscheinungen sind nicht beobachtet worden, hingegen bestand neben der motorischen Aphasie, bedingt durch hochgradige Atrophie der Broca-Stelle, auch eine Agraphie, wobei die eigentliche motorische Hirnrinde intakt war.

3. Histologisch bestand ein mit Schwellung des strukturlosen Protoplasmas beginnender und später zur Schrumpfung und völligen Destruktion führender Schwundprozeß sämtlicher zelligen Elemente ektodermalen Ursprunges in einem scharf begrenzten Rindenabschnitt des Großhirns.

4. Die Ursache der Zellkrankheit muß bei Ausschluß jeglicher schädigender Faktoren exogener Natur in der angeborenen Schwäche der erkrankten Zellen gesucht werden. Vielleicht spricht auch eine gewisse Ähnlichkeit zur Histopathologie anderweitiger endogen bedingter Krankheiten (Heredodegenerationen) dafür. —

Meinem verehrten Chef, Herrn Prof. Schaffer, bin ich für die vielfachen Anregungen, die er mir bei der Aufarbeitung des Falles zukommen ließ, zu innigstem Dank verpflichtet.

---

## Literaturverzeichnis.


Auerbach, Beiträge zur Diagnose der Geschwülste des Stirnhirns. Deutsche Zeitschr. f. Nervenheilk. 1902.

Bernhardt-Borchardt, Zur Klinik der Stirnhirntumoren. Berliner klin. Wochenschr. 1909.

Bianchi, Les fonctions des lobes fronteaux. Compte-rendu du Congr. internat. de Médecine 1909, Budapest.

Bruns, Die Geschwülste des Nervensystems, 1908.

Donáth, Gliom des linken Stirnlappens. Zeitschr. f. d. ges. Neur. u. Psych. **13**, H. 2. 1912.

Edinger, Vorlesungen über den Bau der nerv. Zentralorgane. 8. Aufl. Bd. 1.

Ferrier, Les fonctions du cerveau. Varigny, Paris 1898.

Flechsig, Gehirn und Seele. Rektorvortrag, Leipzig 1896.

— Weitere Mitteilungen über die Sinnes- und Assoziationszentren. Neurol. Centralbl. 1895.

Goltz, Zur Physiologie des Stirnlappens. Archiv f. d. ges. Physiol. **26** und **34**.

Grosglik, Zur Physiologie des Stirnlappens. Archiv f. Anat. u. Physiol. 1895, Phys. S. 95.

Hartmann, Beiträge zur Apraxielehre. Monatsschr. f. Psych. u. Neurol. **21**. 1907.

Hitzig, Zur Physiologie des Großhirns, Archiv f. Psych. u. Nervenkrankh.
— Physiologie und klinische Untersuchungen über das Gehirn, 1904.

Jastrovitz, Beiträge zur Lokalisation im Großhirn und deren praktische Verwertung, 1888.

Krause, Chirurgie des Gehirns und Rückenmarks, 1911.

Liepmann, Zur Lehre von der Lokalisation der Gehirnfunktionen Kongr. f. exper. Psych. Berlin 1912.
— Die 1. Hemisphaera und das Handeln. Münch. med. Wochenschr. 1905.
— Zwei Fälle von Zerstörung der linken Stirnwindungen. Journ. f. Psychol. u. Neurol. 1907.

Monakow, Gehirnpathologie **2**.
— Die Lokalisation im Großhirn, 1914.

Munk, Über die Funktion der Großhirnrinde. Berlin 1890.

Oppenheim, Lehrbuch der Nervenkrankheiten, 2. Aufl.
— Die Geschwülste des Gehirns, 2. Aufl., 1902.

Probst, Über durch eigenartigen Rindenschwund bedingten Blödsinn. Archiv f. Psych. u. Nervenkrankh. **36**, H. 3.

Rauschburg, Adatok a homlok-agylebenyek élet-, kór- és gyógytanához. Orvosi Hetilap 1915.

Rothmann, Zur Funktion der Stirnlappen. Medizin. Klinik 1912.
— Zur Symptomatologie der Stirnhirnschüsse. Berliner klin. Wochenschr. 1914.

Richter, Zur Anatomie und Physiol. der Försterschen Radicotomie. Zeitschr. f. d. ges. Neur. u. Psych. **21**. 1913.

Schaffer, Hirnpathologische Vorlesungen.
— Zur anat. Wesensbestimmung der Heredodegeneration. Zeitschr. f. d. ges. Neur. u. Psych. **21**. 1913. „Hirnpathologische Beiträge."

Veraguth-Cloetta, Traumatische Läsion des rechten Stirnhirns. Deutsche Zeitschr. f. Nervenheilk. 1907.

Welt, L., Charakterveränderungen usw. infolge Läsionen des Stirnhirns. Deutsches Archiv. f. klin. Med. **42**. 1888.

(Einige kasuistische Daten aus mir nicht zur Verfügung stehenden Mitteilungen habe ich von den angegebenen Autoren übernommen.)


## Erklärung der Tafeln XVII bis XIX.

### Tafel XVII.

Fig. 1. Schnitt aus der linken I. Stirnwindung. Toluidinblaufärbung. Hochgradige Verödung, besonders der Ganglienzellenschicht. Zahlreiche Gewebslücken.

Fig. 2. Schnitt aus der II. linken Stirnwindung. Toluidinblau.

## Tafel XVIII.

Fig. 3.  Schwere Atrophie im Broca-Gebiet. Toluidinblau. (Stärkere Vergrößerung.) Im ganzen Bild nur drei größere Ganglienzellen, welche sich im Zustande der Schwellung befinden.

Fig. 4.  Schnitt aus dem gesunden Cuneus. Normale Rindenarchitektonik.

## Tafel XIX.

Fig. 5.  Schnitt aus dem gesunden Parazentrallappen. Toluidinblau. (Stärkere Vergrößerung.)

Fig. 6.  Gliafaserfilz in der oberflächlichen Schicht der Broca-Gegend. Viktoriablau. Photogr.

 

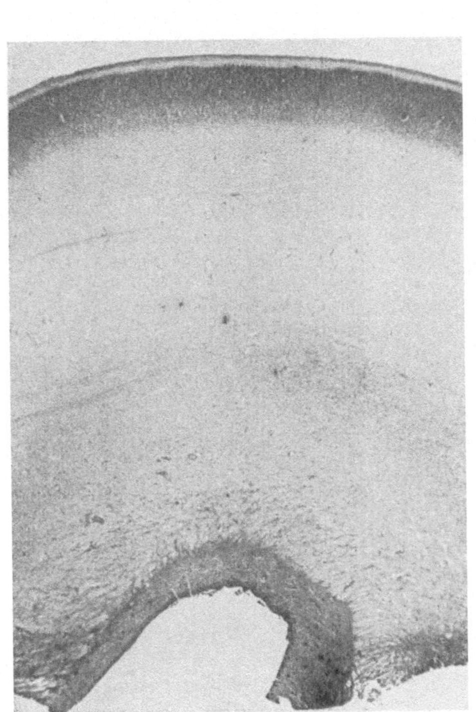

Fig. 1.

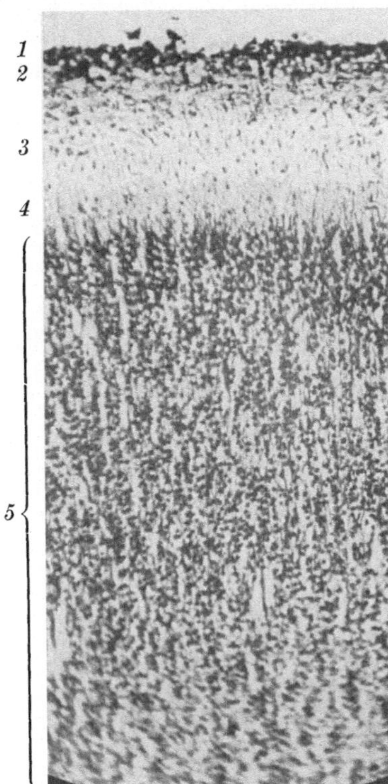

Fig. 2.

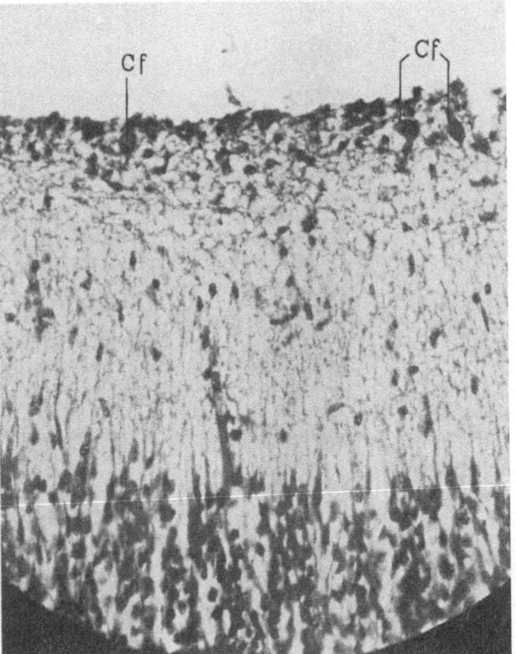


Fig. 3.

K. Schaffer, Normale u. patholog. Hirnfurchung.     Verlag von Julius Springer in Berlin.

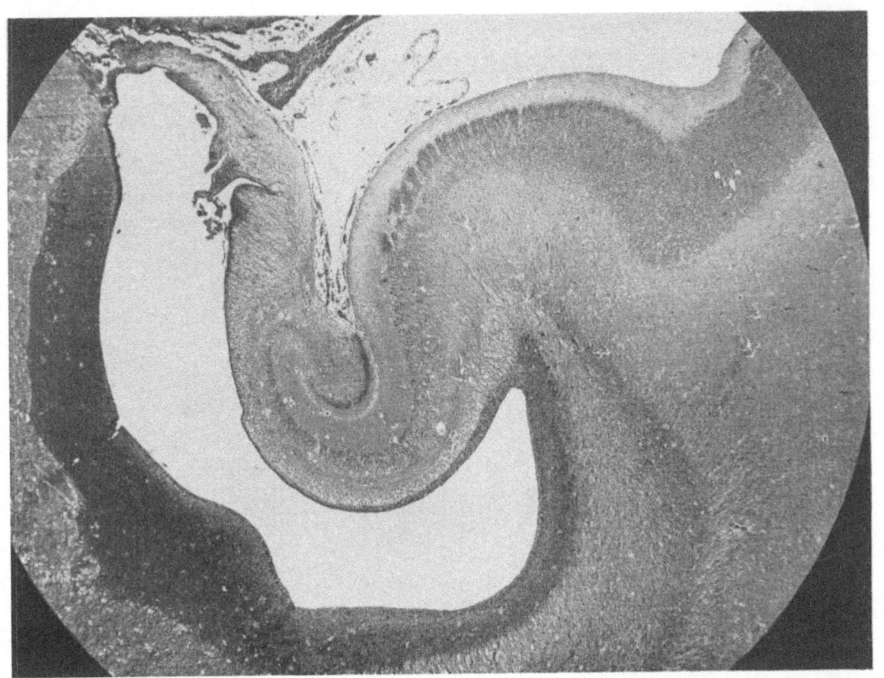

Fig. 4.

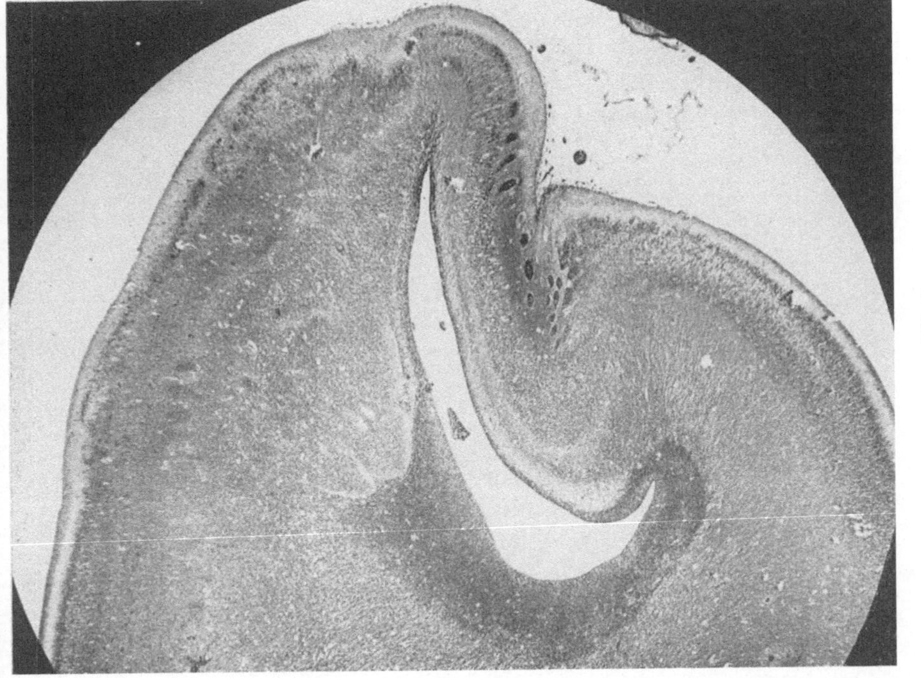

Fig. 5.

K. Schaffer, Normale u. patholog. Hirnfurchung.     Verlag von Julius Springer in Berlin.

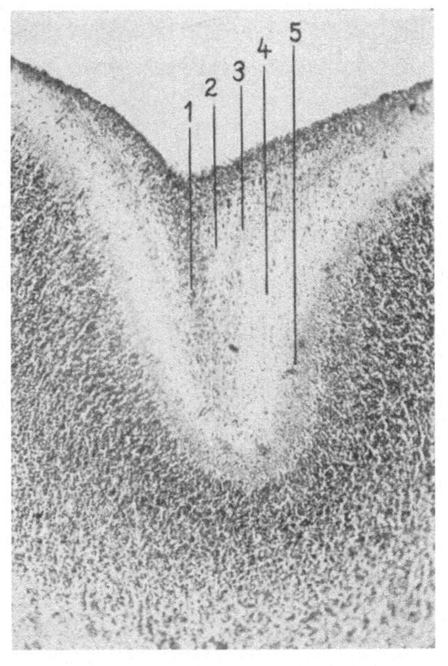

Fig. 6.

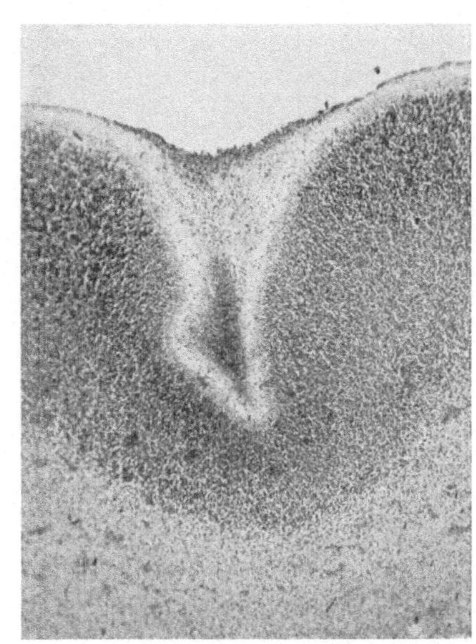

Fig. 7.

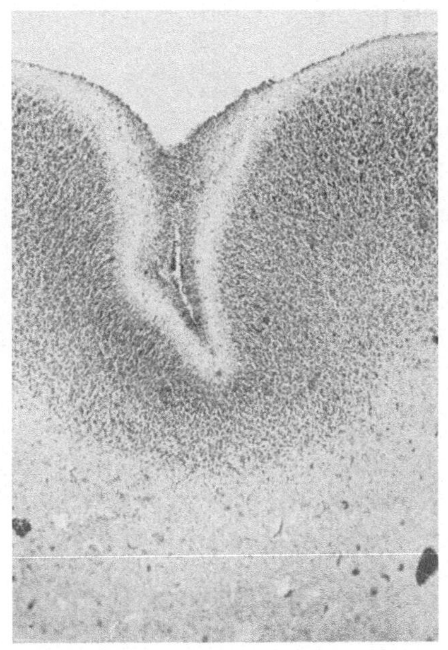

Fig. 8.

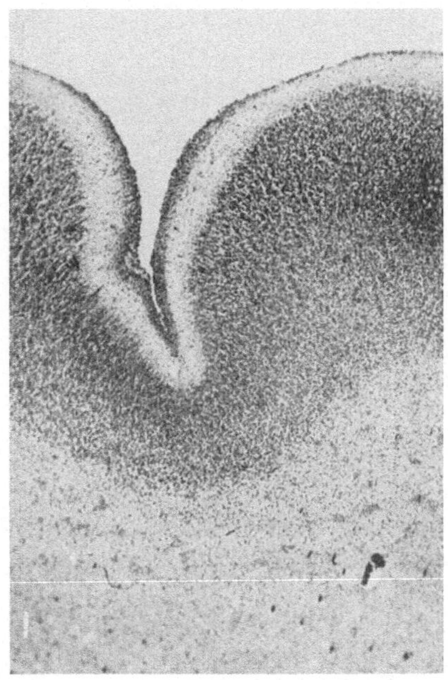

Fig. 9.

K. Schaffer, Normale u. patholog. Hirnfurchung.          Verlag von Julius Springer in Berlin.

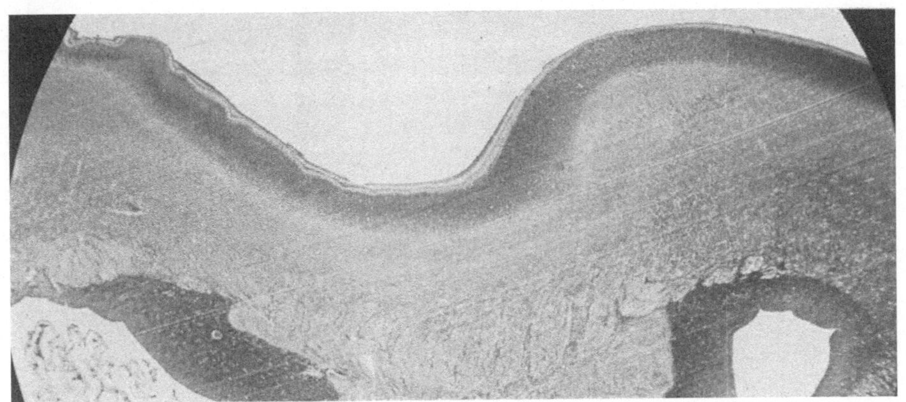

Fig. 10.

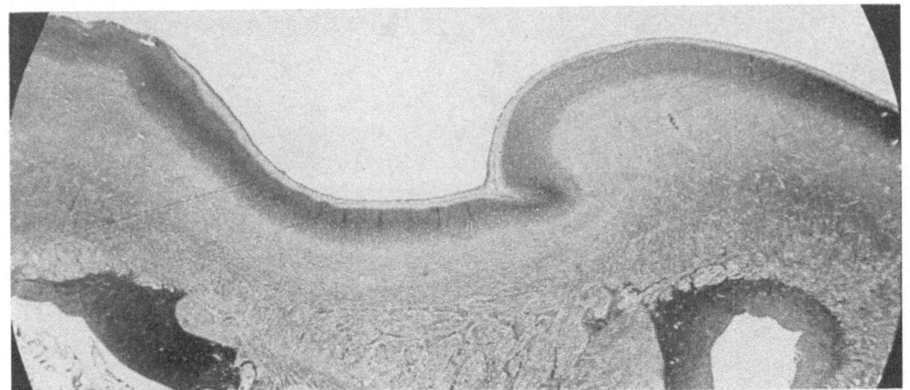

Fig. 11.

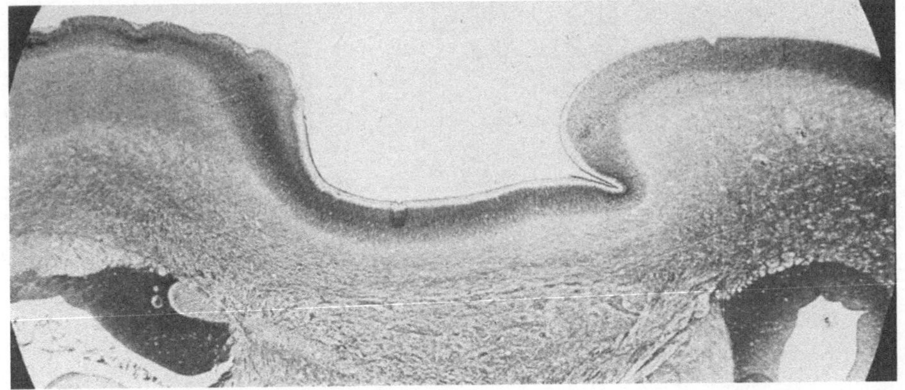

Fig. 12.

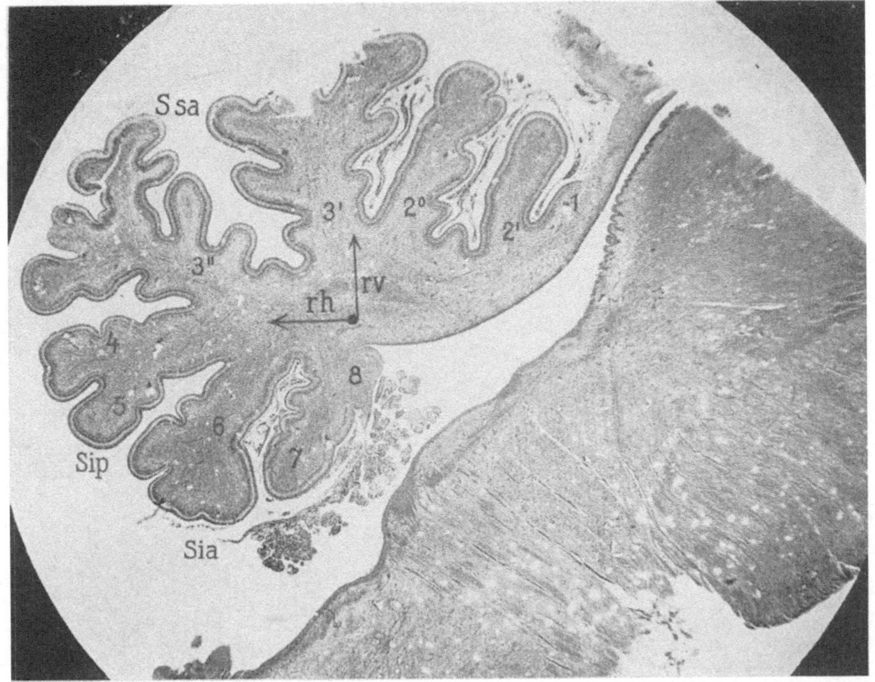


Fig. 13.

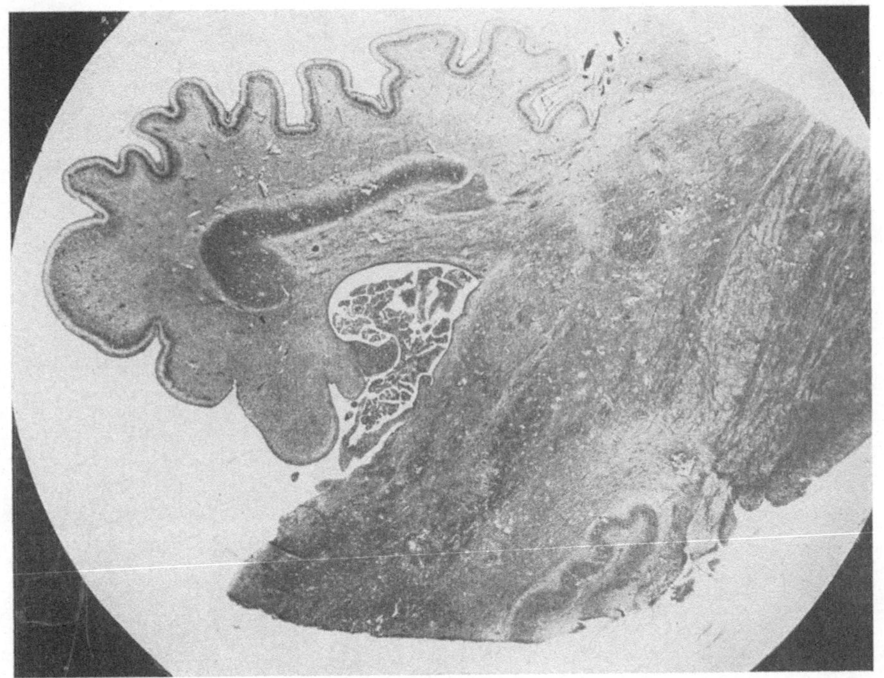

Fig. 14.

K. Schaffer, Normale u. patholog. Hirnfurchung.          Verlag von Julius Springer in Berlin.

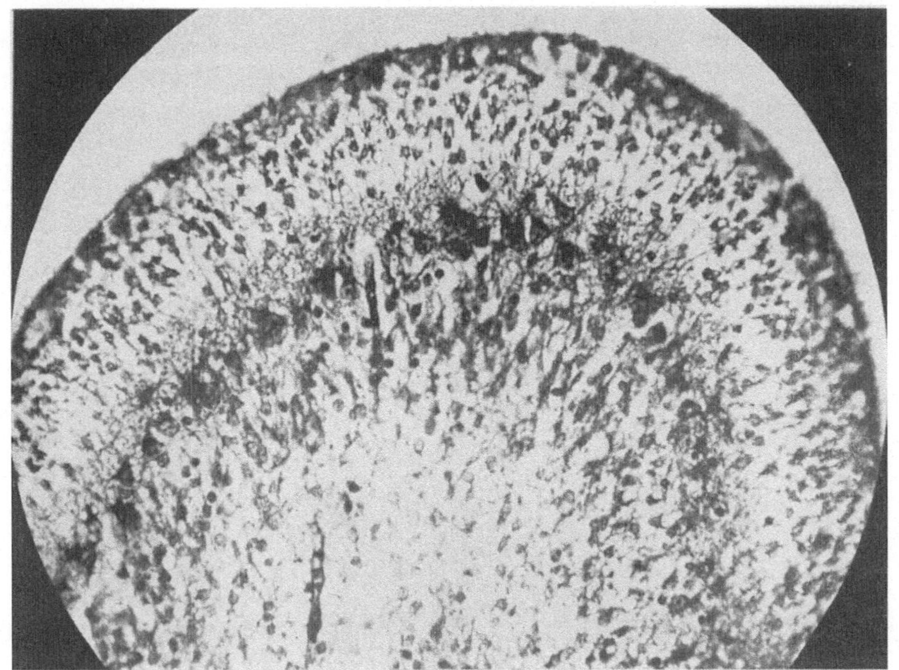

Fig. 15.

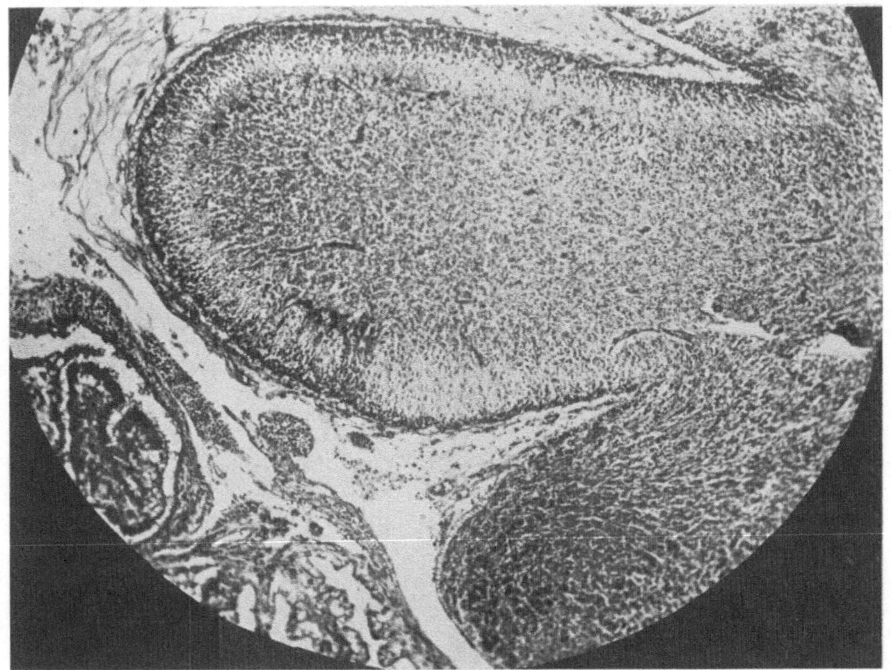

Fig. 16.

K. Schaffer, Normale u. patholog. Hirnfurchung.          Verlag von Julius Springer in Berlin.

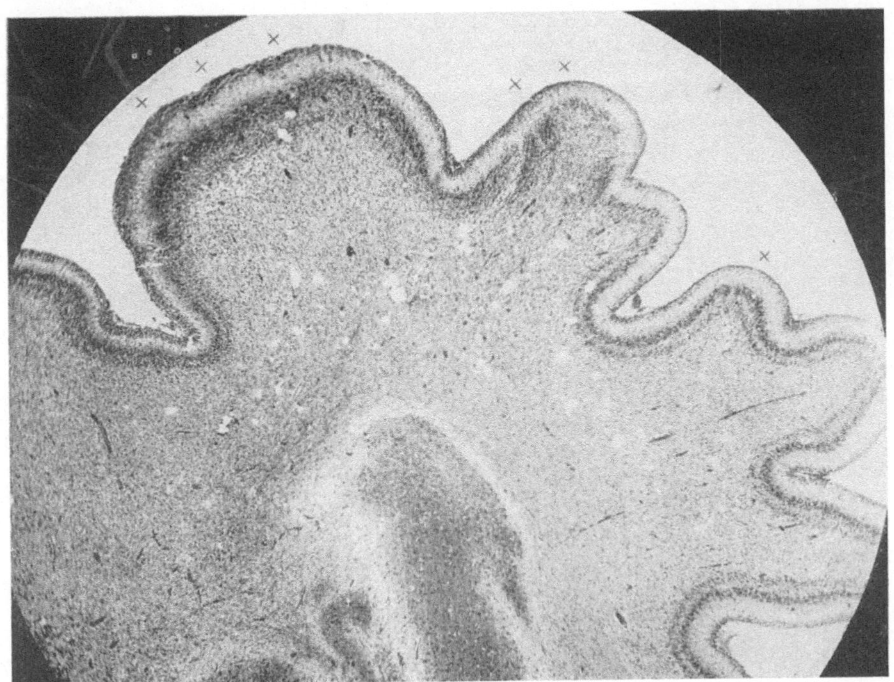

Fig. 17.

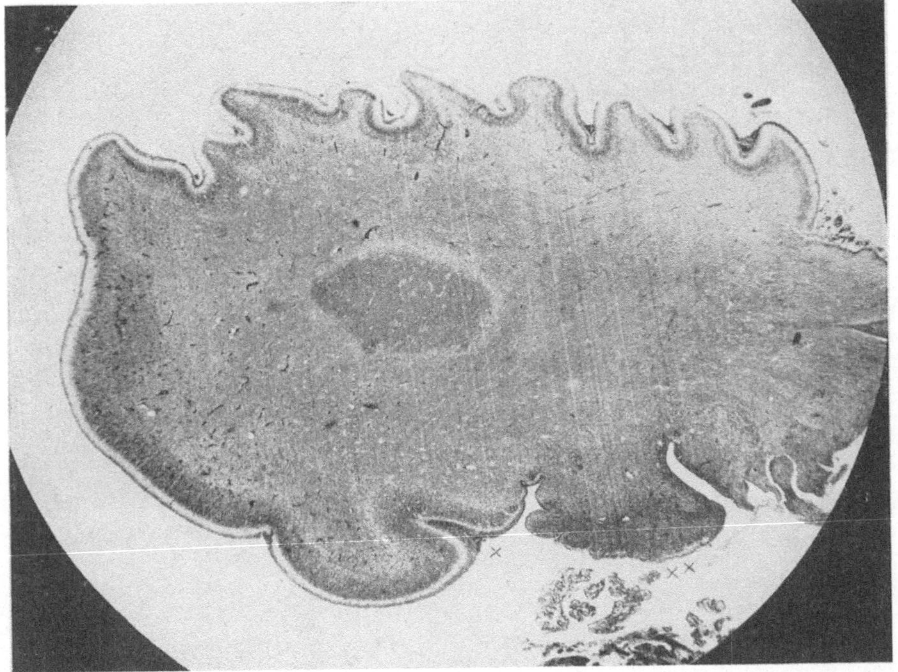

Fig. 18.

K. Schaffer, Normale u. patholog. Hirnfurchung.     Verlag von Julius Springer in Berlin.

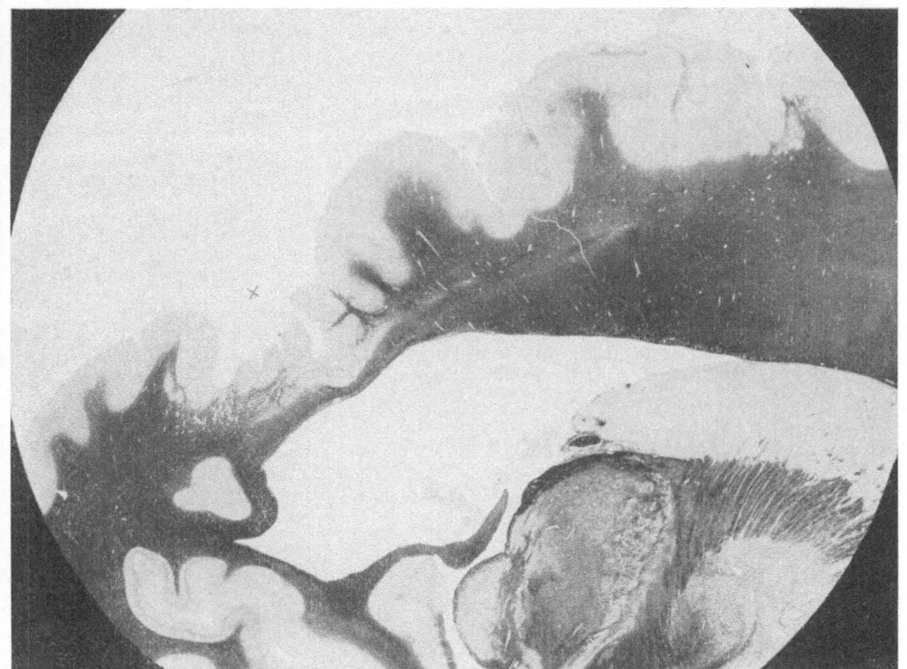

Fig. 19.

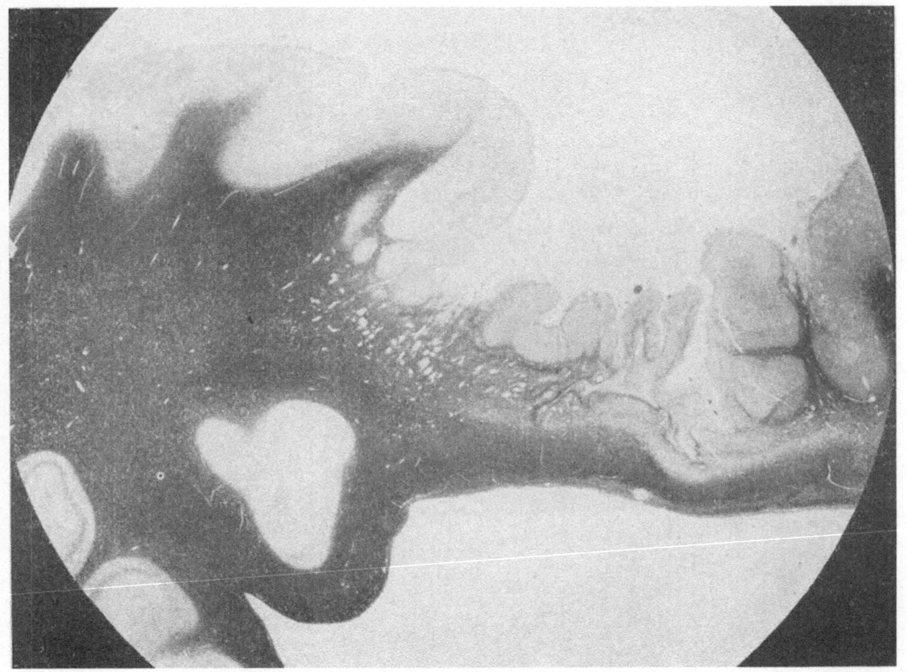

Fig. 20.

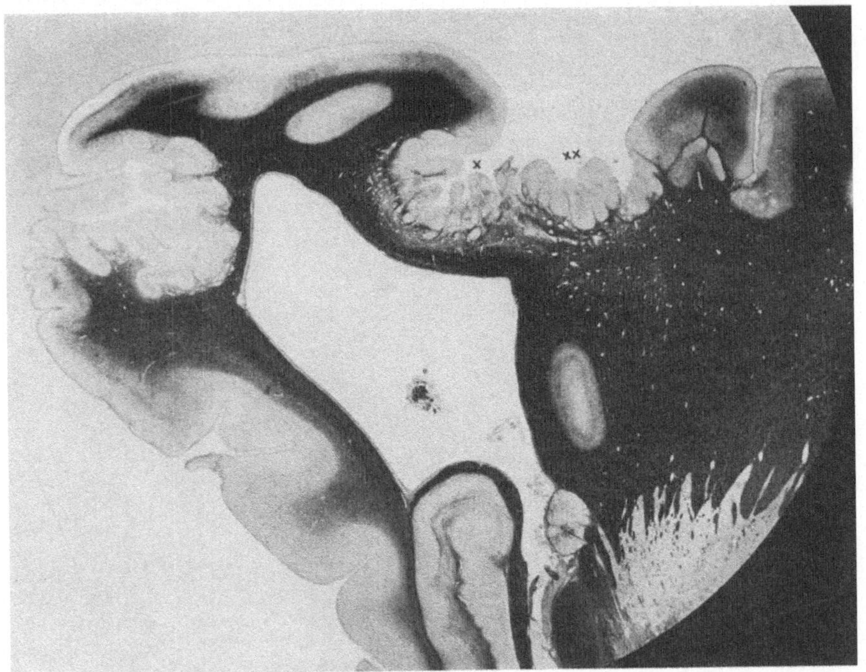

Fig. 21.

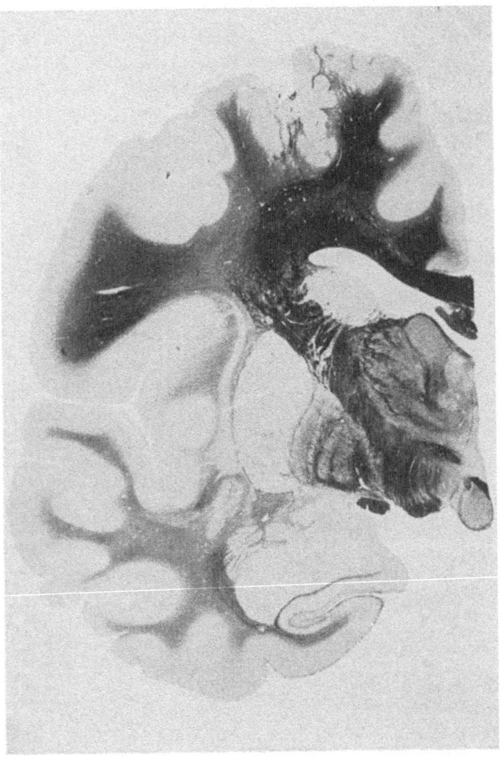

Fig. 22.

K. Schaffer, Normale u. patholog. Hirnfurchung.          Verlag von Julius Springer in Berlin.

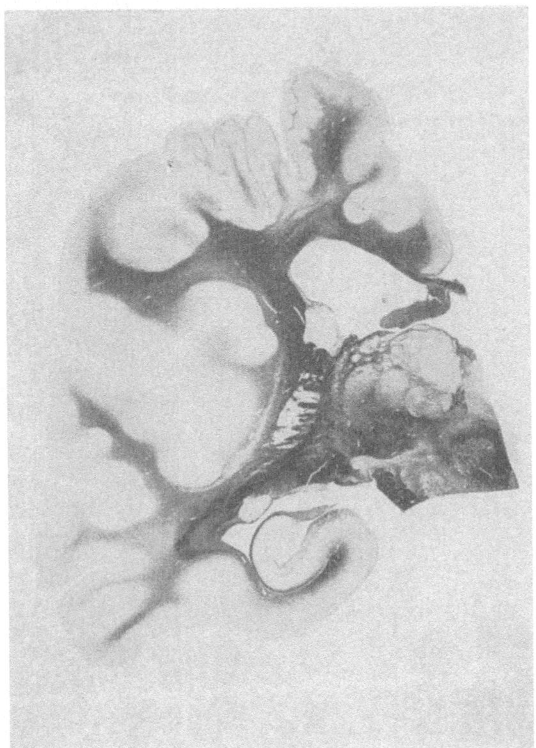

Fig. 23.

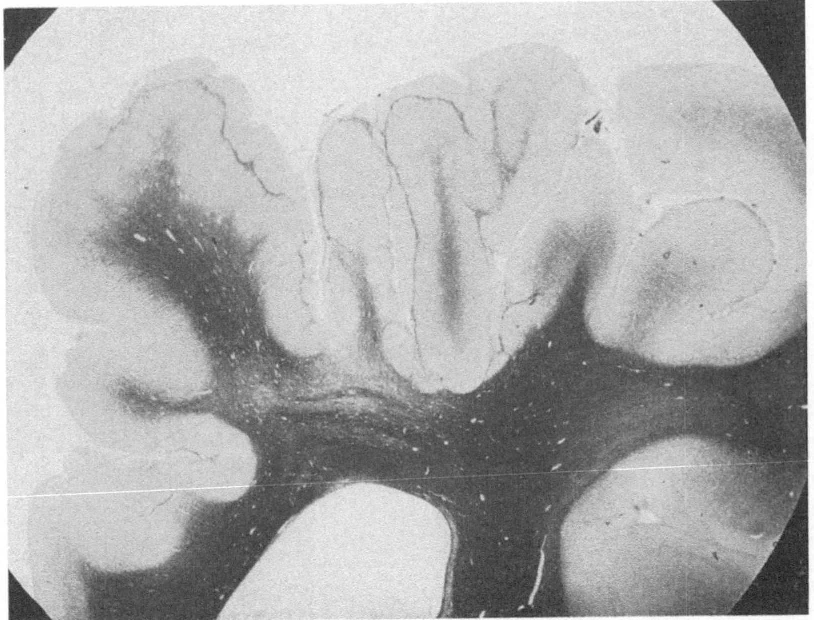

Fig. 24.

K. Schaffer, Normale u. patholog. Hirnfurchung.        Verlag von Julius Springer in Berlin.

Z. f. d. g. Neur. u. Psych. Orig. XXXVIII.



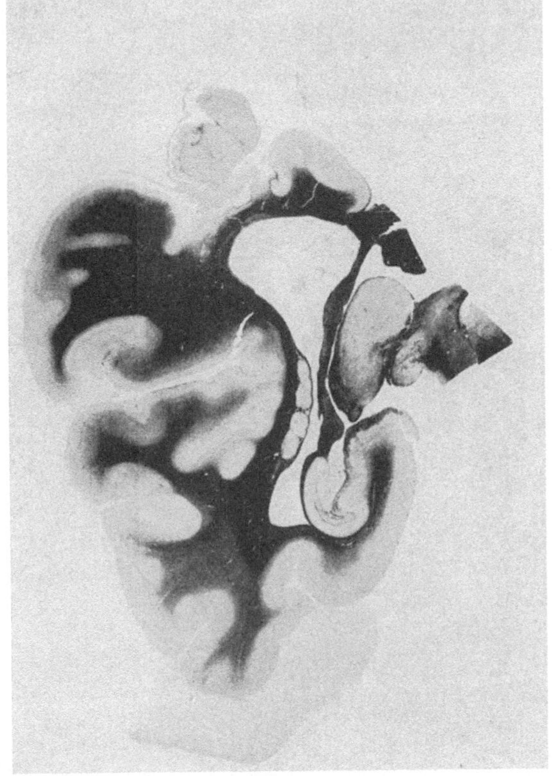

Fig. 25.

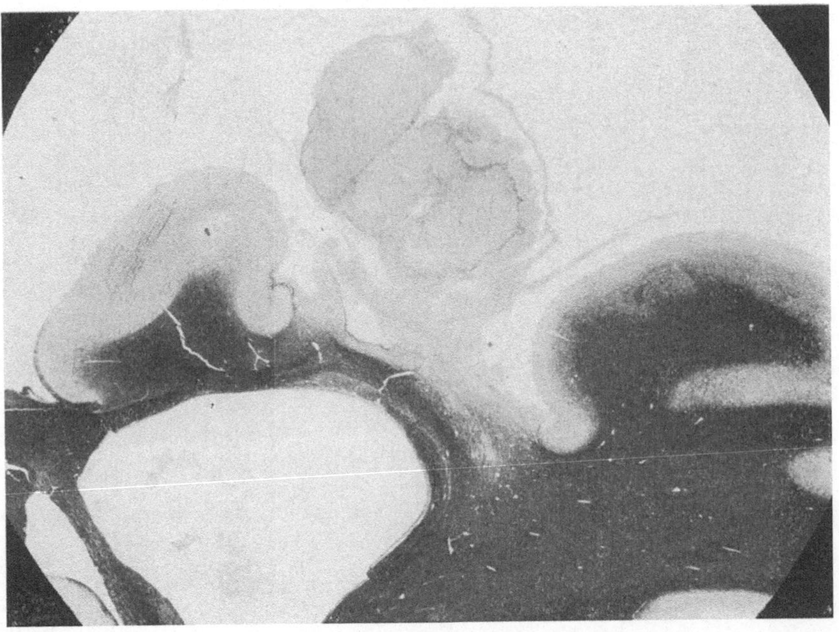

Fig. 26.

K. Schaffer, Normale u. patholog. Hirnfurchung.     Verlag von Julius Springer in Berlin.

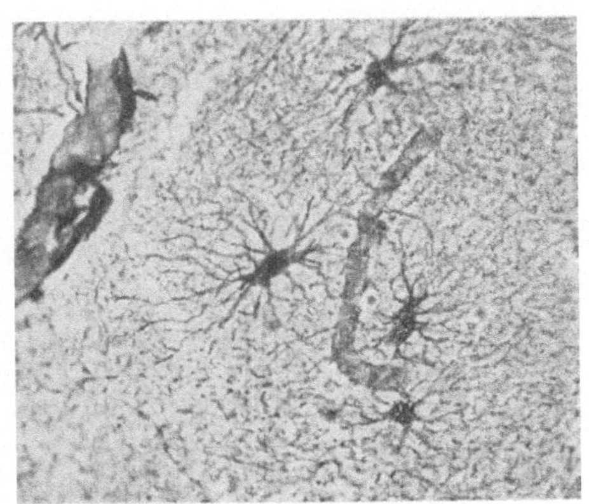

Fig. 1.

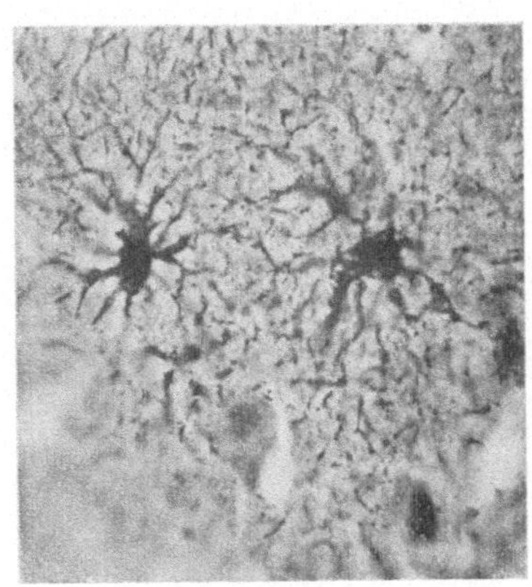

Fig. 2.

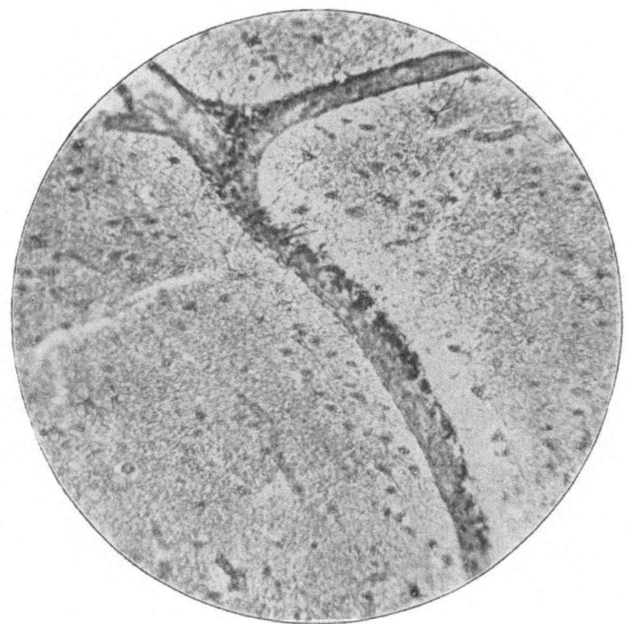

Fig. 3.

K. Schaffer, Histopathologie d. protoplasmat. Neuroglia.     Verlag von Julius Springer in Berlin.

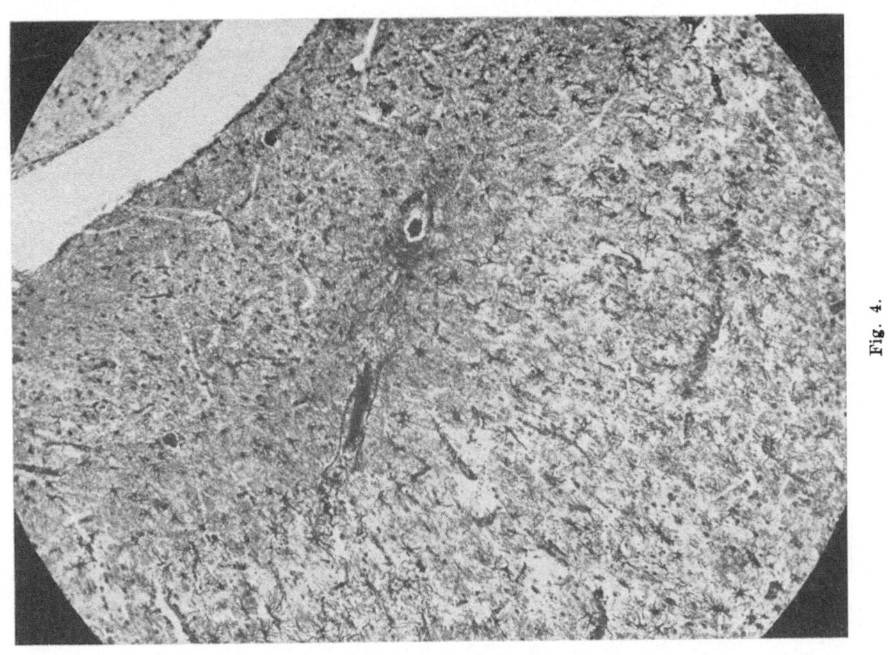

Fig. 4.

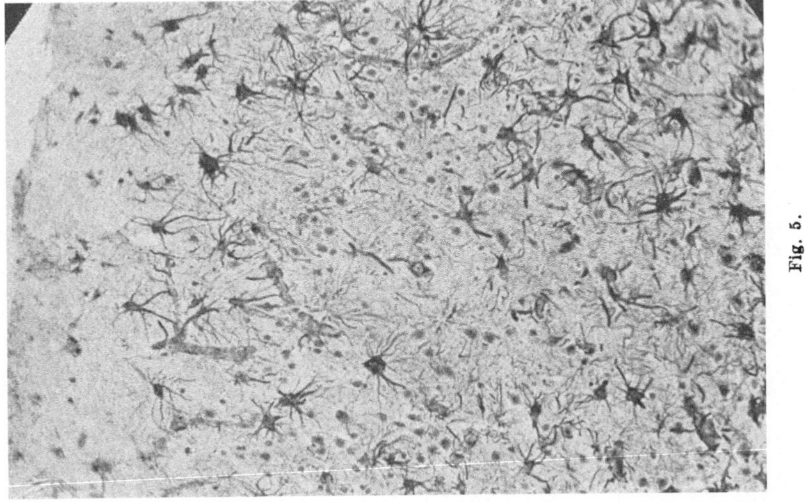

Fig. 5.

K. Schaffer, Histopathologie d. protoplasmat. Neuroglia.    Verlag von Julius Springer in Berlin.

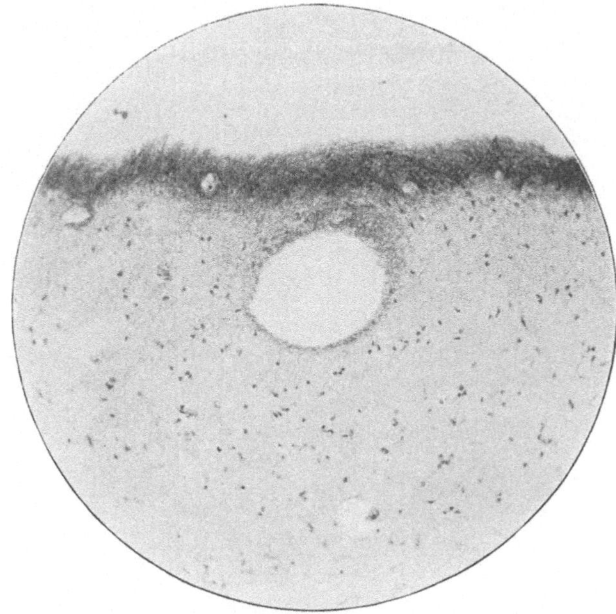

Fig. 6.

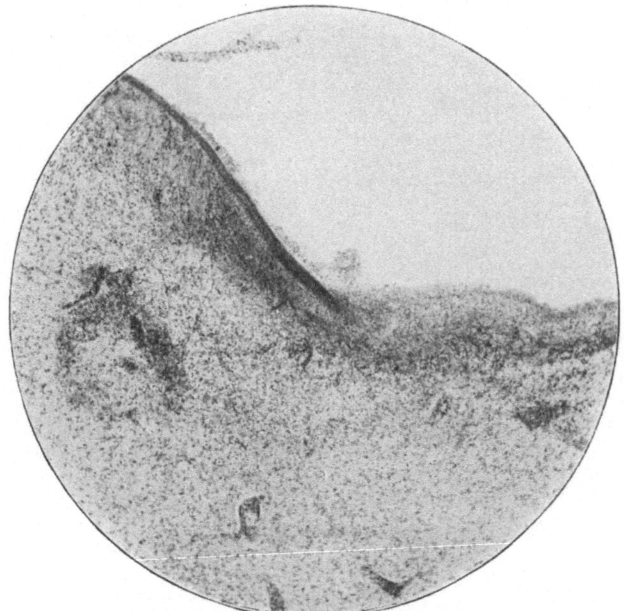

Fig. 7.

K. Schaffer, Histopathologie d. protoplasmat. Neuroglia.     Verlag von Julius Springer in Berlin.

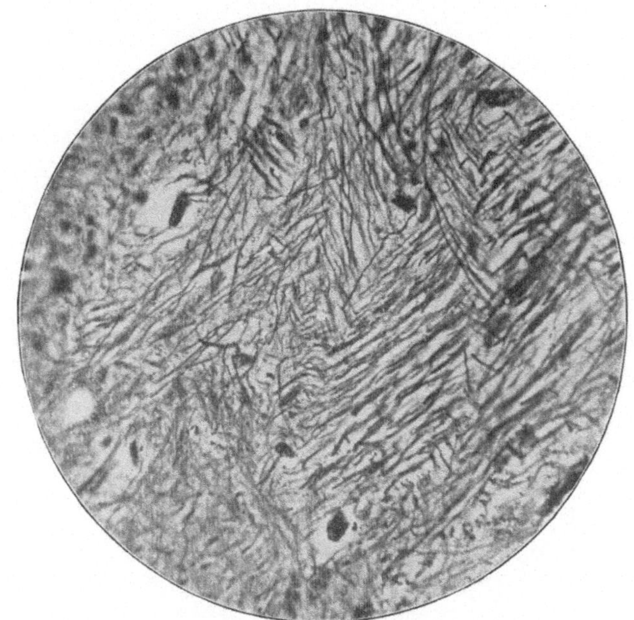

Fig. 1.

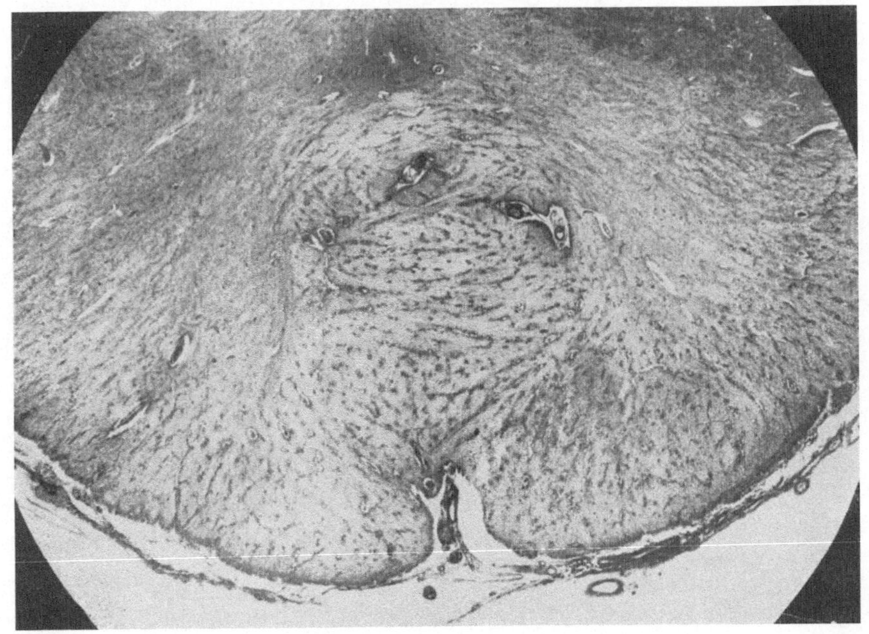

Fig. 2.

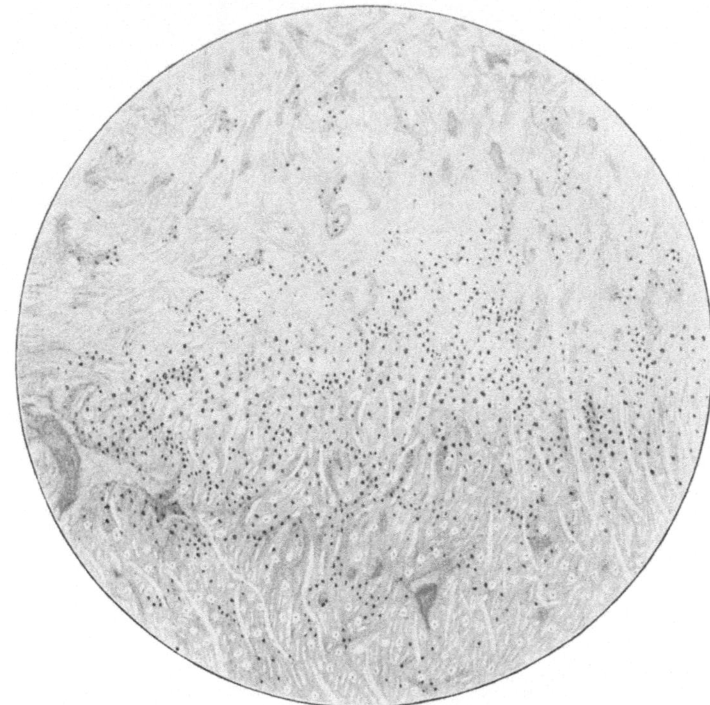

Fig. 3.

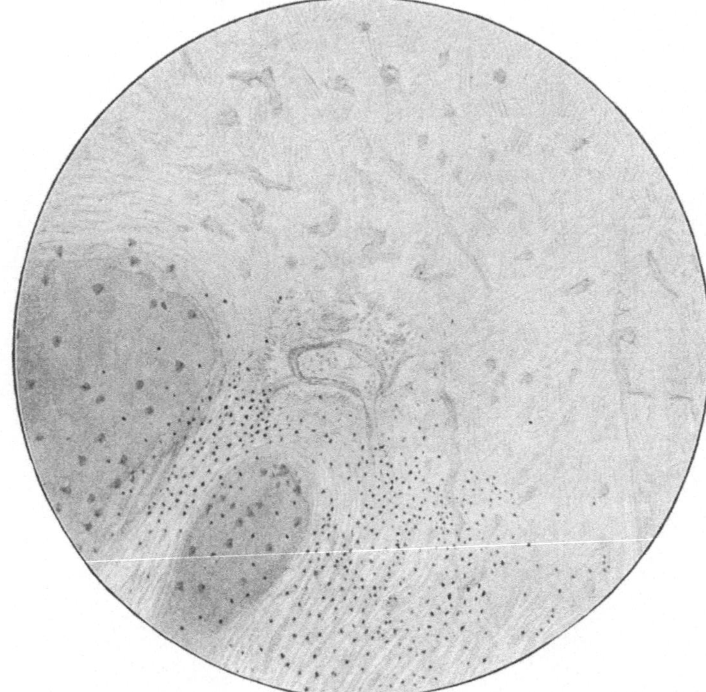

Fig. 4.

H. Richter, Atypische und multiple Sklerose.          Verlag von Julius Springer in Berlin.

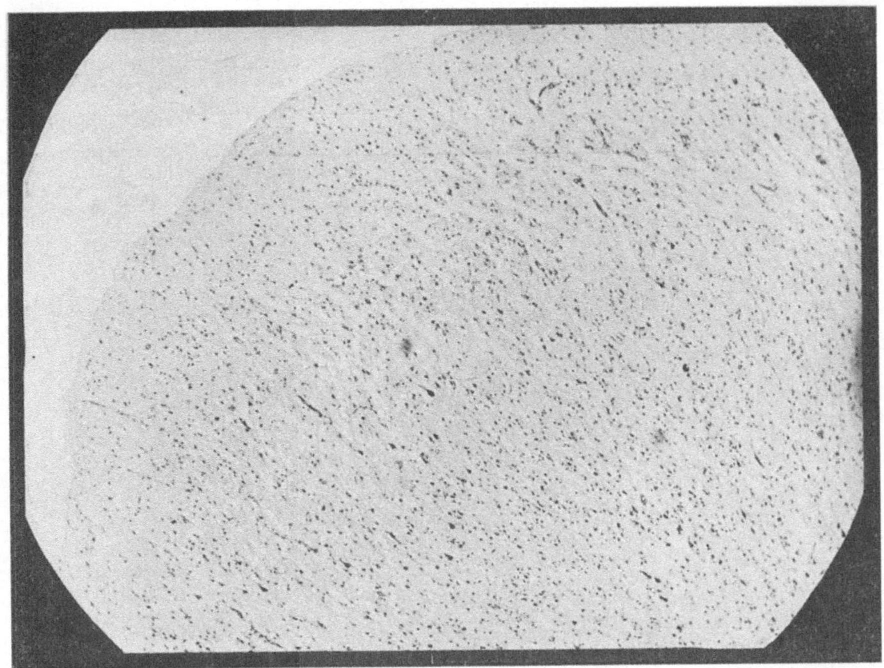

Fig. 1.

Fig. 2.

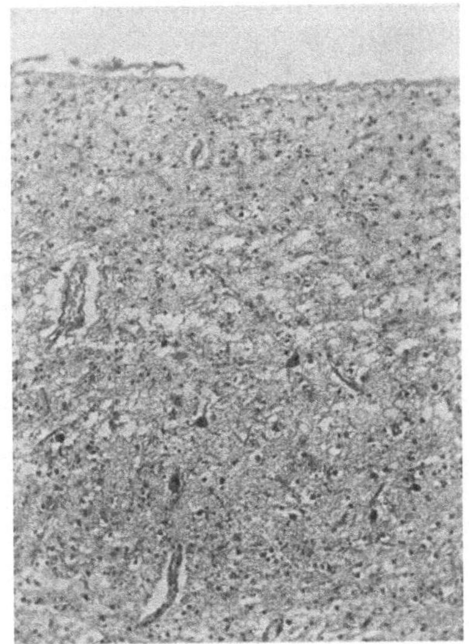

Fig. 3.

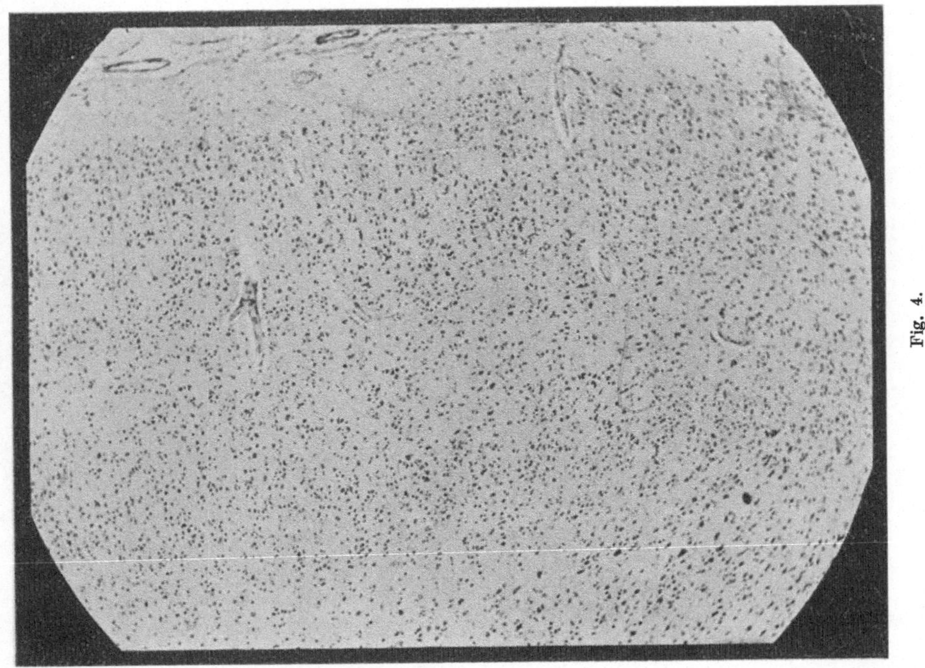

Fig. 4.

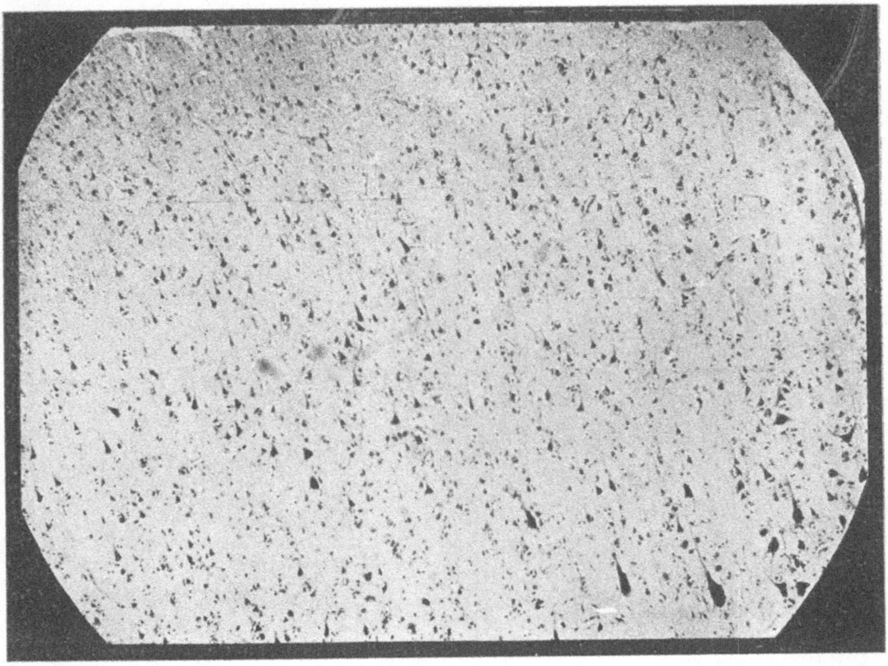

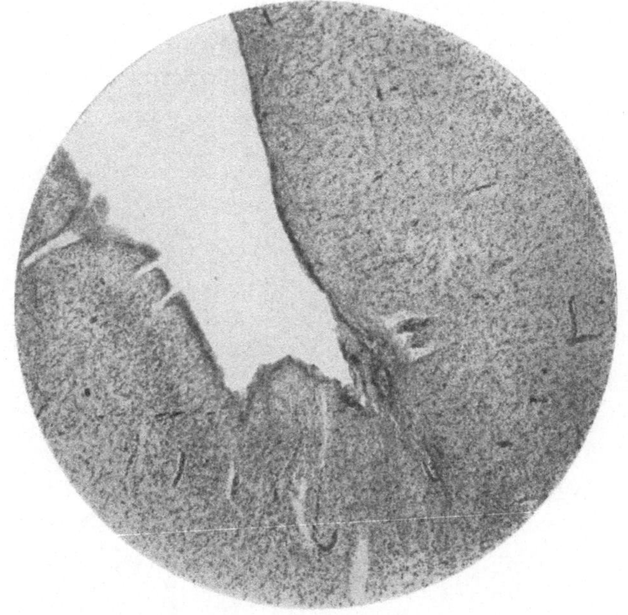

Fig. 5.

Fig. 6.

H. Richter, Stirnhirnschwund. Verlag von Julius Springer in Berlin.

# Hundert Jahre Psychiatrie.[1])

Von
Prof. **Emil Kraepelin**.

Mit 35 Textbildern.

*(Eingegangen am 10. Oktober 1917)*

Wer auf mühsamen Pfaden einem fernen Ziele zustrebt, wird gut tun, von Zeit zu Zeit seinen Blick rückwärts zu wenden. Nur zu leicht will der Mut sinken, wenn alle Anstrengung keine bemerkbare Annäherung an das Erstrebte zu bringen scheint, wenn im Gegenteil der Weg immer steiniger und unsicherer wird und ungeahnte Hindernisse das Vorwärtsschreiten unmöglich zu machen drohen. Überblicken wir aber dann die Strecke, die wir bis zu unserem jetzigen Standpunkte zurückgelegt haben, so erkennen wir, daß unser Bemühen doch kein vergebliches gewesen ist, daß wir trotz aller Hemmnisse vorwärts gekommen und so mancher Schwierigkeit Herr geworden sind, an deren Beseitigung wir früher verzagen zu müssen glaubten.

Wenn irgendwo, so ist eine solche rückschauende Betrachtung angezeigt auf dem Gebiete der Psychiatrie. Die Größe der hier unserer Bemühungen harrenden Aufgaben, das undurchdringliche Dunkel, das die feineren Vorgänge in unserem Gehirn und ihre Beziehungen zu den Seelenäußerungen verhüllt, endlich die Unzulänglichkeit der Hilfsmittel, mit denen wir den allerverwickeltsten Fragen gegenüberstehen, müssen auch dem Zuversichtlichsten den Zweifel aufdrängen, ob denn ein nennenswerter Fortschritt unseres psychiatrischen Wissens und Könnens überhaupt möglich sei, und die Zeit liegt noch nicht allzuweit hinter uns, in der so mancher der Besten unseres Faches in dieser oder jener Nachbarwissenschaft sich diejenige Befriedigung des Arbeitens zu holen suchte, die er bei der Seelenheilkunde nicht zu finden vermochte. Und doch darf auch die Psychiatrie mit Stolz auf den Weg zurückblicken, den sie bisher gegangen ist, und daraus das Vertrauen schöpfen, daß die Zukunft ihr weitere Erfolge nicht versagen wird. Ein einziges Jahrhundert hat genügt, Umwälzungen herbeizuführen, die wir den Leistungen auf anderen Gebieten der ärztlichen Wissenschaft vollberechtigt an die Seite stellen dürfen.

---

[1]) Sehr stark erweiterte Wiedergabe eines Vortrages, der bei der ersten Sitzung der Deutschen Forschungsanstalt für Psychiatrie in München gehalten wurde. Obgleich die Darstellung in erster Linie für Nichtärzte berechnet war, wird sie vielleicht auch dem Fachgenossen willkommen sein. Aus naheliegenden Gründen wurde der Zustand unserer Wissenschaft vor 100 Jahren ausführlicher geschildert, während die spätere Entwicklung nur kurz gestreift werden konnte.

Die Lage der Geisteskranken war um die Wende des 18. Jahrhunderts fast überall in Europa eine entsetzliche. Ohne Zweifel fielen sie in großer Zahl als Taugenichtse, Landstreicher und Verbrecher der strafenden Gerechtigkeit in die Hände, die mit ihnen keineswegs glimpflich zu verfahren pflegte. Andere fristeten als Bettler oder harmlose Narren ein kümmerliches Dasein durch die Mildtätigkeit ihrer Mitmenschen. Erregte, lästige oder gefährliche Kranke wurden gebändigt und verwahrt in einem Kämmerchen oder Stall des eigenen Hauses, in „Tollkisten", Käfigen oder irgendeinem Gewahrsam, der sie abzusperren und unschädlich zu machen geeignet schien. Nur einzelne fanden in Spitälern Aufnahme, Pflege und eine gewisse ärztliche Fürsorge, so namentlich im Juliusspitale zu Würzburg. Viele gingen wegen mangelnder Aufsicht durch Selbstmord oder Unglücksfälle zugrunde oder richteten schweres Unheil an, was dann ihre erbitterte und geängstigte Umgebung zu den schärfsten Gegenmaßregeln veranlaßte.

Eigentliche Irrenanstalten gab es zu jener Zeit bei uns in Deutschland noch nicht, nur Abteilungen in Armen-, Zucht-, Waisen-, Arbeits- oder Siechenhäusern, in denen störende Geisteskranke untergebracht wurden. „Wir sperren diese unglücklichen Geschöpfe gleich Verbrechern in Tollkoben," ruft Reil 1803 aus, „ausgestorbene Gefängnisse, neben den Schlupflöchern der Eulen in öde Klüfte über den Stadttoren oder in die feuchten Kellergeschosse der Zuchthäuser ein, wohin nie ein mitleidiger Blick des Menschenfreundes dringt, und lassen sie daselbst, angeschmiedet an Ketten, in ihrem eigenen Unrat verfaulen. Ihre Fesseln haben ihr Fleisch bis auf die Knochen aufgerieben, und ihre hohlen und bleichen Gesichter harren des nahen Grabes, das ihren Jammer und unsere Schande zudeckt." Die Zustände in diesen Irrenkerkern werden die Zeitgenossen nicht müde, in den abschreckendsten Farben zu schildern. Der ungenannte Übersetzer des Chiarugischen Werkes klagt schon 1795: „Es muß gewiß für jeden Menschenfreund einer der schauderhaftesten Anblicke sein, wenn man in sehr vielen Irrenhäusern die unglücklichen Opfer dieser schrecklichen Krankheit in finstern, feuchten Löchern, wo die frische Luft nie hineingebracht werden kann, auf unreinem, selten gewechseltem Stroh, mitten in ihrem eigenen Kote, und mit Ketten gefesselt, oft ganz nackend liegen sieht. In solchen Wohnungen des Schreckens könnte der Vernünftigste wohl eher wahnsinnig, als ein Wahnsinniger wieder zur Vernunft gebracht werden." Er fügt hinzu, daß von 9 Wahnsinnigen eines von ihm besuchten „sogenannten" Irrenhauses in einem Sommer 5 gestorben seien. Ähnlich berichtet Esquirol in Paris 1818 an den Minister des Innern: „Ich sah die Kranken nackt, mit Lumpen bedeckt, nur noch Stroh habend, um sich gegen die Kälte und Feuchtigkeit der Witterung zu schützen; ich sah, wie sie auf eine gemeine Weise ernährt wurden, der Luft beraubt, um zu atmen, des Wassers, um den Durst zu stillen, und der nötigen Dinge zum Leben. Ich sah sie wahrhaften Kerkermeistern überlassen und ihrer brutalen Wachsamkeit übergeben. Ich sah sie in engen, schmutzigen, feuchten Buchten, die ohne Licht und Luft waren, angekettet, wo man sich schämen würde, die wilden Tiere, die die Regierung in großen Städten mit großen Kosten unterhält, einzusperren. So sah ich es fast überall in Frankreich, und so werden die Geisteskranken fast überall in Europa behandelt."

„Ja, es ist schreckbar," erklärt Frank 1804, „wenn man sich solch einem Orte des Unglücks und des Jammers nähert! Wenn man einem aus Jauchzen und Geheule der Verzweiflung zusammengesetzten Gebrülle entgegengeht, und dann bedenket, daß da Menschen beisammen wohnen, die sich ehmals durch Talente und Empfindsamkeit ausgezeichnet haben. Es ist entsetzlich, wenn man sich in den Ort selbsten begibt, und sich von diesen mit Schmutz und Lumpen bedeckten Unglücklichen bestürmen sieht, währenddem andere nur durch Ketten und Bande oder Rippenstöße der Aufwärter abgehalten werden, ein Ähnliches zu tun." Im gleichen Jahre berichtet Höck: „Die ganz Rasenden werden in dem Irrenhause zu Berlin, jeder allein, solange die unsinnige Wut anhält, unbekleidet in enge Behältnisse oder Kasten eingesperrt, wo man ihnen durch Löcher Speise und Trank in kupfernen, an Ketten festgemachten Becken zurichtet." Er befürwortet daher die Verlegung der Tollhäuser an einen einsamen, abgelegenen Ort, da das Schreien und Lärmen der rasenden Leute jedem gesitteten Menschen zur Last falle und die ganze Nachbarschaft beunruhige. Da die stumpfen und blöden oder verwirrten Kranken alles über sich ergehen ließen, was man über sie verhängte, entstand die verbreitete, schon von Tuke bekämpfte Meinung, daß sie gegen Hunger, Kälte und Verwundungen unempfindlich seien, wenn auch äußerste Abmagerung, erfrorene Glieder und zahlreiche Todesfälle durch Verletzungen das Gegenteil zeigten. Man nahm daher die Leiden der Kranken als selbstverständlich und unabänderlich hin, ohne sich über die volle Größe des Jammers Rechenschaft zu geben.

Die geschilderten Zustände erhielten sich stellenweise bis weit in das 19. Jahrhundert hinein. Noch 1842 wurden bei einer Untersuchung der Unterkunftsverhältnisse in Holland Kranke gefunden, „die nackt auf schmutzigem Stroh in verpesteter Luft, nicht selten mit Ketten gefesselt, unter einer Decke lagen, viele ohne genügende Nahrung, Männer und Frauen durcheinander und einige, die allem Anschein nach seit lange nicht das Tageslicht gesehen hatten". Im Jahre 1843 aber entwirft Mahir folgende Schilderung des heute noch stehenden Wiener „Narrenturmes" (Bild 25), eines kreisrunden, 5 Stock hohen Gebäudes, das in 139 „Löchern" 200—250 Geisteskranke eingesperrt enthalte. „Gänge

und Keuchen sind dunkel, auf eine im höchsten Grade kerkerähnliche
Weise, durch furchtbar massive eiserne Türen und Tore, Ringe und Riegel
verwahrt, so daß es gewiß dem raffiniertesten Verbrecher oder Bösewicht
nicht möglich wäre, zu entkommen. Die größte Unreinlichkeit, ein
scheußlicher, unerträglicher Gestank, Heulen und Brüllen, ein entsetzen-
des, schauderhaftes Jammergeschrei vieler, noch an schweren Ketten und
eisernen Reifen, an den Beinen und Armen, selbst am Halse auf die grau-
samste Weise gefesselter Irren sind Objekte, die dem besuchenden
Arzte in diesem Turm entgegentreten. Die armen und unglücklichsten
aller Geisteskranken, die ich jemals gesehen habe, werden gleich den
wildesten Raubtieren hier gehalten und gefüttert; die schlechteste
Menagerie bietet aber noch immerhin ein weit freundlicheres und
menschlicheres Ansehen. Auf allen Gesichtern und in der ganzen Haltung
der Irren sind gräßlicher Jammer, Schmerz und Verzweiflung ausgeprägt; bei magerer Kost und unter unaufhörlichen Schmerzen des
Körpers, die durch gewalttätige Heilversuche mittels perpetueller
Vesicatorien und der Pustelsalbe hervorgerufen werden, wird diesen
beweinenswerten Kranken nicht einmal zuteil, worüber sich selbst die
schwersten Verbrecher und Mörder wenigstens von Zeit zu Zeit erfreuen,
denn nie scheint auf diese Unglücklichen ein Strahl der Sonne oder das
volle Tageslicht. Alle ärztliche Untersuchung und Behandlung geschieht
in der Regel nur durch ein stark mit Eisen vergittertes kleines Loch
der eisernen Tore, aus welchem Jammergeschrei und Gebrüll, Schimpf
und Fluch dem besuchenden Arzt erwidert werden. Durch dasselbe
Loch wird diesen mißhandelten Irren gleich Wölfen und Hyänen Kost
und Getränk, von rohen gefühllosen Wärtern eingeschoben."

Ganz allgemein war vor 100 Jahren noch der Gebrauch von Ketten,
mit denen die Kranken an die Wand oder an Ringe im Fußboden angeschlossen wurden. Man hatte, wie noch heute in Laienkreisen, eine übertriebene Angst vor ihnen und schrieb ihnen wegen der Rücksichtslosig-
keit ihres Handelns übermächtige Körperkräfte zu; darum suchte
man sich vor ihnen möglichst zuverlässig zu sichern. Müller fand
bei seinem Amtsantritt im Juliusspital 1799 in der Mitte jedes Saales
der Irrenabteilung eine große steinerne Säule mit angebrachten Ketten,
„um die Unruhigen oder Bösen zu zähmen" und zu züchtigen, und
auch Hayner berichtet, daß er erst 1807 in Waldheim „den abscheulichen Gebrauch" der Ketten abschaffen konnte. Conolly führt an,
daß in einer großen englischen Privatanstalt in den zwanziger Jahren
von 400 Kranken 70 fast ohne Unterbrechung an Ketten lagen.

Bei einer Besichtigung der Anstalt Bedlam in London sah man
1814 zahlreiche Kranke, nur mit einer mantelartigen Decke bekleidet,
mit einem Arm oder Bein derart an die Mauer gekettet, daß sie lediglich
aufrecht stehen oder sitzen konnten. Ein Kranker war 12 Jahre lang

durch Ringe um Nacken und Gürtel derart an eine in die Wand einge-
lassene Stange gefesselt, daß er nur an dieser auf- und abgleiten konnte;
außerdem waren seine Arme fest an den Leib gekettet. Diese Sicherung
war vorgenommen worden, weil er sich dagegen aufgelehnt hatte, daß
ihn der Wärter an einer ins Nebenzimmer gehenden Kette nach Belieben
hin- und herzerren konnte. Ein Verwalter dieser Anstalt erklärte, daß
Ketten das sicherste Mittel seien, wütende Geisteskranke zu bändigen,
und selbst Dr. Monro erwiderte auf eine Anfrage der Kommission des
Unterhauses, daß man Ketten zwar bei Edelleuten nicht anwenden
dürfe, daß sie aber für Arme und in öffentlichen Anstalten unentbehrlich

seien. Aus einem Reiseberichte
von Güntz geht hervor, daß
auch in der belgischen Anstalt
Gheel noch 1853 Fußschellen
und Ketten in Gebrauch waren.
Die Abbildung 1 stellt eine Kranke
dar, die auf einem Strohlager mit
an den Leib gebundenen Armen
in der oben beschriebenen Weise
an eine Gleitstange gekettet ist.

Neben den Ketten regierte
die Peitsche. Müller erzählt,
daß die Wärter und Wärterinnen
im Juliusspital mit mancherlei
Zwangs- und Strafinstrumenten,
mit Ketten, Armbändern, Fußschellen, besonders aber mit tüchtigen, lederüberzogenen Ochsen-
riemen reichlich versehen waren,
und daß sie davon kräftigen Gebrauch machten, wenn sich ein

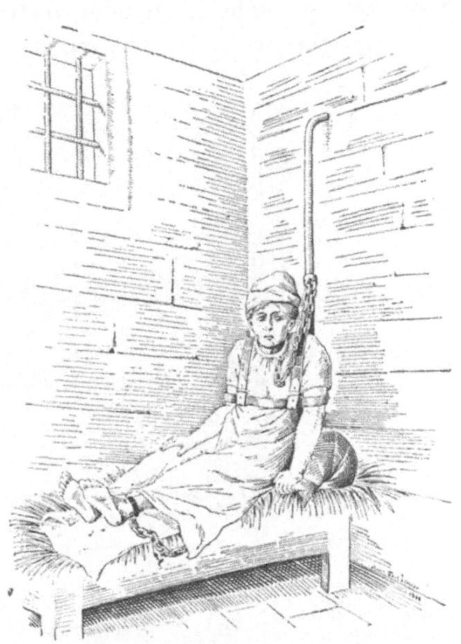

Bild 1. Angekettete Kranke mit Tollriemen.

Kranker verunreinigte, sich beklagte, schimpfte oder gar gewalttätig
wurde; „die Prügelei war bereits an der Tagesordnung", meint er.
Lichtenberg erklärte, Stockschläge hülfen bei Narren oft mehr, als alle
anderen Mittel, und nötigten sie, sich wieder an die Welt anzuschließen,
aus der die Schläge kommen. Selbst Reil, der begeisterte Vorkämpfer
für die seelische Behandlung der Irren, bemerkt, die Zwangsweste, Einsperren, Hunger und einige Streiche mit dem Ochsenziemer seien hinreichend, um die Kranken bald zahm zu machen.

Ebenso ist Frank der Ansicht, daß es einige Fälle „von besonderer
Bosheit und Unvernunft gebe, wo ein Hieb im Vorbeigehen mit Nutzen
versetzt werden" könne, und Autenrieth weiß für das Nacktgehen
der Weiber kein Hilfsmittel, als einige Schläge mit der Rute und gleich

darauf gewaltsames Anziehen der Kleider. Neumann empfiehlt die
Rute gegen Unreinlichkeit; sie helfe allmählich, besonders wenn der
Kranke sonst mit Liebe behandelt werde. Der hochverdiente Erneuerer
des preußischen Irrenwesens, Langermann, schreibt 1804 nur vor,
daß Gefängnis, Strafe und Schläge bei Irren vom Arzte verfügt werden
sollten. Mit flammenden Worten erhebt indessen Hayner 1817 seine
Stimme gegen die körperlichen Züchtigungen der Irren, weil sie ungerecht, schädlich und unnötig seien. „Verflucht sei also von nun an
jeder Schlag,“ ruft er aus, „der einen Elenden trifft aus dieser be-
jammernswürdigsten Klasse der Leidenden! Ich rufe Wehe über jeden
Menschen, er stehe hoch oder niedrig, der es genehmigt, daß verstand-
lose Menschen geschlagen werden!“

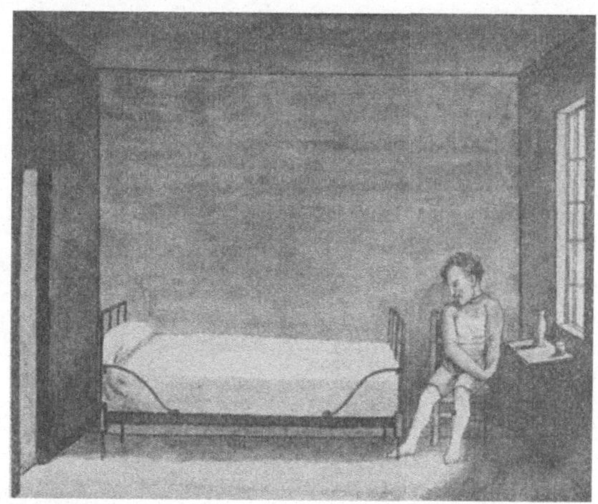

Bild 2. Kranker mit Zwangsjacke in der Zelle.

Dennoch dauerte es noch lange, bis die körperlichen Züchtigungen
aus den Irrenanstalten gänzlich verschwanden. Zwar erklärt auch
Horn 1818, daß die Fälle, in denen Schläge die Heilung der Kranken befördern, mit denen gar nicht verglichen werden könnten, in denen sie schaden, und er verwirft den „in einigen Irrenanstalten“ eingeführten Grundsatz, einen Kranken, der Arzt oder Wärter schlägt, wieder zu schlagen.
Allein noch 1834 spricht sich Amelung dahin aus, daß Züchtigung
„in einzelnen seltenen Fällen, bei höchst störrischen, unfolgsamen, zuweilen selbst mutwillig unreinlichen und boshaften Kranken, wo noch
ein gewisser Grad von Zurechnungsfähigkeit stattfindet“, nicht ent-
behrt werden könne, und selbst 1845 versichert der Leiter der Stral-
sunder Anstalt, daß einige Streiche mit der Birkenrute bei hartnäckiger
Unreinlichkeit „wirklich Wunderdinge“ tun. Allerdings meint er, daß

dabei nicht bloß die Strafe in Betracht komme, sondern auch „der kräftige Hautreiz auf die Glutäen", „welcher offenbar einen sehr günstigen Einfluß auf die Schließmuskel der Urinblase und des Afters zur Folge hat".

Ergänzt und nach Umständen ersetzt wurden die Ketten durch eine lange Reihe anderer, mehr oder weniger sinnreicher Einrichtungen, die alle den Zweck hatten, die Bewegungsfreiheit der Kranken zu beschränken. Oegg erklärt, es sei ziemlich allgemein anerkannt, daß die Zwangsmittel zur Irrenbehandlung ebenso unentbehrlich seien wie Essen und Trinken usw. zur Erhaltung des Lebens. Die Hauptrolle spielte das von Macbride erfundene, von Cullen besonders empfohlene „Zwangskamisol", eine Jacke mit sehr langen, geschlossenen Ärmeln, mit Hilfe deren die Arme auf der Brust oder auf dem Rücken

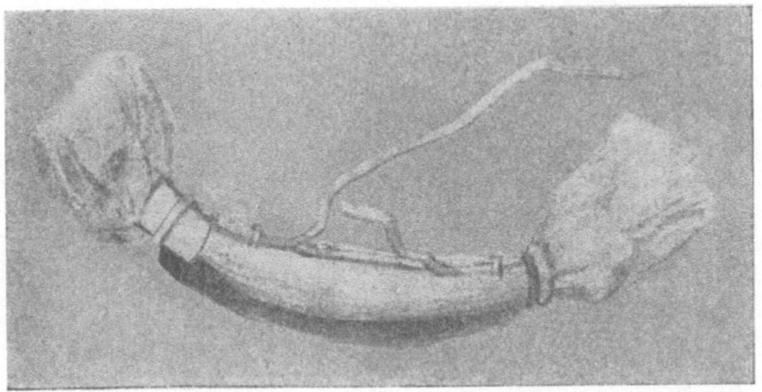

Bild 3. Muffartiger Doppelhandschuh.

fest an den Leib geschnürt werden konnten. Bild 2 gibt einen mit der Zwangsjacke bekleideten Kranken in seiner Zelle wieder. Willis rühmt 1822, daß sie den Geist bestürzt mache und ihn zur Überlegung veranlasse, allzu große Aufgeregtheit bändige und dadurch Ruhe hervorbringe, endlich die Hautausdünstung vermehre, was so sehr wünschenswert sei. Allerdings tadelt Haslam an der Zwangsjacke, die durch zu festes Zusammenschnüren Blutumlauf und Atmung wesentlich beeinträchtigen konnte, daß sie den Kranken hindere, den in der Nase sich anhäufenden Schleim abzuwischen, sich bei einem Juckreiz zu kratzen und lästige Fliegen zu vertreiben. Vering findet jedoch diesen Tadel grundlos, da man vom Tragen der Jacke um so mehr Vorteile erwarten könne, je mehr fühlbare Unbequemlichkeiten sie dem Kranken verursache. Neumann empfiehlt das Mittel besonders bei Frauen, wenn sie sich zanken und schlagen, „weil diese Westen ein so häßliches Ansehen geben".

Ähnliches leistete der Tollriemen, ein Ledergürtel mit seitlichen Hülsen für die Arme oder mit angenähten muffartigen Handschuhen, in denen die Hände gesichert werden konnten. In leichteren Fällen begnügte man sich auch wohl mit einfachen ledernen Handschuhen, die um die Gelenke mit Schlössern befestigt wurden, um die Kranken am Zerreißen, Kratzen, Onanieren zu verhindern, wie Bild 3 andeutet. Denjenigen, die geneigt waren, zu entfliehen oder mit den Füßen zu stoßen, wurden Fußfesseln angelegt oder, wie Bild 4 zeigt, Rollen aus Blech oder Korbgeflecht um die Beine gebunden, nachdem man sie mittels der Zwangsjacke an der Wand befestigt hatte.

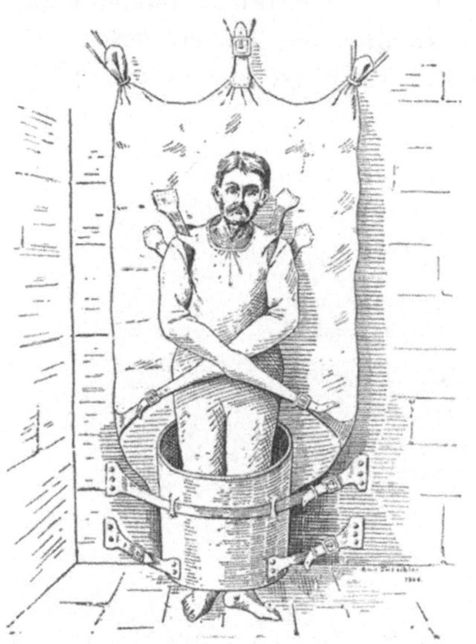

Bild 4. Kranker mit Zwangsjacke und Beinschutz.     Bild 5. Zwangsstuhl.

Sehr ausgedehnte Verwendung fand der von Rush eingeführte und als „tranquillizer", Beruhiger, bezeichnete, in Bild 5 wiedergegebene Zwangsstuhl, ein Nachtstuhl mit Lehnen, auf dem die Kranken an Leib, Armen und Beinen befestigt werden konnten. Er soll nach Willis binnen wenigen Stunden auch den trotzigsten und wütendsten Kranken sanft und folgsam machen. Horn bemerkt, daß die so bewirkte erzwungene Stellung das Gemeingefühl des Kranken auf eine höchst unangenehme Weise beeinflusse. „Er muß sich eine Stellung seines Körpers gefallen lassen, die ihm zuwider ist, wenn sie gleich weder sehr unbequem noch schmerzlich für ihn sein wird." „Die neue und unangenehme Lage, in die er versetzt wird, erregt seine Aufmerksamkeit und leitet ihn von innen nach außen. Das gestörte Selbstbewußtsein kehrt auf längere oder kürzere Zeit zurück; oft wird der Kranke dadurch geweckt, ruhig, besonnen und folgsam." Groos schätzte den Zwangsstuhl so sehr, daß er, wie Roller mitteilt, wiederholt erklärte, er möchte ohne ihn nicht Irrenarzt sein. Heinroth empfiehlt ihn öffentlich als das beste der ihm bekannten Beschränkungsmittel, unter dessen Einfluß am dunklen, einsamen Orte er schon manches sonst nicht zu bändigende, männliche oder weibliche Individuum habe mild und nachgiebig werden sehen. Dagegen erhebt Jacobi Einspruch; er führt eine Kranke an, die volle 6 Monate hintereinander auf dem Zwangsstuhle zugebracht habe. Auch Blumröder meint, daß durch diesen Zwang die Wut des Tollen immer mehr aufgeregt, dessen Ankämpfen gegen den Widerstand fortwährend unterhalten, ja aufs höchste gesteigert werde. „Es setze sich der Gesundeste nur eine halbe Stunde angefesselt auf den Zwangsstuhl", fügt er hinzu, „und er wird mir beistimmen, vorzüglich, wenn ihn ein Floh beißt und er nicht kratzen kann."

Ähnlichen Zwecken wie der „Beruhiger" diente das Zwangsbett (Bild 6), in dem der mit der Zwangsjacke versehene Kranke regungslos befestigt werden konnte; es hatte für das Ablaufen der Entleerungen im Boden einen Schlitz oder bisweilen darüber ein mit Stroh

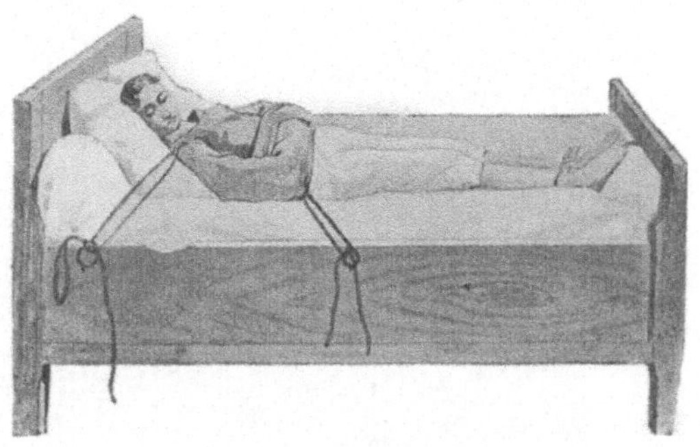

Bild 6. Zwangsbett.

bedecktes Drahtgeflecht, auf dem der Kranke lag. —

Die Aufsicht über die Kranken lag wesentlich in den Händen eines Wartpersonals, das uns vielfach als roh, gefühllos, grob, unordentlich geschildert wird. „Bei männlichen Dienstpersonen sah man gewöhnlich auf Körperstärke, trotziges Aussehen; in dem Innern, mit Gemüt und Geiste, mochte es aussehen, wie es wollte. Bei den weiblichen wurde ebenfalls auf Muskel- und Knochenkraft, auf Courage und Geläufigkeit der Zunge die hauptsächlichste Rücksicht genommen", erzählt Müller. So kam es, daß die unpassendsten Menschen in Dienst genommen wurden, die man sonst nirgends brauchen konnte. Horn erklärt, daß das schlechteste Gesinde in Berlin nicht schlechter sei, als die Krankenwärter der Charité; die Subjekte, die sich um diese Stellen bewürben, müßten die schlechtesten sein, die es überhaupt gäbe, „da sie so wenig Vertrauen erregen oder verdienen, daß eine bürgerliche Familie sie als Gesinde aufzunehmen mit Recht Bedenken trägt". Man machte sogar „der Wohlfeilheit wegen" den Vorschlag, entlassene Sträflinge als Irrenpfleger anzustellen, und führte diese Maßregel in der neuen Heilanstalt

Sonnenstein mehrere Jahre durch. Mahir schlägt noch 1846 Militär-invaliden als billige Pfleger vor.

Wir werden uns über solche Verhältnisse nicht wundern, wenn wir hören, daß in einer aus dem Jahre 1785 stammenden französischen Dienstanweisung angegeben wird, die meisten der Leute, die Geistes-kranke bewachen, verfielen nach kürzerer oder längerer Zeit in Blöd-sinn oder Manie. Esquirol bemerkt freilich dazu, daß er in 40 Jahren nichts Derartiges gesehen habe, obgleich jene Meinung noch in den mei-sten Ländern, besonders in Deutschland, verbreitet sei. Begreiflich ist es aber auch sonst, daß überall ein Mangel an Wärtern fühlbar war,

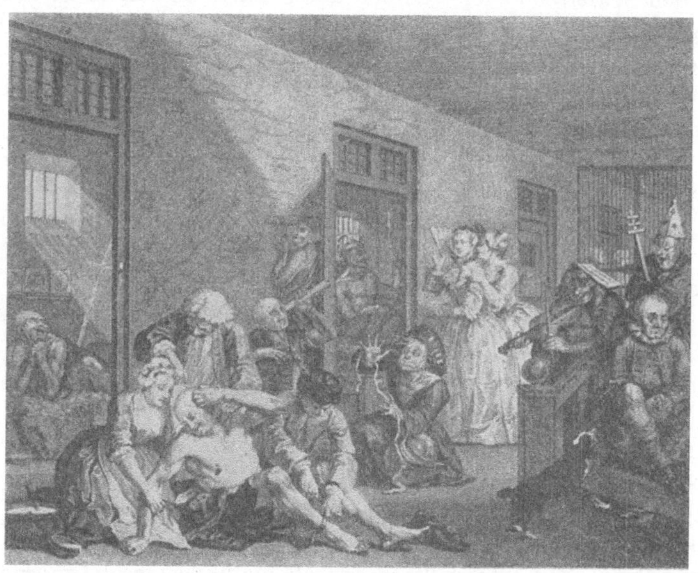

Bild 7. Blick in eine Irrenanstalt nach Hogarth.

da der Dienst in einer Irrenabteilung damals gewiß nichts Anziehendes haben konnte. Es wird daher berichtet, daß ein Wärter 20, ja 30 und selbst 50 Kranke zu versorgen hatte. Natürlich mußte ihm dabei viel-fach das Recht eingeräumt werden, nach seinem Belieben die Kranken zu fesseln oder zu strafen.

Man kann sich leicht ausmalen, wie es in solchen Krankenhäusern aussah und zuging. Eine Darstellung von Hogarth (Bild 7) gibt uns davon einen Begriff. Einzelräume, in denen die Mehrzahl der Kranken ihre Tage zubrachte, waren ohne Luft und Licht, oft kellerartig, mit kleinen, unzugänglichen, stark vergitterten Fenstern und klobigen, durch dicke Riegel oder Vorhängeschlösser versicherten, meist ein Be-obachtungsfensterchen tragenden Türen. Der Steinfußboden der Zellen war öfters geneigt, um an einer Stelle den Unrat abfließen zu lassen, dessen scharfe Düfte den Raum erfüllten. An Möbeln fand sich, wie Bild 8 zeigt, meist nur ein kastenartiges, mit Stroh beschüttetes, an der Wand befestigtes, ebenfalls mit Abfluß versehenes Bett aus Holz oder Stein, allenfalls noch ein Zwangsstuhl oder in einer Ecke ein von außen entleerbarer Abtritt. Auch in den düsteren, unfreundlichen gemeinsamen Aufenthaltsräumen fehlte alles, was nicht niet- und nagelfest war. Die Fenster waren mit Drahtnetzen bespannt, die Öfen mit mächtigen Gittern umgeben, Bänke und Tische unverrückbar befestigt. Das Eßgeschirr bestand aus Blech oder Holz, die Kleidung aus Zwillich oder

grobem Segelleinen in einem Stück, vielfach mit Ledereinfassung und allen den Zutaten an Riemen, Handschuhen, Zwangsjacken, Masken, die das Gebaren des einzelnen erforderlich erscheinen ließ. Einzelne Kranke waren, wie auf Bild 8 erkennbar, in käfigartigen Verließen eingesperrt. Die Höfe waren kahl, von unübersteiglichen Mauern umgeben.

Der Unsauberkeit der hilflosen oder mit ihrem Essen, mit Speichel und Ausscheidungen herumschmierenden Kranken stand das träge, gleichgültige und unzulängliche Wartpersonal völlig machtlos gegenüber. Co-

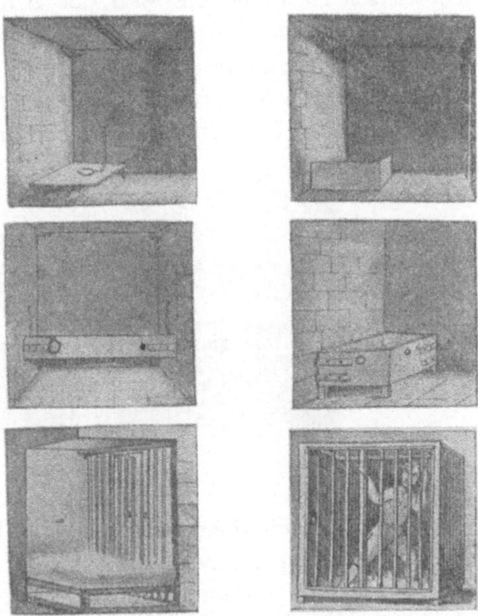

Bild 8. Zellen und Käfige.

nolly führt an, daß in einer Anstalt für 176 Kranke ein einziges Handtuch für genügend erachtet wurde. Infolgedessen herrschte in allen Irrenabteilungen ein eigentümlicher, durchdringender Geruch, der schon von van Swieten und Boerhave beschrieben und noch von Friedreich 1836 als ein besonderes Kennzeichen des Irreseins betrachtet wurde. Auch das Ungeziefer gedieh mächtig. In manchen Anstalten gab es zahlreiche Ratten, die, wie Esquirol berichtet, bisweilen sogar die blödsinnigen oder gelähmten Kranken annagten. Dazu kam dann das Schreien und Jammern, das Schimpfen und Keifen der zusammengepferchten Kranken, ihre unablässigen Versuche, sich von ihren Fesseln zu befreien, das Erreichbare zu zerstören, sich selbst oder andere zu beschädigen, alle ihre sonderbaren, lächerlichen erschreckenden Handlungen, um ein Gesamtbild zu schaffen, das vollkommen ausreicht, um das noch heute im Volke verbreitete Grauen vor den Schrecknissen des „Narrenhauses" begreiflich zu machen. „Das nächtliche Gebrüll der Rasenden und das Geklirre der Ketten", sagt Reil, „hallt Tag und Nacht in den langen Gassen wider, in welchen Käfig an Käfig stößt (Bild 9), und bringt jeden neuen Ankömmling bald um das bißchen Verstand, das ihm etwa noch übrig ist."

Um so merkwürdiger erscheint es, daß bis in den Anfang des 19. Jahrhunderts die Irrenhäuser Neugierigen zu ihrer Belustigung geöffnet waren. Noch Kant warnt 1799 Nervenschwache, aus Neugier Tollhäuser zu besuchen, weil der Anblick der Krankheitsäußerungen durch Vermittlung der Einbildungskraft ähnliche Störungen hervorrufen könne; „mehrstenteils vermeiden sie dieses auch von selbst, weil sie für ihren Kopf fürchten", fügt er hinzu. Pinel teilt mit, daß der Einlaß in die Irrenabteilung der Salpétrière gegen Vorzeigung eines

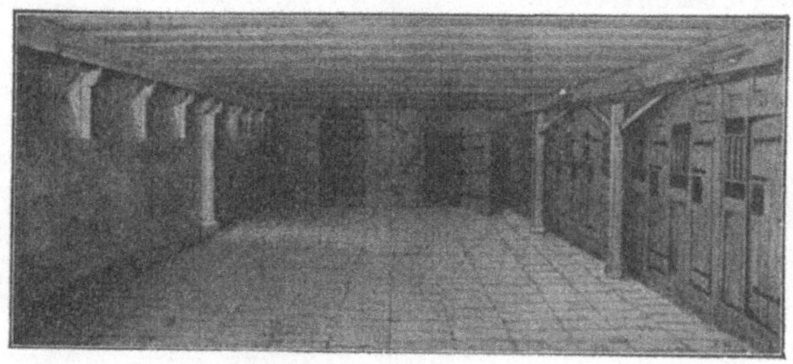

Bild 9.  Alter Zellenkorridor.

Einlaßbilletts beinahe jedermann erlaubt sei. Auch Müller berichtet aus dem Juliusspitale, daß die schlecht besoldeten Wärter und Torleute sich dadurch einen unerlaubten Erwerb verschafften, daß sie die unglücklichen Irren wie fremde Tiere in einer Menagerie begaffen, necken und reizen ließen und dabei oft noch obendrein unwahre Schilderungen ihrer Verrücktheit machten. Er erzählt, wie er selber einem Grafen und seiner Fräulein Braut nebst dem Schwiegervater den Wunsch, die Irren zu sehen, nicht habe abschlagen mögen, sie aber dann in die Nähe einer mannstollen Frau geführt habe, die dem Schwiegervater „in ihrer Négligékleidung" um den Hals gefallen sei und ihn derb geküßt habe; „ich glaube, er werde nicht bald Irren mehr sehen wollen", meint er. Noch 1844 führt Ramaer aus Zütphen an, daß die Irren bis zum Anfange des verflossenen Jahres den Neugierigen für ein kleines Trinkgeld gezeigt worden seien. —

Indessen das Bild der damaligen Tollhäuser ist noch nicht vollständig. Der Druck der Beschränkungsmittel, die zur Erreichung ihres Zweckes fest angelegt werden mußten, erzeugte nicht selten Anschwellungen, weiterhin Geschwüre und selbst Absterben und Brandigwerden von Gliedern, die Unreinlichkeit und die mangelhafte Lagerung ausgedehnten Druckbrand. Die Nahrung war meist einförmig und unzulänglich, „bis zum ärgsten Hungerleiden", weil, wie Langermann 1804 erwähnt, die Meinung herrschte, daß Geisteskranke eine magere und geringe Kost haben müßten. Da die Kranken nachts in der Regel ohne Aufsicht waren und auch sonst vielfach sich selbst überlassen blieben, kam es häufig zu erbitterten Kämpfen, „Stiergefechten", wie sie Müller nennt, in denen schwere Verletzungen an der Tagesordnung waren. Öfters gelang es auch den gefesselten Kranken, sich durch ihre Gewandtheit oder mit Hilfe ihrer Leidensgefährten zu befreien und dann Selbstmord zu verüben oder gefährliche Angriffe gegen ihre Umgebung zu richten. Die Häufigkeit von Erkrankungen, Verletzungen und schweren Unglücksfällen war daher erschreckend. Pinel erzählt, daß 1784 von 110 aufgenommenen Kranken 57, 1788 von 151 sogar 95 gestorben seien; auch späterhin starben immer noch $1/_4$—$1/_3$. Conolly gibt die Sterblichkeit in englischen Irrenanstalten in den zwanziger Jahren auf 14% und mehr an. Gerade das häufige „Verschwinden" von Kranken in den verrotteten englischen Privatirrenanstalten gab 1815 Anlaß zu einer umfassenden Untersuchung über die in ihnen herrschenden Zustände, bei der haarsträubende Einzelheiten aufgedeckt wurden. Unter anderem stellte sich heraus, daß, um diese Dinge zu vertuschen, die Totenlisten gefälscht, Gestorbene und „Verschwundene" als geheilt eingetragen wurden. Ja, als 1813 eine große Nachforschung über die Verhältnisse in dem alten Grafschaftsasyl in York eingeleitet wurde, entstand dort, „ganz in Übereinstimmung und offenbar mit Wissen der Beamten", ein Brand, der den größten Teil des Hauses nebst den meisten Büchern und Papieren zerstörte. Auch viele Kranke verunglückten; „wie viele, ist nie ermittelt", fügt Conolly hinzu. —

Die Quelle, aus der die hier kurz geschilderten, weit verbreiteten Übelstände ihre Nahrung zogen, waren zwei allgemeine Vorurteile, von denen die öffentliche Meinung, zumeist auch die der Ärzte, vollkommen beherrscht wurde. Das eine war die Ansicht, daß Geisteskranke unheilbar seien. Der Herzog Larochefoucault-Lianfourt, der in der konstituierenden Versammlung der französischen Republik über die Zustände in den Irrenanstalten berichtete, erklärte: „Das Irresein wird als unheilbar angesehen; die Irren erhalten keinerlei Behandlung; die für gefährlich gehaltenen werden angekettet wie wilde Tiere." „Eines der Menschheit schädlichsten Vorurteile, und welches vielleicht die beweinenswerte Ursache ist, daß man die Wahnsinnigen beinahe überall aufgibt, ist dies, daß man das Übel für unheilbar hält", sagt Pinel, und Davis erklärte: „Man ließ den unglücklichen Wahnsinnigen bei seinem Brote und Wasser schmachten, ihn als ein der Besorgnis für sein Schicksal unwertes Subjekt, in seiner finstern und einsamen Zelle auf seinem Strohlager an die Wand gekettet, als ein Opfer des trägen und selbstsüchtigen Grundsatzes, der Wahnsinn sei eine unheilbare Krankheit, daniederliegen." Damerow weist darauf hin, daß erst die in den zwanziger Jahren des 19. Jahrhunderts sich anbahnende Trennung der Heil- und Pflegeanstalten die Überzeugung von der Heilbarkeit einer großen Anzahl von Seelenkranken zum allgemeinen Bewußtsein gebracht habe, und auch Griesinger spricht davon, daß zu jener Zeit die Möglichkeit, einen gewissen Teil der Kranken wiederherzustellen, beinahe erst entdeckt worden sei. Selbstverständlich waren auch schon vorher so manche Kranke unter verständiger Pflege, ja selbst unter ungünstigen Verhältnissen genesen, wie die Listen des Juliusspitals ausweisen. Aber solche Einzelerfahrungen verschwanden doch hinter der überwältigenden Tatsache, daß die ungeheure Mehrzahl der in den Tollhäusern aufbewahrten Kranken entweder zugrunde ging oder in den abschreckendsten Formen vertierte. Dies Ergebnis war zum großen Teile gewiß dadurch bedingt, daß man sich aus vielfachen Gründen erst dann dazu entschloß, die Hilfe derartiger Anstalten aufzusuchen, wenn es sich um schwere und langwierige, längst hoffnungslos gewordene Fälle handelte. Es ist aber wohl auch kaum zu bezweifeln, daß nicht wenige Kranke, die an sich noch wenigstens einer weitgehenden Besserung fähig gewesen wären, in der Hölle der Tollhäuser vollends ihre Gesundheit einbüßten. So bildeten die Geisteskranken für ihre Umgebung eine schreckliche, quälende Last, ohne Aussicht auf Erleichterung. Kein Wunder daher, wenn man darauf bedacht war, das verlorene Familienmitglied mit möglichst geringen Opfern irgendwie unschädlich zu machen.

Dazu kam aber weiterhin, daß man die Krankheitsäußerungen ganz allgemein als den Ausfluß persönlicher Torheit oder Niedertracht ansah. Die bald lächerlichen und entwürdigenden, bald gefährlichen und aufreizenden Handlungen des Kranken setzten ihn daher in den Augen seiner Umgebung herab und warfen auch einen Schatten auf seine Angehörigen. So ist das auch heute noch nicht ganz überwundene Vorurteil entstanden, daß seelische Erkrankung nicht sowohl ein Unglück, als eine Schande für den Kranken und seine Familie bedeute. Dieser Gesichtspunkt beherrschte auch die ganze Behandlung der Kranken, die als sittlich entgleiste, übelwollende und vielfach bösartige Geschöpfe galten. Man suchte sie daher vor allem von ihren Torheiten abzubringen und durch Mißhandlungen und Strafen aller Art zu bändigen. Wenn das nicht gelang, so mußte man sich vor ihnen sichern, indem man ihre Bewegungsfreiheit auf das äußerste beschränkte und sie gleich wilden Tieren möglichst fest verwahrte.

Wenn schon die Unheimlichkeit und Unberechenbarkeit im Verhalten der Kranken eine gewisse Scheu vor ihnen erzeugte und sie vielfach bedenklicher erscheinen ließ, als sie wirklich waren, so trug gerade die ungeeignete Behandlung wesentlich dazu bei, ihre Gefährlichkeit immer mehr zu steigern. Mit Notwendigkeit bildete sich eine rasch wachsende Erbitterung der Kranken gegen ihre Peiniger und Kerkermeister heraus, die zu einem dauernden, rücksichtslosen Kampfe gegen die übermächtige Vergewaltigung führte. So kommt es, daß uns die Kranken der alten Tollhäuser als eine Schar rasender und tobender, fortwährend zu Wutausbrüchen, Gewalttaten, Zerstörungen und heimtückischen Angriffen geneigter Zerrbilder des Menschentums geschildert werden, die eben nur durch die roheste Gewalt einigermaßen im Zaume gehalten werden konnten. Esquirol berichtet, daß die Wärter in manchen französischen Anstalten zu ihrer Sicherheit von Hunden begleitet wurden, und Reil schlägt vor, daß die Wärter bei ihren Verrichtungen in den Tobzellen einen unsichtbaren Panzer tragen sollten. Zum Einfangen der Kranken, die gefesselt werden mußten, bediente man sich vielfach auch bei uns eigener halbreifenförmiger „Fangstöcke", mit deren Hilfe die Rasenden zunächst irgendwo an die Wand gepreßt wurden, damit man sich ihrer bemächtigen konnte. —

Folge und Ursache zugleich aller dieser, das Los der Geisteskranken bestimmenden Anschauungen war der Umstand, daß es vor 100 Jahren fast keine Irrenärzte gab. Die eigentliche Fürsorge für die Kranken lag nahezu überall in den Händen der „Oberaufseher", Hausväter, Irrenhausverwalter, während Ärzte lediglich bei körperlichen Leiden zugezogen wurden. Unter den namhaften Schriftstellern über das Irresein begegnen uns in jener Zeit eine ganze Reihe von Laien, Theologen und Philosophen, wie Beneke, Hoffbauer, Fries, Kant; Haslam war Apotheker. Andere waren zwar Ärzte, besaßen aber kaum psychiatrische Erfahrung, wie Reil und Autenrieth, wohl auch Nasse und Friedreich. Nur in den großen Mittelpunkten der Wissenschaft fanden sich einzelne hervorragende Männer, die Erforschung und Behandlung der Geisteskrankheiten zu ihrer Lebensaufgabe gemacht haben, so namentlich Lorry, Daquin, Pinel und Esquirol in Frankreich, Cullen, Arnold, Perfect, Pargeter, Crichton in England, Chiarugi in Italien, Reil, Heinroth, Horn, Hayner, Pienitz in Deutschland. Außerdem gab es wohl hier und da an Spitälern und Siechenhäusern Ärzte, die sich durch langjährige Beobachtung von Geisteskranken eine gewisse Kenntnis ihrer Leiden angeeignet hatten. Allein ihnen fehlte meist jede fachärztliche Ausbildung, und sie betrieben die Seelenheilkunde in der Regel nur im Nebenamte, so daß von einer gründlichen wissenschaftlichen Beschäftigung mit dem Gegenstande kaum die Rede sein konnte. Zudem war ihre Stellung vielfach unwürdig, und sie hatten nur sehr geringen Einfluß auf das Los der Kranken. Selbst Müller in Würzburg berichtet, daß er wegen der geringsten Bedürfnisse seiner Kranken ein förmliches schriftliches Bittgesuch einreichen mußte, daß ihm abschlägige Bescheide mündlich durch den Hausknecht übermittelt wurden, daß er keine Stimme bei Anstellung und Entlassung seiner Wärter hatte, ja daß erst im Jahre 1816 den Ärzten der Titel „Herr" zugestanden wurde. Ähnliche Klagen wurden an anderen Orten laut. Der Wert der irrenärztlichen Behandlung wurde offenbar, wie es auch heute noch vielfach zutrifft, äußerst gering eingeschätzt. In England bestand mindestens bis in die Mitte des Jahrhunderts die Bestimmung, daß es für Privatanstalten mit weniger als 100 Kranken genüge, wenn sie von einem beliebigen praktischen Arzte der Nachbarschaft zweimal in der Woche besucht würden. Selbst Nasse, der hochverdiente Vorkämpfer der wissenschaftlichen Psychiatrie in Deutschland, entwickelte noch 1821 den Plan, die Behandlung eines erheblichen Teils der harmloseren Geisteskranken in die Hände der Geistlichkeit zu legen. Jedenfalls war auch dort, wo eine ärztliche Fürsorge sich zu entwickeln begann, die Zahl der Ärzte viel zu klein, ihre Besoldung ganz unzureichend. Es ist verständlich, wenn unter solchen Umständen der Nachwuchs zunächst spärlich war. Gab doch noch Professor Autenrieth in Tübingen in seinen Vorlesungen über Geistesstörungen seinen Zuhörern ausdrücklich den Rat, sich nicht längere Zeit mit der Behandlung von Irren zu befassen, weil man zu befürchten habe, selbst geisteskrank oder ein Narr zu werden.

Man wird nach dieser Probe kaum annehmen dürfen, daß die Unterweisung der Studierenden in der Seelenheilkunde bei uns auf besonderer Höhe stand. Allerdings wurden schon hier und da klinische Vorlesungen über Psychiatrie gehalten, aber psychiatrische Kliniken im heutigen Sinne gab es noch lange nicht, ja Roller konnte 1838 den Satz aufstellen: „Eine Irrenklinik ist, was auch dafür angeführt worden, ein ungelöstes und unlösbares Problem." Sehr bezeichnend für die vor einem Jahrhundert über diese Frage herrschenden Anschauungen sind die Pläne, die Nasse als eifriger Verfechter des psychiatrischen Unterrichts der Ärzte 1819 über die Einrichtung von klinischen Abteilungen für Geisteskranke entwickelte. Er fordert hier Platz für 6—8 Kranke, die nach Bedarf etwa alle 2—3 Monate durch Austausch aus einer nahe gelegenen Irrenanstalt wechseln sollen. Den Unterricht soll von den drei Professoren der inneren Medizin, der Chirurgie und der Geburtshilfe zunächst derjenige übernehmen, der zu diesem Geschäft am meisten geeignet ist; erst späterhin sei von dem Leiter der inneren Klinik die Eignung dafür bestimmt zu verlangen. Merkwürdig berühren uns heute die vielfach sehr eingehend erörterten Bedenken, ob nicht die klinische Vorstellung den Kranken schaden könne.

Bei dieser Lage der Dinge ist es erklärlich, daß auch die Wissenschaft der Seelenheilkunde selbst noch in den Kinderschuhen steckte. Was uns in den Arbeiten aus jener Zeit am meisten auffällt, ist das starke Überwiegen allgemeiner Erörterungen und tiftelnder Gedankenspielereien über die rein naturwissenschaftliche Beobachtung und Sichtung der Erfahrung. „Man räsoniert zu viel und man beobachtet zu wenig", erklärt Reil 1803, und noch 1822 klagt Jacobi, daß die Masse der Erfahrungen, die vorlägen, viel zu unbedeutend sei, um einem einigermaßen haltbaren Systeme zur Grundlage dienen zu können. Der Boden sei so schlüpfrig, die genaue Beobachtung so schwierig, die Gefahr von Täuschungen der Phantasie und Trugschlüssen des Verstandes so groß, daß es doppelt nötig sei, den Weg der nüchternsten Naturbeobachtung und der vorsichtigsten Induktion strenge innezuhalten.

Zu Ende des 18. Jahrhunderts mußte der Irrenarzt vor allem von der Philosophie oder doch von der Anthropologie ausgehen, die nach der von Kant gegebenen Umgrenzung eine Art Alltagspsychologie bedeutete. So schrieb Daquin 1792: „La philosophie de la folie ou essai philosophique sur les personnes attaquées de la folie", Pinel 1800 sein „Traité médicophilosophique sur l'aliénation mentale ou la manie; er erwähnt einen Kranken, dessen Symptome „nach den Ideen, welche Locke und Condillac über die Wahnsinnigen geben", rätselhaft erscheinen konnten. Ruhland verfaßte 1801 „Medizinisch-philosophische Betrachtungen über die Begriffe von Gemütskrankheiten", Groos 1828 einen „Entwurf einer philosophischen Grundlage für die Lehre von den Geisteskrankheiten", und Ideler erklärte, daß die Psychiatrie bestimmt sei, die Brücke von der Philosophie zur Medizin zu schlagen. Kant aber gab in seiner Anthropologie nicht nur eine eingehende Schilderung des Irreseins und seiner Formen, wie er sie sich dachte, sondern er bestritt auch ausdrücklich der gerichtlichen Arzneikunde, ja überhaupt der Medizin, die Befähigung, die Frage zu beantworten, ob ein Übeltäter bei der Begehung einer Straftat verrückt gewesen sei oder nicht; derartige Fälle seien vielmehr vor die philosophische Fakultät zu verweisen. Auch Hegel hielt sich für berechtigt, ohne jede ärztliche Erfahrung eine Darstellung der Geisteskrankheiten und ihrer vermeintlichen Entstehungsweise zu geben.

Wir finden daher in den Lehrbüchern und in der damals führenden Nasseschen Zeitschrift für psychische Ärzte ausgedehnte Abhandlungen über das Verhältnis zwischen Leib und Seele, über den Glauben an die Unsterblichkeit, die Frage des „Vereintseins" oder „Einsseins" von Körper und Seele und ähnliches. Zugleich macht sich eine seltsame Neigung zu naiven und willkürlichen Deutungen der Beobachtungen wie zur Auffindung allgemeiner Beziehungen zwischen fernliegenden Tatsachenreihen geltend. So sucht Burdach den Beweis dafür, daß wir das Gehirn als Organ der Seele anzusehen haben, aus der Übereinstimmung zwischen dem Begriffe der Seele und der Gestaltung des Gehirns zu führen. Grohmann behandelt das Gehirnleben im Zusammenhange mit einer Weltanschauung, in der die Zahl 3 eine beherrschende Rolle spielt. Wie die Naturreiche vom Tellurismus zu den Atmosphärilien und zu den Lichtwesen fortschreiten, so haben wir im Körper Abdominal-, Brust- und Cerebralgebilde und unter letzteren wieder das verlängerte Mark, das Kleinhirn und das Großhirn, unter den Sinnen den Geruchs-, Gehörs- und den Sehsinn als Entwicklungsstufen zu unterscheiden, denen im Anorganischen die Grundkräfte der Vegetation, Expansions- und Kontraktionskraft, im Organischen die Produktion, Irritabilität und Sensibilität entsprechen.

Ganz ähnliche Gedankenspielereien entwickelt 1829 Damerow, indem den drei Körperhöhlen die Temperamente entsprechen sollen, das cholerische dem Kopfe und Gehirne, das sanguinische der Brust und dem Rückenmark, das melancholische dem Unterleibe mit dem Gangliensystem. Diesen drei Höhlen, dem sensiblen, irritablen und reproduktiven Systeme des Organismus, stellt er dann weiter die drei Teile des Gehirns an die Seite, die Halbkugeln und das Kleinhirn, ferner die Empfindung, Bewegung und Ernährung, endlich das tierische Bewußtsein, das tierische Gefühl und den tierischen Trieb sowie Verstand, Einbildungskraft und Wille. Ja, diese Dreiteilung wird auch noch ausgedehnt auf die Fische, die als „Bauch- und Wassertiere" den Keim des melancholischen oder venösen Elementes in sich schließen, während die Vögel als „Brust- und Lufttiere" das sanguinische, die Säugetiere, besonders die Fleischfresser, als „Erd- (Feuer-) und Kopftiere" das cholerische Temperament darstellen. Endlich sollen die mineralischen Heilmittel zunächst auf das reproduktive, die vegetabilischen auf das irritable und die animalischen auf das sensible System einwirken.

Namentlich chemische Vorstellungen und die Entdeckungen des Galvanismus, der Elektrizität und des Magnetismus, der noch mit dem sogenannten tierischen Magnetismus zusammengeworfen wird, wurden gern mit den Erscheinungen und Störungen des Seelenlebens in Verbindung gebracht. So findet Heinroth in den beiden Hauptformen der Gemütsstörungen, dem Wahnsinn und der Melancholie, die Merkmale zweier entgegengesetzter physischer Prinzipien wieder, der Zentripetal- oder Kontraktivkraft, des Strebens, sich in das Minimum eines Mittelpunktes zu verlieren und so allmählich in nichts zu verschwinden, und der Zentrifugal- oder Expansivkraft, des Strebens, sich in unendliche Weite auszubreiten und so ebenfalls in nichts zu verschwinden. „Wir finden die körperlichen Repräsentanten dieser beiden Kräfte in dem Sauerstoff und dem Wasserstoff, wiefern jener an die Metalle, dieser an die narkotischen Pflanzenprinzipien gebunden ist; beide verhalten sich als Gifte, nur von entgegengesetzter Art, indem das Metallgift nach der Mitte zu zerstörend, das Pflanzengift nach der Peripherie zu zerstörend wirkt." Durch solche Vorstellungen soll „beispiels- und gleichnisweise" der Begriff der Gemütsaffektion bei der Melancholie und dem Wahnsinn „desto anschaulicher" gemacht werden.

Blumröder meint, daß der Blödsinn nach epileptischen Krämpfen zum Teil darin seinen Grund haben möge, daß durch die Konvulsionen die Entladung der abnorm angehäuften Elektrizität „exzessiv bis zur gänzlichen Beraubung und Erschöpfung des (elektrischen) Nervenlebens" stattfinde. Class zieht das Verhältnis der mehr länglichen zu den mehr kugligen Organen bei einem Mörder insofern zur Erklärung seines Gemütszustandes heran, als in ihm sich ein bestimmtes Verhältnis der Expansionskraft zur Kontraktionskraft offenbart, aus dem die Neigung zur Menschenfurcht einerseits, zu heftigen Explosionen andererseits abgeleitet wird; eine zusammengezogene Gestalt des Gehirns mit gleichmäßiger Verhärtung von hinten nach vorn sollte auf einen schwachen Verstand mit gutem Gedächtnis hindeuten; dabei soll die „Attraktivkraft" dem positiven Pole entsprechen, Oxygen und damit größere Gerinnung und Starrheit sowie alle Phänomene der Säuerung erzeugen, während die „Expansivkraft", als Vertreterin des negativen Pols, runde Formen, Verbrennlichkeit und Weichheit bedingt, da sie zur Hydrogenbildung führt. Damerow, der es als unzweifelhaft betrachtet, daß durch Gemütsbewegungen scirrhöse Geschwülste, krebsartige Verhärtungen der Brust, des Magens und des Uterus, Steinbildungen usf. entstehen können, hält diese krankhaften Produkte für „eine Art von chemisch-organischer Präcipitation" des psychischen Leidens, das dadurch organisch abgeschieden werden solle; das „starre, feste Beharren des in sich brütenden Schmerzes" mache, vielleicht wegen der innigsten Wechselbeziehung dieser psychischen Leiden zu den innern Organen, die Ablagerung konsistenterer, mehr an sich kontrahierter Stoffe notwendig; „sie mögen wohl organische Reflexe, pathologische Formen und Symbole des Wesens der psychischen Leiden sein".

Den letzten, in ausschweifenden naturphilosophischen Gedankenspielereien schwelgenden Ausläufer dieser Ideengänge bildet das 1855 erschienene Buch Kiesers, „Elemente der Psychiatrik", in dessen ersten Abschnitten man ganze Seiten lesen kann, ohne den Tiefsinn auch nur eines Satzes zu erfassen. Kiesers Schüler Feuerstein erklärt die Geisteskrankheiten durch eine Umkehrung, „Verrückung der Polarität"; ihre nächste Ursache liege in einer abnormen, unwillkürlichen Oszillation in einem peripheren Teile des Gehirns. Walther betrachtet gar die Quadruplizität der Weltgegenden als die real ge-

wordene Quadruplizität des Geistes: der Sinn und der Norden sollen
dem Kohlenstoffe, der Verstand und der Westen dem Wasserstoffe,
die Einbildungskraft und der Süden dem Stickstoffe und die Vernunft
und der Osten dem Sauerstoffe entsprechen. Diesen und ähnlichen
spintisierenden Verstiegenheiten gesellen sich dann in den Zeitschriften
Abhandlungen über das Fern- und Hellsehen, über das Wahr- und Weissagen, über den animalen Magnetismus und auch über die Wünschel-
rute hinzu. —

Einen unverhältnismäßig geringen Raum nehmen in den deutschen
wissenschaftlichen Veröffentlichungen aus dem Anfange des vorigen Jahrhunderts die Krankenbeobachtungen ein. Sie dienen in der Regel
nicht als Ausgangspunkt von Schlußfolgerungen, sondern mehr zur
Ausschmückung allgemeiner Auseinandersetzungen und tragen in ihrer
abgekürzten Form wie in ihrer Betonung des Kuriosen, Absonderlichen
mehr das Gepräge von Anekdoten. Einzelne besonders merkwürdige Geschichtchen, auch solche aus dem Altertum und aus Dichtern, werden
ohne Prüfung ihrer Zuverlässigkeit immer von neuem als sichere Erfah-
rungstatsachen aufgeführt. Daneben begegnen uns unbegreifliche Be-
obachtungsfehler, so wenn Neumann behauptet, daß der Schädel, je
tiefer ein Kranker in Blödsinn verfalle, desto mehr an Umfang abnehme,
besonders nach hinten immer flacher und niedriger werde. —

Es ist aber auch gewiß, daß es den meisten psychiatrischen Schriftstellern jener Zeit durchaus an genügender eigener Erfahrung mangelte. Auch wenn wir von den Philosophen Kant und
Hegel absehen, die auf Grund des alltäglichen Wissens eine Darstellung
der Geisteskrankheiten versuchten, hatten selbst die an Irrenabteilungen
tätigen Ärzte nur wenig Gelegenheit zu umfassenderen Forschungen.
Sowohl der Bestand der Abteilungen wie die Zahl der jährlichen Aufnahmen war überall recht klein. So traten in die Irrenabteilung des
Juliusspitals, eine der ältesten und bestgeleiteten in Deutschland, von
1798—1823 bei einem Belegraum von etwa 70 Plätzen durchschnittlich
jährlich 21 Kranke ein. Selbst Pinels Abteilung in Paris bot jährlich
fast niemals mehr, als etwa 170—190 Zugänge. Es ist begreiflich, daß
sich eine Wissenschaft, die durchaus der steten Berührung mit den gegebenen Naturerscheinungen bedarf, unter solchen Bedingungen nur langsam entwickeln konnte. Während die immerhin in weit günstigeren Verhältnissen arbeitenden französischen Irrenärzte damals schon einen
reichen Schatz von wertvollen Beobachtungen niederlegen konnten,
ist es kennzeichnend, daß wir das berühmteste und anregendste Werk
der älteren deutschen Psychiatrie, Reils Rhapsodien über die Anwendung der psychischen Kurmethode auf Geisteszerrüttungen, einem Manne
verdanken, der nach seiner eigenen Angabe auch 8 Jahre später noch
wenig oder keine Erfahrung in der psychischen Heilkunde hatte und diese

Unzulänglichkeit auch auf das deutlichste erkennen läßt. Autenrieth schrieb eine psychiatrische Abhandlung, nachdem er im Verlaufe von 10 Jahren Gelegenheit gehabt hatte, 28 Geisteskranke zu beobachten.

Die allgemeine, mehr von der Einbildungskraft, als von der nüchternen Betrachtung der Natur geleitete Richtung des medizinischen Denkens kam selbstverständlich auch in den Anschauungen über das Wesen und die Ursachen des Irreseins zum Ausdrucke. Durchaus im Vordergrunde der Erörterungen stand damals die Frage, ob die Geistesstörungen auf Veränderungen der Seele oder des Körpers beruhen. Die Vertreter der ersteren Anschauung, die sogenannten Psychiker, an ihrer Spitze der Leipziger Professor Heinroth, ein strenger Verfechter der Einheit von Leib und Seele, sahen im Irresein wesentlich den Ausfluß der persönlichen Schuld. „Aus ihr entspringen alle Übel, auch die Störungen des Seelenlebens. In dem Kampfe zwischen der natürlichen Selbstsucht des Menschen und der die Offenbarung des Höchsten vermittelnden Vernunft leitet uns die Stimme des Gewissens wie ein Kompaß, dem wir folgen können oder nicht. Lebt der Mensch für die Welt und für das Ich, so verfällt er in Sünde und stört seine Entwicklung, die durch ihn zur Wirklichwerdung bestimmte Lebensoffenbarung, kurz, die Ordnung und Gesetzlichkeit des Seins und Lebens selbst, und sein Vergehen gegen das höchste Leben ist in Beziehung auf ihn selbst Lebensstörung, Hemmung und Beschränkung, d. h. menschlichkrankhafter Zustand." „Indem der Mensch sich dem Bösen hingibt, wird er des Nichtgöttlichen Sklave, und er verliert somit, zwar nicht unmittelbar und sogleich seine Willkür, aber doch den einzig möglichen, wahrhaft freien Stand im Leben und mit ihm zugleich das Gefühl reiner Befriedigung und Seligkeit. Eine Beute der Leidenschaften, des Wahns und der Laster, wird so das schöpferische Bildungsgeschäft in ihm mannigfaltig gehemmt, unterbrochen und zurückgedrängt; und so entsteht uns durch die Betrachtung eines solchen gestörten inneren Organisationsprozesses zur Entwicklung des vollendeten, d. h. freien Lebens, der Begriff der Störung des Seelenlebens oder kürzer der Seelenstörung." Da die Seele ihrem Wesen nach frei ist, kann sie diese Freiheit nur durch sich selbst, durch ihren Hang zur Sünde, verlieren; dadurch gerät sie in Abhängigkeit von außen und verfällt den Folgen von Schuld, Sünde und Selbstsucht. So kommt es zur Erzeugung der Seelenstörungen; die Mutter ist die Seele selbst; der Erzeuger ist das Böse, mit dem sich die Seele begattet, indem sich dasselbe ihr in mannigfaltiger Gestalt naht. „Die Seele und das Böse werden vereinigt, wie überall die Geschlechter vereinigt werden: durch die Liebe; die Liebe der Seele zum Bösen heißt der Hang zum Bösen." Dadurch wird das Hinabneigen und Sinken, der Fall in den Abgrund der Finsternis versinnbildlicht. „Man sage, was man wolle, aber ohne gänzlichen Abfall von Gott gibt es keine Seelenstörung. Ein böser Geist also wohnt in den Seelengestörten; sie sind die wahrhaft Besessenen."

Tatsächlich findet nun Heinroth, wie er ungezählte Male versichert, überall die Bestätigung dafür, daß die Seelenstörungen aus der freiwilligen Hingabe an das Böse entspringen. Die „Melancholia attonita" befällt Menschen nach heftig auf das Gemüt wirkenden Ereignissen, welche keine Kraft des innern Widerstandes finden, „da das Individuum im Laufe seines Lebens nicht dafür gesorgt hatte"; die Willenlosigkeit mit Erschöpfung („Abulia melancholica") entwickelt sich auf dem Boden der Erschöpfung, die, wie bei der „Abulia simplex", „nicht ohne früheres Verschulden stattfindet", während die „Abulia anoa", die Willenlosigkeit mit Blödsinn, „Folge von Samenverschwendung" ist. Die „Melancholie mit Verrücktheit, Wahnsinn und Tollheit" entsteht „nach einem teils verkehrten und phantastischen, teils verworfenen und verbrecherischen Leben einer übrigens energischen Natur", während die „Tollheit", die „Mania simplex", in der Natur eines von Jugend auf verdorbenen Willens begründet ist und ihre Elemente aus der Tiefe der vernachlässigten moralischen Anlage des Menschen hervorgehen. Den allgemeinen Wahnwitz, die „Eknoia catholica", führt Heinroth auf „heftige Leidenschaften, ungebändigte, falsche Verstandeskultur und Triebe" zurück, und von dem „tollen Wahnwitz", der „Eknoia maniaca", heißt es: „Auch ist aus dieser Hölle keine Erlösung, sie müßte denn durch ein Wunder geschehen. Nur durch die schrecklichste Gesunkenheit, nach den gröbsten Ausschweifungen, den größten Lastern und Verbrechen, gerät der Mensch in diesen Zustand gänzlicher geistiger Auflösung. „Die religiöse Melancholie endlich kommt zustande durch das Weltleben, das Irregehn in demselben, das Versinken in seinen Sümpfen und die zuletzt erwachende Richterstimme im Menschen sowie den Schreck, den sie in dem verwahrlosten Geist und Gemüt hervorbringt. „Ein ausschweifendes Leben, das seine Kräfte erschöpft hat, ein Hingegebensein an Leidenschaftlichkeit aller Art, ein schweres Verbrechen oder eine Reihe von schweren Vergehungen: dies ist der sumpfige Weiher, dessen Unterstes durch den Sturm zu oberst gekehrt wird, und welches nun die Schrecken der Tiefe zutage fördert. Eine zerrüttete Seele in einem zerrütteten Körper; dies ist die Basis der religiösen Melancholie." Man solle sich nicht durch den Schein der Unschuld blenden lassen; es gebe „übertünchte Gräber". Die Ungeheuerlichkeit der Irrtümer, die hier durch verkehrte Grundanschauungen in die Beobachtung und Beurteilung der Kranken hineingetragen werden, hat etwas Erschütterndes.

Selbstverständlich muß Heinroth, um seine Ansicht aufrechtzuerhalten, zu allerlei Künsteleien greifen. Schon das bloße natürliche

Fortleben und Dahinleben, unbekümmert um das eine, was not ist und was das Herz fest macht: um das Zusammenhangen mit dem Höchsten, sei hinlängliche Diathesis zu allen Arten von Seelenstörungen nach Maßgabe des Temperaments. Unter den Einflüssen eines ganzen Lebens, die es nach seiner inneren Natur und nach der Neigung der Willkür verarbeitet, entwickelt sich das Gemüt, das aus ihnen Blätter und Blüten und Früchte treibt, des Gedeihens entweder oder des Verderbens. Wenn dann äußere Veranlassungen, wie Schreck, Ärger, Kummer, Seelenstörungen erzeugen, „so ist dies ein sicherer Beweis, daß dergleichen Individuen schon früher nichts weniger als seelengesund, sondern schon moralisch verwildert waren". Man gehe nur die Gelegenheitsursachen der Reihe nach durch, „und man wird finden, daß nur unter Voraussetzung einer durch falsch geführtes Leben erworbenen krankhaften Empfänglichkeit nicht bloß, sondern wirklichen Krankheitsdiathesis, die genannten Reize eine so bedeutende Wirkung hervorbringen können". Auch die Magenüberladungen, Verstimmung von Verdauungswerkzeugen, Verdorbenheit der zubereiteten Säfte, Erhitzungen und Erkältungen, der ganze Kreis von Unbesonnenheiten des Lebens, begleitet von den mannigfaltigsten nachteiligen, Leben und Seele gefährdenden Folgen, „ist denn dies alles ein Beweis von wohlgeordnetem Seelenleben? Oder nicht vielmehr ein Beweis, daß die psychische Ökonomie schlecht beschaffen ist? Ungeheure Vernachlässigung, Gedankenlosigkeit, Übereilung, Leidenschaftlichkeit, kurz mannigfaltige Seelenverkehrtheit wird vorausgesetzt, ehe die äußere Lebenstätigkeit in so große Verwirrung und Verkehrungen ihrer Richtung gebracht wird." Über den angeblich krankmachenden Einfluß unterdrückter Hämorrhoiden heißt es: „Sind sie eine Folge wohlgeordneter Lebensart? Eines guten physischen und psychischen Regimes? Es sei, daß Alter, Anerbung usw. ihren Teil daran haben: ohne Ausschweifungen, Vernachlässigungen, Unbesonnenheiten usw. entstehen keine solchen Zufälle. Aber Gefräßigkeit und Völlerei, ein ganzes ungeordnetes, wüstes Leben, diese bringen am Ende solche Desperationskuren der Natur hervor. Keine Ehre für ein Menschenleben!"

Die von ihm selbst gepriesene Heilwirkung des Aderlasses bei der Manie, wobei das Blut aus der Ader schnell und siedendheiß springt, „als jauchzte es über seine Befreiung aus dem Kerker, in welchem es gegen sich selbst tobte", erkennt Heinroth ebenfalls nicht als Beweis einer körperlichen Entstehung des Leidens an. Die Krankhaftigkeit des Gefäßsystems und seines Inhalts sei vielmehr erst das Erzeugnis und die endliche Folge, der Stempel eines ganz verkehrten Lebens, welches sich widernatürlich psychisch und somatisch, durch Leidenschaften, durch starke Getränke, überhaupt durch luxuriöse Lebensart angespannt, überfüllt, gereizt hat, aus Maß und Ordnung herausgefallen ist.

Aus solchen Anschauungen zieht Heinroth naturgemäß den Schluß, daß die einzige Vorbeugung des Irreseins der Glaube ist, ein Nachweis, dem er den „ethischen" oder prophylaktischen Teil seines Lehrbuches widmet. „So wirkt das Leben im Glauben bis tief in die irdische Wurzel unseres Daseins hinab, festiget und kräftigt dieselbe, solange wir in diesem Leibe wallen, und sichert und schützt so durch sein Wesen und Wirken den ganzen Menschen vor aller Gefahr der Seelenstörung und des unfreien Zustandes jeder Art, als das gewisse, untrügliche Schutzmittel, welches wir gesucht und solchergestalt gefunden haben." Daraus würde sich die Folgerung ergeben, daß, wer sich geistig bewahre, nie in Gefahr sei, geisteskrank, ein Narr zu werden, und Groos kommt denn auch 1838 bei der Untersuchung der Frage, ob ein Weiser irre werden könne, zu dem Schlusse, daß zwar durch einen Schrotschuß in die Stirn oder durch eine Handvoll Tollkirschen auch hier das Instrument der Seele verstimmt werden könnte, daß es aber doch wohl nicht zu dem greulichen Mischmasch der eigentlichen Verrücktheit, nicht zu jenen unbegreiflichen Absurditäten, zu jenen widernatürlichen Affekten und zum blutdürstigen Willen kommen werde, sondern etwa der letzte hohe Entschluß des Weisen vor der Erkrankung sich vielleicht als Ekstase oder als eine andere milde Form durch das Leiden hindurchziehe, in welchem alle abscheulichen Züge wegfallen würden.

Den Anschauungen Heinroths standen diejenigen Idelers nahe, der in den unbeherrschten Leidenschaften die Hauptquelle der Geistesstörungen, ja der Krankheiten überhaupt erblickte. Er bezeichnet es als einen „jedem erfahrenen Arzte bekannten Satz, daß mit fast alleiniger Ausnahme derjenigen Krankheiten, welche aus mechanischen Verletzungen und Vergiftungen stammen (wenn wir zu letzteren im weitesten Sinne auch alle durch Kontagien und Miasmen erzeugten Leiden rechnen), beinahe alle übrigen oft genug in leidenschaftlichen Erschütterungen entweder ausschließlich ihren Ursprung finden oder wenigstens unter Mitwirkung der letzteren um so leichter aus ihren gewöhnlichen Ursachen hervorgehen".

Es konnte nicht fehlen, daß von derartigen Standpunkten aus auch die einzelnen Krankheitsäußerungen aus der Art der vorausgehenden Verirrungen abgeleitet wurden. Der Wahnsinn, ein Zustand traumhafter Verwirrung, ist nach Heinroth allezeit das Erzeugnis heftiger Leidenschaften, namentlich der Liebe und der Eifersucht; die Melancholie entspringt aus Kummer, Gram und Sorge; die verschiedenen Formen der mit Wahnbildungen einhergehenden Verrücktheit entwickeln sich aus Stolz, Ehrgeiz, Ruhm- und Gewinnsucht, aus Eitelkeit, Dünkel und Hochmut, aus Schwärmerei und Fanatismus. Der Blödsinn entsteht durch

Ausschweifungen, Onanie, Trunksucht, Völlerei, während die Tollheit oder Tobsucht dadurch zustande kommt, daß der Mensch verwildert, wenn er aus den Schranken des Gesetzes und der Ordnung herausgetreten ist, nunmehr gegen sich selbst und gegen sein Schicksal ergrimmt und Gesetz und Ordnung anfeindet, die seine Feinde geworden sind, wie er der ihrige wurde. Das Toben im Organismus ist hier bloß der äußere Ausdruck des inneren Zustandes. „In dem Gefühl seiner Trennung vom Guten, mit dessen reinem Wesen er sich nicht wieder vereinigen kann, gibt er alles auf und wird ein Zerstörer, ein Verderber". Wir werden hier an die Worte erinnert, mit denen Burrows 1828 sein Buch über die Geistesstörungen begann: „Das Irresein ist einer der Flüche, die auf die Menschheit durch den Zorn des Allmächtigen für ihre Sünden heraufbeschworen wurden."

Die gewichtigen Einwendungen, die gegen die hier kurz umrissenen Ansichten vorgebracht werden können, sind ihren Urhebern natürlich nicht verborgen geblieben und gaben Anlaß zu eingehenden Erörterungen. Den nächstliegenden Einwurf, daß doch nun einmal tatsächlich die geistig Erkrankenden durchaus nicht häufig vorher ein besonders sündiges Leben geführt haben, sucht Heinroth mit den schon angeführten Gedankengängen zu entkräften, die jeden Menschen zum offenbaren oder heimlichen Sünder stempeln und auch die Mängel der Veranlagung als Folge von Laster und Selbstsucht erscheinen lassen. Weiterhin aber hatte man sich mit der Tatsache abzufinden, daß einerseits das Irresein gar nicht selten mit auffallenden körperlichen Veränderungen einhergeht, denen man eine ursächliche Bedeutung zuzuschreiben geneigt sein wird, und daß andererseits handgreifliche geistige Störungen durch Gifte, fieberhafte Erkrankungen, Hirnverletzungen herbeigeführt werden können. Jener ersteren Beobachtung wird von den Psychikern durch die Behauptung begegnet, daß die wahrgenommenen Veränderungen nicht sowohl die Ursache, als vielmehr die Folge der geistigen Störungen darstellen. Wenn ein leidenschaftliches Gemüt eine Vorstellung, einen Gedanken so lange verfolge und hege, bis er zur fixen Idee werde, führt Heinroth aus, sei nicht zu verwundern, vielmehr ganz natürlich, daß die zarten Organe im Gehirn, die bei dem Bilden von Vorstellungen und Gedanken tätig seien, durch Überreizung, Überspannung, oder wie man es nennen wolle, angegriffen und vielleicht in einen entzündungs- oder lähmungsartigen Zustand versetzt würden. Freilich könne die also entstandene organische Verstimmung oder Zerrüttung nun auf die Seele zurückwirken, so daß sie, auch für den Fall, wenn sie etwa ihres verkehrten Treibens müde wäre und sich wieder in ihren Gleichgewichtspunkt zurückversetzen wolle, es nicht mehr vermöge, sondern in ihrer eigenen Schlinge gefangen sei. In anderen Fällen seien die körperlichen Erkrankungen erst durch die unzweckmäßige Lebensführung, durch die Ausschweifungen und Verirrungen hervorgerufen, die auch die Voraussetzung für die Entstehung des Seelenleidens bilden.

Der zweiten, oben angeführten Schwierigkeit entziehen sich die Psychiker durch die Ausscheidung der offenkundig durch körperliche Schädigungen bedingten Geistesstörungen aus dem Gebiete des Irreseins überhaupt. Heinroth erklärt, er leugne standhaft, daß somatische schädliche Potenzen, mechanische, chemische Gewalten, körperliche Erkrankungen, organische Fehler, idiopathisch und ursprünglich „wahre, eigentliche Seelenstörung" erzeugen können. Er stellt daher den eigentlichen, durch innere Unfreiheit gekennzeichneten Geisteskrankheiten die „gebundenen" Zustände gegenüber, in denen die Freiheit nicht aufgehoben, sondern nur gehemmt ist, oder, wie er es ausdrückt, nur eine Wolke vor die früher oder später in hellem Glanze strahlende Sonne tritt. Dahin gehören die durch eine organische Erkrankung erzeugten Seelenstörungen. Der Rausch und die Fieberdelirien waren daher für ihn etwas ganz anderes, als die sonstigen Formen des Irreseins. Übrigens läßt er durchblicken, daß es sich auch wohl hier öfters doch eigentlich um „gemischte" Zustände handele, in denen Unfreiheit sich mit Gebundenheit vergesellschafte. „Niemand ist vorher, ehe er in ein Fieber mit Delirien verfällt," so führt er aus, „so moralisch rein, daß sich nicht fehlerhafte Triebe, Neigungen, Leidenschaften, überhaupt moralische Verwöhnungen in sein Leben hätten einschleichen sollen. Im organisch gesunden Zustande bleiben vielleicht diese moralischen Ausartungen versteckt, allein in den unbewachten Augenblicken der Krankheit tritt dies alles hervor, und der Mensch gleicht jetzt einem Trunkenen, der sein Innerstes zur Äußerung bringt."

Man wird es begreiflich finden, daß diese Anschauungen von den mehr medizinisch gerichteten Irrenärzten, den „Somatikern", heftig bekämpft wurden. Sie nahmen die alte Lehre des Hippokrates wieder auf, der schon mit größter Klarheit und Entschiedenheit das Gehirn als den Sitz der seelischen Vorgänge und dementsprechend auch als den Entstehungsort der geistigen Erkrankungen bezeichnet hatte. Der Zusammenhang der Sinnesorgane einerseits, der Bewegungswerkzeuge andererseits mit dem Gehirn, die engen Beziehungen zwischen geistiger Entwicklung und Ausbildung des Gehirns in der Tierreihe und beim einzelnen Menschen, endlich die augenfälligen Beeinträchtigungen des Seelenlebens durch gröbere Verletzungen und Erkrankungen des Gehirns dienten der Überzeugung zur Grundlage, daß wir im Gehirn, wie es Reil ausdrückte, „den Leib unseres Ichs" zu suchen haben. Diese, schon von vielen Irrenärzten, namentlich von Chiarugi und Willis, verteidigte Lehre trat jetzt in scharfen Gegensatz zu der moralisierenden und theologisierenden Richtung. Ihre hervorragendsten Vertreter, Nasse und Friedreich, betonten, daß die unsterbliche Seele überhaupt nicht erkranke, sondern daß nur der Körper durch Störungen untauglich werden könne, die Tätigkeitsäußerungen der Seele in gehöriger Weise zu vermitteln.

Eine gewisse Sonderstellung nahm Jacobi ein. Die Tatsache, daß einerseits der Seelenzustand durch Vorgänge in den verschiedensten Körpergebieten beeinflußt werden kann, und daß andererseits die Seelenregungen auf alle möglichen körperlichen Leistungen einzuwirken vermögen, hatten ihn zu der Ansicht geführt, „daß die organischen Bedingungen zu den psychischen Erscheinungen keineswegs ausschließlich im Gehirne zu suchen sind, sondern daß vielmehr die Mitwirkung aller Teile des Organismus zur Hervorbringung dieser Erscheinungen, nur auf verschiedene Weise und in einem verschiedenen und wechselnden Maße, in Anspruch genommen wird". Daraus leitete sich für ihn die Lehre ab, daß die Geistesstörungen überhaupt nicht als selbständige Erkrankungen, sondern lediglich als Ausdrucksformen der mannigfaltigsten körperlichen Leiden zu betrachten seien, die bisweilen im Gehirn, aber auch in irgendwelchen sonstigen Gebieten unseres Leibes ihren Sitz haben können, in Lungen, Leber, Darm, Herz, Milz, Nieren, Blutgefäßen, ja auch in der Haut, in Muskeln oder Knochen. „Durch jedes Leiden, durch jede Krankheit, es mögen dabei was immer für Systeme und Sphären des Organismus, was immer für einzelne Gebilde, in was immer für einer Art und Komplikation ergriffen sein, die Krankheit mag akut oder chronisch, intermittierend oder remittierend, idiopathisch oder sympathisch sein, genug, ihre Beschaffenheit mag sein, welche sie wolle, ist allemal zugleich eine eigentümliche krankhafte Modifikation der psychischen Erscheinungen bedingt." In diesem Sinne sprach er nicht von Geisteskrankheiten, sondern vielmehr von „mit Irresein verbundenen Krankheiten".

Jacobi meint auch, es sei ihm wahrscheinlich, daß, wenn es möglich wäre, einem Wahnsinnigen den bestorganisierten Kopf aufzusetzen, er darum doch keine Minute richtig denken würde, und im Gegenteil noch weit mehr davon zu erhoffen sein würde, wenn man dem Kopfe eines Irren einen gesunden Rumpf unterschieben könnte, da die große Masse des diesem innewohnenden vegetativen Vermögens vielleicht die Reorganisation des kranken Kopfes bewirken könnte. Wenn auch diese Ansicht die ursächliche Bedeutung der seelischen Veranlagung wie der gemütlichen Einwirkungen notwendig unterschätzen, andererseits zufälligen körperlichen Störungen zu viel Gewicht beilegen mußte, so wies sie doch mit Nachdruck auf die Beobachtung und Untersuchung der Kranken und die Erhebung von Leichenbefunden hin. Ihre Bestrebungen, die sich vielfach an die Forschungen der französischen und englischen Fachgenossen anlehnten, wurden daher der Ausgangspunkt für die Entwicklung einer klinischen, auf naturwissenschaftlicher Erfahrung aufgebauten Psychiatrie.

Allerdings bewegten sich die Versuche, ein Bild von den körperlichen Grundlagen des Irreseins zu entwerfen, vielfach in sehr unsicheren Bahnen. Dem Nervenfluidum, Nervensaft oder Nervenäther, den man sich im Gehirn ausgeschieden dachte, wurde vielfach eine große Bedeutung zugeschrieben; er sollte in stärkerem oder schwächerem Maße abgesondert werden, die Gewebe verändern oder sich bewegen und dadurch verschiedenartige Störungen erzeugen. Chiarugi betont die verschiedenartige Festigkeit der Hirnmasse sowie die Ansammlung und Ablagerung krankhafter Stoffe in ihr, durch die sie „mit einer widernatürlichen Last beschwert, verändert und gereizt werde". Von vielen Ärzten wurde besonderes Gewicht auf die Füllung der Gefäße, die Bewegung und die Beschaffenheit des Blutes im Gehirn gelegt, von denen die Art der bestehenden Geisteskrankheit abhängen sollte. Cox, der die nächste Ursache des Irreseins stets im Gehirn sucht, dachte vor allem an eine Veränderung des Blutlaufes bei Verrückten, an eine „Plethora des Kopfes". Auch Rush meint, daß die Ursache des Irreseins ursprünglich in den Blutgefäßen des Gehirns liege. Bird erklärte, daß das Vorwiegen des arteriellen Blutes im Gehirn den Wahnsinn, dasjenige des venösen Blutes die Melancholie erzeuge. Marshal kam, hauptsächlich auf Grund von Leichenbefunden, ebenfalls zu der Anschauung, daß die Seelenstörungen regelmäßig mit krankhafter Beschaffenheit des Herzens und der Blutgefäße, namentlich des Hirns, in engster Beziehung ständen. Crichton leitete von einer Überreizung der Gefäße die tobende Manie, von einer Abspannung derselben die gelinde Manie und von einer gänzlichen Hemmung ihrer Tätigkeit die Melancholie ab, während umschriebene Gefäßstörungen in den einzelnen Organen die verschiedenen Formen des partiellen Wahnsinns verursachen sollten. Arnold führt den Nutzen der Blutentziehungen auf eine Verminderung des Andrangs zu den Hirngefäßen und ihrer „widernatürlichen Aktivität" zurück.

Ähnliche Gedankengänge entwickelt Blumröder, wenn er in bilderreicher Sprache das Irresein aus der Störung des Verhältnisses zwischen dem kühldenkenden Hirn, dem „Phosphorus", dem „Ormuzd", und der plastischen, das Triebleben verkörpernden Blutwelle, dem „Ahriman" ableitet. In der Tollheit wird das Hirn vom Blute beherrscht, während es im Blödsinn entweder durch die geringe Menge des einströmenden Blutes „annihiliert" oder durch primäres Erlöschen des eigentümlichen, „wahrscheinlich elektrischen" Hirnlebens „für die Blutbegattung impotent" geworden ist. Andere Formen entstehen durch Mangel oder Überwiegen der Blutbelebung an einzelnen Punkten des Gehirns, Wechsel dieser Zustände, Beeinflussung benachbarter Gebiete, Verbindung venöser und arterieller Blutfüllungen. Blumröder meint, daß die Hirnarterien „das flüchtigste, leichteste, feinste, luftähnlichste Blut" führen; dieses suche sich das Hirn mit „Wahlverwandtschaft" auf, durchdringe und determiniere es mit blindem Walten, wenn es geschwächt und in seinen Fasern erschlafft, dumpf und stumpf sei, verlasse es aber, wenn jenes „für sich wenig denke".

Die allgemeinen Eigenschaften der Gewebe zieht Reil heran, wenn er meint, daß träge und kraftlose Sensationen und damit Narrheit oder Blödsinn entständen, wo das Nervenmark zu weich, die Muskelfaser zu dehnbar, die Galle fade und das Generationssystem ohne Energie sei, während rasche und starke Sensationen mit Neigung zu fixem Wahn oder zur Tobsucht zustande kämen, sobald der Eiweiß- und Faserstoff zu dicht und trocken, die Galle bitter, alle Fasern gespannt und die Geschlechtsteile sehr reizbar seien. Noch andere arbeiten mit dem Begriffe der Irritation, die unmittelbar oder durch Vermittlung anderer Organe auf das Gehirn einwirken könne, auch Entzündung und Blutergüsse erzeuge und auf diese Weise die verschiedenen Formen der geistigen Störung verursache.

Eine erhebliche Rolle spielt ferner in den Erklärungen des Irreseins und namentlich der Behandlungserfolge der Antagonismus zwischen den verschiedenen Organen des Körpers, so zwischen Gefäß- und Nervensystem, insbesondere aber auch in den einzelnen Abschnitten des Nervensystems. Reil meint, daß z. B. die beiden Pole des Körpers, Kopf und Geschlechtsteile, in einer merkwürdigen Wechselwirkung ständen, und er fügt hinzu, daß möglicherweise die gleiche Ursache, eine Überladung mit elektrischer Materie, im Kopfe die Tobsucht und in den Geschlechtsteilen die Geilheit erzeugen könne. Erregung und Reizung auf einem Gebiete kann sich mit Abstumpfung oder Lähmung auf einem anderen verbinden; dadurch kommt einerseits die Mannigfaltigkeit der Krankheitsformen zustande, während es andererseits möglich ist, durch Einwirkungen hier die Störungen dort günstig zu beeinflussen. Guislain erklärt, daß ihm in der Regel der letzte Grund der Seelenstörungen in einer Verschiebung und Verrückung der Verhältnisse zwischen Gefäß- und Gangliensystem, zwischen Vorstellungswelt und Gefühlsleben, Freiem und Unwillkürlichem, Geist und Natur zu liegen scheine. Auf ähnliche Überlegungen stützte sich das von Horns Schüler Sandtmann geschilderte „indirekt-psychische Heilverfahren", das auf antagonistischem Wege, durch Einwirkungen auf das Gemeingefühl, namentlich durch Erregung von Schmerz, durch Entziehung gewohnter Bedürfnisse, durch Erzeugung von Ekel, durch Hautreize, mittelbar das Gehirn zu beeinflussen suchte. Die im Zentralorgan geschwächte oder widernatürlich gesteigerte Tätigkeit sollte dadurch nach den außerhalb des Zentrums gelegenen Organen zurückgerufen und so „die gestörte Gleichförmigkeit der ununterbrochenen Harmonie der organischen Tätigkeiten" wiederhergestellt werden. Von den auf dieser Grundlage erwachsenen Behandlungsverfahren erklärte allerdings Jacobi, daß sie die Sterblichkeit erhöhten, daß aber die Genesenen die Schrecklichkeit des Seelenzustandes, in den sie dadurch versetzt würden, nicht schauderhaft genug schildern könnten. —

Als Ursachen des Irreseins pflegte man vor 100 Jahren ein buntes Gemisch von krankmachenden Schädigungen aufzuzählen. Dabei tritt uns sehr auffallend die naive Selbstverständlichkeit entgegen, mit der irgendein besonderer Umstand im Leben der Kranken ohne weiteres für den Ausbruch des Leidens verantwortlich gemacht wird. Einen breiten Raum nehmen die seelischen Krankheitsursachen ein, auch wenn wir von der Heinrothschen Anschauung absehen, daß der letzte Grund aller geistigen Erkrankungen in der persönlichen sittlichen Verschuldung liege. Neben Ausschweifungen und Liederlichkeit werden häuslicher Kummer, Armut, Verlust des Vermögens, vernachlässigte Erziehung, unglückliche Liebe, Eifersucht, Schreck, verletzte Eigenliebe, Heimweh, besonders bei Schweizern, fehlgeschlagene Hoffnungen, Todesfälle, politische Ereignisse, übermäßiges Studieren, leidenschaftliches Spielen, übertriebene Frömmigkeit, Gewissensskrupel, Rechthaberei, Untätigkeit und Sorgenlosigkeit nach einem sehr arbeitsamen Leben, Phantasieschwelgerei, Ehrgeiz, Hochmut, Zorn, verkehrte Religionsbegriffe, Aberglauben, unterdrückte Leidenschaften aufgeführt. Von der unglücklichen Liebe sagt Ideler in arger Übertreibung: „Wer nicht im weiblichen Herzen lesen gelernt hat, um die furchtbare Rolle zu erkennen, welche in ihm die unglückliche Liebe, Eifersucht, Eitelkeit spielen, und wie hieraus die Störung der Menstruation, das Heer der Nervenkrankheiten und zuletzt unvermeidlich tödliche Krankheiten unter allen Formen der Tuberkulose und Hektik in notwendiger Folge entspringen, dem werden alle jene hartnäckigen, oft verderblichen Krankheiten ein unverstandenes Rätsel bleiben." Auch das Heimweh soll, wie Neumann ausführt, derartige Folgen haben. „Es tötet, wenn es nicht gehoben wird noch zum Selbstmorde führt, durch hektisches Fieber: ist dies einmal eingetreten, so kann man mit Gewißheit auf den Tod des Heimwehkranken rechnen, der auf der Stelle geneset, wenn er, auch jetzt noch, nach Hause kehrt." Guislain bezeichnet Darmentzündungen als den schwermütigen Selbstmördern und den Heimwehkranken eigentümlich, ja er führt die Häufigkeit der Darmstörungen bei Irren auf das Heimweh zurück, das aus der Festhaltung der Kranken in der Anstalt entspringe. Er war, den Anschauungen seiner Zeit folgend, überhaupt geneigt, sympathische Leiden der Atmungs- und Verdauungswerkzeuge als Folgen des Irreseins anzusehen. Blumröder spricht ebenfalls von einem „Wechselverkehr von Wirkung und Ursache. Einseitige Denkrichtung erzeugt Aftergebilde im Hirn, und Aftergebilde im Hirn erzeugen einseitig wahnsinnige Denkrichtungen. Anhaltende Furcht setzt Hirnerweichung, und durch Hirnerweichung werden die Kranken niedergeschlagen und furchtsam. Heftiger Zorn erregt Überfüllung des Kopfes mit Blut und Leberreizung, und umgekehrt Kopfkongestion und Leberreizung machen zornmütig".

Eigentümlich berührt es uns, daß übermäßige Freude als Ursache des Irreseins bezeichnet wird. So erzählt Rush Fälle, in denen hohe Lotteriegewinne, eine ungewöhnlich erfolgreiche Laufbahn, eine glückliche Verheiratung Irresein herbeigeführt hätten, und Arnold berichtet nach den Äußerungen des Arztes Hale am Bedlamhospital, daß sich unter den vielen Menschen, die 1720 nach ihrer Verbindung mit der Südseegesellschaft wahnsinnig wurden, weit mehr solche befanden, die dabei unermeßlich reich geworden, als solche, die verarmt waren. Hoffbauer findet das „so natürlich, als merkwürdig". „Der Mensch, der sich mit einem Male am Ziele seiner Wünsche sieht, glaubt, jetzt nicht mehr sinnen und mit der bedachtsamen Überlegung handeln zu müssen, welche bis dahin seine Schritte leitete, und sich dem Genuß seiner Einbildungskraft überlassen zu können. Diese wirft jetzt leicht die Zügel der Vernunft ab, und mehr bedarf es zum Wahnsinne nicht." Dagegen werde derjenige, der mit einem Male sein Glück vernichtet sehe, dadurch entweder zu „kalter, ruhiger Überlegtheit" genötigt oder gänzlich der Fassung beraubt und damit der Niedergeschlagenheit und dem Mißmut, zuletzt dem Blödsinn oder der wahnsinnigen Narrheit zugeführt. Eine andere Art der Gefährdung durch günstige Lebensumstände fürchtet Horn: „Viele verlieren ihren Verstand, weil es ihnen früher zu glücklich ging, und weil sie zu sehr verwöhnt wurden, um geringe Leiden, von denen menschliche Verhältnisse nicht getrennt sein können, männlich zu tragen und sich über sie zu erheben." Andere erkranken nach seiner Meinung, „weil sie im Müßiggange und in Geschäftslosigkeit lebten", oder, „weil ihre Beschäftigung nur einseitig war, sie nicht genug in Anspruch nahm oder einer krankhaft tätigen Einbildungskraft zu große Nahrung gab".

Der noch heute verbreiteten Furcht vor geistiger Überanstrengung begegnen wir in der Behauptung von Cox, daß „anhaltendes und starkes Denken" eine direkte Tendenz habe, den Verstand zu schwächen, zu verwirren und ihn zu zerstören. „Wird dieses anhaltende und scharfe Denken oft wiederholt," schreibt Willis, „das Organ hierdurch überreizt, gemißbraucht, so muß am Ende der krankhafte Zustand gesteigert und bleibend werden; es entstehen materielle Veränderungen im Gehirn; der Verstand ist zerrüttet." Auch Hoffbauer ist der Ansicht, daß „ebenso wie eine einzelne Anstrengung der Einbildungskraft einen Wahnsinn verursachen" könne, „eine öftere Anstrengung derselben die Anlage zum Wahnsinn zu vermehren" imstande sei. Darum seien die Mu-

siker, Maler und Dichter vor anderen der Gefahr ausgesetzt, in Wahnsinn
zu verfallen. Er führt weiterhin Pinels Bemerkung an, daß man in den
Listen des Bicêtre keine von den Menschen antreffe, „welche beständig ihren Verstand üben", folglich keine Naturkundigen, keine geschickten
Physiker, keine Chemisten und um so weniger Meßkünstler. Vering
betrachtet das Studium abstrakter Wissenschaften als gefährlich. Rush
weist darauf hin, daß Menschen, die sich bemühen, das Perpetuum
mobile, den Stein der Weisen zu finden, oder sich viel mit den Prophezeiungen der Bibel beschäftigen, leicht geisteskrank werden. Er meint
ferner, daß Überanstrengung des Gedächtnisses, häufiges und schnelles
Abspringen von einem Gegenstande zum andern, wie es die Buchhändler
tun müssen, endlich die ausgedehnten und beständigen Anstrengungen
der Einbildungskraft bei den Dichtern leicht zum Irresein führen.

Verwandt ist die von Müller und Vering vertretene Ansicht,
daß namentlich Frauenzimmer vielfach durch zu eifriges Romanelesen geisteskrank würden. „Wie mancher Unglücklichen verschroben
schlechte Romane ihr Hirn", meint letzterer; „sie verdarben ihr unersetzlich den Genuß und Gebrauch ihres Lebens." Blumröder glaubt,
daß viele durch Träume wahnsinnig werden, vorzüglich, wenn diese
sich wiederholen.

Offenbar werden hier vielfach die Erscheinungen der Krankheit
als deren Ursache aufgefaßt. Besonders deutlich wird das, wenn Heinroth in den Größenideen den Hochmut aus gesunden Tagen wiederfindet und aus der späten Reue über frühere Verfehlungen nicht selten
Melancholie entstehen sieht. „Wenn die besten Jahre des Lebens vorüber sind," meint er, „wenn die Kraft des Lebens erschöpft ist, wie mag
sich da das Leben neu gestalten? Wie es doch nötig wäre, wenn der
Mensch dem Leben von neuem Geschmack abgewinnen sollte. Er gibt
sich also auf; und dies ist der erste Schritt zur Melancholie, dieser Hölle,
aus welcher eben darum so häufig keine Erlösung ist."

Über das Verhältnis der seelischen zu den körperlichen Ursachen
des Irreseins gehen die Meinungen je nach der Stellungnahme des Einzelnen in dem grundlegenden Streite der Psychiker und Somatiker
weit auseinander. Guislain schreibt den seelischen Ursachen, denjenigen, „die unsere dringendsten Bedürfnisse, unsere zartesten Gefühle beeinträchtigen", den bei weitem stärksten krankmachenden
Einfluß zu; 5 unter 6 Irren sollen durch sie erkranken. Er betrachtet
demgemäß auch den Seelenschmerz als den gemeinsamen Ausgangspunkt der Geistesstörungen, indem er sich auf die Beobachtung stützt,
daß deren Beginn überaus häufig traurige Verstimmungen bilden.
In einer von Esquirol rein nach seinen Beobachtungen aufgestellten Übersicht finden sich 681 mal seelische Einflüsse, 367 mal
körperliche Schädigungen als Ursache der geistigen Erkrankung bezeich-

net; dazu kommt noch in 337 Fällen die Erblichkeit. Besonders genannt werden unter den körperlichen Einwirkungen Onanie, übermäßige Anwendung des Quecksilbers, Mißbrauch geistiger Getränke, der aber lange nicht die Rolle gespielt zu haben scheint wie heute, ferner Sonnenstich, Schläge auf den Kopf, Gehirnleiden, Cholera, Wochenbett und Unterdrückung einer gewohnten Ausleerung oder Eiterung.

Sehr verbreitet war die auch heute noch in gewissen Schriften fortspukende Überzeugung von der verderblichen Wirkung der Onanie, deren schreckliche Folgen Tissot, Chiarugi, Oegg, Zeller, Haindorf und andere in den schwärzesten Farben malen; man glaubte, daß sie Siechtum, Blödsinn, Rückenmarksdarre, Lähmung und elenden Tod nach sich ziehen könne, während wir heute wissen, daß sie wesentlich nur als Folge, nicht aber als Ursache geistiger Störungen in Betracht kommt. Auch die Unterdrückung und die unordentliche Befriedigung der Geschlechtslust wurde als nicht seltene Ursache des Irreseins betrachtet.

Mit der damals in der Medizin herrschenden Krisenlehre hängt die von den älteren Irrenärzten allgemein geteilte Ansicht zusammen, daß Speichelfluß, Tränenabsonderung, Hautausschläge, Schweiße, Erbrechen, Darmentleerungen gewissermaßen durch Fortschaffen der schädlichen Stoffe aus dem Körper häufig die „kritische" Heilung des Irreseins bewirken, und daß somit das Ausbleiben solcher Vorgänge krankmachend wirken könne. Auch Blutungen aus Nase und After und häufiger Urin mit Bodensatz wurden, wie Vering ausführt, als günstige Zeichen im Krankheitsverlaufe angesehen. Beseitigung von Schweißen, Unterdrückung der Milchabsonderung, Ausbleiben des Wochenflusses, der Menstruation, der Hämorrhoidal- und Nasenblutungen, Verschwinden von Hautausschlägen, Eintrocknen von Geschwüren, Zurücktreten des Rheumatismus, der Gicht von den äußeren Teilen auf edle innere Organe, unvorsichtige Heilung der Krätze galten daher als sehr bedenkliche Vorgänge, denen man eine erhebliche ursächliche Bedeutung für die Entstehung von Geisteskrankheiten zuschrieb. Guislain beschreibt einen Fall, in dem angeblich durch das Vertreiben von Läusen eine Hirnhautentzündung hervorgerufen wurde. Häufig werden Fälle angeführt, in denen ein körperliches Leiden mit seelischer Störung abwechselt.

Ein weiteres, ebenso großes wie unbestimmtes Gebiet von Krankheitsursachen bilden die Zustände der Unterleibsorgane, Entzündungen, Verlagerungen der Eingeweide, namentlich des Dickdarms, Stockungen im Pfortadersystem, Anhäufung von Würmern im Darm, Verstimmungen im Sonnengeflechte, Atonie der Leber, übermäßige Gallenabsonderung, Plethora der Milz, Erkrankungen der Nieren, der Bauchspeicheldrüse, der Geschlechtsorgane. Rush erwähnt Geistesstörungen durch den Geruch von Blei und anderen Mineralien. Endlich war man auch geneigt, den Veränderungen des Luftdrucks, den Jahreszeiten, den Mondphasen einen Einfluß auf die Entstehung des Irreseins einzuräumen.

Wie verworren sich unter diesen Umständen die Anschauungen über ursächliche Beziehungen gestalteten, lehrt die Angabe von Esquirol, er habe gesehen, daß „der Blödsinn durch das Wohnen in einem neuerbauten Hause, durch kaltes Kopfwaschen, durch die Unterdrückung eines Abscesses nach den Kinderblattern, durch die Unterdrückung eines Schnupfens, durch das Zurücktreiben der Gicht und des Rheumatismus, durch das Vertreiben eines Flechtenausschlages" verursacht worden sei. Dazu kommen aber ferner noch Unordnungen in der monatlichen Periode, kritisches Alter, Wochenbett, Sturz auf den Kopf, Senilität, unregelmäßiges Fieber, Unterdrückung der Hämorrhoiden oder Ausleerungen, Syphilis, Mißbrauch des Merkurs, Unregelmäßigkeiten der Lebensführung, Mißbrauch des Weins, Onanie, Widerwärtigkeiten in der Liebe, Schrecken, politische Erschütterungen, getäuschter Ehrgeiz, Übermaß im Studieren und in sinnlichen Genüssen, Not, häuslicher Kummer, ja Tobsucht, Melancholie, Epilepsie, Lähmung und Schlagfluß, ferner zu tätige, schwächende Behandlung, zu reichliche Aderlässe.

Engere Beziehungen der angeführten und so mancher weiterer Krankheitsursachen zu bestimmten Formen von Geistesstörungen wurden im allgemeinen nicht festgestellt, wenn auch Bergmann von einer Mania und Melancholia mesenterica spricht, die von Erkrankungen der Darmnerven ausgeht, und Autenrieth eine eigene Art der Epilepsie abgrenzte, die vom Nabel herrühren sollte. Sauvage bezeichnete als „Daemonomania polonica" das Irresein, das nach seiner Meinung auf das Abschneiden eines Weichselzopfes oder die Unmöglichkeit, ihn zu lösen, folgt.

Nur kurz erwähnt werden soll die Tatsache, daß auch der Besessenheitsglaube, der in den Hexenprozessen eine so große Rolle gespielt hatte, noch nicht ganz überwunden war. Wenn auch Heinroths Äußerungen, daß die Seele des Irren sich mit dem Bösen begatte, bildlich zu verstehen sind, so glaubten doch noch Kerner und Eschenmayer, getäuscht durch die Krankheitsäußerungen hysterischer Frauenzimmer, Störungen durch körperliche Leiden und solche durch Besessensein auseinanderhalten zu müssen. Ersterer gibt die besonderen Kennzeichen des Besessenseins gegenüber dem Irresein genau an und empfiehlt als einziges Heilmittel für jenes erstere das geistige Wort und den Namen Jesu. „Es erscheint mir nicht undenkbar," erklärt er 1835, „daß, wenn ein gottgesandter Prophet und Wundertäter oder ein rechter Magus in eins von unsern Irrenhäusern träte, er unter einer Anzahl unheilbarer Verrückter auch einzelne wirkliche Besessene entdecken und heilen könnte, sei es mit bloßer Beschwörung im Namen

Jesu oder mit Beihilfe physischer Mittel. (Das gleiche ist auch auf Epileptische anzuwenden)." In manchen theologischen Schriften ist diese Anschauung bis über die Mitte des Jahrhunderts hinaus verfochten worden, und ich selbst habe bis in die letzten Jahre immer wieder gelegentlich Fälle erlebt, in denen Geisteskranke zunächst mit Weihwasser und Teufelsbeschwörungen behandelt worden waren, bevor sie der Anstalt zugeführt wurden. —

Bei der Aufstellung von Krankheitsformen pflegte man vor allem das äußere Verhalten der Kranken zu berücksichtigen. Schon der große Systematiker Linné hatte die Geisteskrankheiten nach derartigen Gesichtspunkten, ähnlich wie Tiere und Pflanzen, in eine Reihe von Gattungen, Arten und Unterarten geteilt. Auch Chiarugi versuchte eine ähnliche Gruppierung. Er unterschied drei Gattungen, die Melancholie, die Manie und den Blödsinn, die je wieder in eine Reihe von Arten und zahllose Unterarten zerfielen, zum Teil nach dem Grade der Störung, zum Teil nach der Art der Krankheitserscheinungen, dem Inhalte der Vorstellungen, der Stimmung, dem Benehmen der Kranken, zum Teil aber auch nach den vermuteten Ursachen, die in buntester Reihe bei der Schöpfung neuer Krankheitsformen herangezogen werden. Nach diesen Vorbildern hat dann viel später Flemming die „Familie der Seelenstörungen (Amentiae)" in zwei Hauptgruppen, Infirmitas und Vesania, weiter aber in eine große Zahl von Ordnungen und Arten geteilt, wobei ihm ebenfalls bald der Umfang, bald die Art oder die Verlaufsform der Störung, gelegentlich auch ihre Ursache als Richtschnur diente.

Die meisten Forscher begnügten sich jedoch mit sehr viel einfacheren Gruppierungen, bei denen lediglich die augenfälligsten Unterschiede in den Krankheitsbildern Berücksichtigung fanden. So unterschied Esquirol die Melancholie und die Monomanie mit umgrenzten Wahnbildungen, erstere von trauriger, letztere von heiterer Stimmung begleitet, sodann die Manie mit allgemeinem Delirium und Aufregung, die Verwirrtheit mit Unklarheit und Unfähigkeit, zu denken, und den Blödsinn oder Kretinismus. Kant hält die Unsinnigkeit (amentia), den Wahnsinn (dementia) den Wahnwitz (insania) und den Aberwitz (vesania) auseinander, Oegg die Manie oder Tobsucht, den Blödsinn und die Verrücktheit oder den Wahnsinn, zu dem auch der Trübsinn gehört. Gewöhnlich bildet den Einteilungsgrund die Gruppierung der einzelnen Seelenvermögen, daneben der Gesichtspunkt der Exaltation und der Depression. So bezeichnet Heinroth als Exaltation des Gemüts den Wahnsinn, der Vorstellungskraft die Verrücktheit, der Willenskraft die Tollheit, als Depression auf diesen drei Gebieten die Melancholie, den Blödsinn und die Willenlosigkeit. Groos geht von einer ähnlichen Dreiteilung aus, die er mit der platonischen Idee von der unmittelbaren Beziehung des

Gehirns zum Vorstellungsvermögen, der Brust zum Gemüte und des Unterleibes zum Begehrungsvermögen in Verbindung bringt; er fügt aber dann noch eine vierte Gruppe mit Exaltation beziehungsweise Depression auf allen drei Seelengebieten hinzu, die er als Manie einerseits, als angeborenen Blödsinn andererseits auseinanderhält. Buzorini bezeichnet demgemäß die Störungen des Vorstellungsvermögens als Vesaniae encephalopathicae, diejenigen des Gefühlsvermögens als Vesaniae ganglio-thoracicae und jene des Begehrungsvermögens als Vesaniae ganglio-abdominales, während die letzte, gemischte Gruppe die Vesaniae encephalo-gangliopathicae darstellte.

In ähnlichen Bahnen bewegte sich noch 1844 Jacobi, indem er als Hauptgruppen die Störungen des Begehrungsvermögens und des intellektuellen Vermögens einander gegenüberstellte, beide in der Form der Exaltation und der Depression. So entsteht dort die Tobsucht und die Schwermut, hier der Wahnsinn und der Blödsinn. Dazu kommen dann aber noch gemischte Formen, das Delirium und die Narrheit. Im einzelnen wurden dann je nach den hervorstechenden Krankheitszügen noch allerlei Spielarten unterschieden. Man sprach von einer Melancholia errabunda, misanthropica, silvestris, anglica, hypochondrica, religiosa, catholica, von Erotomania, Daemonomania, Metromania, von Mania ekstatica, Moria maniaca usf. Heinroth führt als Unterarten seiner Verrücktheit die Verworrenheit, den Wahnwitz, den Aberwitz und die Narrheit auf, je nachdem sich die Störung der Vorstellungen auf alle Gebiete, auf Gegenstände oder Verhältnisse der Sinnenwelt, auf das Übersinnliche oder auf die eigene Person erstreckt. —

Je unklarer das Wesen einer Krankheit, desto größer pflegt die Zahl der gegen sie in Anwendung gezogenen ärztlichen Mittel zu sein. „Der Reichtum der Mittel gegen bestimmte Krankheiten", sagt Damerow, „deutet auf die Armut und Not der Kunst." Das trifft auch für die Behandlung der Geistesstörungen vor 100 Jahren zu. Es ist erstaunlich, daß Schneider 1824 ein Werk von etwa 600 Seiten lediglich über die Heilmittel gegen psychische Krankheiten verfassen konnte, und daß Reil 1803 mehr als 500 Seiten über die Anwendung der psychischen Kurmethode auf Geisteszerrüttungen schrieb. Auch in den damaligen Krankengeschichten begegnen wir einer merkwürdigen ärztlichen Vielgeschäftigkeit, die sich namentlich in immer wechselnden, verwickelten Arzneiverordnungen gar nicht genug tun konnte. Sie hängt innig zusammen mit der allgemeinen Neigung, ursächliche Beziehungen zwischen beliebigen Einflüssen und den ihnen folgenden Krankheitserscheinungen anzunehmen. Wenn das Irresein nach der Meinung der damaligen Ärzte durch alle möglichen unglücklichen Zufälle entstehen konnte, so konnte es auch wohl durch geschickte ärztliche Einwirkungen wieder beseitigt werden, sei es durch ein passend gewähltes Arzneimittel, sei es durch eine schlagfertige Darlegung oder irgendeine der Maßnahmen, die man unter der Bezeichnung des direkten oder indirekten psychischen Heilverfahrens zusammenfaßte.

Man war sich durchaus nicht darüber klar, daß der Verlauf des Irreseins im wesentlichen durch die Art des zugrunde liegenden Krankheitsvorganges und nicht durch äußere Ereignisse bestimmt wird. So berichtet Mahir, daß Riedl den Tobsüchtigen die größte Berücksichtigung und Aufmerksamkeit zuteil werden lasse, „da selbst schon geringe Mißgriffe in der Behandlung derselben Unheilbarkeit zur Folge haben". Guislain und sein Übersetzer Zeller erklären, daß ein unzeitiger Aderlaß bei Schwermut den Verfall in Tollheit und Blödsinn bewirken könne. „Ein einziger falsch behandelter Paroxysmus", sagt Oegg, und Blumröder pflichtet ihm bei, „kann über Heil- oder Unheilbarkeit entscheiden." Ähnlich meint Neumann, daß kalte Übergießungen den Übergang der Manie in Blödsinn befördern, und daß die später zu erwähnende, „sonst ziemlich unbrauchbare" Coxsche Schaukel diese Gefahr abwenden könne. „Wenn die Heilung der Irren überhaupt selten gelingt," erklärt er zuversichtlich, „so liegt die Schuld an der Kunst oder an dem Künstler wenigstens ebenso oft, als an der Krankheit", eine Anschauung, der wir heute bei den Angehörigen unserer Kranken so häufig begegnen, wenn sie den unglücklichen Ausgang des Leidens allerlei widrigen Zufällen oder verkehrten Maßnahmen, vor allem aber den vermeintlichen Mißgriffen des Arztes zuschreiben. Man betrachtete daher vielfach das Verhältnis der von einem Arzte oder in einer Anstalt erzielten Heilungen als Maßstab für die Güte der Behandlung, während es doch in erster Linie von der Mischung der zuströmenden Kranken abhängt. So wird auch der verbreitete Glaube an die Heilwirkung der „Krisen" begreiflich, durch deren künstliche Herbeiführung man den Gang der Dinge entscheidend beeinflussen zu können hoffte. Guislain hielt selbst den Druckbrand für ein Zeichen der Ansammlung von Serum in der Schädelhöhle und sah nach reichlicher Entleerung von Eiter aus den entstandenen Wundhöhlen rasche Besserung der Hirnerscheinungen.

Beherrscht wurde die körperliche Behandlung des Irreseins durch die Anwendung von Brech- und Abführmitteln; Schneider führt von ersteren nicht weniger als 34, von letzteren, außer den Mineralwässern, sogar 50 verschiedene auf, die in den mannigfachsten Zusammensetzungen zur Anwendung kamen. Die Brechmittel sollten einmal durch die Erschütterung zur Erregung der Unterleibsnerven und zur Anspornung der Tätigkeit verschiedener Organe führen, sodann die Befreiung des Magens und der oberen Darmteile von Schleim, Galle, unverdauten Nahrungsstoffen, Giften, Säuren und anderen Schädlichkeiten bewirken, endlich durch den Ekel gewisse Nervengebiete „antagonistisch" beruhigen oder anregen; sie ziehen, wie Vering meint, vermöge des sehr nahen Konnexes, der zwischen Magen und Gehirn besteht, auch dieses in Mitleidenschaft. Noch wichtiger konnte die viel geübte „Ekelkur" nach der Meinung der damaligen Ärzte dadurch werden, daß sie den Kranken von den tumultuarischen Äußerungen einer ungezähmten Selbstheit, wie sie dem Irresein zugrunde liegt, wieder auf sein Inneres zurückführte. „Ihre erschütternden Wirkungen werden selbst dem stumpfsten Blödsinnigen fühlbar", erklärt Vering. Sie paßt nach Neumanns Ansicht am meisten, „wo die Vorstellungen des Kranken wild und aufgeregt sind; da zähmt ihn der Ekel". „Bei einer jeden psychischen Übelseinsform," erklärt Schneider, „sie mag Manie, Melancholie oder Moria sein, kann man figürlich annehmen, daß die subjektive Persönlichkeit gleichsam vernichtet und die Psyche, völlig ihrer körperlichen Hülle entrückt und in höheren Regionen schwebend, ihre eigene Persönlichkeit nicht mehr erkennt. Auf die eingeleitete Ekelkur aber sowie auf die wiederholten Brech- und Purgiermittel wird in dem materiellen Organismus gleichsam eine neue Krankheit gesetzt, die vermittels des unmittelbaren Affekts des großen Magennervengeflechtes sowie des gesamten Gangliennervensystcms im Unterleibe dem allgemeinen Sensorium kundgemacht wird. Da indes die Psyche doch noch immer durch gewisse Fäden mit ihrem materiellen Substrat in Verbindung steht, so wird sie dadurch gleichsam gezwungen, nach und nach aus ihren übersinnlichen Regionen herab und wieder in ihre Hülle zu steigen, um die Veränderungen zu überschauen, die gleichsam in ihrer Abwesenheit darin vorgegangen sind. Dieses ist der Akt der Reflexion und die Anchora sacra der wiederkehrenden deutlichen Persönlichkeit; je länger daher der Ekel anhält, desto stärker wird die Aufmerksamkeit der Psyche auf diesen neuen, vorher nicht vorhanden gewesenen Prozeß, desto mehr wird sie von ihrem transzendentalen Gebiete abgehalten, und desto klarer und deutlicher das Bewußtsein der wiederkehrenden Persönlichkeit; denn der anhaltende Ekel hindert den Irren durchaus, seiner Idee nachzuhängen."

Besonders rühmt dieser Arzt die Wirkung der Ipecacuanha; er berichtet, daß nach Darreichung einer oder einiger Tassen des Brechwurzeltees bei tobsüchtigen Kranken sogleich „wunderbare allgemeine Ruhe und Heiterkeit eintrat; ja es war, als wenn dadurch die Psyche, nachdem sich dieselbe ganz von ihrer Hülle losgewunden zu haben schien, mit einer unbegreiflichen Macht mit dem Körper zur harmonischen Einheit wieder vereinigt worden sei".

Die Anwendung der Abführmittel wurde hauptsächlich durch die nahen ursächlichen Beziehungen des Irreseins zu Erkrankungen des Unterleibes, namentlich der Leber, der Gedärme und des Sonnengeflechtes, begründet; es sollen die angehäuften „Infarkte und Kruditäten" herausgeschafft, das Gefäß- und Nervensystem günstig beeinflußt, Kongestionen vom Kopfe abgeleitet werden. Auch hier wird damit gerechnet, daß die Leibschmerzen mit ihren Begleiterscheinungen die Aufmerksamkeit des Kranken von seinen Ideen auf die Zustände seines Körpers hinlenken. Der Tabak wurde in der Form der Tabakrauchklistiere mittels einer eigenen Maschine bei den höchsten Graden des Blödsinns und der Melancholia attonita angewandt, die man auf einen krankhaften oder torpiden oder durch hartnäckige Verstopfung des Unterleibes veranlaßten Zustand zurückführte. Die schon von den Alten als Heilmittel der Geistesstörung hoch gepriesene Nieswurz soll Abdominalplethora beseitigen, unterdrückte Blutflüsse wiederherstellen, „atrabilarische Unreinigkeiten" entfernen und Stockungen in den Eingeweiden ausgleichen. Nahe verwandt ist die Erregung von Speichelfluß durch Quecksilber; sie kann nach Schneiders Ansicht wegen der Beziehungen zwischen Speicheldrüsen und Genitalsystem bei der durch unglückliche Liebe erzeugten Melancholie von Nutzen sein.

Verhältnismäßig wenig machte man von narkotischen Mitteln Gebrauch, unter denen nur das Bilsenkraut, der Kirschlorber, die Tollkirsche, der Eisenhut und namentlich der Mohnsaft heute noch verwendet werden, dessen günstige Wirkungen bei der Melancholie schon Chiarugi rühmt. Guislain fürchtete von diesen Arzneien nach Mahirs Mitteilung Lähmung und Unheilbarkeit. Über Schlafmittel im engeren Sinne verfügte man noch nicht, da sie sämtlich neuere Erzeugnisse der Chemie sind. Dagegen verwendete man viel die erregenden, belebenden Mittel, unter denen neben zahlreichen ätherischen Ölen, Tees und Gewürzen der Campher, der Baldrian, der Moschus, das Bibergeil, die spanischen Fliegen, der Phosphor, der Äther, der Weingeist, das Ammoniak empfohlen werden.

Einen breiten Raum nahmen in der Behandlung des Irreseins die ableitenden und hautreizenden Mittel ein, entsprechend den damaligen medizinischen Anschauungen. Dahin gehören die Senfteige und Blasenpflaster auf Kopf und Nacken, die bei zurücktretenden Hautausscheidungen, nach innen geschlagener Gicht, bei Milchversetzungen eine Art Umformung, „Metaschematismus" der Krankheit bewirken sollten, ferner das Einreiben Pusteln erzeugender Salben in die Scheitelgegend. Durch letzteres, von manchen sehr gepriesenes, von anderen ebenso entschieden abgelehntes Verfahren wurde schwere Entzündung der Kopfhaut, Brandigwerden bis zur Ablösung „gleich einer Nachthaube", ja Absterben der Schädelknochen und Zerstörung der Geschlechtsteile bewirkt, da die Kranken die entstehenden Wunden oft durch Reiben sehr verschlimmerten und die reizende Salbe auf andere Körpergegenden übertrugen. „Die Schmerzen, welche auf diese Pusteln folgen, sind oft nicht zu beschreiben", meint Schneider. Gleichwohl erhofft er mit

Horn, daß die Unterhaltung einer schmerzhaften Empfindung nützlich sei, „das verlorene Bewußtsein der Persönlichkeit wieder zurückzuführen, sie aus ihrem übersinnlichen Schlummer zu wecken und wach zu erhalten". Ähnliche Wirkungen werden durch Ameisen und durch Einimpfung der Krätze erzielt, wodurch die Aufmerksamkeit von den Verirrungen der getäuschten Einbildungskraft abgezogen wird und neue Gedankenreihen erregt werden; auch das Peitschen mit Brennesseln gehört hierher, das bei trägen, listigen, boshaften, starrsinnigen, arbeitsscheuen und in sich tiefverschlossenen sowie bei zum Selbstmorde neigenden Irren „mit erfreulichem Erfolge" angewendet werden kann. Endlich sind noch die Haarseile, die nach Neumanns Ansicht den Kranken aus der Traumwelt in die wirkliche zurückführen sollten, die Fontanellen, die trockenen Schröpfköpfe, die Einschnitte in die Haut und das Glüheisen zu erwähnen, die zur Ablenkung vielfach in Anwendung gezogen wurden. Das Brennen wurde gleichzeitig auf dem Scheitel und an den Fußsohlen ausgeführt; „der dadurch erregte Schmerz übersteigt begreiflich jede Beschreibung", fügt auch hier wieder Schneider hinzu. Pienitz empfiehlt Hautreize namentlich in nicht mehr ganz frischen Fällen und bei Kranken mit fixem Wahne, wenn deren Verhalten „zu unbeugsam und anmaßend" wird.

Mit zu dem wichtigsten Rüstzeug der älteren Irrenärzte gehörten ferner die Blutentziehungen, durch die das überfüllte Hirn von Blut entlastet, aber auch die Beschaffenheit dieses letzteren selbst günstig beeinflußt werden sollte. Rush rühmt sie sehr und berichtet von einem Falle, dem er mit Erfolg in 11 Monaten 47 Aderlässe verordnet hatte. Man erkannte jedoch schon damals, daß bei vielen Geisteskranken eher ein Mangel, als eine Überfülle von Blut vorliege. Die unsinnige und maßlose Anwendung des Aderlasses wird daher von manchen Irrenärzten entschieden bekämpft. Esquirol erzählt mißbilligend von einem Kranken, dem in 48 Stunden 13 mal zur Ader gelassen worden war. Pinel meint, man sei oft im Zweifel, wer wahnsinniger sei, derjenige, der den Aderlaß anordne, oder jener, an dem er ausgeführt werde, und Guislain erklärt, ein einziger zur Unzeit angestellter oder zu reichlicher Aderlaß könne Anlaß zu unheilbarem Blödsinn werden. Um die Stockungen gewohnter Blutflüsse aus Nase, Goldadern und Genitalien zu beseitigen, griff man gern zu Blutegeln und blutigen Schröpfköpfen an Stirn, Nase, Nacken, After oder Unterleib. Parry suchte Tobsuchtsanfälle durch Zusammendrücken der Halsschlagader zu unterdrücken, und Bird schlug sogar deren Unterbindung vor. Auch die Transfusion von Tierblut wurde gelegentlich vorgenommen oder doch besprochen. Heinroth meint, daß in Fällen, in denen gleichsam alle Lebenskraft erstorben sei, neue Schwängerung des Gehirns und der Nerven mit dem frischen Prinzip des Lebens durch das neu einströmende Blut zu hoffen wäre, während Chiarugi empfiehlt, diese „widersinnige und gefährliche Erfindung" ganz zu untersagen.

Ziemlich verbreitet war die Meinung, daß aufgeregte Kranke nicht zu kräftig genährt werden dürften. Wenn auch manche Ärzte richtig erkannten, daß die Erregung vielfach in körperlichen Schwächezuständen ihre Grundlage habe, verband man doch die Brech- und Abführmittel gern mit der Darreichung von reichlichen kühlenden Getränken oder Schleimsuppen unter Vermeidung gehaltvollerer Nahrung; auch wurde den Kranken wohl manche Mahlzeit wegen ihrer „Unarten" vorenthalten. Vering meint, daß nach einer längere Zeit fortgesetzten Entziehung der nötigsten Nahrung und des Getränkes bei Irren sehr heilsame Wirkungen beobachtet würden. Heinroth empfiehlt zur Einwirkung auf das Gemeingefühl, entsprechend den Bändigungsmitteln, nicht nur Hunger und Durst, sondern auch Entziehung des Schlafes durch wiederholtes Aufwecken, doch scheint es nicht, daß dies von ihm selbst als grausam bezeichnete Mittel jemals in nennenswertem Umfange wirklich angewendet worden ist.

In sehr mannigfaltigen Formen waren Bäder im Gebrauch. Das plötzliche Eintauchen in kaltes Wasser, das „bain de suprise", benutzte man, um eine heftige Erschütterung des gesamten Körpers mit nachfolgender Rückwirkung zu erzielen. Dadurch sollte „mit einem derben psychischen Schlag" die Reihe der verkehrten Vorstellungen durchbrochen und neuen, vielleicht gesunden Gedankengängen Raum geschafft werden. Es scheint ferner hauptsächlich zur Erweckung von Furcht in solchen Fällen gedient zu haben, „wo sich der Kranke dem Gebrauche der Arzneien hartnäckig widersetzt, oder wo er sich nicht den für zweckmäßig gehaltenen Maßregeln unterwerfen will". Im Anschlusse an einen Fall, der angeblich durch den Sprung in einen Brunnen genesen war, schlug man auch vor, die Kranken bis zur Erstickungsgefahr, „so lange, als die Hersagung des Psalms Miserere dauert", unterzutauchen. Richard empfiehlt bei Tobsüchtigen kräftiges Bespritzen oder Begießen des Gesichts mit kaltem Wasser; dadurch glaubt er, ihnen „sowohl Achtung gegen die begießende Person als gegen das Wasser zu erzeugen, wodurch sie dann besonders beim Anblicke des Wassers nach den Regeln der Ideenassoziation an ihr ungebührliches Betragen und die demselben folgende Strafe, mithin auch an Ablegung ihres Fehlers zu denken gewöhnt würden". Rush hält unter ähnlichen Gesichtspunkten Eingießen von kaltem Wasser in die Rockärmel für angebracht.

Ferner wandte man Duschen an, die im Juliushospital aus mehr als 20 Fuß Höhe in einen trichterartigen Korb sich ergossen, der den Kopf des Kranken umschloß. Schneider hat eine Vorrichtung erdacht, mit deren Hilfe ein Kranker beliebig oft und lange von oben herab in einen großen Behälter mit kaltem Wasser hineingeschleudert werden konnte, und erwartet, „daß sie sich gegen das Irresein sehr hilfreich bewähren werde". Langermann bemängelt in einem Berichte vom Jahre 1804 das Fehlen eines Tauchbades in seiner Anstalt St. Georgen, weil durch die mit dem unvermuteten Hinabstürzen ins Wasser verbundene Alteration und die der Wiederholung dieses Schreckbades jedesmal voraufgehende Furcht manche sonst schwer oder gar nicht aus ihrem verrückten Ideengange zu bringende Kranke zu einer wohltätigen Anstrengung des Geistes und zur Selbsttätigkeit angetrieben würden. Eine Tauchvorrichtung zeigt Bild 10, eine Brücke mit einem einladenden Lusthäuschen, in dem der Kranke plötzlich versinkt, wenn er der Aufforderung gefolgt ist.

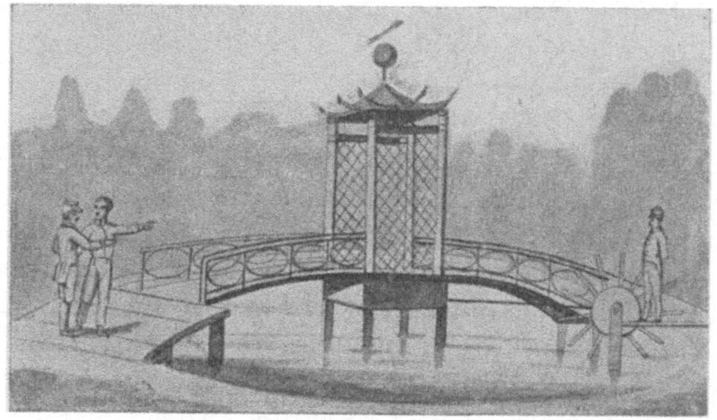

Bild 10. Brücke mit Tauchbad.

Weiterhin waren „Sturzbäder" im Gebrauche. Dem in einer Wanne befestigten Kranken wurden, wie auf der beigefügten Darstellung Horns (Bild 11) ersichtlich, aus bedeutender Höhe 10, ja 40—50 Eimer kalten Wassers „mit einiger Heftigkeit" über den Kopf gestürzt. Diese Maßregel soll gegen die stärksten Grade von Melancholie und Hypochondrie angewendet werden, namentlich bei Wallungen, Hitze, Leibesverstopfung, ferner, wenn die Kranken ein unordentliches Leben geführt haben, dem Trunke starker Weine ergeben waren und üppige Kost genossen haben. Horn rühmt dieses Verfahren außerordentlich und meint, daß dadurch eine Menge von Geisteskranken glücklich geheilt worden seien, deren Heilung ohne dieses Mittel wahrscheinlich nicht erfolgt sein würde. „Es beruhigt und besänftigt den Rasenden; es kühlt den von Blutkongestionen stets heißen Kopf des Kranken; es befördert die Haltung, Folgsamkeit und Ordnung des Wahnsinnigen; es gibt dem Stummen die Sprache wieder; es entfernt das Verlangen derer, die sich selbst entleiben wollen; es führt den stillen Schwermütigen, der nur für sein Grübeln zu leben scheint, zum Selbstbewußtsein zurück; es richtet den zum Blödsinn Geneigten kräftig auf und läßt sich in manchen Fällen als Schreck- und Strafmittel, zur Erhaltung der Ruhe und Ordnung, trefflich benutzen." Demgegenüber erklärt A me - lung, daß er von den Sturzbädern keinen großen Nutzen, vielmehr häufig Verschlimmerung der Zufälle gesehen habe. „Die Kranken wurden meistens unruhiger, tobsüchtiger und verwirrter, wenngleich sie unmittelbar nach dem Gebrauche dieser Bäder ruhiger waren." Auch Pienitz wendet das Mittel selten an, dann aber „nie ohne eine gewisse

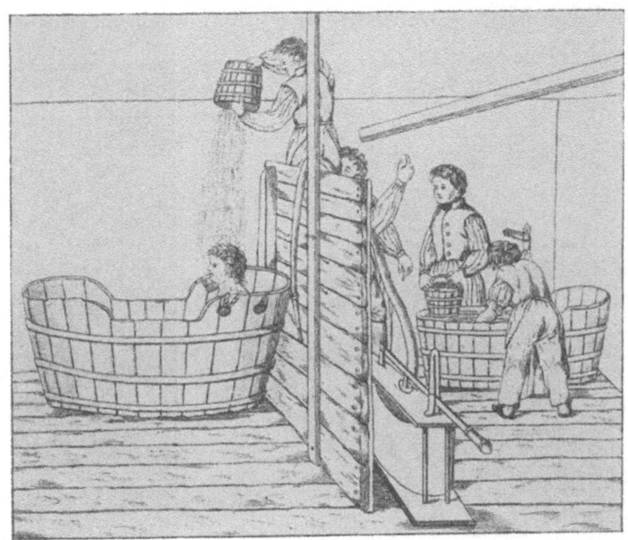

Bild 11.  Sturzbad.

Feierlichkeit und Vermahnung zur Besserung". Jacobi erwähnt tadelnd, daß in einer Anstalt viele Wochen hintereinander täglich 200 bis 300 Eimer kalten Wassers gewaltsam auf den Kopf eines Kranken herabgestürzt wurden.

Bei den Spritzbädern (Bild 12) wurde dem gut befestigten Kranken mit einer Handfeuerspritze aus der Entfernung ein kräftiger Strahl eiskalten Wassers auf den Hinterkopf, den Nacken oder den Rücken geschleudert. Sie dienten außer bei entzündlichen Erkrankungen „als Korrektionsmittel bei störrischen, boshaften und unfolgsamen Irren, um sie dadurch zur Hausdisziplin zurückzuführen"; „sie fürchten diese Vorrichtung auf das äußerste, so zwar, daß oft die bloße Drohung des Gebrauchs derselben hinreicht, den beabsichtigten Zweck bei Irren zu erreichen". Man ließ auch wohl aus einer engen Röhre von großer Höhe einen dünnen Strahl kalten Wassers auf eine Stelle des Scheitels herabstürzen (Bild 13). „Die Empfindung, die dadurch nach und nach hervorgebracht wird,“ bemerkt Schneider, „ist oft für den Kranken unausstehlich, welches dadurch erhellt, daß die Kriminalrechtspflege dieses schmerzliche Mittel in früheren Zeiten als einen gelinden Grad der Tortur gebrauchte.“ „Daher“, fügt er hinzu, „gebrauchen wir dieses Mittel bei anhaltendem, heftigem und nervösem Kopfweh der Irren sowie gegen Schlaflosigkeit derselben als Folge heftiger Kongestionen nach dem Kopfe.“ Jacobi sah, wie er berichtet, wie durch den Wasserstrahl die Oberhaut des Kopfes binnen wenigen Minuten zerrissen und blutig abgelöst wurde. Von milderer Wirkung waren die Regenbäder. Gelegentlich wurden auch heiße Begießungen

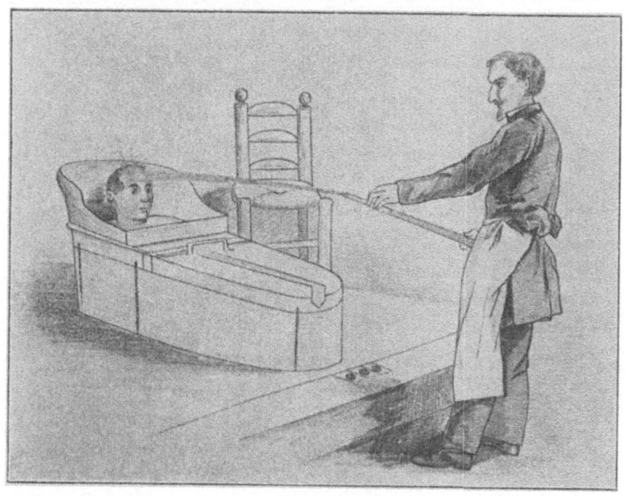

Bild 12. Spritzbad.

des Kopfes angewendet, die jedoch Verbrühungen des Gesichts und der Ohren mit sich bringen konnten.

Wenn wir dem Erfolge dieser, zum Teile geradezu grausamen Behandlungsmaßregeln heute mit gerechten Zweifeln gegenüberstehen, so können wir dem Lobe der warmen Bäder, dem wir bei den älteren Irrenärzten sehr häufig begegnen, nur zustimmen. Man erhoffte von ihnen zunächst eine günstige Wirkung auf die Folgen der Unreinlichkeit, sodann aber eine Vermehrung der Hautausdünstung, deren Herabsetzung man als eine Ursache der Melancholie betrachtete; auch die Wiederkehr unterdrückter Hautausschläge im warmen Bade sollte zur Genesung beitragen können. Betont wird ferner die schlafmachende Wirkung und die Beruhigung, die bei schwachen und heruntergekommenen Kranken erzielt zu werden pflegt. Tuke erklärt die warmen Bäder bei den meisten Fällen von Melancholie für wichtiger und wirk-

samer, als alle Arzneien. „Bei zarten weiblichen Kranken, deren Körper
aus verschiedenen Ursachen sehr heruntergekommen ist,“ sagt Cox,
„besitzt das warme Bad, wenn Heftigkeit der Symptome und Raserei
dem Leben Gefahr drohen und innere Arzneien hartnäckig verweigert
werden, eine bewundernswürdige Kraft, die stürmischen Bewegungen
der Seele und des Körpers zu besänftigen.“ Mitivié dehnte die Dauer
der Bäder, je nach dem Grade der Unruhe und Wildheit des Irren, bis zu
6 und 8 Stunden aus. Auch die gleichzeitige Kühlung des Kopfes wird
schon vielfach empfohlen. Der Schwierigkeit, unruhige und widerstrebende Kranke im Bade zu erhalten, begegnete man durch die noch
heute hier und da benutzten Deckelwannen, in denen die Kranken
derart eingezwängt waren, daß nur der Kopf herausragte. Da auch

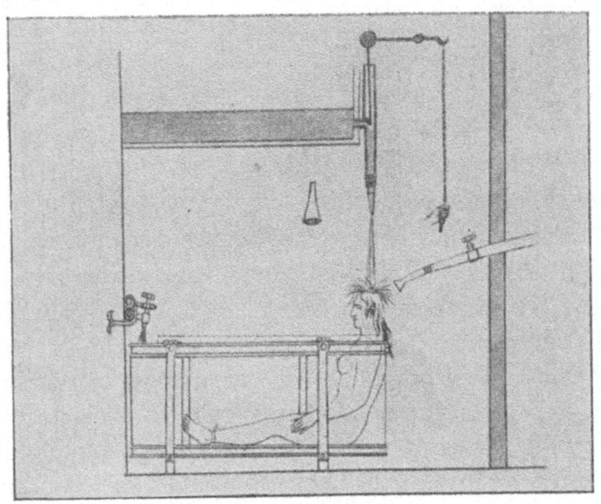

Bild 13.   Strahldusche.

dann noch vielfach das Wasser herausspritzte, umgab Hayner den
Kopf mit einer Art aufgesetzten Trichters.

Um stärkere Hautreizung zu bewirken, wurde dem Badewasser
Kochsalz zugesetzt, und Schneider schlägt sogar allgemeine Senf-
bäder vor, von denen er sich besonders bei störrischen, verschmitzten,
arbeitsscheuen, still vor sich hin brütenden und phlegmatischen Irren
unendlich viel Gutes verspricht. Sonderbar mutet es uns an, wenn Cox
zur Bekämpfung der Nahrungsverweigerung Bäder aus verdünntem
Haferschleim oder aus Wasser und Milch, Schneider gar solche aus
Fleischbrühe anrät. —

Es konnte nicht fehlen, daß auch die neu entdeckte Elektrizität
und der Galvanismus bei Geisteskranken versucht wurden, zumal
man daran dachte, daß bei manchen Nervenkrankheiten eine krankhafte
Anhäufung des Nerven- oder elektrischen Fluidums im Gehirn statt-

finde. Die verschiedensten Verfahren, der elektrische Wind, das Funken-
ziehen, das elektrische Luftbad, die elektrischen Schläge, die Galvani-
sation, wurden in Anwendung gezogen. Schneider denkt sogar daran,
mittelst der polaren Behandlung die einzelnen Hirngebiete, die damals
Gall als Sitz der verschiedenen Seelenleistungen abgegrenzt hatte, gesondert zu beeinflussen. Man glaubte ferner, aus der Verschlimmerung
des Leidens durch die Behandlung mit einem Pol den Schluß ableiten
zu dürfen, daß nun ein Wechsel der Pole günstig wirken werde.

Als eine Abart der elektrischen Erscheinungen betrachtete man auch
den tierischen Magnetismus, der ebenfalls gelegentlich zur Behandlung der Irren herangezogen wurde. Sein begeisterter Lobredner
ist Haindorf, der in seiner Wirkung „das höchste Heilmittel für das
Menschengeschlecht" erblickt und durch ihn „Ahndungen und Vor-
hersagungen" für möglich hält. Heinroth, der ihn als „einen
wilden Zweig des Glaubens" bezeichnet und richtig erkennt, daß
der Wille des Magnetisierenden dabei eine wesentliche Rolle spiele,
geht noch einen Schritt weiter und erörtert die Möglichkeit, rein durch
den gläubigen Willen auf die Seelenstörungen einzuwirken. „Kann eine
unreine Seele die reine verderben," meint er, „so muß auch eine gesunde, göttlich-gekräftigte Seele die kranke gesund machen können."
Er denkt, daß eine geistige Berührung, eine direkt psychische Beeinflussung, wenn sie auch in unseren Tagen wegen der Gebundenheit
unserer Willenskraft nicht stattfinde, doch vielleicht durch den höheren
Glauben der reinen Seele möglich sei. Allerdings macht er sogleich die
Einwendung, daß man dergleichen unverantwortlich und unvernünftig
finden werde, fügt aber hinzu, daß über die Möglichkeit nur das freilich
wegen der kaum erfüllbaren Vorbedingungen schwer durchführbare
Experiment entscheiden könne. —

Die rein medizinische Behandlung der Geisteskranken konnte, wie
schon die letzten Ausführungen zeigen, denkende Irrenärzte auf die
Dauer nicht befriedigen. „Es ist ein empörendes Schauspiel," ruft
der schwungvolle Reil aus, „wenn man sieht, wie übel der handfeste
Empiriker mit seinen Geisteskranken umspringt. Gleich einem blinden Maulwurf wühlt er sich in ihre Eingeweide ein und sucht die Seele
auf, wo die Natur die Werkstätte für die niedrigsten Operationen der
Tierheit angelegt hat. Deklinationen des Denkvermögens will er durch
Verdünnung eines atrabilarischen Blutes und durch Schmelzung stocken-
der Säfte im Pfortadersystem berichtigen, Seelenschmerz mit Nieswurz und verkehrte Gedankenspiele mit Klistierspritzen bekämpfen.
Wehe dem Ebenbilde Gottes, das unter einen solchen Hobel fällt!"
Ähnlich äußert sich Neumann: „Es ist endlich einmal Zeit, daß
man aufhöre, das Kräutlein oder das Salz oder das Metall zu suchen,
das in homöopathischen oder allopathischen Dosen Manie, Blödsinn,

Wahnsinn, Wut oder Leidenschaft kuriert; es wird nicht eher gefunden werden, als wenn man Pillen erfindet, die aus einem unartigen ein wohlerzogenes Kind, aus einem unwissenden Menschen einen geschickten Künstler, aus einem rohen Gesellen einen feinen, artigen Kavalier vom besten Ton machen. Ob man den Kranken mit Martersalben die Haut abzieht, ob man die spanische Inquisition mit Erfindung von Martern überbietet — mit dem allen kommt man der Aufgabe, Irre zu heilen, nicht um einen Schritt näher. Gewöhnung, Übung, Anstrengung ändern des Menschen psychische Tätigkeiten, nicht Arzneien." Conolly aber bemerkt trocken: „Auch scheint es im allgemeinen, daß die Vorzüge einer langen Reihe auserlesener Pharmakopöeartikel mit dem größten Zutrauen nur von solchen wiederholt hervorgehoben werden, die am wenigsten Gelegenheit hatten, sie in großen Instituten zu erproben."

Schon ein großer Teil der bisher angeführten, anscheinend ärztlichen Maßregeln wirkte offenbar wesentlich oder lediglich durch ihren Einfluß auf das Seelenleben, namentlich durch die Erzeugung von Furcht. Da sich die Ärzte, auch diejenigen, die den körperlichen Ursachen des Irreseins einen weiten Umfang einräumten, durchaus nicht von den Gesichtspunkten freimachen konnten, nach denen wir im gewöhnlichen Leben die Handlungen der Menschen beurteilen, so erschien ihnen das Verhalten vieler Kranken unverständig, albern, boshaft, tückisch, verstockt, unbotmäßig, anmaßend, und sie versuchten, ihnen mit denjenigen Mitteln entgegenzutreten, mit denen die Erziehung arbeitet. Neumann schließt seine oben angeführte Bemerkung mit dem Satze: „Der Vorstellungskranke muß behandelt werden wie ein unartiges, unmündiges Kind, das besser erzogen werden soll, und dieselben Mittel, die das Kind erziehen, bessern auch den Irren." Die gleiche Meinung vertritt Autenrieth: „Der Arzt kann sich und andern nicht genug einprägen, daß Verwirrte meistens eigensinnigen, übelgezogenen großen Kindern gleichen und wie diese zwar oft mit Strenge gebessert, aber nie grausam behandelt werden müssen." Auch Pinel meint, daß man die Kranken als Kinder ansehen müsse, die einen Überfluß an Kräften haben, und die davon einen gefährlichen Gebrauch machen könnten, und Willis erklärt, sie seien wie eigensinnige und ungezogene Kinder, welche beständig glauben, alles besser zu verstehen, als ihre Eltern und Wärterinnen, indem sie alles das nicht tun, was man von ihnen verlangt, und immer nach dem trachten, was ihnen verboten ist. Langermann fordert, daß man zur Heilung der Seelenkranken die Vorschriften, Mittel und Kunstgriffe studieren müsse, durch welche Erzieher Kinderseelen bilden, ihre Verstandeskräfte aufregen, üben, bilden, ihre Affekte beherrschen, ihre Unarten bessern. Hoffbauer betrachtet die Zähmung eines Rasenden, der zur Vernunft zurückgebracht werden könne, als eine zweite Erziehung desselben. „Ist nicht die Behandlung der psychisch Kranken häufig mit der Erziehung der Kinder verglichen worden?" fragt Heinroth und fährt fort: „Jeder Sachkundige behauptet, daß dieser Vergleich treffend ist."

„Achtung und Liebe gegen seine Eltern und Erzieher," führt Vering aus, „Furcht vor der Strafe wegen begangener Fehler sind die ersten und mächtigsten Triebfedern, welche das Kind zur Unterwerfung und zum Gehorsam antreiben. Die Erfahrungen aller Irrenärzte stimmen darin überein, daß die eben genannten Gemütsregungen auch für den Narren die stärksten Motive sind, wodurch er zum Gehorsam und zur Unterwerfung bewogen wird, daß aber auch nur durch eine wahrhaft väterliche Behandlung der Arzt diese Impulse zu wecken imstande ist. Vernunft und Erfahrung zeigen also sattsam, daß das Betragen des Arztes gegen Irre im allgemeinen jenem ähnlich sein müsse, welches ein weiser, liebevoller Vater bei der Erziehung seiner Kinder beobachtet." Die Grundzüge und Hauptmerkmale seines Betragens müßten demnach sein: männlicher Ernst und Würde, Herzensgüte und Wohlwollen, Sorgfalt und Teilnahme sowie Strenge mit Milde gepaart.

Auf der einen Seite suchte man die Kranken durch Vernunftgründe und Überredung zu beeinflussen. Der Arzt soll nach Reils Anweisung dabei alles üppige Wortgepränge vermeiden und seine Ideen und Gründe so deutlich und einleuchtend vortragen, daß der gemeinste Menschenverstand sie fassen kann. Er soll den Kranken, wo eine fixe Idee vorliegt, entweder von der Nichtigkeit seines Zwecks oder von der Unmöglichkeit überzeugen, daß er verwirklicht werden könne, und ihm dadurch oder durch Erregung anderer Ideen seinen Wahn aus den Augen rücken. Allerdings lehrte die alltägliche Erfahrung, daß man dabei meist tauben Ohren predigt. Darum wird geraten, dem Kranken zunächst zuzustimmen, um sein Vertrauen zu gewinnen, und dann erst auf das eigentliche Ziel loszugehen; man kann z. B., wie Chiarugi vorschlägt, sich stellen, als sei man von der Wahrheit seiner falschen Idee überzeugt, ihm dann aber ein Heilmittel dagegen empfehlen. List und Witz sollen hier helfen. Man meinte, wo die Tätigkeit des Verstandes sich in verkehrten Bahnen äußere, müsse dieser auch durch den Verstand geschlagen werden; eine schlagfertige, treffende Bemerkung könne den Kranken zur Besinnung bringen. Darum griff man zu allerlei Vorspiegelungen, um ihn von der Unrichtigkeit seiner Vorstellungen zu überzeugen. Dem Melancholischen mit Versündigungswahn wurde feierlich oder in einer nachgeahmten Gerichtssitzung, vielleicht unter Beihilfe einer künstlichen Engelserscheinung, die göttliche Freisprechung erteilt. Cox schlug auch vor, die Wahnideen durch aufleuchtende, mit Phosphor erzeugte, anscheinend übernatürliche Wandinschriften zu bekämpfen.

Hypochondrische Beschwerden wurden durch Scheineingriffe geheilt, als deren Ergebnis dann die von dem Kranken vermutete, angeblich aus dem Leibe herausbeförderte Ursache, etwa eine Schlange oder Eidechse, vorgezeigt wurde. Jacobi erzählt das Beispiel eines Kranken aus der Würzburger Anstalt, der an dem Wahne litt, daß eine in seinem Bauche befindliche Person mit ihm rede. „Man legte dem Kranken ein großes Vesicatorium auf den Bauch und ließ den Wundarzt, der, nachdem dies hinlänglich gewirkt hatte, die Blase aufschnitt, ein heimlich mitgebrachtes Phantom, dessen man sich 'zu Accouchierübungen bediente, hervorlangen, als ob er es eben aus dem Bauch des Irren gezogen hätte, dasselbe aber dann schnell wieder entfernen. Die Illusion gelang vollkommen. Die Freude des Kranken war über seine Befreiung im ersten Augenblicke grenzenlos." Schon nach wenigen Minuten aber stellte sich in Anknüpfung an die von ihm gesehene Nabelschnur die Idee ein, es müsse noch ein anderes ähnliches Wesen in seinem Bauche zurückgeblieben sein, die dann nicht wieder verschwand. Körperteile, die dem Kranken verändert oder verlorengegangen zu sein schienen, pflegte man ihm durch handgreifliche Einwirkungen wieder fühlbar zu machen. Eine Reihe derartiger Heilungen werden uns in Form hübsch aufgeputzter Geschichtchen berichtet. Es sind immer dieselben Fälle, denn es stellte sich, wie bemerkt wird, heraus, daß die Täuschung der Kranken sehr viel Gewandtheit erforderte, und daß sie den Arzt nicht selten durch ihren Scharfsinn entwaffneten. Man könne den Kranken allerdings überreden, daß er von dem Übel befreit sei, an dem er vorhin zu leiden glaubte, meint Hoffbauer zutreffend, nicht aber davon, daß er sich überhaupt bloß mit einer nichtigen Einbildung geplagt habe.

Weiterhin suchte man auf die Kranken durch Erzeugung von Gemütsbewegungen einzuwirken. Damerow führt aus, daß alle Mittel, die Irresein zu erzeugen, also das Seelenleben zu beeinflussen vermöchten, auch als Heilmittel in Betracht kämen. Er stellt daher die einzelnen Formen der Gemütsbewegungen den verschiedenen Klassen der Arzneien gegenüber, die Freude der Valeriana, in höheren Graden dem Opium und dem Weine, die Heiterkeit den stärkenden, die Furcht den kühlenden, salzigen, schwächenden Mitteln, den Zorn den ätherischen Ölen und dem Phosphor, den Ärger der Ipecacuanha, den Schreck den Narkoticis, der Nux vomica und der Belladonna. Man solle suchen, diese seelischen Gifte richtig anwenden und ihre Gaben abstufen zu lernen. Haindorf empfiehlt, die Melancholie dadurch zu heilen, daß man die sie verursachenden Leidenschaften durch andere, ihnen entgegengesetzte verdrängt.

Den weitesten Spielraum gewannen die Bestrebungen, den krankhaften Äußerungen der Irren mit Gewaltmaßregeln entgegenzutreten, sie zu erziehen und zu bändigen. „Die Auswüchse des Gemütes, die sich bei den brutalen, eingebildeten, ehrgeizigen, stolzen, herrschsüchtigen, hochmütigen, eitlen, rachgierigen und neidigen Kranken finden, können nicht anders als durch Demütigung, Beschämung und Verachtung bezähmt und ausgerottet werden", wie Schneider meint. Solche Narren, die an der „Melancholia metamorphoseos", mit Verwandlung ihres Ranges, Standes und ihrer Persönlichkeit leiden, müssen empfindlich gedemütigt werden, damit sie ihre Nichtigkeit und Abhängigkeit desto lebhafter empfinden. Hoffbauer, der sonst alle Roheit gegen die Kranken verwirft, hält es doch aus erzieherischen Gründen für richtig, wenn Willis seine Wärter ermächtigte, jeden Schlag eines Kranken auf der Stelle zu erwidern. Esquirol empfiehlt, um die Eitelkeit einiger Kranken zu unterdrücken, anderen eine Überlegenheit einzuräumen, damit sie über die Verlegenheit ihrer eigenen Lage einiges Mißvergnügen empfinden. Heinroth gab einer Kranken, die unaufhörlich andere und ihn selbst mit Schmähungen überhäufte, nach vorheriger Ankündigung einen derben Backenstreich, wodurch er sie völlig in die Grenzen des Anstandes zurückbrachte und von diesem Augenblicke an ein solches Übergewicht über sie erhielt, daß sie nachher fast blindlings sich seinen Anordnungen unterwarf. Haslam fordert, daß der Oberaufseher eines Irrenhauses in Ansehen bei den Kranken stehen, einen festen Charakter haben und bei Gelegenheit seine Autorität auf entscheidende Art geltend zu machen wissen müsse. „Er muß selten drohen, aber die Drohung vollziehen, und wenn man ihm den Gehorsam verweigert, so muß die Strafe, das ist eine enge Verwahrung, sogleich erfolgen. Wenn der Wahnsinnige stark und kraftvoll ist, so muß der Oberaufseher andere Menschen zu Hilfe nehmen, um ihm Furcht einzuflößen und sich ohne Mühe und Gefahr schnellen Gehorsam zu verschaffen." Autenrieth äußert sich dahin, daß zu jeder vollständigen Heilung ein „Brechen des Willens", ein Eingehen in den Willen der vorgesetzten Personen gehöre.

Auch Pinel betrachtet als eines der wirksamsten Mittel für die Behandlung des Wahnsinns die Kunst, den Kranken „sozusagen zu unterjochen und zu bändigen, indem man ihn in eine strenge Abhängigkeit von einem Manne versetzt, der durch seine moralischen und physischen Eigenschaften dazu geeignet ist, eine unwiderstehbare Herrschaft über ihn auszuüben und seine irrigen Ideenverkettungen zu ändern". Den Kranken müsse das Gefühl der Notwendigkeit eingeprägt werden. „Sie lernen bald einsehen, daß sie unausbleiblich dem, was man von ihnen verlangt, sich unterwerfen müssen, daß der Wille des Arztes für sie ein festes und unabänderliches Gesetz sei. Nachdem man ihnen durch verschiedene Mittel diese Idee tief und oft eingeprägt hat, so fällt es ihnen ebensowenig ein, sich diesem Willen zu widersetzen, als gegen die Gesetze der Natur zu kämpfen." Der Arzt müsse daher dem Kranken vor allem imponieren. Als leuchtendes Beispiel führt er den englischen Doktor Willis an, der übrigens ursprünglich Geistlicher war. „Seine Gesichtsbildung, welche gewöhnlich freundlich und leutselig ist, ändert ihren Charakter, wenn er einen von seinen Kranken das erstemal ansichtig wird. Sie gestaltet sich in einem Augenblicke um und gebietet den Wahnsinnigen Achtung und Ehrerbietung. Sein durchdringender Blick scheint in ihrem Herzen zu lesen und ihre Gedanken gleich bei ihrem Entstehen zu erraten. Er bereitet sich auf die Art eine Herrschaft über sie, die in der Folge eines seiner Heilmittel wird und welches den milderen Mitteln keineswegs entgegen ist." Das Hauptrequisit für die Heilung ist, wie Haindcrf sagt, daß der psychologische Arzt schon durch sein Äußeres imponiere und dem Kranken Gehorsam einflöße, ohne ihn in Furcht zu setzen. „Das Physiognomienspiel muß er ganz in seiner Gewalt haben, so daß er schon durch den Blick dem Kranken seine Gesinnung zu verstehen geben kann. Ernst mit Scherz, Wohlwollen mit Härte, Freundschaft und Liebe mit Verachtung und gänzlicher Wegwerfung müssen in seinem Gesichte nach den Umständen wechseln, und der Ausdruck seines Willens muß sich auf seiner Gesichtsfläche klar spiegeln". Rush erklärt, die erste Aufgabe des Arztes, wenn er die Zelle des Kranken betrete, sei, daß er „sein Auge ergreift (‚to catch the eye') und ihn durch seinen Blick außer Fassung bringt". Das gleiche Verfahren übte Pargeter, und auch Heinroth und Roller empfehlen eine Mischung von Strenge und Milde. Der psychische Arzt erscheine als Helfer und Retter, sagt Heinroth, als Vater und Wohltäter, als teilnehmender Freund, als freundlicher Erzieher, aber auch als prüfender, richtender, strafender Gerechtigkeitspfleger und gleichsam als sichtbarer Gott der Kranken; er wirke einem Monarchen vergleichbar. „Das Gesetz, die Hausordnung," erklärt Roller, „erscheint als das unerbittliche Fatum der Alten, dem selbst der Deus omnipotens sich fügen mußte; von ihr rührt die Strenge her, von dem Arzt die Milde. Mit jener trifft der Widerstrebende zusammen; dem Willigen kommt dieser entgegen. Jene diktiert die Strafe, der Arzt die Belohnung. Jene wird Furcht und Gehorsam, dieser Liebe und Vertrauen im Gemüte des Irren erwecken." „Der Befehl des Arztes", setzt Vering auseinander, „muß mit Ernst, Kraft und Würde, in einem gebietenden Tone, mit einer gebietenden Miene ausgesprochen werden, so daß auch das Äußere den festen, unabänderlichen Willen des Arztes, das: sic volo, sic jubeo, auf eine imponierende Weise ausdrückt. Folgt dem Befehl kein Gehorsam, so kann man Drohungen hinzufügen. Man drohe mit donnernder Stimme, mit zürnendem Blicke und Miene. Eine das erschütternde: quos ego kraftvoll ausdrückende Drohung vermag auch den wütendsten Narren, wenn er für äußere Eindrücke nicht ganz unempfänglich ist, wenigstens auf Augenblicke zum Stillstand in seinen Bewegungen und wilden Handlungen zu bringen.‟

Derartige Gedankengänge führten naturgemäß zu dem Versuche, die Kranken planmäßig durch Strafen und Belohnungen zu erziehen. Pinel hält diese für eines der zuverlässigsten Mittel zur Heilung. Die ganze Behandlung sollte sich dem Verhalten der Kranken anpassen. „Für stolze und lustige Narren‟, sagt Vering, „paßt ein ganz einfaches, nur mit den notwendigsten Möbeln höchst dürftig versehenes Zimmer. Dem melancholischen, furchtsamen und frommen Narren verschaffe man einen freundlichen Aufenthalt, ein helles, mit einer schönen Aussicht versehenes und mit bunten Bildern, welche komische Gruppen oder schöne Landschaften darstellen, geschmücktes Zimmer.‟ „Den Stolzen demütige man und lasse ihn seine Nichtigkeit und Abhängigkeit recht lebhaft empfinden; den lustigen und verliebten Narren behandle man mit Ernst und Strenge, so daß er beständig in Furcht erhalten werde. Dem melancholischen, furchtsamen und frommen Wahnsinnigen lasse man eine milde und schonende Behandlung zuteil werden.‟ „Ist der Narr widerspenstig, hat er einen boshaften Charakter, zeigt er einen besonderen Hang zu unordentlichen Handlungen, wodurch er sich oder anderen schaden kann, so muß man die Wachsamkeit auf ihn verdoppeln und auf jedes Vergehen alsobald eine zweckmäßige Bestrafung folgen lassen.‟

In der „Verfassung‟ des Sonnensteins heißt es, daß Ungehorsam und Bosheit der Verpflegten nachdrücklich geahndet werden sollen. „Die Ahndung selbst soll so schleunigst als möglich nach vorheriger Untersuchung auf das Vergehen folgen.‟ Reil sagt, da es dem Irren an inneren Bestimmungsgründen fehle, müsse man ihn von außen her nötigen, auf sich wirken zu lassen. Er erklärt eine Zucht der Wahnsinnigen, ähnlich wie bei Tieren und Kindern, für nötig, die Belohnung des Guten durch körperliche Lust und die Bestrafung durch Unlust, um durch zweckmäßige Verteilung beider Gefühle den Kranken an die Bahn heranzuziehen, die ihm nützt und frommt, ihn zu unterjochen und zum unbedingten Gehorsam zu nötigen. Kranke, die Unarten haben, betrügerisch, boshaft, ungehorsam, widerspenstig sind, diese Unarten als solche erkennen und den Zweck der zugefügten schmerzhaften Gefühle verstehen, können nach seiner Meinung durch eine zweckmäßige Züchtigung gebessert werden. Sie soll jedoch nur nach dem Urteile der Oberaufseher erkannt, durch einen eigenen Büttel mit Ruten oder Ochsenziemer in Gegenwart der anderen ausgeführt, aber nicht in leidenschaftlicher Aufwallung vollzogen werden, nicht unmäßig und grausam oder der Gesundheit nachteilig sein. Gleichwohl meint er, daß auch

Einsperrung, Hunger und Beschimpfung als Züchtigung in Frage kommen werde. Auf der anderen Seite soll man dem Kranken Muster großer Tugenden aus der alten und neuen Geschichte vorhalten, ihn aufmerksam machen auf Abschnitte seines eigenen Lebens, wo er vernünftig war, ihn mit Menschen zusammenbringen, die seine guten Handlungen loben, seine Narrenstreiche verachten. Er erwähnt, daß Erhard ein Narrenhaus sah, in dem die Unreinlichen an eine Säule gestellt wurden. „Dies wirkte,“ meint er; „sie fürchteten sich sehr vor dieser Schmach.“ v. Hirsch ließ in einem häufig besuchten Vorsaale der Bayreuther Anstalt eine die Ursache der Strafe andeutende Tafel aufstellen, und Leupoldt empfiehlt, bei festlichen Gelegenheiten „eine summarische Zensur über die einzelnen in Betreff ihrer Aufführung im verflossenen Halbjahre auf geeignete Weise auszusprechen“. Esquirol berichtet, daß auf die Irren die Drohung, sie zu den Unheilbaren zu schicken, gleich einem Zauber besänftigend gewirkt habe. Auch die Dusche erschien ihm als ein gutes Mittel, um die Wut zu beruhigen, den gefahrvollen Entschluß zu brechen und den Kranken zum Gehorsam zu zwingen.

Eine besondere Stütze fanden diese Anschauungen natürlich in der von Heinroth und seinen Anhängern vertretenen Auffassung, daß die Geistesstörung aus einer sittlichen Verschuldung, aus der freiwilligen Hingabe an die Sünde, hervorwachse. „Gerade die unfreiesten Individuen“, führt Heinroth aus, „begehren der Freiheit am meisten, die ihnen verderblich ist. Sie sind völlig gesetzlos, und die Vernunft ist für sie nicht da. Gleichwohl können sie nur durch das Gesetz zur Ordnung zurückgeführt werden; und da dies auf keine andere Art möglich ist, muß ihnen das Gesetz als Zwang, mechanisch, erscheinen: ihr ungebundener Wille muß sich dem Zwang fügen, ihr schrankenloser Trieb muß in jedem Augenblicke, wo er sich äußern will, in die Schranken zurückgewiesen werden. Dies kann aber bloß durch Beschränkung der körperlichen Bewegungen mittels unschädlicher Bande geschehen; und dies ist, wie mich die Erfahrung noch täglich lehrt, eine gute Beihilfe, ja oft allein schon hinreichend, die Kranken zu sich selbst zurückzurufen. Denn der Kranke kann nicht lange den beständigen Widerstand empfinden, ohne darauf aufmerksam zu werden; und diese Aufmerksamkeit ist der erste Schritt zu vernünftiger Reflexion. Daher pflege ich alle diejenigen, welche ihren unfreien Willen behaupten wollen, wenn sie auch nicht Maniaci sind, auf diese Weise zu beschränken, bis sie sich dem ärztlichen Willen fügen. Hat der Arzt Kraft des eigenen Willens genug, um unmittelbar auf die Kranken momentan imponierend oder gar bleibend einzuwirken, so hat er freilich die mechanische Beschränkung nicht nötig; ohne dieses Hilfsmittel aber kommt man nicht aus, wenn jenes nicht zu Gebote steht.“ Derartige Überlegungen führten also zur planmäßigen Vergewaltigung der Kranken, nicht mehr, wie vordem, aus Grausamkeit oder aus Furcht vor ihnen, sondern in der wohlerwogenen Absicht, sie so auf den richtigen Weg zu führen. Die Ausübung der gesetzlichen Strafe und der bestimmte Fehler müssen, wie Richard ausführt, gleichsam ideae sociae werden, wenn ein eingewurzelter Fehler abgelegt werden soll. Hayner meint, die genaueste Pünktlichkeit in der Anwendung von Zwangsmitteln erspare den armen Leidenden manche schmerzhafte und unangenehme Empfindung, und je strenger, je pedantischer man darauf bestehe, daß jeder neue Ankömmling sich in die Hausordnung füge, desto weniger werde man späterhin zu Korrektions- und Bändigungsmitteln schreiten müssen.

Immerhin empfand man vielfach den Widerspruch der ärztlichen Stellung mit der Strafgewalt. „Niemals muß der Arzt einer Irrenanstalt selbst Furcht einzuflößen suchen," erklärt Jacobi, „sondern er muß ein Individuum zu seinen Befehlen haben, das sich dieser unangenehmen Aufgabe unterzieht, das nur nach des Arztes Vorschrift handelt und im Notfall dem Ungestüm, dem Jähzorn und der Gewalttätigkeit der Tobsüchtigen entgegengestellt werden kann." Noch deutlicher wird Neumann, wenn er meint, der Arzt müsse den Schein annehmen, als sei er ganz unschuldig an der Anwendung der Zwangsmittel, „denn sieht ihn der Kranke als den Urheber seiner Beschränkung an, so verliert er das Zutrauen des Kranken und mit demselben jede Möglichkeit, ihm zu helfen. In Irrenhäusern muß wenigstens ein Wärter oder anderer Unterbedienter sein, vor dem sich die Kranken fürchten, und der die Berechtigung hat, ihnen alle notwendigen Zwangsmittel anzutun". Er soll, wie Guislain ausführt, mit großer körperlicher Kraft begabt sein, imponieren, eine kräftige, wohltönende Stimme und Entschiedenheit des Charakters haben. Es ist schwer zu verstehen, daß man bei einem derartigen Versteckspiel die Vertrauensstellung des Arztes aufrechterhalten zu können hoffte. Ehrlicher verfährt Haindorf, wenn er verlangt, daß alle Strafen öffentlich, im Beisein des Arztes und mehrerer anderer Kranker vollzogen werden sollen, „damit ja in den Gemütern der übrigen Kranken kein Verdacht der Ungerechtigkeit und Grausamkeit erregt werde".

Um den Kranken rasch und bedingungslos dem Willen des Arztes zu unterwerfen, forderte man vor allem seine Isolierung, d. h. seine Versetzung in eine ihm gänzlich fremde Umgebung. „Mit Zugestehung sehr weniger Ausnahmen", behauptet Georget, „kann man sagen, daß die Kranken bei sich zu Hause nicht genesen", und auch Autenrieth ist der Ansicht, daß vielleicht nie ein Wahnsinniger im Schoße seiner Familie wiederhergestellt werde. Rush empfiehlt, den Kranken die Kleider wechseln, ihn in einem fremden Zimmer schlafen und von

fremden Personen überwachen zu lassen; er soll auch nichts in seinen
Taschen haben, was ihn an seine frühere Lage erinnern könnte.

Man glaubte eben, daß alles, was an die ehemaligen Vorstellungen
des Kranken anknüpfe, seine krankhaften Ideen von neuem anrege und
den alten Wahn in ihm befestige. Haindorf meint sogar, daß ein
Kranker, wenn er daran erinnert werde, daß er verrückt gewesen sei,
zum zweiten Male aus Scham wieder in Verrücktheit fallen könne, aus
der ihn dann kein Gott zu retten vermöge. Darum müßten andere Emp-
findungen in ihm erweckt, die früheren Gedankenketten unterbrochen
werden. Esquirol bemerkt, daß deswegen die Genesungen bei den
Fremden, die nach Paris kommen, häufiger seien, als bei den Einheimi-
schen. Willis, der die geisteskranke Königin von Portugal und Georg III.
von England zu behandeln hatte, wechselte vor allem die Aufenthalts-
räume, die Möbel und das Dienstpersonal; seine Bemühungen im ersteren
Falle blieben erfolglos, angeblich deswegen, weil es nicht gelang, auch
den Beichtvater auszutauschen. Auch er machte die Beobachtung,
daß bei ihm unter den gleichen Umständen Ausländer leichter hergestellt wurden, als Engländer, weil ihre Abgeschiedenheit vollkommener
war. Vielfach wurden daher Reisen empfohlen, um, wie Chiarugi
ausführt, der Phantasie, selbst wider ihren Willen, immer neue Gegenstände vorzustellen und so die krankhaften Ideen zu verdrängen. Man
pflegte weiterhin die Besuche der Angehörigen und Bekannten nach
Möglichkeit abzusperren, und Roller vertritt noch 1831 die Meinung,
daß diese während der Dauer der Krankheit meist schädlich wirken;
„es folgt ein Paroxysmus oder Verschlimmerung der Krankheit". Wir
können heute kaum daran zweifeln, daß diese gut gemeinte Unterbrechung der Beziehungen zwischen den Kranken und ihrer Familie,
die jene für lange Zeit „lebendig begraben" und der Willkür der Ärzte
hilflos preisgegeben erscheinen ließ, nicht wenig dazu beigetragen hat,
das alte Mißtrauen der Laien gegen die Irrenanstalten zu nähren, auch
nachdem es längst jede Berechtigung verloren hatte. Krankhafte Verfolgungsideen fanden ein um so willigeres Ohr, je dichter der Schleier
des Geheimnisses war, der den Augen der Menge das Anstaltsleben
verhüllte. —

Man muß es den alten Irrenärzten lassen, daß sie sich redlich und
erfinderisch bemüht haben, die von ihnen für richtig gehaltenen Behand-
lungsgrundsätze wirklich durchzuführen. Wie etwa mit einem frisch
erregten Kranken verfahren wurde, läßt die folgende Anweisung Neumanns ahnen: „Man bringt den Kranken in den Zwangsstuhl, läßt
ihm zur Ader, legt 10—12 Blutigel an den Kopf, belegt ihn mit nassen,
eiskalten Tüchern, gießt ihm nachher gegen 50 Eimer kaltes Wasser
über den Kopf, läßt ihn Wassersuppe essen, Wasser trinken und Glauber-
salz einnehmen." Das gleiche Bild erhalten wir von der Vorschrift Hein-

roths zur Behandlung der allgemeinen Tollheit: Aderlässe, im Notfalle bis zur Ohnmacht, Wiederholung derselben, ein Blutigelkranz um den Kopf, kalte Begießungen, die Dusche auf den abgeschorenen Scheitel, Scarifikationen und Einstreuen von Cantharidenpulver in die wunden Stellen oder Einreibungen von Brechweinsteinsalbe, Brechweinstein innerlich als Ekelkur oder die Anwendung von Belladonna, Kirschlorberwasser, Gratiola, Helleborus nach Befinden der Umstände und bei gar nicht zu bändigender Wildheit die (später zu erwähnende) Drehmaschine.

In einem Berichte über die Anstalt Marsberg aus dem Jahre 1819 findet sich eine Aufzählung der angewendeten Zähmungsmittel, die, um Mißbräuchen vorzubeugen, ausdrücklich auf folgende Abstufungen beschränkt werden. Zunächst kommt Verringerung der Nahrungsmenge bis zu halber Kost oder zum Hungerleiden, das noch durch Einsperren, unter Umständen in ein finsteres Gemach mit absichtlich gleichgültigem Benehmen des Wärters gegen den Kranken, verschärft werden kann. Eine weitere Stufe bildet die Bekleidung mit dem englischen Kittel oder mit der Zwangsweste, das Binden der Hände und Füße mit Strängen von baumwollenem Garn oder die Befestigung im Bette mit Gurten, sodann der Tollriemen, mittelst dessen die Arme an den Leib geschnallt werden können; im Notfalle werden auch die Füße mit Gurten zusammengeschnürt. Den gleichen Zweck erreicht man durch Festnähen der Ärmel an der hinten zugeknöpften Weste und durch Zusammennähen der bis auf die Füße gehenden Beinkleider an der inwendigen Seite. Alle diese Mittel sollen „nur in denjenigen psychologischen Zuständen gebraucht werden, welche von Philosophen und Ärzten, die über Seelenkrankheiten aus Erfahrung geschrieben haben, bestimmt sind". Ebenso wird es mit den körperlichen Züchtigungen gehalten, die nur dann, und zwar mit dünnen ledernen Peitschen oder besser mit Ruten, vollzogen werden sollen, wenn der Irre noch Bewußtsein von Unrecht und Strafe hat, und wenn Wütenden durch keine anderen und milderen Mittel Folgsamkeit gegen die Wärter eingeflößt werden kann. Wir erfahren hier noch von allerlei anderen Maßregeln, deren Gebrauch abgelehnt wird, von einem Trog, in den man die Kranken einsperrte, von Eisenschienen, Handschellen, Ketten, dem Anschließen an den Fußboden und an Klötze, dem Kugelschleppen, Stockschlägen, dem Hineinstürzen ins Wasser, dem Glüheisen als Strafmittel. Dagegen werden nach Umständen verwendet das Aufziehen an Strängen, die Autenriethsche Larve, der Sack und die Coxsche Schaukel.

Wir kommen damit zu einer Gruppe von Erfindungen, die bestimmten ausgeklügelten Behandlungszwecken dienen sollten und Jahrzehnte hindurch dem irrenärztlichen Handeln einen höchst merkwürdigen Anstrich gegeben haben. Die Aufgaben, die man zu lösen suchte, bestanden einmal in der Unterdrückung der Krankheitsäußerungen, sodann in der richtigen Einstellung der Aufmerksamkeit, in der Erweckung gesunder Vorstellungen, in der Erregung von Gefühlen und in der Erziehung des Willens. Dem ersten Zwecke dienten, abgesehen von entsprechenden seelischen Einwirkungen, die eigentlichen Zwangsmittel, wie sie auch vorher schon lediglich zur Sicherung angewendet worden waren. Ihre Zahl wurde noch durch eine Reihe weiterer Einrichtungen bereichert. Zu ihnen gehört die von Heinroth besonders für weibliche Kranke empfohlene windelartige Einschnürung, der Korb (Bild 14), ferner der Sarg, der englische Schrank oder das Uhrgehäuse, in das unfolgsame und tobsüchtige Kranke derart eingeschlossen wurden, daß nur das Gesicht heraussah. Er soll nach Nostiz nur in den seltenen Fällen zur Anwendung kommen, in denen das unruhige Verhalten eines Irrren mehr Folge eines bösen Willens, eines wiederholten Trotzes, als des wirklichen Krankheitszustandes ist.

Schneider fügt der Beschreibung bezeichnend hinzu: „Zugleich muß dabei möglichst verhütet werden, daß er von den Irren geöffnet werden kann, in welchem Falle sodann ihre Wut keine Grenzen mehr finden würde.“

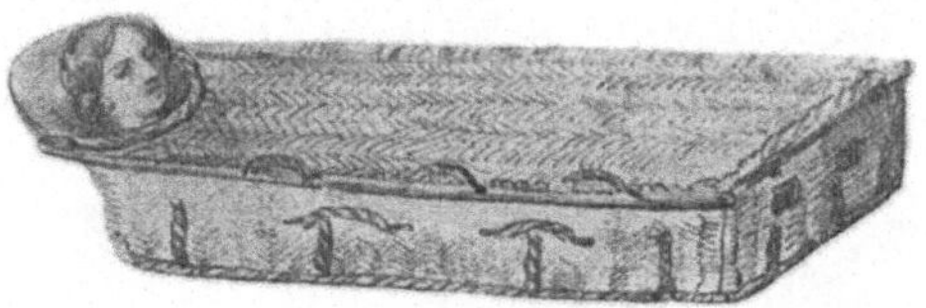

Bild 14. Korb.

Ähnlichem Zwecke dient der von Horn erfundene, weite und lange, oben mit Wachstuch gedichtete Sack, der vom Kopfe her über den Kranken gezogen und dann unten zugebunden wird. „Er imponiert dem Kranken,“ erklärt Horn, „schreckt ihn durch das Gefühl des Zwanges und drängt einigen die Vermutung, anderen die Überzeugung der Fruchtlosigkeit ihrer etwaigen Zerstörungsversuche auf.“ Ferner rühmt er, daß viele unruhige und stürmische Wahnsinnige, die durch andere, sonst kräftige, Mittel zur Folgsamkeit, Ordnung und Ruhe nicht vermocht werden konnten, durch ihn in viel ruhigere Stimmung versetzt, folgsamer und für andere, indirekte psychische Heilmittel empfänglicher wurden. Manche Nahrungsverweigerer wurden durch die Androhung des Sackes in dem Maße affiziert, „daß sie lieber fortleben und den Genuß der Nahrung, den sie hartnäckig verschmäht hatten, erneuern wollten“. Leider starb eine Kranke bei der Anwendung des Sackes, so daß Horn sich veranlaßt sah, seine Stellung niederzulegen. Als eines der unschuldigsten, bequemsten und sichersten Beruhigungsmittel bezeichnet derselbe Arzt das durch Befestigung an Ringen gesicherte, 8 bis 12 Stunden lang fortgesetzte, an eine Kreuzigung erinnernde Zwangsstehen, wie es in Bild 15 dargestellt ist; es besänftigt die heftigsten

Ausbrüche der Tobsucht, befördert Müdigkeit und Schlaf, macht den Kranken folgsam und unschädlich und erweckt in ihm das Gefühl der Achtung gegen den Arzt; es wird nach mehrmaligen Versuchen oft so sehr gefürchtet, daß schon die bloße Androhung vollkommen hinreicht, die Irren zur Ordnung und zum Gehorsam zurückzuführen. Daher eignet es sich auch als eigentliches Strafmittel bei solchen, die durch den Mißbrauch ihrer Glieder anderen schaden und durch Eigensinn, störrisches, unfolgsames und arbeitsscheues Betragen der Hausdisziplin entgegen leben. Neumann empfiehlt es als „Strafe, die für die schwersten Vergehungen der Irren am besten paßt".

Weitere Bändigungsmittel sind die in Bild 16 wiedergegebene Autenriethsche Maske und die Birne. Erstere, aus Leder gefertigt, verschließt den Mund; dabei müssen natürlich gleich-

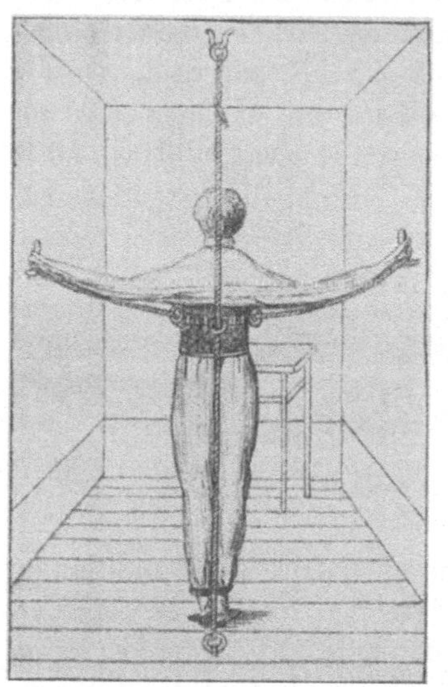

Bild 15. Zwangsstehen.

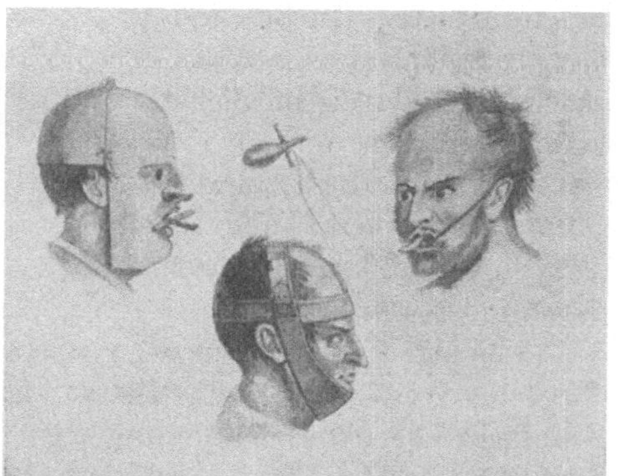

Bild 16. Autenrieths Maske und Birne.

zeitig die Arme des Kranken gesichert werden. Ihr Zweck ist, „das vernunftlose Schreien oder das vorsätzliche laute Heulen und Jammern, das keinen Gegenstand hat, zu unterbrechen und die Vorwürfe der dadurch beunruhigten Nachbarn zu vermeiden. Bei der Anwendung dieses komischen Mittels entsteht bei dem Irren gleichsam ein gewisser Ärger, daß sein Eigensinn doch überwunden worden sei, wegen dessen die Irren oft lieber alle Plagen ausstehen würden. Denn Irre gebärden und betragen sich in sehr vielen Stücken wie ungezogene und boshafte Kinder, die ihren Eigensinn und Ungezogenheit durch Schreien, Lärmen und Toben zu erkennen geben, und dies um so mehr, je mehr es ihnen verboten wird". „Wird ihnen daher dieses durch die angegebene Vorrichtung benommen, so verlieren sie noch ihre einzige Waffe, mit welcher sie sich rächen konnten, und fühlen dann nach und nach ihre völlige

Ohnmacht." Weniger wirksam ist die aus hartem Holz gedrechselte Birne, die als Knebel im Munde befestigt wird und den Kranken zwar am Sprechen, nicht aber am Brüllen hindert. Drahtmasken, wie man sie auf Bild 17 sieht, dienten zum Schutze gegen Beißen und Spucken.

Eine zweite Gruppe von Behandlungsmitteln bilden die nach einer Idee Erasmus Darwins zuerst von Cox angewandten Drehmaschinen. In diesen wurde der Kranke entweder, auf einem Stuhle sitzend, um seine eigene Achse gedreht (Bild 18 und 19) oder, in einem Bette festgeschnallt, mit dem Kopfe nach außen im Kreise herumgeschleudert (Bild 20); die

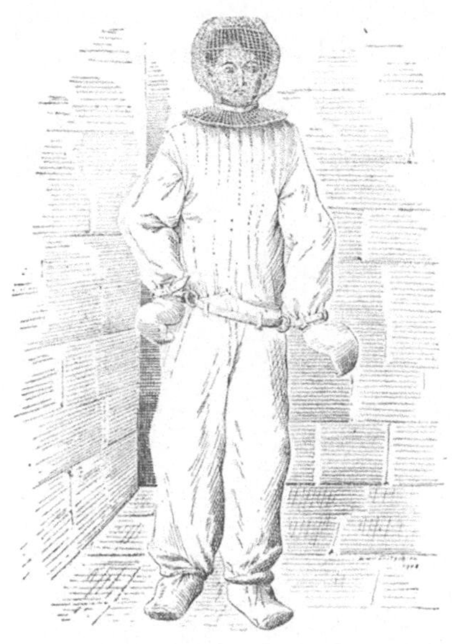

Bild 17.  Kranker mit Drahtmaske.

Umdrehungen betrugen 40—60 in einer Minute. Die Wirkungen, namentlich des Drehbettes, waren außerordentliche. Da das Blut durch die Schwungkraft in das Gehirn getrieben wurde, traten

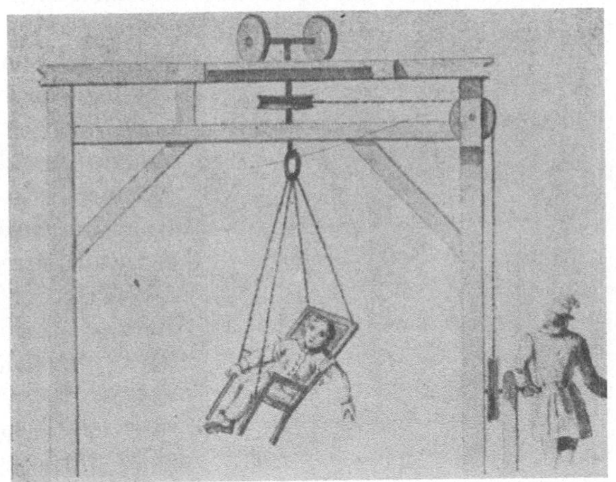

Bild 18.  Drehstuhl.

starke Beklemmungen, Mißempfindungen, Erstickungsfurcht, Übelkeit, Schwindel, Erbrechen, Harn- und Kotabgang, endlich Blutergüsse unter die Bindehäute des Auges auf. Gesunde pflegten das

Stillstehen der Maschine vor Ablauf von 2 Minuten zu fordern, während manche Kranke das Verfahren bis zu 4 Minuten aushielten. Dies Mittel wurde bei Tobsüchtigen, bei Schwermütigen, störrischen und unfolgsamen Irren gebraucht, um sie an die Hausdisziplin, an eine geregelte Lebensordnung und überhaupt an Folgsamkeit zu gewöhnen, ferner bei Selbstmordsüchtigen, Nahrungsverweigerern, bei stillen, passiven, arbeitsscheuen Geisteskranken, bei Epilepsie und bei „allgemeiner Tollheit". „Wo dies nicht hilft," sagt Heinroth, „da hilft nichts."

Auch der Drehstuhl und die nach den gleichen Grundsätzen gebaute Hallaransche Schaukel bringen ähnliche, wenn auch schwächere Störungen hervor; ersterer läßt sich nach Schneiders Versicherung so schnell drehen, daß

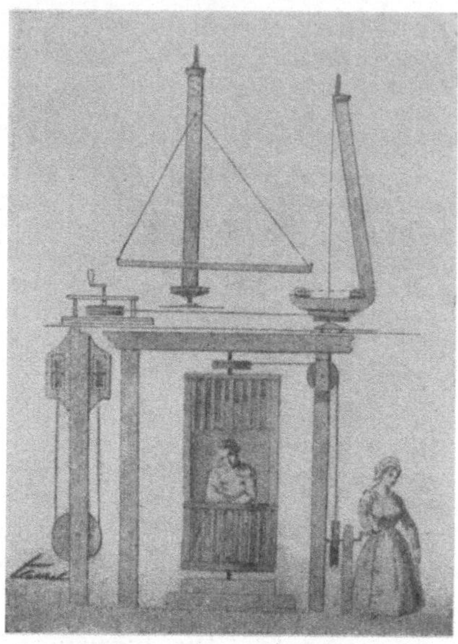

Bild 19.  Drehmaschine.

„ein gesunder, vernünftiger Mensch in 5 Minuten den ganzen Magen leer bricht"; darum sei er als ein kostenloses Brechmittel sehr hilfreich; Knight empfiehlt ihn bei hartnäckiger Verstopfung und bei dyspeptischen Leiden mit Säurebildung. Durch die „glückliche Verbindung" von Schwindel und Erbrechen „können also gewaltige Erschütterungen des Organismus erregt werden, die oft von der heilsamsten Wirksamkeit sein müssen". Wütende Kranke werden, wie Horn berichtet, hierdurch gebändigt, stürmische und unruhige zur Folgsamkeit und Ordnung gebracht;

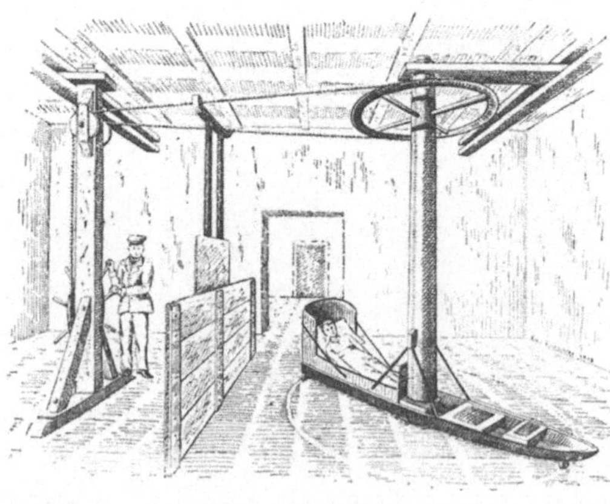

Bild 20.  Drehbett.

arbeitsscheue und träge werden geweckt und fleißiger. Diese Wirkungen können noch durch die Erzeugung von Furcht gesteigert werden, wenn man den Drehstuhl in einem dumpfen, finsteren Zimmer anwendet und

gleichzeitig ungewohnte Geräusche, besondere aromatische Gerüche oder
andere erregende Reize erzeugt. Cox ist auch der Meinung, daß man
so Seereisen ersetzen könne. Jedenfalls hat sich ihm und verschiedenen
anderen Ärzten der Drehstuhl als ein ausgezeichnetes Hilfsmittel
auch in den hoffnungslosesten Fällen erwiesen. „Je größer die Empfänglichkeit des Kranken ist, je weniger er schon an Mittel dieser Art sich
gewöhnte, je lebhafter der ganze Apparat ihm imponiert, je unange-
nehmer und lästiger ihm seine Anwendung ist, um desto wohltätiger
zeigen sich die Wirkungen dieses Heilmittels", erklärt Horn. Harm-
losere Einrichtungen waren die Zwangswiege, in der man die gefesselten Kranken stundenlang hin- und herschaukelte, wie es schon Celsus
zur Bekämpfung der Schlaflosigkeit empfohlen hatte, oder Hängematten,
in denen sie auf- und niedergezogen oder geschwungen wurden; dabei
konnten sie plötzlich ins Wasser gestürzt oder regelmäßig durch den
Strahl eines Tropfbades getroffen werden. Die gespannte Erwartung
des Unangenehmen soll hier neben
den Schwindelgefühlen wirksam sein.
Der ungenannte Übersetzer Chia-
rugis erwähnt einen „äußerst heftig rasenden" Kranken, der nach
einigen Stunden ruhig wurde, als
man ihn, mit einem Waschseile um-
wunden, in die Höhe zog und ihn so
schweben ließ.

Ein anderer Gedankengang lag
dem von Hayner nach einem Vor-

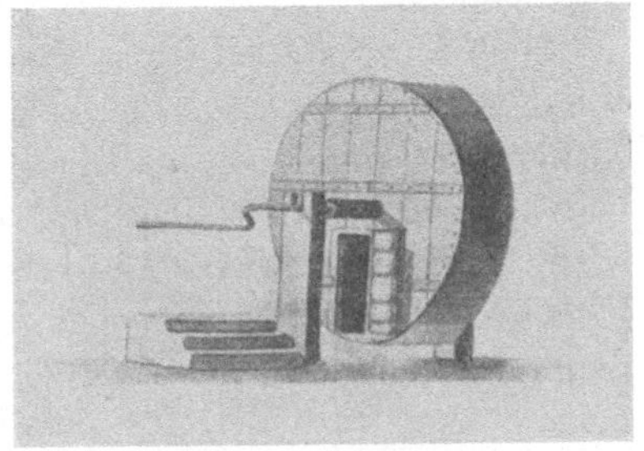

Bild 21. Hohles Rad.

schlage Reils erdachten „hohlen Rade" (Bild 21) zugrunde. Ihm kam
es darauf an, den Irren aus seiner Zerstreuung anhaltend auf sich selbst
zurückzurufen, ihn aus seiner Traumwelt in die wirkliche zu ziehen;
er wollte dem Strome seiner meist unvollendeten, zerrissenen Ideen
einen Damm setzen, seine Aufmerksamkeit in der Kontinuation auf
etwas Bestimmtes lenken, sein Selbstbewußtsein wecken und feststellen.
Um dies zu erreichen, baute er ein großes, nach Art der Tretmühle
eingerichtetes, innen gepolstertes Rad, in das der Kranke eingesperrt
wurde. In ihm muß der Kranke, wenn er nicht still steht, entweder vor-
oder rückwärts laufen, und es hängt ganz von ihm ab, ob er Ruhe haben
will oder nicht. Sobald er etwa versucht, das Rad zu beschädigen,
kann das leicht durch einen Anstoß von außen verhindert werden,
der den Kranken sofort in Bewegung bringt. So kann er, wenn man ihn
zur Befriedigung seiner Bedürfnisse von Zeit zu Zeit herausnimmt,
36—48 Stunden im Rade zubringen und ist dann „durch die fixierende
Einwirkung des Rades entweder geschmeidig und gehorsam" oder
durch die wohltätige Bewegung des Marschierens so ermüdet, daß er

sanft einschläft, wodurch sein Inneres beruhigt und der Paroxysmus abgekürzt wird. Das Mittel hat, wie Nostiz bemerkt, in Sonnenstein auf eine Kranke, deren Tobsucht unbezwinglich war, sehr nützlich gewirkt, als erster Anlaß zum Selbstbewußtwerden; seine Anwendung wurde indessen später von Hayner selbst wieder aufgegeben.

Die geschilderten Verirrungen fanden übrigens bei den Irrenärzten der damaligen Zeit durchaus keinen ungeteilten Beifall. So schreibt Damerow 1829: „Diese mechanischen Mittel sind jedoch nicht ohne geschichtliches Interesse, da auch wohl die Weise, durch mechanische Mittel auf den Wahnsinn zu wirken, durchgemacht werden mußte. Selbst die Verehrer scheinen schon gleichgültiger gegen die Anwendung geworden zu sein. Gewiß werden sie später durch bessere, man möchte sagen, geistreichere Mittel ersetzt und vielleicht nach Jahrhunderten in Rüstkammern als Raritäten gezeigt werden zur Verwunderung der Zeitgenossen", eine Vorhersage, die rasch genug in Erfüllung gegangen ist.

Auch sonst stoßen wir vielfach auf Äußerungen, die dem allgemeinen Entwicklungsgange der Seelenheilkunde weit vorauseilen. Schon Chiarugi, der „bei manchen unbändigen Tobsüchtigen" auf den Rücken gegebene Streiche mit dem Ochsenziemer für nützlich hält, wenn noch ein gewisser Grad von Vernunft bei ihnen übrig ist, erklärt sie bei solchen, die wegen ihrer Verstandesverwirrung für Furcht unempfindlich sind, für unnütz, nachteilig, grausam und unmenschlich, bei weniger wütenden für gefährlich und unter Umständen tödlich; er fügt hinzu, seit im Florentiner Spital die Schläge verboten seien, sehe man mehr Tobsüchtige genesen, als in früherer Zeit. Durch das Verfahren, den Ideen der Wahnsinnigen mit Drohungen und selbst mit Schlägen entgegenzutreten, würden sie nur gereizt und ihre Hartnäckigkeit gesteigert; es sei gar nicht so schwer, sie durch Güte auf entferntem und ungeradem Wege zur Erkenntnis der Wahrheit zu bringen und ihnen die Vernunft gleichsam tropfenweise einzuflößen. Man solle im ganzen ihren Neigungen nachgeben, ihnen alles gestatten, was sie beruhigen könne, am wenigsten aber sie verlachen.

„Ein weiser und aufgeklärter Mensch", sagt Pinel, „sieht in diesen Ausbrüchen des Wahnsinns nichts, als einen automatischen Antrieb oder vielmehr eine notwendige Wirkung der Nervenerregung, über die man ebensowenig unwillig werden sollte, als über den Stoß eines Steines, der durch seine eigene Schwere hinabgetrieben wird. Er gestattet solchen Wahnsinnigen alle Freiheit der Bewegung, die sich mit ihrer eigenen und anderer Sicherheit verträgt, verbirgt vor ihnen auf eine geschickte Weise die Zwangsmittel, die er anwendet, gleichsam als hätten sie nur den Gesetzen der Notwendigkeit zu gehorchen." „Es sollte bei allen wohl eingerichteten Hospitälern ein unverletzlich Gesetz sein, den Wahnsinnigen alle Freiheiten und in so großer Ausdehnung zu gestatten, als es nur die Klugheit erlaubt; den Grad des Zwangs seinen mehr oder minder heftigen Ausbrüchen anzupassen; jede Mißhandlung, jede Gewalttätigkeit von seiten der Dienstleute streng zu verbieten; in der Ausübung der Pflichten zur rechten Zeit Gelindigkeit und Strenge, ein nachgiebiges Benehmen oder den Ton des Ansehens und eines unveränderlichen Willens anzunehmen.''

Knight empfiehlt, die krankhaften Ideen gänzlich unbeachtet zu lassen und den Versuch einer Ablenkung auf gleichgültige Gegenstände zu machen, und fährt fort: ,,Derjenige, welcher sich der psychischen Behandlung der Irren unterzieht, sollte immer mit Wohlwollen und Schonung auf sie einwirken, hier und da lieber eine Anmaßung, ja selbst die gröbsten Beleidigungen nicht bloß geduldig, sondern auch guten Mutes ertragen, als über den Kranken, welcher sich der Natur seiner Beleidigung nicht bewußt ist, den geringsten Zwang verfügen.'' Gegen das Strafen der Kranken wendet sich Hayner: ,,Des Kranken Exzesse sind fast immer Folge krankhafter Sinnestäuschungen oder eines krankhaften falschen Wahns. Abnorme psychische Aktionen durch unangenehme sinnliche Eindrücke zu behindern, ist oft zwar zweckmäßig; nur dürfen dazu nicht Korrektionen angewendet werden, die allgemein als Strafe gelten, da Strafen gerechterweise nur Handlungen solcher Menschen folgen, die nach Vernunftgründen frei zu wollen imstande sind. Das kann der Seelenkranke nicht; folglich geschieht ihm durch Strafen Unrecht.'' Weniger folgerichtig erklärt Roller 1831, der Irre müsse das über ihn Verhängte bisweilen als eigentliche Strafe ansehen, so wenig sie es wirklich sei. Er hält daher auch die Einhaltung einer Art richterlichen Verfahrens, ferner rasches und unerbittliches Einschreiten für notwendig, doch sollen die angewandten Strafmittel den in der bürgerlichen Welt üblichen nicht gleichen, da die so hervorgerufene Ideenassoziation nur schädlich wirken könne. Sehr bemerkenswert sind die Mahnungen Amelungs, Irre im allgemeinen nicht als unmündige Kinder zu behandeln, vielmehr in der Unterhaltung und im Umgange mit ihnen sich so zu benehmen, als wären sie ihres Verstandes mächtig, und in ihrer Behandlung alle ungewöhnlichen, kindischen und lächerlichen Maßregeln zu vermeiden, da sie entweder wirkungslos blieben oder Unwillen und Mißtrauen erregten. ,,Das zweckmäßigste, bei allen Irren angemessene Benehmen des Arztes besteht unstreitig darin, ihnen jederzeit freundlich und zutraulich zu begegnen, sich mit ihnen auf eine liebreiche, zuweilen, je nach dem Charakter des Kranken, scherzhafte Weise zu unterhalten, immerhin auch bei den unruhigsten und nicht selten lästigen und unangenehmen Ausbrüchen ihres kranken Geistes- und Gemütszustandes die größte Ruhe zu beobachten — aber da, wo man noch einen gewissen Grad von Kapazität des Verstandes voraussetzen kann, bei Unordnungen, Trotz oder Bosheit den nötigen Ernst und mitunter selbst Strenge nicht zu vernachlässigen.‘‘

Ähnliche Äußerungen finden wir bei Hayner und Leupoldt. Ersterer verlangt, daß man den Kranken so viel Freiheit gestatte, „als ohne Gefährdung ihres eigenen oder des Lebens ihrer Leidensgefährten und ohne große Störung der in der Anstalt eingeführten Ordnung zulässig ist‘‘, und sie deshalb, „soviel als möglich, als Vernünftige mit der größten Schonung und Milde‘‘ zu behandeln. Letzterer aber sagt kurz: „Deshalb setze man bei den Irren im allgemeinen mehr Persönlichkeit und Vernunft voraus, als häufig geschieht; und man wird glücklicher sein in seinen Heilversuchen.‘‘

In ganz planmäßiger Weise suchte Reil die seelische Behandlung der Geisteskranken auszubauen; allerdings blieb es, da ihm die genügende Erfahrung fehlte, im wesentlichen bei Vorschlägen, die vielfach reine Gedankenspiele darstellen. Er meinte, offenbar im Anschlusse an Pinels Anschauungen, vor allem müsse man den Kranken zum Gehorsam nötigen, um ihn für die ärztlichen Einflüsse zugänglich zu machen. „Durch starke und schmerzhafte Eindrücke erzwingen wir des Kranken Aufmerksamkeit, gewöhnen ihn an unbedingten Gehorsam und prägen seinem Herzen das Gefühl der Notwendigkeit unauslöschlich ein. Der Wille seiner Vorgesetzten muß ein so festes und unabänderliches Gesetz für ihn sein, daß es ihm ebensowenig einfällt, sich demselben zu widersetzen, als wider die Elemente zu kämpfen.‘‘ Um das zu erreichen, muß sich der Arzt ganz den Bedürfnissen des einzelnen Falles anpassen, doch wird im Anfange immer eine gewisse Strenge nötig sein. Man muß dem Kranken, um ihn zu unterjochen, zuvörderst jede Stütze rauben, damit er sich durchaus hilflos fühle. Darum entferne man ihn aus seinem Hause und aus seiner gewohnten Umgebung und bringe ihn unter feierlichen und schauderhaften Szenen, wo möglich bei Nacht und auf Umwegen, in ein ihm unbekanntes Tollhaus. „Er hört bei seiner Annäherung Trommelschlag, Kanonendonner, fährt über Brücken, die in Ketten liegen; Mohren empfangen ihn.‘‘ „Die Offizianten könnten eine unbekannte und sonore Sprache reden.‘‘ „Ein Eintritt unter so ominösen Vorbedeutungen kann auf der Stelle jeden Vorsatz zur Widerspenstigkeit vernichten.‘‘ Durch kurze Befehle, deren augenblickliche und pünktliche Befolgung erzwungen wird, soll dann jeder Widerstand gebrochen werden.

Ist das erreicht, so hört der Zwang auf, und man geht zu dem entgegengesetzten Verfahren über, handelt offen und freundschaftlich und belohnt das Verhalten des Kranken durch Dinge, die ihm angenehm sind. Man sucht ihn nun an Ordnung und Regelmäßigkeit zu gewöhnen, seine Aufmerksamkeit zu erwecken und endlich ihn zur eigenen Tätigkeit zu nötigen. Dem ersteren Zwecke dienen Eindrücke, die Lust oder Unlust erregen, ferner grelle Reize aller Art, interessante und auffallende Gegenstände, seltsame Erlebnisse. „Man bringt z. B. den Kranken in ein stockfinsteres und totstilles Gewölbe, das mit den seltsamsten, festen und beweglichen, toten und lebendigen Gegenständen angefüllt ist. Der Art wären, wenn grausende Eindrücke erfordert wären, Windschläuche, Wassergüsse, Eissäulen, Pelzmänner, Marmorstatuen, Totenhände, die unvermerkt den Bart streichen.“ Auch Schläge von Schwärmern, Pistolenschüsse, Kanonendonner, der gellende Ton eines Blasinstruments, das anhaltende Brummen einer 32füßigen Orgelpfeife, einzelne Schläge auf der türkischen Trommel, ein wildes Chaos von Tönen durch Trommeln, Glocken, Schalmeien, Menschenstimmen, Tiergeheul, ein Katzenklavier, musikalische Darbietungen können verwendet werden. Auf das Gesicht sollen Theatervorstellungen mit Scharfrichtern, aus den Gräbern wiederkehrenden Toten wirken; hier „würden Donquichotte zu Rittern geschlagen, eingebildete Schwangere ihrer Bürde entladen, Narren trepaniert, reuige Sünder von ihren Verbrechen auf eine feierliche Art losgesprochen“.

Durch solche starke Sinneseindrücke und durch erschütternde Stöße auf die Phantasie soll der Kranke gleichsam aus seinem Taumel geweckt werden. „Man ziehe ihn mit einem Flaschenzug an ein hohes Gewölbe auf, daß er wie Absalom zwischen Himmel und Erde schwebt, löse Kanonen neben ihm, nahe sich ihm unter erschreckenden Anstalten, mit glühenden Eisen, stürze ihn in reißende Ströme, gebe ihn scheinbar wilden Tieren, den Neckereien der Popanze und Unholde preis, oder lasse ihn auf feuerspeienden Drachen durch die Lüfte segeln. Bald kann eine unterirdische Gruft, die alles Schreckende enthält, was je das Reich des Höllengottes sah, bald ein magischer Tempel angezeigt sein, in welchem unter einer feierlichen Musik die Zauberkraft einer reizenden Hulda eine prachtvolle Erscheinung nach der anderen aus dem Nichts hervorruft.“

Um den Kranken zu eigener Tätigkeit zu nötigen, soll man ihn scheinbaren Gefahren aussetzen, die ihn zwingen, Mittel zur Rettung für sich zu erfinden und sie zweckmäßig anzuwenden. Man bringt ihn in ein Gelände mit Hecken und Irrgängen, auf dem er von Traufen und Wassergüssen verfolgt wird. An einem anmutigen Ruheplätzchen empfängt ihn ein reißendes Tier; an einem anderen Orte sinkt der Grund; er fällt in eine Grube, aus der er nur mit Mühe einen Ausweg findet. Er soll Wasser aus einer Grube pumpen, das ihm bis an die Kehle steigt, wenn er nicht fleißig ist, muß über schmale Stege gehen, schwimmen, Kahn fahren, auf furchtsamen, widerspenstigen Pferden reiten.

Weiterhin aber soll er arbeiten, zunächst körperlich und maschinenmäßig, dann auch auf schwierigeren Gebieten. Reil empfiehlt die Beschäftigung mit dem Baukasten, das Zusammensetzen von Landschaften, das Tanzen, Balanzieren, Exerzieren, Voltigieren, Ringwerfen, Strickspringen, ferner Malen, Zeichnen, Singen, Musikmachen, Schauspielen; der Kranke soll abschreiben, auswendig lernen, rechnen, Korrekturen lesen, ein Tagebuch führen. Er schlägt auch vor, die Kranken Schanzen aufwerfen zu lassen, wobei die Klügeren den Plan machen und die Aufsicht führen sollten. Als wesentlich wurde dabei die pünktliche Unterordnung unter die gegebenen Befehle betrachtet. Man läßt den Kranken die verschiedensten geistigen Aufgaben lösen, regelt sein Triebleben und erzieht sein Gemüt durch allerlei Proben. „So gängeln wir den Kranken, von der untersten Stufe der Sinnlosigkeit, durch eine Kette von Seelenreizen, aufwärts zum vollen Vernunftgebrauch.“

Der außerordentliche Wert der Beschäftigung, namentlich der Land- und Gartenarbeit, für die Behandlung Geisteskranker wurde von allen erfahrenen Irrenärzten früh erkannt. Ungezählte Male wird die von Gregory in seinen Vorlesungen angeführte Geschichte des schottischen Pächters wiederholt, der gute Erfolge dadurch erzielte, daß er die Kranken wie Zugtiere vor Egge und Pflug spannte. Ebenso lesen wir immer wieder von der Anstalt in Saragossa mit der Inschrift „urbis et orbis“, von der Pinel berichtet, daß sie in vorbildlicher und äußerst wirksamer Weise die Kranken durch Heranziehung zum Feldbau in allen Formen behandelt habe. „Die steteste Erfahrung lehrte in diesem Hospital,“ wie er hinzufügt, „daß dies das sicherste und wirksamste Mittel sei, zur Vernunft wieder zu gelangen; und daß Adelige, die jeden Gedanken an mechanische Arbeit mit Stolz und Verachtung von sich stoßen, auch den traurigen Vorzug haben, ihre unsinnigen Verirrungen und ihr Delirium zu verewigen.“

Rush führt eine Reihe von Fällen an, in denen Kranke durch Rückkehr zu früheren Lieblingsbeschäftigungen geheilt wurden, und empfiehlt, die Kranken interessante Bücher laut vorlesen, auswendig lernen oder abschreiben zu lassen. Auch Esquirol, Heinroth, Langermann, Willis, Jacobi und viele andere rühmen die heilsamen Wirkungen der Arbeit, sowohl der Betätigung an sich wie der aus ihr fließenden inneren Befriedigung. Horn legt merkwürdigerweise auf letzteren Umstand gar keinen Wert. Er verlangt nur, daß die Arbeit mit Ordnung und Pünktlichkeit, unter strenger Aufsicht geschehen soll, ja er meint sogar, die Arbeiten müßten erzwungen werden; ihre Wirkungen seien in der Regel nützlicher und wohltätiger, wenn der Kranke sie ungern treibe. „Vergnügungen und Ergötzungen helfen hier viel seltener, als Lasten und Beschwerden.“ Diese Anschauung, die wohl hauptsächlich aus der von ihm lebhaft geschilderten Ungunst der Verhältnisse in der Charité entsprang, veranlaßte ihn dazu, den Kranken ganz zwecklose Arbeiten vorzuschreiben, das Aufwerfen und Wiederzuschütten eines Grabens, das gegenseitige Herumfahren in

einem leichten Wagen, Übungen mit hölzernen Gewehren unter An-
leitung von Unteroffizieren, wie sie die Bilder 22 und 23 zeigen; letztere
wurden auch auf dem Sonnenstein eingeführt.

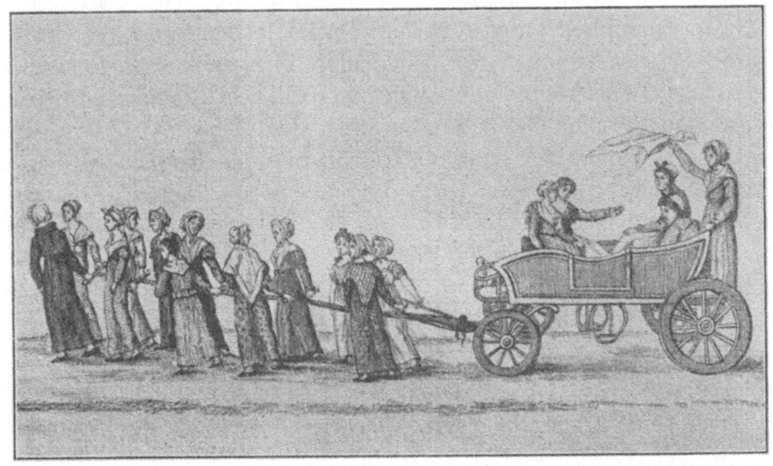

Bild 22.　Wagenfahren.

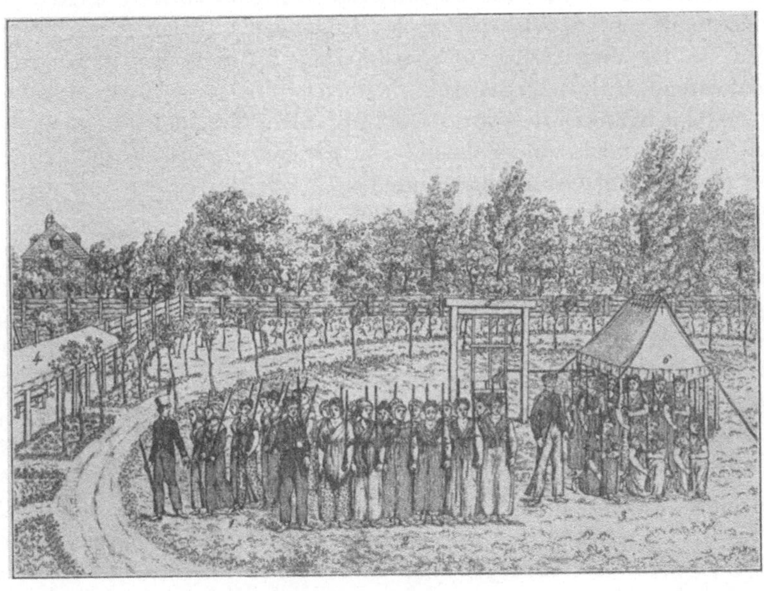

Bild 23.　Exerzierübungen.

Demgegenüber betont Leupoldt, daß die Arbeit nicht allzu
mechanisch vollzogen werden solle, daß man vielmehr durch zwischen-
laufende Unterhaltungen stets die Aufmerksamkeit auf Natur und

Beschaffenheit dessen lenken müsse, mit dem man es zu tun habe, und auf die Ursachen, warum so und so damit verfahren wird. „Dadurch kommt erst mehr vernünftiger Sinn in die Beschäftigung und nimmt sie erst mehr den ganzen Menschen in Anspruch; dadurch wird die Stumpfsinnigkeit aufgestört, der Flattersinn gefesselt, die fixe Idee erschüttert, der träumerische Wahnsinn, die müßig irre Spekulation an sinnliche Gegenstände gebunden und an die Wirklichkeit gewöhnt." Die gleiche Ansicht vertreten Jacobi und Neumann, da durch zwecklose Arbeiten die Kranken empört und verstimmt würden und sich als Spielzeuge unserer Launen und Willkür fühlten. „Sie lernen uns hassen und verrichten mit Unlust, was sie tun", fügt letzterer hinzu. „Ja, sie lernen uns verachten, denn wir bestätigen sie in der Meinung, daß sie allein verständig, wir aber unsinnig wären, eine Meinung, welche die Irren sehr oft haben."

Als wohltätiges Zerstreuungsmittel werden vielfach Reisen empfohlen, namentlich bei beginnender Erkrankung und in der Genesungszeit. Man hoffte davon Ablenkung, Verdrängung der krankhaften Vorstellungen, auch Anregung des Willens durch die entstehenden Unbequemlichkeiten, mit denen sich der Kranke abfinden mußte. Heinroth hält, im Gegensatze zu unseren heutigen Anschauungen, eine „bedeutende, mit mancherlei Reiz, Ungemach, Tätigkeit verbundene Reise" in der Melancholie für zweckmäßig. „Das Reisen ist für solche Kranke eine Universalmedizin", heißt es. „Dies ist auch das beste Mittel, dem Kranken den verlorenen Appetit und Schlaf wiederzugeben, seine Furchtsamkeit und Scheue, sein düsteres Hinbrüten zu verscheuchen und ihn der Gesellschaft und den Geschäften, die er floh, wiederzuzuführen."

Die Beschäftigung mit Musik und Gesang rühmen Haindorf und Schneider. Auch der Nutzen der religiösen Unterweisung und Seelsorge wird vielfach betont, so von Jacobi, Roller, Zeller und besonders von Heinroth. „Man lerne die Religion besser kennen, und man wird eingestehen, daß gerade sie, und sie allein, vor Seelenstörungen aller Art zu schützen imstande ist." —

Das allgemeine Bild der Seelenheilkunde vor etwa 100 Jahren, wie es uns in diesem Überblicke entgegentritt, läßt sich kurz mit folgenden Zügen kennzeichnen: Vernachlässigung und rohe Behandlung der Irren, Mangel geeigneter Unterkunft und ärztlicher Fürsorge, unklare und verkehrte Vorstellungen über Ursachen und Wesen des Irreseins, Quälerei der Kranken durch sinnlose, zum Teil abenteuerliche und schädigende Behandlungsmaßnahmen. Es wäre freilich ungerecht, wenn man die vielfach daneben vorhandenen Ansätze zu fortschreitender Entwicklung übersehen wollte. Auch damals und selbst lange vorher gab es einzelne Stätten, in denen Geisteskranke sorgsam und sachgemäß verpflegt wurden. Es gab aber auch manche Ärzte, denen reiche Erfahrung oder natürliches Geschick ein besseres Verständnis der Seelenstörungen vermittelt hatte, und die nicht nur mit unbefangenem Blicke, sondern auch mit warmer Teilnahme richtige Wege zur Behandlung ihrer Kranken einschlugen. Allein diese Ausnahmen konnten den allgemeinen Stand der wissenschaftlichen Erkenntnis und das Los der großen Massen nicht maßgebend beeinflussen; sie waren nur die Keime, aus denen unter günstigeren Bedingungen die Seelenheilkunde des kommenden Jahrhunderts hervorwachsen sollte.

Entscheidend für den Fortschritt war die Errichtung von Irrenanstalten und die dadurch ermöglichte Schaffung eines irrenärztlichen Berufes. Wenn auch schon im 18. Jahrhundert hier und da eigene Krankenhäuser für Irre bestanden hatten, so setzte doch erst in den ersten Jahrzehnten des neuen Zeitabschnittes die Gründung selbständiger Irrenanstalten in größerem Maßstabe ein. Aus einer Zusammenstellung von Lähr geht hervor, daß in Deutschland vor dem Jahre 1800 solche Anstalten in Rockwinkel bei Bremen, in Frankfurt, in Neuß, in Blankenburg, in Waldheim, in Lübeck und in Bayreuth eingerichtet waren. Die älteste Anstalt in Frankreich war Avignon (1681), in England Springfield (1741), in Italien Florenz (1645), in Polen Warschau (1728), in Österreich Salzburg (1772), in Dänemark Kopenhagen (1766), in Schweden Upsala (1766). Allein alle diese Anstalten waren wegen der raschen Anhäufung unheilbarer Kranker im wesentlichen Aufbewahrungsorte für geistige Ruinen, in denen nur spärliche Heilerfolge erzielt werden konnten. Autenrieth spricht sich daher auch noch 1807 dafür aus, daß man in den gewöhnlichen Irrenhäusern, „wo niemand ist, der einen Versuch zu ihrer Wiederherstellung macht", nur die für unheilbar Erklärten unterbringen, die übrigen aber an einzelne Ärzte verteilen solle, die entweder aus Menschenliebe oder aus Ehrgeiz solche Kuren unternehmen möchten, wenn sie dabei allerdings auch „durch die zu lange Dauer einer ununterbrochenen Beschäftigung dieser Art" leicht ermatten würden.

Haindorf erklärt 1811, daß bei dem damaligen Zustande der meisten öffentlichen Irrenanstalten Deutschlands „nur wenige durch die Kunst geheilt werden können, sofern nicht der Zufall Wunder tut". Vering hält es noch 1821 für nicht unbedenklich, einen Geisteskranken ohne weiteres in die Irrenanstalt zu schicken, wegen der erschütternden Wirkung, die es haben müsse, wenn er auf einmal aus seinen bisherigen Verhältnissen herausgehoben und in fremdartige versetzt werde, zumal wenn er sich in einem Lokal eingeschlossen sehe, wo eine ganz fremde Gewalt über ihn gebiete, und dessen innere Einrichtung mehr einer Straf- als einer Heilanstalt gleiche. Für den Blödsinnigen, Tobsüchtigen und komplett Wahnsinnigen möge das nicht weiter schädlich, unter Umständen sogar heilsam sein; auf andere Kranke müsse es aber einen tiefen und sehr schmerzlichen Eindruck machen, der durch den Anblick seiner unglücklichen Gefährten täglich erneuert werde, deren Handlungen eine traurige Gruppe von erbärmlichen Torheiten, brutaler Wildheit, von herzerschütterndem Elend und Jammer und von einer totalen geistigen Nullität darstellten. Diese damals bis zu einem gewissen Grade berechtigten Bedenken verhindern bekanntlich auch jetzt, unter gänzlich veränderten Verhältnissen, nur allzu häufig die rechtzeitige Verbringung der Kranken in die Anstalt, für die sie nach der Laienmeinung erst „reif" werden müssen. Vering empfahl, zunächst den Versuch einer häuslichen Behandlung unter sachverständiger Leitung zu machen und erst dann die Hilfe der Anstalt in Anspruch zu nehmen, wenn nach einem halben Jahre keine Besserung eingetreten sei. Auch der noch heute immer wieder auftauchenden Befürchtung widerrechtlicher Freiheitsberaubung, der Nostiz mit Nachdruck entgegentritt, begegnen wir. „Die Beispiele sind nicht selten," erklärt Höck, „daß Schurken, wegen zeitlicher Vorteile oder aus Bosheit, rechtliche Leute in das Tollhaus sperren ließen."

Gleichwohl suchten warmherzige Ärzte und einsichtsvolle Behörden unablässig die trostlose Lage der Irren zu bessern. Für den Bau von Irrenanstalten wurden Pläne aller Art entworfen, die wegen der über Wesen und Behandlung der Geistesstörungen herrschenden Unklarheit und wegen der mangelnden Erfahrung vielfach ganz abenteuerliche Formen aufwiesen. Kennzeichnend ist besonders die Einrichtung zahlreicher kleiner Einzelräume, da man von der Meinung ausging, daß jeder Kranke womöglich eine Zelle für sich haben müsse. Namentlich in England lehnte man sich gern an den Bauplan der Gefängnisse an, bei dem lange Gänge mit den in sie einmündenden Türen von einem Punkte aus überwacht werden können, so daß eigentümliche Grundrisse in Kreuzes-, Kreis- oder Strahlenform entstanden, wie die Bilder 24 und 25 zeigen, von denen letzteres den 1784 eröffneten Wiener „Narrenturm" darstellt.

Daneben suchte man alle Mittel heranzuziehen, die auf die Kranken günstig wirken könnten. „Die Irrenanstalt muß in einer anmutigen Gegend liegen," erklärt Reil, „die Seen, Flüsse, Wasserfälle, Berge und Felder, Städte und Dörfer in der Nähe hat. Sie muß Ackerbau, Viehzucht und Gärtnerei besitzen." So kann man den Kranken „zerstreuen und beschäftigen, wie es seine Krankheit erfordert. Man kann ihm alle Lebensgenüsse, die stillen Freuden des Landes und die Ergötzung der Stadt verschaffen, ihn nach seinem Bedürfnis durch Gärtnerei und Feldbau oder durch Professionen und Künste des Städters beschäftigen". Das Gebäude soll die Form einer Meierei

haben. Außer Traufen, Sturzbädern und Duschen müssen Höhlen,
Grotten, magische Tempel, ein Platz zum Exerzieren und zu Leibes-
übungen, Anstalten zu Konzerten, Schauspielen und anderen Übungen

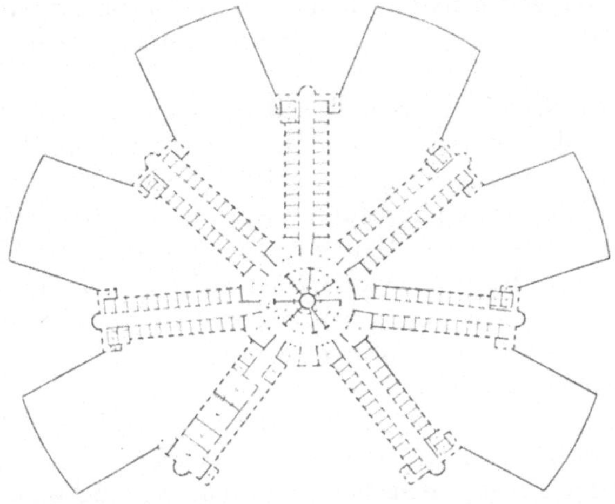

Bild 24. Strahlenförmiger Grundriß einer englischen Irrenanstalt mit zahlreichen Einzelzellen.

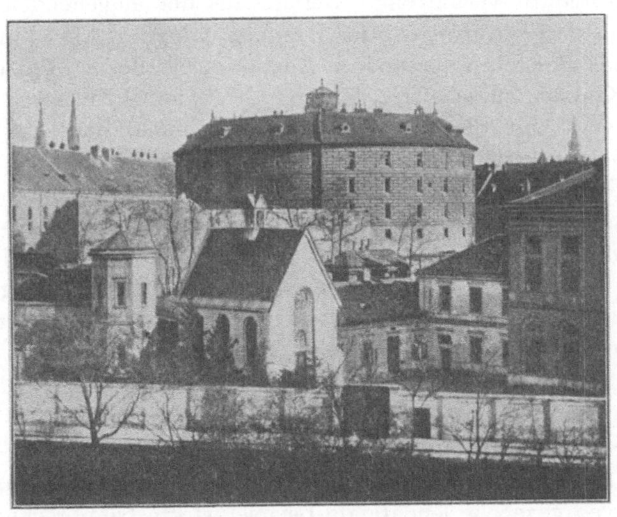

Bild 25. Narrenturm in Wien.

der Aufmerksamkeit, endlich Vorrichtungen vorhanden sein, durch
die der Kranke scheinbaren Gefahren ausgesetzt und dadurch zur Selbst-
hilfe aufgemuntert wird. Frank schlägt vor, Singvögel und auslän-

dische Gewächse in den Gängen, Äolsharfen an den Fenstern anzubringen; ferner sollte Gelegenheit zum Reiten, Kegeln und besonders zum Karussellfahren vorhanden sein, dem ein günstiger Einfluß beigemessen wird. Ein Zimmer soll für magische Erscheinungen hergerichtet sein und eine Versenkung im Boden haben, damit man in einem unterirdischen Gemache mit den Kranken ähnliche Proben anstellen könne, wie sie bei den Freimaurern üblich sind.

Ein etwas einfacheres Bild der Heilanstalt, die eine Erziehungsanstalt sein solle, entwirft Heinroth. Auch er fordert Freundlichkeit der Gegend, heitere Spaziergänge, Gärten, Felder, Werkstätten, eine zweckmäßige Bibliothek, physikalische Apparate, ein Naturalienkabinett. Anstalten zu musikalischen Übungen, zum Zeichnen und Malen, Spielwerke, Kegelbahn, Billard. Für Handwerke, Künste und Wissenschaften sollen Personen da sein, die als Meister und Lehrer auftreten können, für Musik, Zeichenkunst, Naturgeschichte, Physik, Gymnastik, ferner Schneider, Schuhmacher, Zimmerleute usf.

Die Unklarheit, Absonderlichkeit und namentlich auch Kostspieligkeit solcher Pläne war nicht geeignet, ihre Durchführung zu erleichtern. Dagegen gelang es nach und nach, in alten Schlössern, Klöstern, Krankenhäusern erträgliche Unterkünfte für eine größere Zahl von Geisteskranken einzurichten und vor allem, ihnen fachärztliche Behandlung und Fürsorge zu vermitteln. Gerade aus der eingehenden Beschäftigung mit den Bedürfnissen der Kranken entsprang aber immer drängender das Bestreben, besondere Anstalten für die frischen, heilbaren Kranken zu schaffen, deren Leiden, wie man meinte, durch die Gemeinschaft mit den Unheilbaren verschlimmert und ebenfalls unheilbar werden könne. „Die Unheilbaren werden durch ihren Eindruck die Genesung verzögern," sagt Reil, „Rückfälle veranlassen, kurz, die schönsten Pläne, die zur Kur der Heilbaren mühsam entworfen sind, verderben. Beide müßten nicht in die geringste Berührung miteinander kommen." Auch Horn meint, die unvermeidliche Berührung, die Unruhe, die durch Wiederkehr der Paroxysmen entstehe, wirke nachteilig auf die in der Heilung Begriffenen.

Aus diesen Gedankengängen heraus entstanden bei uns die ersten, zunächst noch in vorhandenen Gebäuden untergebrachten Irrenheilanstalten Sonnenstein (1811) und Siegburg (1815), später als erster Neubau für diesen Zweck Sachsenberg (1830). Das durch diese Schöpfungen gegebene leuchtende Beispiel wirkte bahnbrechend. „Der Sonnenstein war", wie Damerow schreibt, „die Morgensonne eines neuen Tages des öffentlichen Irrenwesens in und für Deutschland. Durch die mild leuchtenden Strahlen, welche von diesem Höhepunkt ausgingen, kam Licht, Wärme und Leben in das Dunkel der Irrenanstalten; von dort aus entwickelte sich der zagende Zweifel,

der schwankende Glaube, daß eine dauerhafte Herstellung der Seelenkrankheiten nicht mehr zu den seltenen Erscheinungen gehöre,
zur reifen Frucht der Erkenntnis, welche weit und breit den Samen
der Humanität und Wissenschaft auf alle Gebiete des Irrenwesens hin-
trieb, der nun überall im Vaterlande keimt und grünt, ja edlere Früchte
gezeitigt hat." Von allen Seiten strömten Besucher zu diesen neuen
Anstalten hin, um sich dort Anregung und Belehrung zu weiteren ähnlichen Schöpfungen zu holen.

Welche Bedeutung die nun rasch fortschreitende Entwicklung von
gut geleiteten Irrenanstalten für die Bevölkerung hatte, ermessen wir
am besten, wenn wir hören, wie für die Kranken vorher gesorgt war.
Im Jahre 1845 berichtet Pitsch aus Pommern, wo 1841 die Anstalt
Rügenwalde eröffnet worden war, daß immer noch viele Geisteskranke der Beaufsichtigung und Verpflegung weitläufiger Verwandter
und eigennütziger Privatpersonen überlassen seien, „welche gegen ein
geringes Kostgeld häufig die halbnackt in Städten und Dörfern umher-
laufenden, das Publikum belästigenden Irren schlechter als ihr Vieh behandeln und verpflegen, es ihnen überlassen, in den Nachbarhäusern
die Brotrinden zu suchen, um ihren Hunger zu stillen, sie in den Vieh-
ställen, auf den Böden auf elenden Strohschütten für die Nacht absperren,
sie größtenteils ihrem traurigen Schicksal überlassen, sie züchtigen
und bei tobsüchtigen Paroxysmen sie mit Ketten oder Strängen be-
festigen, wie die Spuren von einigen in die Anstalt gebrachten Irren
an ihrem elenden Körper noch bewiesen, sie im Schmutze und unter
Ungeziefer förmlich vertieren ließen. Die Schilderung ist gräßlich,
jedoch nicht aus der Luft gegriffen, sondern leider nur zu wahr, und eine
Abänderung dringend notwendig." „Die meisten der bisher in die Anstalt gesandten Geisteskranken treffen in einem höchst betrübenden
Zustande ein. Schlecht gekleidet und genährt, im höchsten Grade
schmutzig, ganz vertiert, so daß ihr Unterbringen bei Privaten nicht
mehr möglich wurde, hatten sie mit dem Menschen nur noch die Gestalt gemein." Dahl erzählt in einem Berichte aus dem Jahre 1859,
daß in Norwegen mancherorts die Kranken bei einzelnen Hausbesitzern
untergebracht, öffentlich ausgeboten und dem Mindestfordernden zu-
geschlagen wurden.

Ein großer Übelstand war es, daß die Aufnahme in die Anstalt vielfach durch umständliche Förmlichkeiten, bisweilen auch durch die
sich bald einstellende Überfüllung, stark verzögert wurde, so daß lange
„Exspektantenlisten" entstanden. Jacobi rechnet, daß die Aufnahme
eines Erkrankten im günstigsten Falle nach 2, höchstens 10 Tagen erfolgen
kann, während nach dem gewöhnlichen Geschäftsgange etwa 3 Wochen
vergehen. In der Beschreibung der Anstalt Sonnenstein wird
jedoch erwähnt, daß es unter Umständen Jahre dauere, bevor die zur

Aufnahme nötigen Papiere herbeigeschafft werden könnten. Welche Gefahren und Schädigungen derartige Verzögerungen mit sich bringen mußten, bedarf keiner weiteren Ausführung. Heute kann fast überall jeder dringende Fall sofort untergebracht werden, namentlich in den großen Städten. —

Es ist wahrlich nicht leicht gewesen, den weiten Weg zurückzulegen, der von jener Zeit zu dem jetzigen Stande unseres Anstaltswesens geführt hat. Was uns heute selbstverständlich erscheint, die rasche, zuverlässige und behagliche Unterbringung jedes Geisteskranken, seine Behandlung und Pflege mit allen erdenklichen Hilfsmitteln, die Wissenschaft und Erfahrung an die Hand geben, war zunächst eine unerhörte Neuerung, der sich die allergrößten Widerstände entgegenstellten. In unermüdlicher, täglicher Arbeit, mit größter Zähigkeit, persönlicher Aufopferung und hoffnungsfreudiger Begeisterung haben unsere Vorgänger allmählich die Schwierigkeiten überwunden, die ihnen die Natur ihrer Kranken, weit mehr aber der Unverstand und die Gleichgültigkeit der Massen sowie die Knappheit der für ihre Bestrebungen verfügbaren Mittel entgegenstellte. Welche Summe von Arbeit auf diesem Gebiete in einem Jahrhundert geleistet wurde, erhellt vielleicht am besten aus der Tatsache, daß im Jahre 1911 in Deutschland 187 öffentliche Irrenanstalten nebst 16 Universitätskliniken, 5 Abteilungen für Geisteskranke an Militärlazaretten, 11 Abteilungen an Strafanstalten, 225 Privatanstalten sowie 85 Heil- und Kuranstalten für Alkoholkranke, Nervöse und Entartete vorhanden waren. Die Zahl der in Anstalten untergebrachten Geisteskranken und Geistesschwachen betrug 143 410 Köpfe. Selbstverständlich konnte dieses großartige Ergebnis nicht ohne die tatkräftige Mitwirkung der Regierungen und Behörden erreicht werden. Nachdem es den Ärzten gelungen war, deren Aufmerksamkeit auf die Notwendigkeit der Irrenfürsorge zu lenken, haben sie miteinander gewetteifert, immer mustergültigere Einrichtungen ins Leben zu rufen. Besondere Erwähnung verdienen die Minister von Hardenberg und v. Nostiz und Jänkendorf, die mit als erste die große Aufgabe der Bekämpfung des Irreseins richtig erfaßten und ihre Lösung mit allen Mitteln förderten.

Jede neu begründete Irrenanstalt wurde eine reiche und stetig fließende Quelle der ärztlichen Erfahrung. So bildete sich allmählich ein Stamm fachmäßig geschulter Beobachter, ein irrenärztlicher Stand heraus, dessen Lebensaufgabe die Aufklärung der krankhaften Seelenzustände und die Auffindung von Mitteln zu ihrer Heilung wurde. Die Zahl der in Deutschland tätigen Irrenärzte betrug 1911 bereits 1376. Der erste Aufruf zu ihrem Zusammenschluß erging schon 1827 von Ennemoser und Ruer; der Verein Deutscher Irrenärzte, jetzt Deutscher Verein für Psychiatrie, geht in seinen Anfängen bis 1842 zurück und gewann festere Formen 1860 und namentlich 1864; er zählt heute etwa 700 Mitglieder.

In richtiger Würdigung der Aufgaben hat man bei uns in Deutschland sehr bald, zuerst anscheinend in Siegburg, den Arzt an die Spitze der Anstalt gestellt, und alle Einzelheiten des Betriebes seiner Leitung untergeordnet, obgleich noch Reil eine geteilte Herrschaft aus Oberaufseher, Arzt und Psychologen vorschlug, die durch keine äußere Rangordnung voneinander getrennt sein sollten. „Wenn in einer Wahnsinnigenanstalt irgendeine Heilung gelingen soll, so muß alles, außer der Ökonomie, unter der Direktion des wahrhaft psychologischen Arztes stehen", erklärt Haindorf, und Heinroth betont: „Der Arzt ist die Seele der Anstalt, und nach seinen Einsichten und Zwecken muß sich die ganze Einrichtung fügen." Er entwirft von ihm folgendes Bild: „Es ist nicht gerade nötig, daß er durch seine Gestalt, seine Stimme, seinen Blick imponiere; aber ein Vorzug ist es, wenn es geschieht. Auf jeden Fall muß er eine dauerhafte Gesundheit besitzen und körperliche Beschwerden, z. B. das Nachtaufstehen, ohne Nachteil ertragen können. Er muß furchtlos sein und keine Mühe scheuen, nicht hitzig und ungestüm und ebensowenig träge und verdrossen sein. Sein Geschäft muß ihn interessieren, einzig am Herzen liegen; er muß es mit Lust und Liebe treiben. Er muß einen festen, redlichen, menschenfreundlichen Charakter haben, nicht starrsinnig und nicht schwach, nicht rauh und barsch, noch weniger aber süßlich und weibisch sein; er muß Ernst und Milde gleich sehr in seiner Gewalt haben, weil beide nach Umständen gleich notwendig sind. Er muß als Mann von Wissenschaft und Kunst Arzt sein im vollen Sinne des Wortes, gebildet durch Studium, geübt durch Erfahrung. Er muß weder roher Empiriker noch leerer Spekulant sein. Er muß an der Natur hangen und im Geiste leben. Die Vernunft muß ihn beseelen, denn die Unvernunft ist es, die er zu bekämpfen hat. Er muß Welterfahrenheit haben und wissen, wie er die Menschen nach ihren individuellen Eigenschaften zu behandeln hat. Er muß endlich die psychische Heilmethode theoretisch und praktisch gründlich verstehen; nicht die eines Meisters, sondern die aller. Er muß beides, Prüfungs- und Beobachtungstalent besitzen; er muß, will er die psychische Heilkunde fördern, ein genialischer Kopf sein, nur kein schwärmerischer; das wahre Genie ist streng gesetzlich; aber auch kein bloß mechanischer."

Nicht geringere Anforderungen stellt Haindorf, der vom „Wahnsinnigen-Arzt" hohe und tiefe Humanität, Bildung des Geistes und Herzens durch Wissenschaft, Kunst und Welt, Energie des Charakters im Reden und Handeln, verbunden mit einem schönen und würdigen Äußeren verlangt. „Er muß mit dem sanften Charakter eines Weibes die Härte und Strenge des Mannes verbinden; in seinem Benehmen muß er Freundschaft, Liebe und Wohlwollen mit Strenge, Härte und Pünktlichkeit gehörig vermählen und immer durch ein humanes Betragen sich das Zutrauen der Kranken zu erwerben wissen". Schwungvoller drückt sich Leupoldt aus: „Ein Irrenarzt muß ein Faust sein oder vielmehr gewesen sein. Durch hohe und niedere Verhältnisse hindurchgegangen, mehr jedoch noch reich an inneren Seelenerfahrungen, dem niedrigen Menschenleben in der Pfütze und im Schlamme des Gemeinen wie dem hohen des edlen Genies nicht fremd, nicht ganz ohne eigene Erfahrung in einem trüben, falschen Mystizismus wie in seinem Gegenteile, der einseitig verständigen, seichten Selbst- überschätzung; erfahren in Stürmen der Leidenschaften wie der quälenden Zweifelsucht; kennend die Abgötterei der besinnungslosen Sinnen- seligkeit wie der finsteren, ängstlichen Weltverleugnung, muß er, gleich- wohl nicht zerrissenes Stück- und Flickwerk noch verflacht und ab- gestumpft, in goldner Mitte zwischen haltloser Verflatterung und er- starrter Pedanterei, ein tüchtiger, vielseitiger, ganzer, vernünftiger Mensch sein. Und doch auch ein tüchtiger Arzt."

Auch Oegg hat ein solches Vorbild gezeichnet. „Nebst einer beson- deren Anlage und Neigung, mit solchen Kranken sich abzugeben, die an- geboren sein muß und durch nichts erworben werden kann, muß der Arzt der Irren, ausgerüstet mit den nötigen Kenntnissen in der Philosophie, Psychologie und der gesamten Heilkunde, wozu ohnedies Gewandtheit im Umgang und tiefe Menschenkenntnis gehört, noch insbesondere Un- erschrockenheit, Geistesgegenwart, Scharfsinn und Schnelligkeit im Auf- fassen der Gegenstände sowohl als vorzüglich im Entschließen besitzen, um jedes Ereignis, wie es für die Umstände und insbesondere den Plan der Behandlung am besten zusagt, benützen zu können; er muß Geduld und guten Willen haben, alles Unangenehme mit Gleichmut zu ertragen, mit Sanftmut und zarter Teilnahme den gehörigen Ernst und, wo es not tut, unerbittliche Strenge verbinden, um ja nicht zu viel, aber auch ja nicht zu wenig Nachsicht zu beweisen und dadurch das so nötige Ansehen und die geziemende Achtung, die ihm vor allem gebührt, nicht zu gefährden. Die Liebe zur Wissenschaft muß ihn ebensosehr als rege Teilnahme an dem Schicksale seiner Kranken in unverdrossener Tätigkeit erhalten; er muß einen unbescholtenen Charakter, Recht- schaffenheit, Gerechtigkeitsliebe und Selbstbeherrschung in einem sol- chen Grade besitzen, daß er nie durch die mannigfaltigen Verhältnisse, welche sich ihm darbieten, nur den geheimsten, unentdeckbarsten Unter- schleif zu gestatten, sich zum Mißbrauche verleiten lasse, und er so als ein mächtig wirkendes Muster edler Aufopferung zum Wohle seiner Kranken seinen Untergebenen vorleuchte."

Gelang es, Männer zu finden, die diesen Vorbildern nachstrebten, so mußten sie wohl imstande sein, das verwickelte Werkzeug der Irrenanstalt

derart auszugestalten, daß es in immer vollkommenerem Maße den Anforderungen der Heilkunde sich anpaßte. Wir dürfen es heute mit Stolz
betonen, daß die Entwicklung des Anstaltswesens eine lange Reihe
ganz hervorragender Persönlichkeiten, ausgezeichneter Ärzte, scharfsinniger Forscher, weitblickender, willenskräftiger Verwaltungsbeamter und selbstloser Menschenfreunde hervorgebracht hat. Das lag wohl
daran, daß dem jungfräulichen Gebiete der Seelenheilkunde nur solche
Männer sich zuzuwenden pflegten, die durch ihre besondere Befähigung
dem entsagungsvollen Berufe zugeführt wurden. —

Als erste Frucht der neuen Entwicklung zeigte sich der Sieg der
naturwissenschaftlichen Beobachtung über die philosophierende und moralisierende Betrachtungsweise. Den Männern, die in täglicher, enger Berührung mit den Kranken standen, konnten der gesetzmäßige Ablauf der Geistesstörungen, ihre nahen Beziehungen zu körperlichen Schäden, die durch sie bedingte Unterjochung und Zerstörung der
gesunden Persönlichkeit nicht entgehen; zugleich führte sie das Eindringen
in die unendliche Mannigfaltigkeit der Erlebnisse zu jener vorsichtigen
Bewertung der Einzelerfahrung, die das Kennzeichen der naturwissenschaftlichen Forschung bildet. Wenn sich auch die schroffe Ausprägung, die Jacobi der Lehre der Somatiker gegeben hatte, auf die Dauer
als unhaltbar erwies, so brach sich doch mit immer größerer Entschiedenheit die schon früher von zahlreichen Forschern geäußerte Überzeugung
Bahn, daß wir im Irresein den Ausdruck krankhafter Hirnleistungen zu erkennen haben, seien sie nun durch fehlerhafte Anlage
oder durch nachträglich einsetzende Störungen bedingt. Diese rein
medizinische Auffassung der Geisteskrankheiten erhielt ihre heute noch
gültige Form namentlich durch Griesinger, der wegen seiner hervorragenden Beteiligung an der Erneuerung der klinischen Medizin besonders berufen war, die in den Irrenanstalten zu sehr auf sich selbst angewiesene Seelenheilkunde in engere Beziehungen zu ihren Schwesterwissenschaften zu bringen. Griesinger betonte mit Nachdruck, daß
die Geisteskrankheiten nur eine eigenartige Gruppe von Gehirnkrankheiten darstellen und nur aus diesem Zusammenhange heraus richtig
verstanden werden können. Eine Reihe von seelischen Krankheitszeichen schienen ihm Vergleichspunkte mit gewissen Hirn- und Rückenmarksstörungen darzubieten, so die Moria mit der Paralysis agitans,
die Manie mit der Epilepsie, der Blödsinn mit der allgemeinen Lähmung. Er forderte daher einen engen wissenschaftlichen Zusammenschluß der Psychiatrie mit der Nervenheilkunde, wie er freilich zunächst nur auf den Hochschulen erreicht werden konnte. Ähnliche
Bahnen haben dann Meynert und Wernicke eingeschlagen, insofern sie aus dem Bau des Gehirns zu einem Verständnisse der
Geisteskrankheiten zu gelangen und die bei der Beobachtung von

Hirnkranken gemachten Erfahrungen für die Psychiatrie nutzbar zu machen suchten.

Mit der Gründung von Irrenanstalten waren auch die Vorbedingungen für die Unterweisung jüngerer Ärzte in der Seelenheilkunde gegeben; es konnten sich Schulen herausbilden, und die von dem einzelnen Forscher auf seinem Gebiete erworbene Erfahrung ging nicht mehr mit ihm verloren. Wie es scheint, war Chiarugi in Florenz 1805 der erste, der psychiatrischen Unterricht erteilte; von Pinel wird das gleiche aus dem Jahre 1814 berichtet; dessen Nachfolger Esquirol hielt jedenfalls seit 1817 regelmäßige und viel besuchte Vorlesungen. Die ersten deutschen Professoren der Psychiatrie waren Horn, der in Berlin schon von 1806 an gelegentlich klinisch tätig gewesen zu sein scheint, und seit 1811 Heinroth in Leipzig. Nostiz bemerkt mißbilligend, daß die Professur der Musik, die man für eine wissenschaftliche Gesamtheit als unentbehrlich angesehen habe, früheren Ursprungs sei, als diejenige der psychischen Heilkunde. In Bayern reicht der psychiatrische Unterricht bis 1833 zurück, wo Marcus im Würzburger Juliusspital die ersten Vorlesungen hielt; Erlangen folgte 1849, München 1861, beide unter Solbrig. Viele Jahrzehnte hindurch war jedoch der klinische Unterricht in der Seelenheilkunde auf Krankenhausabteilungen oder solche Irrenanstalten angewiesen, die gerade in der Nähe von Universitätsstädten lagen. Wenn auch Leupoldt schon 1828 die Erwartung aussprach, „daß auch in bezug auf Psychiatrie bald eine so wünschenswerte Klinik zustandekommen werde“, ist dech erst 1878 in Heidelberg die erste selbständige deutsche psychiatrische Klinik erbaut worden, der dann eine lange Reihe nachgefolgt sind. Heute besitzen sämtliche deutsche medizinische Fakultäten ordentliche Professuren für Psychiatrie und vielfach auch vortreffliche, reich ausgestattete Unterrichtsanstalten; wir sind in diesem Punkte allen Völkern der Erde weit überlegen.

Leider hat sich bei dieser Entwicklung der Zusammenhang zwischen Kliniken und Irrenanstalten zu sehr gelockert. Die Kliniken, die vielfach dem anziehenden Gebiete der Nervenheilkunde einen breiten Spielraum gewährten, entfernten sich in ihren Zielen wie in ihrer Arbeitsweise von den Bedürfnissen der Anstaltspsychiatrie, und diese geriet wegen ihrer räumlichen Abgeschiedenheit, der Einförmigkeit ihrer Aufgaben und wegen mancher anderer ungünstiger Umstände in Gefahr, die enge Fühlung mit den Mittelpunkten des wissenschaftlichen Lebens zu verlieren. Es wird eine wichtige Zukunftsaufgabe beider Teile sein, die Nachteile, die der Fortentwicklung unserer Wissenschaft aus dieser Entfremdung drohen, nach Möglichkeit zu verhindern. Eine Prüfung aller angehenden Ärzte in der Psychiatrie findet in Deutschland erst seit 1904 statt, nachdem sie in Bayern schon 1861 eingeführt war.

Die reichere Sammlung von Erfahrungen und der Wunsch, sie anderen mitzuteilen, führte nicht nur zu einer immer lebhafteren Entwicklung der fachwissenschaftlichen Literatur überhaupt, sondern namentlich auch zur Abfassung von Lehrbüchern und zur Gründung von Zeitschriften. Die ersten deutschen Lehrbücher waren diejenigen von Haindorf (1811) und von Vering (1817); sehr bald aber entstand deren eine lange Reihe weiterer, von Heinroth, Neumann, Jacobi, Ideler, Friedreich, Blumröder, Bird, Kieser, Flemming, bis zu dem richtunggebenden Werke Griesingers, dem seither noch mehr als 30 zusammenfassende Darstellungen unserer Wissenschaft gefolgt sind. Die ersten psychiatrischen Zeitschriften, die Reil 1805 und 1808 ins Leben rief, wurden von Philosophen und Psychologen mitherausgegeben, und erst Nasses Zeitschrift für psychische Ärzte stellte sich auf einen mehr medizinischen Standpunkt, wenn auch in ihr nichtärztliche Anschauungen noch einen breiten Raum einnehmen. Seit 1844 erscheint die Allgemeine Zeitschrift für Psychiatrie. Heute verfügen wir allein in Deutschland über mehr als ein Dutzend Zeitschriften, die sich allgemein mit psychiatrischen Fragen oder mit einzelnen Teilgebieten der Seelenheilkunde beschäftigen. —

Als die nächste Aufgabe der sich entwickelnden jungen Wissenschaft mußte die Schilderung und gegenseitige Abgrenzung der Krankheitsformen erscheinen. Den großartigsten Anlauf in dieser Richtung bildete das 1844 erschienene Werk von Jacobi über die Tobsucht, das als erster Teil einer umfassenden Darstellung der einzelnen Formen des Irreseins auf Grund zahlreicher und sorgfältiger Krankenbeobachtungen gedacht ist. Wenn auch Esquirol schon vielfach ähnliche Ziele verfolgt hatte, so übertrifft doch das deutsche Werk an Planmäßigkeit, Gründlichkeit und Tatsachengehalt alle früheren Bestrebungen. Es kann als Vorbild gelten für die zum Heile der Wissenschaft sich immer kräftiger regenden Versuche, umgrenzte Erfahrungsgebiete unter möglichst genauer Anlehnung an die Natur in allen Einzelheiten zu durchforschen und darzustellen. Glänzende Leistungen dieser Art haben vor allem die französischen Kliniker aufzuweisen, denen die lange sich geradlinig fortsetzende Überlieferung der Pariser Schule, der reiche Beobachtungsstoff der Weltstadt, nicht weniger aber auch ihre feine Beobachtungsgabe, ihr scharfer Verstand sowie ihre klare Darstellungskunst zugute kamen. Namentlich die Lehre von der Paralyse, vom zirkulären Irresein, von den Geistesstörungen nach akuten Krankheiten, von der Hysterie, von der Paranoia und von den verschiedenen Formen des Entartungsirreseins ist von ihnen in hervorragendem Maße gefördert worden.

Bei uns in Deutschland kamen wir langsamer vorwärts. Auch hier hatte sich den Beobachtern die schon von Chiarugi, Esquirol und anderen betonte Tatsache aufgedrängt, daß im gleichen Krankheitsverlaufe ganz verschiedenartige Zustände aufeinander folgen können, wie sie die französischen Irrenärzte zur Aufstellung des zirkulären Irreseins geführt hatte. Auf die gleiche Erfahrung gründete Guislain seine Auffassung, daß die mannigfachen klinischen Krankheitsbilder Ausdrucksformen der allmählich immer weitere Gebiete in Mitleidenschaft ziehenden Ausgleichsbestrebungen gegenüber einer eingreifenden seelischen Schädigung darstellen. So komme es, daß sich zunächst unter der unmittelbaren Einwirkung des Reizes das Gefühl der Betrübnis, die Schwermut, einstelle, der dann als Reaktion des „Erhaltungsinstinktes" Anfälle von Jähzorn und Wut, die „Tollheit", folgen. Weitere Entlastungsbestrebungen seien dann die „sonderbaren Abweichungen in den Entschlüssen", die Grillen, als Erscheinungen der „Narrheit", die „Nervenspannungen" in der Form der „Ekstase", die Konvulsionen und endlich die falschen Vorstellungen, wie sie uns in der „Verrücktheit" entweder als „betrübende" oder als „tröstende" Einbildung, als Verfolgungs- oder Größenwahn entgegentreten. Die Verschiedenheit der tatsächlichen Krankheitsbilder sollte wesentlich auf der Verschiedenheit der persönlichen Veranlagung beruhen, eine Ansicht, die Jacobi in ähnlicher Form bei der Schilderung der „Temperamente" vertritt.

Wie es scheint, hat sich an diese Gedankengänge Guislains die später von Zeller aufgestellte, von Hagen übernommene und von Griesinger seiner Darstellung der Seelenheilkunde zugrunde gelegte Anschauung angelehnt, daß die klinischen Formen des Irreseins in der Hauptsache Verlaufsabschnitte darstellen, von denen die mit lebhafter Gemütserregung einhergehenden Bilder, die Schwermut, die Tobsucht und der Wahnsinn, als die ersten, heilbaren Stufen des Leidens betrachtet wurden, während die mehr selbständig hervortretenden Störungen des Denkens und Wollens, wie sie als Verrücktheit und Blödsinn bezeichnet wurden, den Übergang in unheilbare Schwächezustände bedeuten. Da alle diese Formen ohne scharfe Grenze ineinander übergehen, war die Benennung des Einzelfalles in weitem Umfange willkürlich. Die Beschäftigung mit diesen Fragen der Gruppierung erschien daher äußerst unbefriedigend. Noch Gudden hielt die Aufgabe der Aufstellung von seelischen Krankheitsformen und ihre Scheidung voneinander für unlösbar und setzte jedem Versuche, ihn auf diesem Gebiete zu einer Meinungsäußerung zu veranlassen, sein: „Ich weiß es nicht" entgegen. Auch die Zeller-Griesingersche Lehre erwies sich als unhaltbar, als von Snell und Westphal festgestellt wurde, daß die Verrücktheit durchaus nicht immer den Ausgang einer mit Gemütserregung einhergehenden Geistesstörung darstelle, sondern auch „primär", selbständig entstehen könne.

Was den Fortschritt auf diesem Gebiete so ungemein erschwerte, war der Umstand, daß alle Einteilungsversuche fast unfehlbar an den äußeren Erscheinungen des Irreseins hafteten und damit an der Unmöglichkeit scheiterten, die fortwährend schwankenden und ineinander übergehenden Bilder, wie sie die Krankenbeobachtung bietet, in abgegrenzte Rahmen einzufügen. Erst ganz allmählich sonderten sich aus dem Wirrwarr der nur durch ihre seelischen Zustände gekennzeichneten Krankheitsformen einzelne Gruppen aus, denen gemeinsame ursächliche Bedingungen zugrunde zu liegen schienen, die Fieberdelirien, über deren Zugehörigkeit zu den Geisteskrankheiten lange gestritten wurde, die alkoholischen Störungen, der Altersblödsinn, die angeborenen Schwächezustände. Weiterhin aber hob sich von der verschwommenen Masse der klinischen Bilder mit wachsender Bestimmtheit die progressive Paralyse ab, deren Eigenart von den französischen Ärzten bereits erkannt worden war, als Griesinger in ihr noch eine mehr gelegentliche Begleiterscheinung des Irreseins sehen zu müssen glaubte.

Was das Leiden kennzeichnete, war seine Verbindung mit den Erscheinungen einer Hirnerkrankung, namentlich aber der unerbittlich tödliche Ausgang. Schon Esquirol, der eine gute Beschreibung paralytischer Krankheitsbilder gibt, hatte die Beobachtung gemacht, daß die Erschwerung der Sprache ein tödliches Ende vorauszusagen gestattet, und die weiteren Forschungen hatten ergeben, daß wir es hier mit einem gesetzmäßig ablaufenden, von bestimmten Hirnveränderungen begleiteten Krankheitsvorgange zu tun haben. An dieses Beispiel knüpften die Bemühungen Kahlbaums an, Klarheit in die Gruppierung der Geistesstörungen zu bringen. Er war es, der zuerst mit größtem Nachdrucke die Notwendigkeit betonte, Zustandsbilder, vorübergehende Erscheinungsformen eines Leidens, und die ihnen zugrunde liegenden Krankheitsvorgänge auseinanderzuhalten. Jene ersteren wechseln bei einem und demselben Kranken oft in der mannigfaltigsten Weise, so daß jeder Versuch, aus ihnen ohne weiteres Schlüsse auf den eigentlichen Krankheitsvorgang zu ziehen, notwendig scheitern muß. Andererseits können gleiche oder doch ungemein ähnliche Zustandsbilder ganz verschiedenen Krankheiten angehören. Was zunächst über ihre tiefere Bedeutung entscheidet, ist der Verlauf und der Ausgang des Leidens, nach Umständen auch der Leichenbefund.

Auf Grund derartiger Erwägungen suchte Kahlbaum einen zweiten Krankheitsvorgang nach Art der Paralyse abzugrenzen, der ebenso eine Verbindung von seelischen Störungen mit körperlichen Begleiterscheinungen darstellen sollte: es war die Katatonie, deren Muskelspannungen er als Gegenstück der Lähmungen bei der Paralyse betrachtete. Wenn sich auch diese Auffassung nicht aufrechterhalten läßt, so hat sich doch gezeigt, daß der von Kahlbaum eingeschlagene Weg richtig war. Die sorgsame Verfolgung des Verlaufes und Ausgangs der Seelenstörungen, in einzelnen Fällen auch die Berücksichtigung des Leichenbefundes, dazu ein verfeinertes Verständnis der Ursachenlehre haben in der Tat dazu geführt, daß wir heute eine ganze Reihe von wirklichen Krankheitsformen auseinanderhalten, vielfach auch aus ihren Zustandsbildern erkennen können. Was die alten Ärzte wohl auch fühlten, aber nicht näher begründen konnten, das vermögen wir heute in lehrbaren Sätzen zusammenzufassen. Dadurch wird schon der Anfänger befähigt, in zahlreichen Fällen den weiteren Verlauf des Leidens wenigstens in allgemeinen Umrissen mit einer Sicherheit vorauszusagen, die früher dem Irrenarzte kaum am Ende einer jahrzehntelangen Erfahrung erreichbar war. Wohl sind wir auch jetzt noch fern von einer wirklichen Beherrschung dieser Fragen, aber es scheint doch, daß der Weg zum Ziele gefunden worden ist, und daß geduldige Arbeit uns ihm stetig näher bringen wird.

Allerdings ist mit dieser Erkenntnis auch ein gutes Teil der Zuversicht in die Wirksamkeit unseres ärztlichen Handelns geschwunden. Wir wissen, daß die Schicksale unserer Kranken in der Hauptsache schon mit der Entwicklung ihres Leidens entschieden sind. Wenn wir auch vielfach die Krankheitserscheinungen mildern und möglichst günstige Bedingungen für den Genesungsvorgang schaffen können, so vermögen wir doch nur ganz ausnahmsweise einmal entscheidend in den Verlauf des Leidens einzugreifen. Gerade weil wir so oft richtig vorhersagen können, was die Zukunft bringen wird, bleiben wir vor der Selbsttäuschung der älteren Ärzte bewahrt, die ihrem Handeln einen maßgebenden Einfluß auf den Ausgang des Irreseins zuschrieben.

Auf der anderen Seite war nunmehr der Weg zu einer allmählich sich vervollkommnenden wissenschaftlichen Beherrschung der dem Arzte sich tagtäglich darbietenden Beobachtungen eröffnet. Es stellte sich nämlich bei genauerer Durchforschung heraus, daß die verschiedenartigen Zustandsbilder, die wir im Verlaufe desselben Krankheitsvorganges miteinander wechseln sehen, doch schließlich gewisse kennzeichnende Züge tragen, die es ermöglichen, ihre innere Zusammengehörigkeit zu erfassen. Umgekehrt können zwar gewisse Zustandsbilder, die verschiedenen Krankheiten angehören, zeitweise einander sehr ähneln; sie sind jedoch wohl niemals vollkommen gleich. Ist erst einmal der Blick für die Auffassung jener allgemeinen Verwandtschaft und dieser feinen Unterschiede durch die Berücksichtigung der Verlaufsarten genügend geschärft, so treten Einzelheiten im Krankheitsbilde hervor, die bis dahin unbeachtet blieben.

Einen wesentlichen Anteil an diesen Fortschritten hat aber auch die Bereicherung unserer Untersuchungshilfsmittel. Ein tieferes Verständnis der einzelnen Seelenzustände, zu dessen Gewinnung der psychologische Versuch sehr wesentlich beigetragen hat, befähigt uns, unscheinbare, aber für die Deutung wesentliche Schattierungen im Verhalten der Kranken richtig zu werten, auch wo sich eine genauere Prüfung der inneren Vorgänge im Einzelfalle nicht durchführen läßt. Außerdem aber verfügen wir heute über eine ganze Reihe von Untersuchungsverfahren, die uns über die verschiedenen körperlichen Begleiterscheinungen des Irreseins Aufschlüsse zu geben vermögen. Alles, was uns die Schwesterwissenschaften über die Erkrankungen des Auges, des Ohrs, des Herzens, des Blutes, über die Prüfung der Pupillen, der Reflexe, des Blutdrucks, der Ausscheidungen usf. gelehrt haben, ermöglicht uns, ein genaues Urteil über den körperlichen Zustand unserer Kranken zu gewinnen. Besondere Bedeutung haben für unser Gebiet die Körperwägungen gewonnen, aus denen schon Chiarugi und Esquirol zutreffende Schlüsse auf den Ausgang des Irreseins zogen, und die für den heutigen Irrenarzt ein ganz unentbehrliches Hilfsmittel für die Beurteilung des Krankheitsverlaufes geworden sind. In einzelnen Fällen verdanken wir auch den Stoffwechseluntersuchungen wichtige Anhaltspunkte, in größtem Umfange aber der Aufdeckung jener Veränderungen, die Blut und Rückenmarksflüssigkeit unter dem Einflusse der Syphilis erleiden. —

Die klare Überzeugung, daß der Schlüssel zum Verständnis des Irreseins in den Zuständen des Gehirns zu suchen sei, hat schon früh die Aufmerksamkeit der Irrenärzte diesem Gebilde zugewendet. Neumann beginnt sein Buch über die Krankheiten des Vorstellungsvermögens mit einer Darstellung der vergleichenden Hirnanatomie; auch Haindorf benutzt sie als Ausgangspunkt seiner Betrachtungen. Meckel bemühte sich, das spezifische Gewicht des Hirnmarks bei Geistesgesunden und bei Irren zu bestimmen. Im übrigen waren bei der Leichenöffnung vielfach die einzig greifbaren Veränderungen stärkerer oder geringerer Blutreichtum, Blutungen, Gefäßverstopfungen; außerdem machten sich öfters schon am Lebenden die Zeichen vermehrter oder verminderter Blutzufuhr zum Kopfe bemerkbar. Die Annahme, daß eine Störung der Blutverteilung im Gehirn die Grundlage verschiedener Krankheitserscheinungen bilde, fand daher zahlreiche Anhänger, von Cox, Rush, Mayo in älterer Zeit bis zu Wolff, der aus der Form des Pulses die Heilungsaussichten der Geisteskranken erkennen zu können glaubte, und zu Meynert, der die Folge von Schwermut und Tobsucht bei demselben Kranken aus der wechselnden Blutzufuhr zu gewissen Hirnteilen unter dem Einflusse der Gefäßnerven zu erklären suchte. Bezeichnend für die große Bedeutung, die man diesen Fragen für unsere Wissenschaft beimaß, ist der Umstand, daß Grashey als Vorarbeit für Forschungen auf diesem Gebiete zunächst eine umfassende Untersuchung über die Wellenbewegung in elastischen Röhren durchführte.

Andere Forscher suchten die Psychiatrie im Anschlusse an Griesingers Anregungen durch eingehende Beschäftigung mit den gröberen Hirn- und Rückenmarkserkrankungen zu fördern, die leichter lösbare und lohnendere Aufgaben stellten. Westphal, Hitzig, Fürstner, vor allem aber Wernicke und seine Schüler, unter ihnen besonders Liepmann, haben sich in dieser Richtung verdient gemacht und der Seelenheilkunde eine Fülle von neuen Tatsachen und Erkenntnissen geliefert, die allerdings vorzugsweise auf die mit schwereren Hirnveränderungen einhergehenden Leiden Licht warfen, auf die Paralyse, das Irresein bei Gefäßerkrankungen, Hirnherden, Geschwülsten.

Es liegt sicherlich in der Schwierigkeit des Gegenstandes mit begründet, daß die Irrenärzte, wie die angeführten Beispiele zeigen, nicht selten auf gewissen Umwegen ihr Ziel zu erreichen suchten und auf Nachbargebieten mit besonderem Erfolge tätig waren. Am auffälligsten wird diese Tatsache bei der Betrachtung der Hirnanatomie, die gerade von Irrenärzten in hervorragendem Maße gefördert worden ist. Dies gilt vor allem von Meynert und Gudden, von denen der erstere uns mit dem feineren Aufbau der Hirnrinde bekannt machte und in die großen Zusammenhänge wie in die Bedeutung der einzelnen Hirnteile einzudringen suchte, während der letztere sich in seinem Entartungsverfahren ein Werkzeug von unerreichter Feinheit und Sicherheit schuf, das ihm gestattete, langsam, aber unbedingt zuverlässig und planmäßig die gegenseitige Abhängigkeit von Faserzügen und Zellengruppen in dem unsagbar verwickelten Wunderbau des Hirns aufzudecken. Seine Schüler, namentlich v. Monakow und Nissl, sind ihm auf diesem Wege gefolgt. Andererseits haben Wernicke und Obersteiner das Werk Meynerts fortgesetzt; letzterer konnte es durch die Errichtung einer großartigen Anstalt für Hirnforschung in Wien krönen. Leider ist zunächst die Ausbeute der hirnanatomischen Entdeckungen für die eigentliche Psychiatrie im ganzen geringer geblieben, als man vielleicht hätte hoffen dürfen. Gleichwohl hat man ihre Bedeutung immer so hoch bewertet, daß Männer auf Lehrstühle der Psychiatrie berufen wurden, deren Arbeit bis dahin ausschließlich der Physiologie oder der Anatomie des Gehirns gewidmet war. Das zeugt von dem lebhaften Bedürfnisse nach einer tieferen wissenschaftlichen Grundlegung, zugleich allerdings auch von einer merkwürdigen Unterschätzung der Arbeit am Krankenbett. —

Ein wesentliches Hindernis für die richtige Erkenntnis der seelischen Krankheitsvorgänge war bis in die neuere Zeit die unüberwindliche Schwierigkeit, die ihnen zugrunde liegenden feineren Hirnveränderungen aufzuklären. Ist doch gerade die Erhebung des Leichenbefundes auf den übrigen Gebieten der Heilwissenschaft ein mächtiger Hebel des Fortschritts geworden. Natürlich sind auch die älteren

Ärzte, unter ihnen namentlich Arnold, Esquirol, Guislain, Greding, eifrig bemüht gewesen, die Spuren der krankhaften Störungen nach dem Tode aufzufinden, aber diese Versuche mußten in der Hauptsache mißlingen, weil noch alle Voraussetzungen des Erfolges fehlten. „Ich habe von Dr. Gall das Gehirn wie ein Sacktuch ausbreiten gesehen," erklärt Müller, „ohne rücksichtlich auf Geisteskrankheiten etwas dabei gewonnen zu haben", und Cox meint, die Forschungsergebnisse der Anatomen könnten den Glauben veranlassen, das Gehirn habe mit dem Verstande wenig zu schaffen. Es klingt prophetisch, wenn Jacobi 1834, indem er die Mithilfe des „Psychologen" im Sinne Reils ablehnt, dennoch fortfährt: „Weit zweckmäßiger aber wäre es wohl gewesen, wenn er statt dessen einen tüchtigen Anatomen und Chemiker ex professo begehrt hätte, da der Direktor einer so großen Anstalt in der Tat schwerlich die Zeit finden wird, die sich darbietenden anatomischen Untersuchungen und chemischen Analysen jedesmal in dem nötigen Maße zu verfolgen, auch Talent und Übung ihm zu denselben oft fehlen dürften, während auf der anderen Seite nichts hindert, daß ein anderer diese Geschäfte unter seiner Leitung und nach seinen Ansichten besorgt." Noch viele Jahrzehnte sollten vergehen, bis dieser Wunsch Wirklichkeit wurde. Auch Blumröder weist darauf hin, welche mächtigen Bundesgenossen der pathologischen Anatomie das Mikroskop und die chemische Analyse sein könnten.

Was man damals auffinden konnte, waren Abweichungen an den Knochen des Schädels, an den Hirnhäuten, Gefäßerkrankungen, verschiedene Grade der Blutfüllung des Gehirns, Änderungen seines Gewichtes, Schrumpfungen und Quellungen, Erweiterung der Hirnhöhlen, gröbere Zerstörungen, Blutungen, Erweichungen, Eiterherde, Geschwülste, entzündliche Vorgänge. Weiterhin fanden die Ansammlung von Kalkkörnchen um die Zirbeldrüse, Blasenbildung in den Adergeflechten der Hirnhöhlen, Farbenabweichungen, Weichheit oder Härte des Hirngewebes besondere Beachtung. Ohne Zweifel wurden sehr häufig Leichenveränderungen als Ausdruck von Krankheitsvorgängen betrachtet, Blutaustritte, Verfärbungen, faulige Erweichungen. Chiarugi erwähnt, daß er beim Blödsinn mit Geschwätzigkeit, Verwirrtheit und Tobsucht häufig die Hirngefäße mit Luft angefüllt gefunden habe; Vering führt an, daß die Hirnhöhlen bald leer, bald mit Feuchtigkeit gefüllt seien.

Es ist unter diesen Umständen erklärlich, wenn der Versuch, das Irresein aus Leichenbefunden zu erklären, gewöhnlich zu einer gewissen Entmutigung führte. Knight, der im allgemeinen bei Geisteskranken „eine größere Anschwellung der Blutgefäße und eine reichlichere Blutergießung" beobachtet zu haben glaubt, erklärt doch, daß er in den Leichnamen Geisteskranker niemals eine Veränderung gesehen habe, die ihm nicht oft auch in denen Geistesgesunder vorgekommen sei. Die gleiche Ansicht äußern Esquirol und Jacobi. Auch Neumann weist darauf hin, daß man bei der Leichenöffnung sehr oft keine Spur von krankhafter Veränderung des Hirns aufzudecken vermöge, daß man aber zuweilen das ganze Gehirn in hohem Grade zerstört, krank, ja durch fremde Körper verletzt antreffe, ohne daß im Leben Spuren von geistiger Störung stattgefunden hätten, obgleich die Veränderung lange vor dem Tode bereits bestand. Zeller konnte daher noch 1848 den Satz aussprechen: „Fragen wir uns, cb überhaupt die neuesten Beobachtungen und Forschungen in dem Gebiete der pathologischen Anatomie für die tiefere Erkenntnis der Seelenstörungen so großes und helles Licht gebracht haben, wie das von vielen Seiten gerühmt wird, so müssen wir es wenigstens für unseren Teil verneinen." Gleichwohl haben schon die früheren Feststellungen zu einer der größten Entdeckungen auf unserem Gebiete geführt, zur Abgrenzung der progressiven Paralyse durch Bayle und Calmeil in den 20er Jahren des vorigen Jahrhunderts. Im übrigen aber tappte man vollständig im Dunkeln, wie die Versuche zeigen, die Menge des um die Zirbeldrüse angesammelten „Hirnsandes" oder die von Bergmann als hochbedeutsam beschriebenen feinen Fasergebilde an der Hirnhöhlenoberfläche, die „Chorden", mit den Krankheitserscheinungen in Beziehung zu setzen. Auch in den Veränderungen anderer Eingeweide, namentlich des Darms und der übrigen Unterleibsorgane, sowie in dem gegenseitigen Verhältnisse der einzelnen Teile zueinander hoffte man wichtige Grundlagen des Irreseins auffinden zu können.

Erst die mikroskopische Durchforschung des gesunden und kranken Gehirns konnte hier Wandel bringen. Wie eine Vorahnung klingt es, wenn schon Chiarugi schreibt, nachdem er zugegeben hat, daß man oft bei der genauesten Untersuchung des Gehirns bei Irren keine bemerkbare Veränderung finde: „Indes, wenn diese Veränderung nicht immer in die Sinne fällt, kann sie darum nicht vorhanden, und, obgleich gering, doch hinreichend sein, die Geistesverrichtungen zu stören?" Noch zu Guddens Zeit war jedoch von einem Einblicke in die Veränderungen der Hirngewebe bei Geisteskranken kaum die Rede. Der entscheidende Fortschritt wurde durch die Entwicklung der mikroskopischen Färbetechnik herbeigeführt, wie wir sie vor allem Nissl und Weigert verdanken. Dadurch, daß es mit fortschreitender Vollkommenheit gelang, die verschiedenartigen Gewebe, aus denen sich das Gehirn zusammensetzt, in ihren feinsten Eigentümlichkeiten und Veränderungen gesondert färberisch darzustellen und weiterhin auch die Mannigfaltigkeit der krankhaften Erzeugnisse zu kennzeichnen und voneinander abzugrenzen, wurden ungeahnte neue Arbeitsgebiete erschlossen. Durch die unermüdliche, zielbewußte Tätigkeit der beiden

Begründer dieser Forschungsrichtung, Nissls und Alzheimers, mit ihren zahlreichen Schülern konnten nun endlich die Grundlagen für ein medizinisches Verständnis der Krankheitsvorgänge gelegt werden, die das Irresein hervorbringen. Allerdings haben wir erst an einigen wenigen Punkten sicheren Boden unter den Füßen, und es kann zweifelhaft erscheinen, ob unsere jetzigen Hilfsmittel zur Lösung der vor uns liegenden Aufgaben ausreichen werden, aber der Anschluß an die entsprechenden Bestrebungen auf den übrigen Gebieten der Medizin ist doch vollkommen erreicht und damit die Möglichkeit wissenschaftlichen Zusammenarbeitens gewonnen worden, die ohne Zweifel für alle Teile fruchtbringend werden muß. Die allerwichtigsten Dienste hat für diese Fortschritte der Tierversuch geleistet, da er es ermöglicht, unter einfacheren Bedingungen so manche Krankheitsvorgänge nachzuahmen und in ihrem Verlaufe zu verfolgen, die uns beim Menschen in verwirrender Mischung und nur in bestimmten Entwicklungsstufen zugänglich sind.

Was wir zunächst von dieser Forscherarbeit erhoffen, ist ein Verständnis der feineren Krankheitsvorgänge in der Hirnrinde, die Kenntnis ihres Ablaufes, womöglich auch ihrer Entstehungsbedingungen, endlich ihre Abgrenzung voneinander. Aber damit ist die Aufgabe noch nicht erschöpft. Von wesentlichster Bedeutung für die Gestaltung der seelischen Störungen, die ein Krankheitsvorgang erzeugt, ist seine Ausbreitung im Gehirn, der Umfang und die Art der Gebiete, die er in Mitleidenschaft zieht. Wir können nicht daran zweifeln, daß die ungeheure Verwicklung des Hirnbaues, die Verbindung von zahllosen, nach Form, Eigenart und Anordnung verschiedenen Gebilden in innigster Beziehung zu der Unsumme von Einzelleistungen steht, aus denen sich die seelischen Vorgänge fortlaufend zusammensetzen. Unser letztes, leider noch in unerreichbarer Ferne liegendes Ziel wäre es, Zahl, Art und Bedeutung aller jener zu gemeinsamer Arbeit vereinigten Einzelteile der großen Hirnmaschine kennenzulernen und weiterhin aus den eingetretenen Störungen Schlüsse auf Sitz und Ausdehnung der krankhaften Veränderungen ziehen zu können, die sie verursacht haben.

Die Bemühungen, in dieser Richtung vorwärtszukommen, sind bekanntlich nicht neu. Man bewegte sich jedoch zunächst in vollkommen willkürlichen Annahmen. Wie Neumann anführt, verlegte Schellhammer den Verstand in den gestreiften Körper, die Urteilskraft aber und die Empfindung in den größten Umkreis der Hemisphären. Willis suchte die Einbildungskraft im Balken, die Leidenschaften im vorderen Paar der Vierhügel, die Instinkte in der Zirbeldrüse. Lancisi versetzte die Urteilskraft dahin; Glaser glaubte, im kleinen Gehirn wohne das Gedächtnis. „Man erachtet leicht," fügt Neumann hinzu, „daß zu allen diesen Annahmen die Gründe fehlen." Haindorf spricht das Rückenmark als den Sitz des „tierischen Selbstgefühls", das große Gehirn als denjenigen der einzelnen Seelenvermögen und das Kleinhirn als „Organ des konzentrierten Bewußtseins und des Gemütes" an, weil es die vielfachste und vollendetste Organisation, schärfste Gliederung, rundliche, daher höchst vollendete Form besitze und keinen Nerven abgebe, also in sich geschlossen sei.

Schröder van der Kolk hat Hinterhaupts- und Scheitellappen als Sitz der Gemütsbewegungen, das Stirnhirn als denjenigen des Verstandes bezeichnet. Blumröder erklärt das Kleinhirn als „Individualhirn (im Gegensatz zu dem Cerebrum als Gotthirn), als Tathirn, als Ahriman-, als Bluthirn (als blinden Treiber im Gegensatze zum Cerebrum als sehendem Richter)". Guislain suchte den Sitz der gemütlichen Vorgänge in der Schläfen- und Scheitelgegend. Allerlei willkürliche Beziehungen einzelner seelischer Leistungen zu seinen „Chordensystemen" hat Bergmann aufgestellt.

Die von Gall und Spurzheim begründete Schädellehre war dann im Anfange des vorigen Jahrhunderts dazu gelangt, auf der Hirnoberfläche eine ganze Reihe von Gebieten abzugrenzen, die der Sitz bestimmter Fähigkeiten des Menschen sein sollten. Das von Gall befolgte Verfahren bestand darin, daß er einerseits an Tiergehirnen die stärkere Entwicklung einzelner Gegenden in Beziehung zu gewissen hervorstechenden seelischen Eigenschaften brachte, andererseits die äußere Schädelform von Menschen mit besonderen Fähigkeiten, Neigungen oder Mängeln untersuchte und Vorwölbungen oder Einziehungen an dieser oder jener Stelle als den Ausdruck jener persönlichen Eigentümlichkeiten betrachtete. Die Einwendungen, die gegen dieses Verfahren erhoben werden müssen, liegen auf der Hand. Zunächst gibt die Oberfläche des Schädels durchaus kein Bild von derjenigen des Gehirns; ferner hat der ganz überwiegende Teil der Hirngebilde auf die obere Rundung der Halbkugeln gar keinen Einfluß. Weiterhin aber war die Feststellung von Zusammenhängen zwischen Hirnform und seelischen Eigenschaften überaus roh und willkürlich, und endlich waren die so auf das Hirn verteilten Fähigkeiten ganz beliebig herausgegriffen und zugleich so verwickelt, daß ihre Verlegung in ein eng umgrenztes Hirngebiet unmöglich erscheint.

Die weitere Forschung hat denn auch Galls Aufstellungen als Verirrungen betrachtet. Ja, eine Zeitlang wurde sogar der sicher richtige Grundgedanke einer Verknüpfung gewisser Leistungen mit bestimmten Hirnteilen verworfen, als Flourens auf Grund von Tierversuchen zu der Meinung gelangte, daß durch Zerstörungen nur allgemeine, nicht aber umschriebene Beeinträchtigungen des seelischen Verhaltens herbeigeführt werden könnten. Mit einem Schlage wurde dieser Satz widerlegt, als es Fritsch und Hitzig 1870 gelang, durch elektrische

Reizung bestimmter Punkte der Hirnoberfläche genau umgrenzte Zuckungen in einzelnen Muskelgruppen hervorzurufen. Wenn auch der Kampf für und gegen eine strengere Bindung der Hirnleistungen an umschriebene Hirnteile noch längere Zeit hin und her wogte, so darf er doch heute in der Hauptsache als in bejahendem Sinne entschieden gelten; freilich wird bei allen verwickelteren Vorgängen ein Zusammenwirken zahlreicher Einzelwerkzeuge angenommen werden müssen. Eine schwer ins Gewicht fallende Bestätigung für den Menschen hatte schon längst die Broca sche Lehre von dem Verluste der Sprache bei Zerstörung der dritten linken Stirnwindung geliefert, der sich Wernickes glänzende Entdeckung von dem Sitze des Sprachverständnisses in der oberen linken Schläfenwindung und, in Bestätigung der Munkschen Tierversuche, der Nachweis der Beziehungen zwischen Sehvermögen und bestimmten Gebieten der Hinterhauptsrinde auch beim Menschen anschlossen. Man gelangte so zu einer ähnlichen, nur wesentlich einfacheren, landkartenartigen Einteilung der Hirnoberfläche in einzelne Gebiete, in die man den Ursprung bestimmter Willensäußerungen oder Wahrnehmungen verlegte. Flechsig kam späterhin auf Grund entwicklungsgeschichtlicher Untersuchungen zur Abgrenzung einer großen Zahl von Rindenfeldern, von denen er einen Teil als Sinneszentren, die übrigen als Assoziationszentren bezeichnete.

Den hier erwähnten Versuchen, örtliche Ursprungsstätten bestimmter Seelentätigkeiten aufzufinden, ist die ungenügende Berücksichtigung des Baues der Hirnrinde gemeinsam. Schon Meynert hatte nicht nur die Gliederung dieses Gebildes in einzelne, übereinander gelagerte Schichten, sondern auch gewisse örtliche Verschiedenheiten dieser Schichtung beschrieben. Wenn daher, wie wir Ursache haben anzunehmen, den Abweichungen im Bau auch solche der Verrichtungen entsprechen, so kann die Hirnrinde keine Einheit bilden, wie es die landkartenartigen Einteilungen annehmen; wir haben uns die einzelnen Teilgebiete nicht nur nebeneinander, sondern auch übereinander gelagert und vielfach ineinander geschoben zu denken. Ihre stärkste Stütze findet diese Anschauung in den von Vogt und Brodmann zuerst im Neurobiologischen Institute durchgeführten Untersuchungen über die örtlichen Unterschiede im Bau der Hirnrinde. Sie haben gezeigt, daß dieser Träger unseres Seelenlebens sich aus einer großen Zahl schalenartiger Gebilde verschiedenen Baues und Umfangs zusammensetzt, deren Ausbreitung und gegenseitiges Verhältnis in der tierischen Entwicklungsreihe bedeutenden Schwankungen unterliegt. In ihnen haben wir, wie es scheint, die Werkzeuge für jene einfacheren seelischen Verrichtungen zu suchen, die bei jedem Bewußtseinsvorgange in wechselnder Weise zusammenwirken. Allerdings haben sich bisher nur für einige wenige dieser Gebilde Beziehungen zu bestimmten Leistungen aufdecken lassen. —

Verhältnismäßig wenig berührt von den Fortschritten der Wissenschaft blieb lange Zeit hindurch die Lehre von den Ursachen des Irreseins; namentlich wurde kein ernster Versuch gemacht, einen näheren Zusammenhang zwischen ihnen und bestimmten Formen des Leidens nachzuweisen. Die Schuld dafür lag zum Teil an der mangelhaften Abgrenzung der Krankheitsformen, die sich eben lediglich an die Zustandsbilder und nicht an die ihnen zugrunde liegenden Krankheitsvorgänge hielt. So kam es, daß selbst bei den Lehrgebäuden eines Meynert und Wernicke die Berücksichtigung der Krankheitsursachen ganz im Hintergrunde stand. Es sollte jedoch nicht bezweifelt werden, daß überall dort, wo wirklich ein ursächliches Verhältnis zwischen einer Schädigung und dem ausgebrochenen Irresein besteht, auch die Form dieses letzteren in kennzeichnender Weise mit bestimmt wird. Allerdings sind die ursächlichen Einflüsse oft nicht einfach und die Zusammenhänge daher schwer zu übersehen. Immerhin wird es anzustreben und auch nicht allzu selten erreichbar sein, daß wir aus der Art des Krankheitsbildes mit einer gewissen Wahrscheinlichkeit den Schluß auf die ursächliche Schädlichkeit zu ziehen lernen.

Den bisher größten Fortschritt in der Erkenntnis der Entstehungsbedingungen des Irreseins bildete die Entdeckung, daß die Paralyse aus der Syphilis entsteht. Anfangs von einzelnen Beobachtern vermutet, dann durch immer beweiskräftigere Erhebungen wahrscheinlich gemacht, ist in neuester Zeit der syphilitische Ursprung jener tödlichen Erkrankung durch den Nachweis der Wassermannschen Reaktion in Blut und Rückenmarksflüssigkeit und dann des inzwischen entdeckten Krankheitserregers in der Hirnmasse über allen Zweifel sichergestellt worden. Allerdings harrt auch jetzt noch die Frage nach der besonderen Art der ursächlichen Beziehungen ihrer Aufklärung, da es auch ganz andere, von der Paralyse wesentlich abweichende syphilitische Hirnerkrankungen gibt.

Das Licht, das durch die neuere Syphilisforschung und namentlich durch das unschätzbare Hilfsmittel der Wassermannschen Reaktion auf die Bedeutung der furchtbaren Volksseuche für die Psychiatrie gefallen ist, wird voraussichtlich noch weite Gebiete unserer Wissenschaft erhellen. Abgesehen davon, daß wir allmählich von der Häufigkeit unerkannter Ansteckungen bei unseren Kranken überhaupt eine Vorstellung gewinnen und manche bisher verkannte Fälle richtig zu deuten vermögen, dürfte vor allem das Gebiet der angeborenen und früh erworbenen Schwachsinnsformen bei geduldiger und verständnisvoller Durchforschung eine ungeahnte Ausdehnung syphilitischer Einflüsse ergeben. Ähnliches gilt wahrscheinlich auch für manche Formen minderwertiger Veranlagung, namentlich solcher mit sittlichen Mängeln. Die Aufdeckung dieser Schäden ist deswegen so sehr wichtig, weil mit ihrer

Erkennung auch die Möglichkeit ihrer Bekämpfung näher gerückt wird.

Noch eine zweite große Entdeckung auf dem Gebiete der Ursachenlehre hat uns die neuere Zeit gebracht. Wenn ihr auch vorerst nicht die Tragweite zukommt wie jener ersteren, so hat sie doch wissenschaftliche Ausblicke von vielleicht noch größerer Bedeutung für die Zukunft eröffnet. Es handelt sich um die hauptsächlich von Kocher zuerst klargestellten Beeinflussungen der körperlichen und seelischen Gesundheit durch die Schilddrüsentätigkeit. Übermäßige Absonderung des Schilddrüsensaftes einerseits, Versiegen desselben andererseits können schwere, ja tödliche Erkrankungen hervorrufen, die mit kennzeichnenden Erscheinungen einhergehen; jener entspricht die Basedowsche Krankheit, diesem beim Erwachsenen das Myxödem, beim Kinde der Kretinismus. Die bisweilen geradezu zauberhaften Erfolge der durch diese Erkenntnis ermöglichten Behandlung des Kretinismus geben die Hoffnung, daß es durch sie wie durch allgemeinere gesundheitfördernde Maßnahmen gelingen wird, die furchtbare Geißel der Alpenländer allmählich unschädlich zu machen. Weiterhin ist aber durch das Beispiel der Schilddrüse die Aufmerksamkeit der Forscher auf die Rolle gelenkt worden, die der langen Reihe der übrigen Blutdrüsen in unserem Körperhaushalte zukommt. Ja man kann sagen, daß unsere Anschauungen über das innere Getriebe des Körpers vielfach in entscheidender Weise durch jene Erfahrungen beeinflußt worden sind. Wenn auch die Zusammenhänge anderwärts weit weniger einfache zu sein scheinen, als bei der Schilddrüse, so sind doch schon zahlreiche Erfahrungen zutage gefördert worden, die sich für die Lehre von den Entwicklungsstörungen auch auf unserem Gebiete als fruchtbar erwiesen haben.

Ein nahe verwandtes Gebiet ist dasjenige der Stoffwechselstörungen, denen sicherlich bei manchen Formen des Irreseins eine erhebliche Bedeutung zukommt; dafür sprechen namentlich die sehr starken Schwankungen des Körpergewichts. Die Untersuchung der Harnbestandteile, auf die man sich lange beschränkte, hat sich jedoch als gänzlich unzulänglich erwiesen, um die mannigfachen Abweichungen im Körperhaushalte, die wir vermuten dürfen, unserem Verständnisse näher zu bringen. Dagegen erscheint es aussichtsreich, in größerem Maßstabe bei der Epilepsie, bei der Paralyse, beim manisch-depressiven Irresein, bei der Dementia praecox mit Hilfe der neuerdings zu großer Vollkommenheit gesteigerten Verfahren den gesamten Stoffwechsel in allen Einzelheiten genauer zu verfolgen; die wenigen bisher vorliegenden Versuche lassen günstige Ergebnisse erhoffen. Noch wertvollere Aufschlüsse kann uns vielleicht einmal die weit mehr in die Tiefe dringende serologische Forschungsarbeit liefern. Allerdings haben sich die hochgespannten

Erwartungen, die man an das Abderhaldensche Dialysierverfahren knüpfte, auf unserem Gebiete zunächst nicht verwirklicht. Es scheint aber doch, daß gerade im Verhalten des Blutes und der Zellsäfte der Schlüssel zum Verständnis vieler gesunder und krankhafter Lebensvorgänge gesucht werden darf, und daß es bei beharrlichem und verständigem Fortschreiten auf den hier sich öffnenden Wegen auch möglich sein wird, für unsere Wissenschaft Gewinn zu erzielen.

Gegenüber den großen Wandlungen, denen wir in der Lehre von den körperlichen Ursachen und Grundlagen des Irreseins begegnen, haben sich die Anschauungen über die Entstehung von Geistesstörungen durch seelische Einwirkungen nur wenig geändert. Allerdings hat die Einschätzung ihrer Bedeutung stark geschwankt. Während die alten Psychiker ihnen den größten Spielraum zugestanden, waren die Somatiker geneigt, sie als ganz nebensächlich zu betrachten. Die Volksanschauung hielt dagegen immer an der Wichtigkeit der psychischen Einflüsse für die Verursachung des Irreseins fest, und auch Griesinger erschienen sie im allgemeinen maßgebender, als die körperlichen Schädlichkeiten. Heute sind wir zu einer ziemlich klaren Abgrenzung gelangt. Wir wissen, daß sehr häufig die vermeintlichen seelischen Ursachen, die unglückliche Liebe, die Mißerfolge im Berufsleben, die Überarbeitung, nicht die Erkrankungen erzeugen, sondern aus ihnen hervorwachsen, und daß sie ferner oft nur den äußeren Anstoß zum Auftreten anderweitig schon vorbereiteter Störungen geben, endlich, daß ihre Wirkungen überhaupt in hohem Grade von der Veranlagung des Betroffenen abhängig sind. Ohne Zweifel gibt es aber eine genau gekennzeichnete Gruppe von Seelenstörungen, die lediglich durch psychische Ursachen, und zwar durch gemütliche Einflüsse, zustande kommen. Die wichtigsten unter ihnen sind die hysterischen Erkrankungen, in deren Wesen wir namentlich seit Charcot und Möbius genaueren Einblick gewonnen haben, ferner die durch die Unfallgesetzgebung erzeugte Unfallsneurose und die ihr durchaus wesensverwandte Kriegsneurose.

Eine vielfach entscheidende Rolle spielt in der Entstehungsgeschichte des Irreseins die ursprüngliche Veranlagung des Menschen, wie sie vor allem durch die Einflüsse der Vererbung bestimmt wird. Die ungünstige Bedeutung der erblichen Belastung ist von den Irrenärzten schon früh erkannt worden, ebenso die Tatsache, daß nicht nur ausgesprochene Geistesstörungen der Erzeuger, sondern auch allerlei andere Abweichungen, ferner Schädigungen, die sie treffen, für ihre Nachkommen verhängnisvoll werden können. Auch darüber war man bald im klaren, daß erbliche Einflüsse von früheren Geschlechtern fortwirken, und daß sie in Seitenlinien zum Ausdrucke kommen können. So entstand die unübersehbare Zahl von Erblichkeitsberechnungen bei Geisteskranken, in denen alles zusammengetragen wurde, was sich im einzelnen Falle an belastenden Umständen auffinden ließ. Man wird sich nicht wundern, daß die so gewonnenen Zahlenwerte je nach der Sorgfalt der Erhebungen und nach dem Gewichte, das den einzelnen Angaben beigelegt wurde, weit auseinanderwichen und nur ein sehr verschwommenes Bild von der verschiedenen Bedeutung lieferten, die der erblichen Anlage bei den einzelnen Formen des Irreseins zukommt. Bis in die neuere Zeit wurde dabei nicht einmal der Vergleich mit der erblichen Belastung Geistesgesunder angestellt, die, wie namentlich die Untersuchungen von Diem gezeigt haben, eigentlich nur hinsichtlich der elterlichen Erkrankungen wesentlich hinter derjenigen der Geisteskranken zurückbleibt. Schon dieser Umstand spricht dafür, daß in der Vererbungsreihe neben den ungünstigen auch sehr starke ausgleichende Einflüsse wirksam sein müssen, daß allgemein mit der weiteren Blutmischung eine fortschreitende Verdünnung der zweckwidrigen Anlagebestandteile eintritt, wenn sie nicht etwa dabei neue Nahrung finden. Damit schränkt sich die Lehre Morels wesentlich ein, die eine zunehmende erbliche Entartung der aufeinander folgenden Geschlechter beschrieb und namentlich auf die französische Psychiatrie großen Einfluß gewann. Sie führte hier zu den besonders von Magnan vertretenen Bestrebungen, die Geistesstörungen der Entarteten grundsätzlich denen der gesund Veranlagten gegenüberzustellen. Obgleich dabei die engen Beziehungen gewisser Formen des Irreseins zur erblichen Anlage in helles Licht gesetzt wurden, hat sich doch die schroffe Trennung jener beiden Gruppen als undurchführbar erwiesen.

Eine sehr wichtige Frage, die erst dann mit Erfolg bearbeitet werden konnte, als es gelungen war, eine Reihe wirklicher Krankheitsvorgänge näher kennenzulernen, ist diejenige nach dem Einflusse der Vererbung auf die besondere Form des Irreseins. Man war früher geneigt, in der erblichen Belastung nur ganz allgemein eine Verschlechterung der Anlage zu sehen, die sich in irgendeiner Weise beim Nachkommen geltend machen konnte. Die neueren Untersuchungen, unter denen diejenigen von Pilcz die umfassendsten sind, haben jedoch gezeigt, daß zweifellos nähere Beziehungen zwischen den Erbeinflüssen der Ahnen und den durch sie bedingten Krankheitszuständen der Nachkommen bestehen, wenn sie auch im einzelnen Falle wegen der vielfachen Durchkreuzung durch die verschiedenartigsten sonstigen Einwirkungen nicht immer durchsichtig sind. Zu berücksichtigen ist bei derartigen wie bei allen Untersuchungen über die Erblichkeit immer der erst in neuerer Zeit strenger beachtete Unterschied zwischen erblicher Belastung im engeren Sinne und Keimschädigung. Erstere bedeutet die Verschlechterung der Erbmasse durch die Zusammensetzung der Ahnenreihe, letztere dagegen die Beeinträchtigung der Keimanlage durch Schädlichkeiten, die einen der Erzeuger persönlich betroffen haben.

Ganz neue Fragestellungen sind der Lehre von der Vererbung bekanntlich aus den bahnbrechenden Untersuchungen Mendels erwachsen. Auch die Psychiatrie ist durch die Entdeckung der Vererbungsgesetze genötigt worden, ihre Forschungen auf diesem Gebiete unter veränderten und erweiterten Gesichtspunkten wiederaufzunehmen. Es ist die Aufgabe dieser in großem Maßstabe von Rüdin begonnenen Forschungen, die besonderen Gesetze aufzufinden, nach denen sich die Vererbung der verschiedenartigen Krankheitsanlagen beim Irresein vollzieht, dann aber womöglich aufzuklären, unter welchen Bedingungen erstmalig ein Krankheitskeim entsteht, der auf die Nachkommenschaft übertragbar ist. Wir müssen darauf gefaßt sein, daß die Beantwortung dieser wichtigen Fragen die fortlaufende, sorgfältige Verfolgung längerer Geschlechterreihen erfordern wird, und daß erst künftige Forscher die Frucht der Erhebungen ernten werden, die heute beginnen. Aber auch sie würden nicht ernten können, wenn niemand säen wollte. —

Wir stehen hier an der Grenze neuer Forschungsgebiete. Erst eine ferne Zukunft wird uns lehren können, wie aus dem Zusammenwirken der äußeren Lebensschädigungen und der Eigenart der von ihnen betroffenen Persönlichkeit die unabsehbare Mannigfaltigkeit der Krankheitserscheinungen hervorgeht. Vereinzelte Erfahrungen lassen uns schon ahnen, daß vor allem das Lebensalter, aber auch das Geschlecht, die Rasse, die Familienanlage für die besondere Gestaltung der Krankheitsbilder nicht gleichgültig sind. Eine vergleichende Psychiatrie, die imstande wäre, diesen Zusammenhängen nachzugehen und die bisherigen allgemeinen Eindrücke zu scharf umrissenen Erkenntnissen zu gestalten, würde unsere Einsicht in Wesen und Entstehungsbedingungen des Irreseins außerordentlich fördern. Einen weiteren Weg der Erkenntnis werden demographische Untersuchungen bilden, Forschungen über Vorgänge und Wandlungen im Volkskörper mit Hilfe planmäßiger Zählungen. Sie werden uns Aufschluß geben über die Ausdehnung der leichteren und schwereren Krankheitserscheinungen der Volksseele, vor allem jedoch über die immer noch offene, schicksalsschwere Grundfrage, ob wir mit einer fortschreitenden Zunahme solcher Störungen zu rechnen haben oder nicht. —

Den einschneidendsten Einfluß hatte die Ausbildung von Irrenärzten und die dadurch ermöglichte Entwicklung einer selbständigen Fachwissenschaft naturgemäß auf die Behandlung der Geisteskranken. Es wird berichtet, daß Pinel am 24. Mai 1798 im Bicêtre mit Erlaubnis der Nationalversammlung 49 Irren die Ketten abgenommen habe, ein Vorgang, der neuerdings in einem Bilde des Malers Robert-Fleury dargestellt worden ist. Wenn Lähr es auch wahrscheinlich gemacht hat, daß die Erzählung in dieser Form eine Erfindung darstellt, so gibt sie doch die allgemeine Tatsache wieder, daß es die Ärzte waren, die ihre

Kranken aus den Ketten befreiten. Es dauerte allerdings noch mehrere Jahrzehnte, bis dieser erste Schritt zu einer menschenwürdigeren Behandlung der Irren allgemein Nachfolger fand. Esquirol führt an, daß man ihm gelegentlich die zum Ersatze der Ketten empfohlenen Zwangsjacken aus den Anstalten zurückgesandt habe, weil erstere billiger seien. Mit den Ketten verschwanden allmählich die körperlichen Züchtigungen, wenn sie auch noch längere Zeit von manchen Irrenärzten als unentbehrliches Erziehungsmittel zur Bekämpfung übler Neigungen der Kranken betrachtet und angewendet wurden.

Abgelöst wurden die Ketten zunächst durch andersartige, weniger roh wirkende Zwangsmittel sowie durch die früher beschriebenen Marterwerkzeuge, durch die man das gestörte Seelenleben wieder in die richtigen Bahnen lenken zu können hoffte. Indessen schon nach wenigen Jahrzehnten war dieser Spuk zum größten Teile wieder aus den Irrenanstalten verschwunden, da man sich von seiner Nutzlosigkeit und Grausamkeit überzeugt hatte. Leuret empfahl allerdings noch 1834 die „Intimidation" der Kranken, die Bekämpfung ihrer unangenehmen Gewohnheiten und auch ihrer Wahnvorstellungen durch planmäßiges Eingreifen mit kalten Duschen. Im allgemeinen aber wurde an der Anwendung des körperlichen Zwanges um diese Zeit wesentlich nur zum Schutze vor gefährlichen Handlungen der Kranken festgehalten.

Es ist das Verdienst englischer Irrenärzte, von Gardiner Hill, Charlesworth und namentlich von Conolly, auch der Beseitigung dieser Maßregel aus den Irrenanstalten die Bahn frei gemacht zu haben. Am 21. September 1839 wagte es Conolly, durch die Erfahrungen der beiden genannten Ärzte dazu ermutigt, in der großen Irrenanstalt Hanwell mit einem Schlage sämtliche Zwangsmittel zu entfernen. Der Versuch gelang glänzend, allerdings nur deswegen, wie Conolly nicht müde wird, zu betonen, weil zugleich ein völliger Umschwung in der ganzen Behandlung und Pflege der Kranken durchgeführt wurde. An die Stelle des körperlichen Zwanges, der eine rein äußerliche Unterdrückung der Krankheitsäußerungen bewirkte, mußten Maßregeln treten, die das Seelenleben der Kranken günstig beeinflußten, der Entwicklung übler Neigungen und Zufälle vorbeugten oder sie auf andere Weise unschädlich machten. Conolly fand diese Mittel in behaglicher Unterbringung der Kranken, sorgsamer Berücksichtigung ihrer Bedürfnisse, liebevoller Pflege, freundlichem Zuspruch, im Eingehen auf ihre persönliche Eigenart, in angemessener Beschäftigung und Zerstreuung. Er machte die Erfahrung, daß die Kranken nicht entfernt so gefährlich seien, wie sie früher erschienen waren, ja, daß eine ganze Reihe ihrer unangenehmen, störenden und bedenklichen Eigenschaften geradezu erst durch die Behandlung hervorgerufen worden war, die Krankheitsäußerungen gewaltsam zu unterdrücken suchte. Wie in der Fabel von dem Wettstreite zwischen Sonne und Wind um den Mantel des Wanderers gelang der wärmenden Sonne der Menschenliebe rasch, was dem rauhen Anstürmen der trotzigen Gewalt unmöglich gewesen war.

Es ist klar, daß diese Neuerung nicht ohne die tatkräftige, aufopfernde und verständnisvolle Mitwirkung des Wartpersonals durchgeführt werden konnte. Schon Heinroth forderte als Dienstleute der Irrenanstalt „gesunde, kräftige, furchtlose, gewandte Menschen, die nicht gefühllos sind, Diensteifer besitzen und so viel offenen Sinn haben, um teils die vielerlei kleinen Fertigkeiten und Kunstgriffe fassen und üben zu lernen, die zu der Behandlung von Seelengestörten gehören, teils sich in diese und ihre Eigenheiten selbst zu fügen. Sie dürfen weder auffahrend und wild noch phlegmatisch und träge sein, nicht verschlafen, keine Trunkenbolde; ihr Äußeres muß anständig und reinlich sein. Sie sind gewissermaßen die Vertrauten der Kranken und müssen daher auch das Vertrauen derselben, zugleich aber auch eine Art von Achtung durch freundliches, aber festes, besonnenes Betragen zu gewinnen suchen".

Somit ergab sich das zwingende Bedürfnis, diese überaus wichtigen Helfer zu der Lösung ihrer schwierigen Aufgaben immer tüchtiger zu machen, eine Arbeit, die bis auf den heutigen Tag die Irrenärzte mit wachsendem Erfolge beschäftigt. Vor allem war es nötig, durch angemessene Entlohnung geeignete Kräfte heranzuziehen und sie durch die Ermöglichung der Familiengründung, durch Altersversorgung, Versicherungen, Gewährung von ausreichender Erholung, behagliche Unterbringung an ihren Beruf zu fesseln. Wesentlich unterstützt wurden diese Bestrebungen durch den Umstand, daß im Laufe der Zeit aus den Irrenanstalten mehr und mehr jene schweren Übelstände und Gefahren verschwanden, die früher den Pflegedienst unerträglich gemacht hatten. Eine weitere Aufgabe war es, das Pflegepersonal durch Unterweisung, teilweise auch durch Schulen und Prüfungen, geistig und praktisch für seine Tätigkeit auszubilden. In neuerer Zeit konnte man, soweit die Pflege eine rein krankenhausmäßige geworden war, dazu übergehen, in weitem Umfange und mit bestem Erfolge Pflegerinnen auch für die männlichen Kranken heranzuziehen, während man vor 100 Jahren vielfach für die tobenden Frauen noch männliche Kräfte für notwendig hielt.

Man wird sich die Wandlung, die durch das allmähliche Verschwinden der Zwangsmittel aus den Irrenanstalten hervorgerufen wurde, kaum eingreifend genug vorstellen können. Mit ihnen verlor sich auch immer mehr die tief wurzelnde Neigung, die Irren für ihr Handeln in irgendeiner Form zu bestrafen. Alle den Kranken einschränkenden Maßregeln hatten nicht mehr den Zweck, ihm die Ungehörigkeit seines Handelns zu Gemüte zu führen, sondern lediglich, ihn und seine Umgebung vor Gefahren und Unzuträglichkeiten zu schützen. So wurden die Anstalten zu Stätten der größten Freiheit, in denen die Kranken nur so weit behindert werden, als es zu ihrem und ihrer Leidensgefährten Schutze gebieterisch erfordert wird. Auf das Verhalten der Insassen und auf den ganzen Geist der Anstalten übte diese Änderung des Standpunktes den allernachhaltigsten Einfluß. Die Kranken wurden ruhiger, zugänglicher, beeinflußbarer, gewannen Vertrauen zu ihrer Umgebung und empfanden wohltuend die Fürsorge, die ihnen ihre Leiden auf alle Weise zu erleichtern strebte; sie fügten sich daher auch leichter in die vom Arzte getroffenen Anordnungen. Der unablässige Kampf, den so viele Geisteskranke gegen die notwendige Entziehung der Freiheit und gegen ihre vermeintlichen Unterdrücker kämpfen, verlor wenigstens einen großen Teil seiner Erbitterung, seitdem ihm nicht durch körperliche Vergewaltigung und Strafmaßregeln neue Nahrung zugeführt wurde.

Trotz dieser augenscheinlichen Vorzüge vermochte die von Conolly eingeleitete Bewegung nur langsam durchzudringen, wohl hauptsächlich deswegen, weil erst allmählich die Vorbedingungen für die Ersetzung des Zwanges durch andere Einrichtungen geschaffen werden mußten. In Deutschland war Ludwig Meyer der erste, der 1862 entschlossen den Schritt zur Abschaffung der körperlichen Zwangsmittel tat. Aber der Kampf um diese Neuerung währte noch Jahrzehnte, bis sich endlich die Überzeugung allgemein durchrang, daß die Zwangsmaßregeln, abgesehen von ganz seltenen Ausnahmefällen, entbehrlich und deswegen verwerflich seien. Ich habe in den letzten 30 Jahren unter Zehntausenden von Kranken nur einen einzigen Fall erlebt, in dem ein verworrener und stark erregter Epileptiker wegen der Gefahr lebenbedrohender Blutungen einige Tage lang mit Tüchern im Bette festgebunden werden mußte.

Als Ersatz der Zwangsmittel empfahl Conolly bei schweren Erregungszuständen die Verbringung der Kranken in eine gepolsterte Zelle für kurze Zeit. Diese „Isolierung“, die in milderer Form an die Absperrung der Kranken in „Blockhäusern“, Käfigen und sonstigen Gelassen anknüpfte, gilt noch heute vielen Irrenärzten als unentbehrlich und ist es wohl auch tatsächlich, wo die Voraussetzungen für bessere Einrichtungen fehlen. Die erste Veredelung der ursprünglichen Irrenverließe stellte bei uns in Deutschland die von Autenrieth erdachte Palisadenzelle vor, in der Ofen und Fenster durch starke Holzstäbe vor den Angriffen des Kranken so geschützt waren, daß man ihm im übrigen Bewegungsfreiheit lassen konnte. Gerade diesen Umstand tadelte Heinroth; der Wille müsse beschränkt werden, weil sich in ihm die ganze Macht, das Wesen der Krankheit konzentriere. Späterhin hat man auch bei uns vielfach Polsterzellen eingeführt, die aber wegen der bei ihrer Beschmutzung sich einstellenden schweren Unzuträglichkeiten ganz allgemein wiederaufgegeben wurden. Dagegen verfügte jede Anstalt über eine größere oder geringere Zahl von Isolierzimmern, die im wesentlichen durch sorgfältige Sicherung der Fenster und Türen, Waschbarkeit des Bodens, der Wände und der Decke und das Fehlen aller Angriffspunkte für eine zerstörende oder ihn selbst irgendwie gefährdende Tätigkeit des Kranken gekennzeichnet sind. Selbstverständlich stellen sie unter solchen Umständen keine behaglichen Wohnräume dar, da, mit Ausnahme vielleicht eines feststehenden Nachtstuhls, alle Möbel ausgeschlossen sind. Als Bett dient meist ein abends hereingebrachter Strohsack nebst einer Decke, die öfters in starkes Segeltuch eingenäht sein muß; man hat sich aber auch schon genötigt gesehen, manche sehr zerstörungssüchtige Kranke einfach nackt mit etwas Stroh oder Seegras einzuschließen.

Die Isolierung hat zu einem fortgesetzten, harten Kampfe zwischen dem Erfindungsgeiste der Irrenärzte und Techniker einerseits, den beharrlichen krankhaften Trieben andererseits geführt. Letztere sind im allgemeinen Sieger geblieben. Es gibt kein Mittel, dem Drange der Kranken zum Zerstören, zur Selbstbeschädigung, zur Unsauberkeit in der Isolierung wirksam zu begegnen. Vielmehr hat sich herausgestellt, daß die Isolierung, abgesehen von anderen schweren Unzuträglichkeiten, jene bedenklichen Neigungen geradezu züchtet, daß durch sie die berüchtigten, gänzlich vertierten „Anstaltsartefakte" entstehen, die der Schrecken jedes Irrenarztes sind. Allerdings bilden sich derartige Schäden erst nach länger dauernder Absperrung der Kranken heraus, aber die Anwendung dieses Mittels verführt außerordentlich leicht zu seiner Ausdehnung, deren Einschränkung rasch immer schwieriger wird. Man wird auch nicht verkennen dürfen, daß die Isolierung, von Ausnahmen abgesehen, die Krankheitserscheinungen nicht beseitigt, sondern nur verbirgt, dafür aber jede sorgfältige Überwachung und Pflege unmöglich macht, außerdem vielfach erst nach Bewältigung des widerstrebenden Kranken durchgeführt werden kann.

Es konnte unter diesen Umständen nicht fehlen, daß die Irrenärzte das Übel der Isolierung nach Möglichkeit einzudämmen suchten. Schließlich brach sich immer mehr das Bestreben Bahn, sie ganz zu beseitigen; namentlich Wattenberg, Heilbronner und Hoppe sind nachdrücklich für die Durchführung einer „zellenlosen" Behandlung eingetreten. Wir können heute nicht zweifeln, daß der Verzicht auf die Absperrung Geisteskranker möglich ist, und daß er einen gewaltigen Fortschritt in der Entwicklung der Irrenanstalten zu einfachen Krankenhäusern bedeutet. Ich habe seit 15 Jahren gänzlich von der Isolierung absehen können und glaube, daß sie auch in großen Anstalten vermeidbar sein würde, wenn alle Kranken von vornherein ohne sie behandelt worden wären. Allerdings ist ein solches Verfahren nur unter Voraussetzungen möglich, die erhebliche Kosten verursachen und daher nicht überall vorhanden sind; es erfordert vor allem genügende ärztliche Fürsorge, zahlreiches, gut geschultes Wartpersonal und reichlichen Platz in den Krankenabteilungen.

Einen bedeutsamen Fortschritt auf diesem Wege leitete die von Parchappe geforderte Einrichtung einer ständigen Überwachung und die zuerst von Guislain bei Melancholischen planmäßig geübte Bettbehandlung der frisch Erkrankten ein. Wenn anfangs nur für die körperlich Leidenden, die Siechen und Gelähmten eine krankenhausmäßige Pflege notwendig erschien, so ging man allmählich dazu über, eine immer wachsende Zahl von frisch Erkrankten in besonderen Abteilungen mit mehr oder weniger streng durchgeführter Bettlagerung

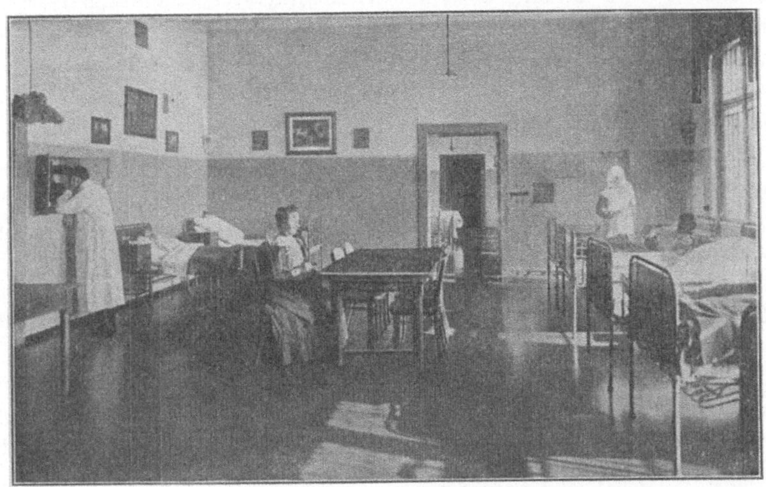

Bild 26. Wachsaal der Münchner psychiatrischen Klinik.

unterzubringen. Es stellte sich heraus, daß die auffallenderen Krankheitserscheinungen dadurch fast durchweg günstig beeinflußt wurden. Die Verstimmten fühlten sich freier; die Erregten beruhigten sich; die Widerstrebenden wurden zugänglicher; das Körpergewicht hob sich. Mit einleuchtender Klarheit zeigten diese Erfahrungen dem Arzte, daß auch das kranke Gehirn wie jeder andere leidende Teil unseres Körpers vor allem der Ruhe bedarf. Immer ruhiger und unauffälliger gestaltete sich das Verhalten der Kranken; immer mehr näherte sich das innere Leben der Irrenanstalt demjenigen eines gewöhnlichen Krankenhauses. Man sieht das deutlich, wenn man einen in Bild 26 wiedergegebenen Wachsaal unserer Klinik mit den alten Tobzellen vergleicht.

Dazu kam, daß die Bettbehandlung eine unvergleichlich bessere Überwachung und Pflege der Kranken ermöglichte. Mit einem verhältnismäßig geringen Aufwande an Personal konnte eine große Zahl von Kranken ununterbrochen Tag und Nacht beaufsichtigt werden. Infolgedessen wurden zahlreiche Unzuträglichkeiten, Störungen und Gefahren durch rechtzeitiges Eingreifen im Keime erstickt; Selbstbeschädigungen und Unglücksfälle wurden seltener; die Fürsorge für die Unreinlichen, Gebrechlichen und Nahrungsverweigerer ließ sich in ungleich vollkommenerer Weise durchführen. Diese großen Vorzüge der Bettbehandlung, für die sich vor allem Neisser nachdrücklich eingesetzt hat, haben ihr namentlich in Deutschland rasche Verbreitung gesichert, während man im Auslande nur zögernd gefolgt ist. Jede gute Anstalt verfügt heute bei uns über ausgedehnte Wachsäle, in denen nicht nur alle neu Eintretenden, sondern auch diejenigen älteren Insassen Ruhe und besondere Pflege finden, bei denen die Krankheitserscheinungen wiederaufflackern. In den vorzugsweise für frisch Erkrankte bestimmten Stadtasylen, wie in unserer Klinik, bildet die Bettbehandlung durchaus die Regel, die nur für die Genesenden und die chronisch Kranken außer Kraft gesetzt wird.

Hat schon durch die Bettbehandlung die Absperrung der Kranken eine bedeutende Einschränkung erfahren, so konnte ein weiterer Fortschritt in dieser Richtung durch ausgedehnte Anwendung von warmen Bädern, namentlich in der Form der Dauerbäder, erzielt werden. Schon die älteren Ärzte haben vielfach die beruhigende Wirkung dieses Mittels gepriesen; Brierre de Boismont setzte die Bäder in den 40er Jahren 6—14 Stunden lang fort und verband sie mit Begießungen. In neuerer Zeit hat besonders Scholz vielfach Kranke mit verlängerten Bädern behandelt, wobei er Deckel aus Segeltuch zu benutzen pflegte. Was der Ausdehnung dieses Verfahrens entgegenstand, war außer den Kosten namentlich die Furcht vor einer schwächenden Wirkung und vor plötzlichem Versagen des Herzens. Nachdem aber die Erfahrung der letzten Jahrzehnte gelehrt hat, daß die Dauerbäder, selbst wenn sie über viele Tage und Wochen fortgesetzt werden, mit seltenen Ausnahmen von den Kranken ausgezeichnet vertragen werden, gehören sie jetzt in Deutschland wohl allgemein zu den unentbehrlichen Hilfsmitteln der Behandlung. Ihr größter Vorzug ist es, daß sie bei mustergültigen Einrichtungen die Isolierung vollständig entbehrlich machen und damit eine dauernde, ununterbrochene Überwachung aller Kranken ermöglichen. Sie gestatten, jede ausbrechende Erregung sofort ebenso zweckmäßig wie schonend zu behandeln und die schweren Übel der Unsauberkeit wie der Zerstörungssucht auf ein Mindestmaß einzuschränken. Endlich bewahren sie Gebrechliche und Gelähmte vor der Gefahr eines Druckbrandes, der sich bei andauernder Bettlagerung unreinlicher Kranker sonst nur schwer vermeiden läßt. Bild 27 mag eine Vorstellung von der heutigen Einrichtung eines Raumes für Dauerbäder geben.

Wir dürfen uns indessen nicht verhehlen, daß uns die Überwindung vieler Schwierigkeiten, mit denen die älteren Ärzte hart zu kämpfen hatten, namentlich auch durch die chemische Industrie ermöglicht worden ist, die uns in den letzten Jahrzehnten eine lange Reihe früher unbekannter Schlaf- und Beruhigungsmittel verschafft hat. Das erste eigentliche Schlafmittel war das 1869 von Liebreich empfohlene Chloralhydrat; auch fast alle später aufgetauchten Arzneien von ähnlicher Wirkung wurden zuerst in Deutschland hergestellt und erprobt. Es ist richtig, daß wir derartige Mittel nur als Notbehelf betrachten sollen, und daß mit ihrer Anwendung auch so manche Gefahren

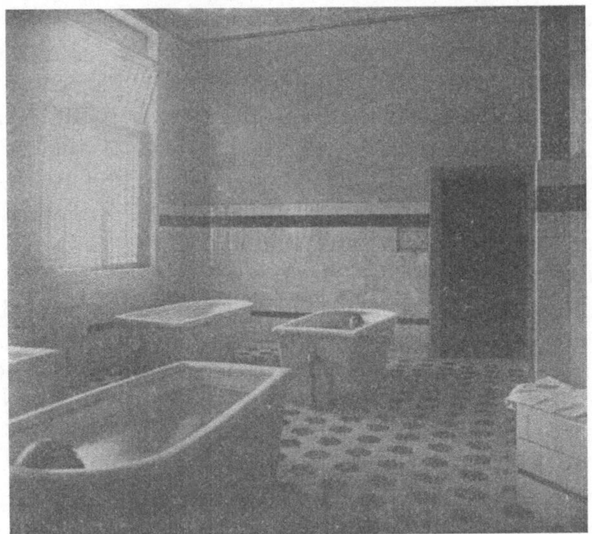

Bild 27. Baderaum der Münchner psychiatrischen Klinik.

verknüpft sind. Ebenso wahr ist es aber auch, daß sie für unzählige Kranke eine unermeßliche Wohltat sind, und daß sie wesentlich dazu beigetragen haben, den Sälen der Irrenanstalten die Ruhe des Krankenhauses zu geben und ihnen dadurch einen großen Teil der Schrecken zu nehmen, mit denen sie die Einbildungskraft der Laien vielfach noch heute umspinnt.

Endlich muß darauf hingewiesen werden, daß auch die allgemeinen Fortschritte der Heilwissenschaft selbstverständlich nach den verschiedensten Richtungen dazu beigetragen haben, die ärztliche Krankenfürsorge in den Irrenanstalten wesentlich zu verbessern. Abgesehen von den Vorbeugungsmaßnahmen gegen die sonst hier vielfach günstigen Boden findenden ansteckenden Krankheiten, von der wirksameren Behandlung körperlicher Leiden aller Art, namentlich den Erfolgen chirurgischer Eingriffe, sei hier nur auf die beiden Erfindungen der Pravaz-schen Spritze und der Magensonden aus Gummi hingewiesen, die eine große Bedeutung für die Behandlung unserer Kranken gewonnen haben. Beide machen uns nahezu völlig unabhängig von den krankhaften Widerständen gegen die Einnahme von Arzneien und gegen die Nahrungszufuhr, die für die älteren Ärzte oft unüberwindlich waren. So sind wir in zahlreichen Fällen befähigt, rasch und sicher Ruhe zu verschaffen und den Kräfteverfall aufzuhalten, wo früher eine wirksame Hilfe unmöglich erschien. —

Nur weniger Worte bedarf es, um anzudeuten, daß mit den geschilderten Umwälzungen im inneren Betriebe der Irrenanstalten auch ihr Aussehen, ja ihre ganze Bauart tiefgreifende Änderungen erfahren mußte. Die im Anfange des vorigen Jahrhunderts einsetzende Bewegung zur Trennung der Heilanstalten von den Pflegeanstalten führte ziemlich bald zu der namentlich von Damerow eifrig verfochtenen Forderung einer „relativen Verbindung" beider, einer räumlichen Angliederung der letzteren an die ersteren. Man erkannte, daß eine zuverlässige Entscheidung über die Heilbarkeit eines Falles vielfach nicht möglich war, daß sich in den Heilanstalten die Unheilbaren rasch anhäuften, und daß auch in den Pflegeanstalten gelegentlich unerwartete Heilungen zu verzeichnen waren. Dazu kam, daß manche Unheilbare sehr wertvolle, ja unentbehrliche Mitglieder des Anstaltslebens wurden, und daß die Überweisung eines Kranken aus der einen Anstalt in die andere für seine Angehörigen, bisweilen auch für ihn selbst, eine gewisse Grausamkeit bedeutete. Alle diese Gründe führten im Laufe der weiteren Entwicklung zu unserem heutigen Standpunkte, der die Kranken in den Anstalten nur nach ihrem Verhalten und ihren Bedürfnissen, nicht aber nach der Art und den Heilungsaussichten ihres Leidens sichtet.

Da aber die heilbaren Kranken naturgemäß nach einiger Zeit wieder ausscheiden, so müssen in allen abflußlosen Irrenanstalten Unheilbare die Hauptmasse der Kranken bilden. Damit tritt für die Behandlung ein neuer Gesichtspunkt immer mehr in den Vordergrund, die Sorge, die geschädigten seelischen Kräfte nach Möglichkeit zu erhalten und nutzbar zu machen. Das erfolgreiche Mittel zur Erreichung dieses Zweckes ist die Beschäftigung, wie sie schon von den alten Irrenärzten dringend empfohlen wurde. In der Reilschen Vorstellung, daß die Irrenanstalt einer Meierei ähneln solle, kommen diese Bestrebungen deutlich zum Ausdruck; sie wurden in Frankreich namentlich von Ferrus vertreten. So geschah es, daß man vielfach den Anstalten Werkstätten und Gärten, öfters aber auch Felder und Viehställe angliederte. An manchen Orten entstanden kleine Kolonien, in denen ruhige, arbeitsfähige Kranke bei regelmäßiger Tätigkeit einen bedeutenden Grad von Freiheit und Selbständigkeit genießen konnten.

Der günstige Einfluß solcher Einrichtungen auf die Kranken war augenscheinlich. Dennoch entbehrten alle diese Versuche noch der Planmäßigkeit. Den maßgebenden Fortschritt bedeutete die durch Köppe 1876 in die Wege geleitete Verbindung einer großen Irrenanstalt mit dem Rittergute Altscherbitz. Hier wurde zielbewußt der gesamte landwirtschaftliche Betrieb in den Vordergrund des Anstaltslebens gestellt und zugleich versucht, den Kranken das Höchstmaß von Freiheit zu gewähren, das mit ihrem Zustande irgend verträglich erschien. Dieser erste, ausgezeichnet gelungene, in größtem Maßstabe durchgeführte Versuch wurde das Vorbild für eine große Zahl ähnlicher, „kolonialer" Anstalten, namentlich in Deutschland. Wenn auch die Einrichtungen

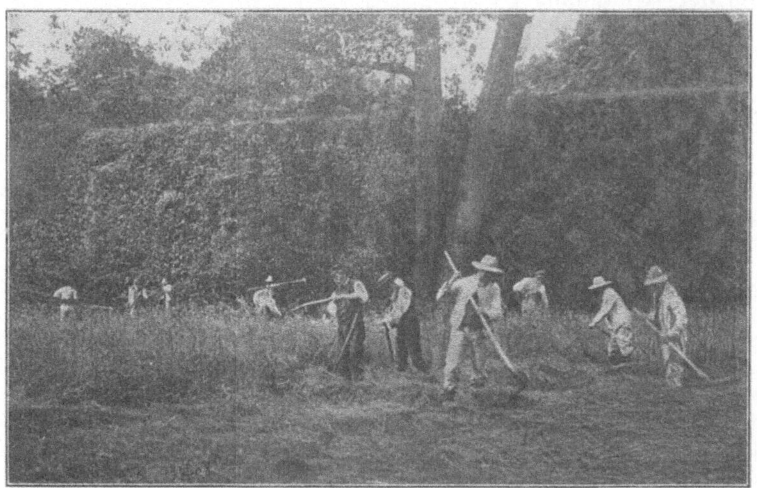

Bild 28. Arbeitende Kranke in Altscherbitz.

im einzelnen je nach der Eigenart der Bevölkerung etwas verschieden gestaltet werden müssen, so kann doch kein Zweifel darüber bestehen, daß die möglichst umfassende Beschäftigung aller irgend arbeitsfähigen Kranken mit gesunder Tätigkeit das wertvollste Hilfsmittel unserer Irrenpflege darstellt. Auf Bild 28 sehen wir Kranke in Altscherbitz eifrig mit der Heuernte beschäftigt.

Das Bestreben, den Kranken möglichste Bewegungsfreiheit und Gelegenheit zur Betätigung zu geben, führte naturgemäß zu einem Aufgeben der früheren gefängnis- oder kasernenartigen Anlage der Anstalten. Es kam zu einer Auflösung der Riesengebäude in zahlreiche, meist landhausähnliche Einzelbauten, deren innere Einrichtung den Bedürfnissen der verschiedenen Krankengruppen angepaßt war. So gewann die Irrenanstalt mit ihren unregelmäßig in Gärten und Parkanlagen zerstreuten, mannigfaltig gestalteten Häusern das Aussehen

eines Gutes oder Dörfchens, um so mehr, als man hier und da bestehende
alte Bauernhäuser zur Unterbringung einzelner Kranker mit benutzte.
Man war dabei bemüht, nach Möglichkeit alles zu vermeiden, was an
die besondere Eigenart der Anstalt erinnern konnte. Die früheren
hohen Umfassungsmauern wurden durch einfache Zäune oder Hecken
ersetzt, die Fenstergitter überall beseitigt, wo sie nicht unbedingt erforderlich waren; auch das Abschließen der Türen fiel fort, wo es die
Art der Kranken irgend erlaubte, ihnen Freiheit des Verkehrs im An-
staltsgebiete zu gewähren. Daß auch bei der inneren Einrichtung der
einzelnen Häuser immer mehr Rücksicht auf Behaglichkeit und Wohn-
lichkeit, ja auf künstlerische Ausstattung genommen wurde, bedarf
kaum der Erwähnung.

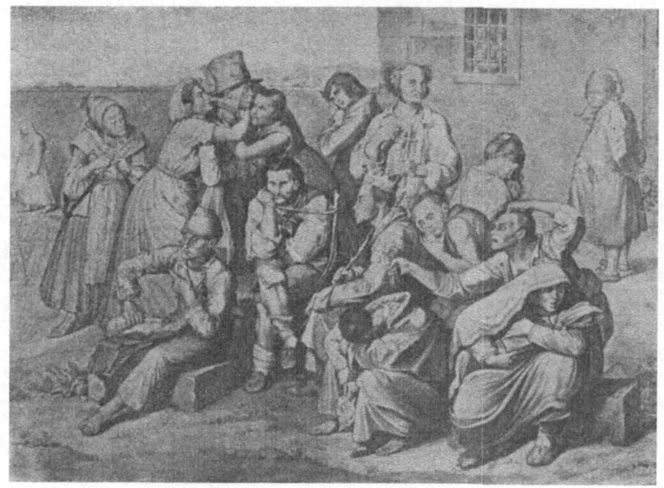

Bild 29. Kaulbachs Narrenhaus.

    Ebenso soll nur kurz angedeutet werden, daß auch eine Menge von
technischen Fortschritten dazu beigetragen haben, unsere heutigen
Anstalten den alten Irrenhäusern so unähnlich wie möglich zu machen.
Wir können es uns jetzt kaum noch vorstellen, wie es dort aussah, wo
weder Wasserleitung im Hause noch Spülung in den Aborten und kein
Dampfbetrieb in Wäsche und Küche bestand, wo mit Öllampen und
Unschlittkerzen beleuchtet wurde und man die Öfen umgittern oder zu
einer höchst unvollkommenen Luftheizung greifen mußte, wo die Sicherung der Fensterscheiben bei unruhigen Kranken wegen Mangels durch-
sichtigen dicken Glases durch Drahtgitter geschah, wo kein Haus-
telephon alle Räume jederzeit leicht miteinander in Verbindung brachte.
    Die ganze Wandlung der Dinge im Laufe eines Jahrhunderts tritt
uns deutlich vor Augen, wenn wir etwa die Entwicklung der Irrenfür-

sorge in München betrachten. Aus den alten „Narrenkeuchen“ im Spitale zum Heiligen Geist mit ihren Ketten und Ringen gelangten die Geisteskranken 1801 in das für sie mit 25 Plätzen eingerichtete Giesinger Tollhaus, das bald sprichwörtlich als schlecht bekannt und so überfüllt war, daß die Kranken nicht einmal nach den Geschlechtern gehörig gesondert werden konnten. Hier mögen Zustände geherrscht haben, wie sie uns Kaulbach aus der alten Düsseldorfer Anstalt in den 20er Jahren so naturwahr geschildert hat (Bild 29). Von dem unfreundlichen Äußern zeugt Bild 30. Diese Verhältnisse führten 1859 zur Errichtung der in Bild 31 wiedergegebenen, später mehrfach erweiterten Kreisirrenanstalt in der Au unter Solbrigs, dann Guddens Leitung, die am 1. April 1860 166 Kranke beherbergte. Sie ist kasernenartig gebaut

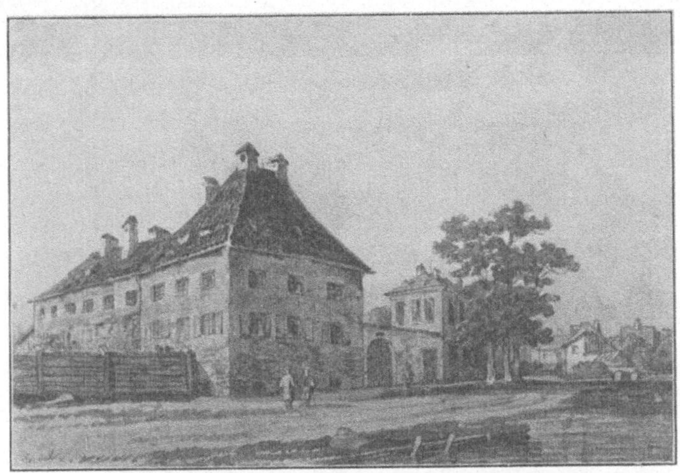

Bild 30. Die alte Giesinger Irrenanstalt in München.

und umschließt, wie der Grundriß in Bild 32 zeigt, auf jeder Geschlechtsseite zwei viereckig umbaute Gärten; die Zahl der verfügbaren Plätze stieg bis 1877 auf über 500. Als auch sie überfüllt war, schritt man zum Bau der kolonialen Anstalt Gabersee, die 1883 eröffnet werden konnte. Einen Blick in die dorfartige Hauptstraße mit einigen arbeitenden Kranken bietet Bild 33. Endlich wurde die alte Anstalt ganz aufgegeben. An ihre Stelle trat 1905 die große ländliche Anstalt Eglfing, der sich 1912, eng damit verbunden, die Anstalt Haar anschloß. Die dorfartig zerstreute Anordnung der Einzelbauten in ersterer zeigt der Grundplan Bild 34, während Bild 35 die Kirche und einige Gebäude von Haar wiedergibt. Die Gesamtzahl der in den drei jetzigen Anstalten Oberbayerns und in der 1904 errichteten Psychiatrischen Klinik untergebrachten Kranken betrug am 1. Januar 1917 2751 Kranke; sie ist also in 57 Jahren um 1657% gestiegen. —

Das letzte Glied in der Ausgestaltung der Irrenfürsorge ist die Fami-
lienpflege, die Unterbringung dazu geeigneter Kranker in eigener
oder fremder Häuslichkeit unter ärztlicher Aufsicht. Das Vorbild für

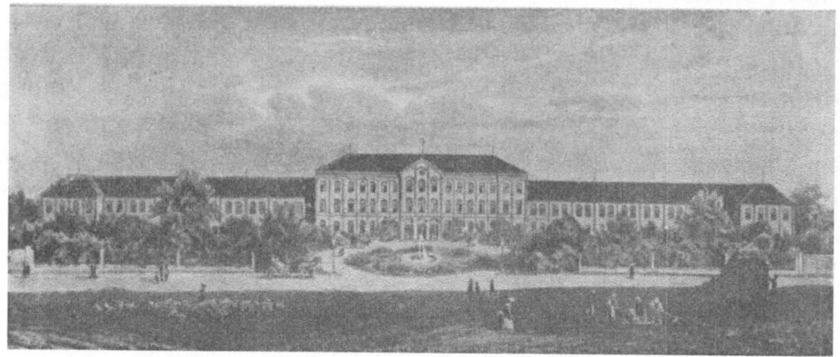

Bild 31. Die alte Kreisirrenanstalt in München.

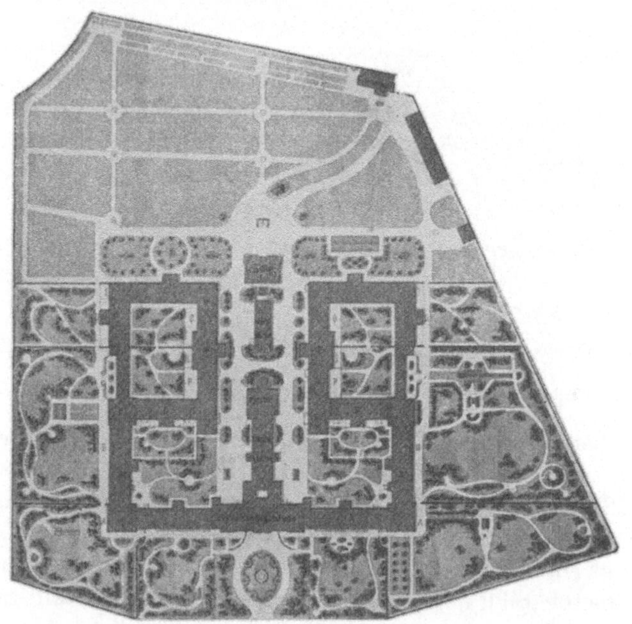

Bild 32. Grundriß der alten Kreisirrenanstalt in München.

diese Einrichtung gab bekanntlich die belgische Ortschaft Gheel,
die seit Jahrhunderten eine Art Wallfahrtsort für Geisteskranke darstellte, in dem sie Heilung zu finden hofften. Dadurch kam es, daß eine
Anzahl von Kranken bei den Bewohnern Unterkunft fand. Trotz
vieler Übelstände hatte diese Verpflegungsform doch so viele gute

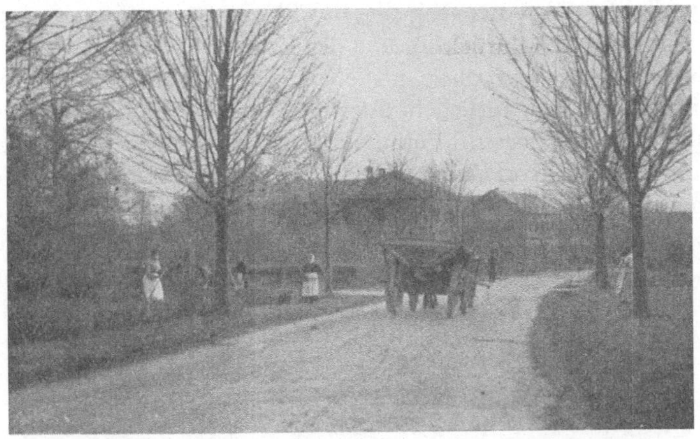

Bild 33. Straße in G a b e r s e e mit arbeitenden Kranken.

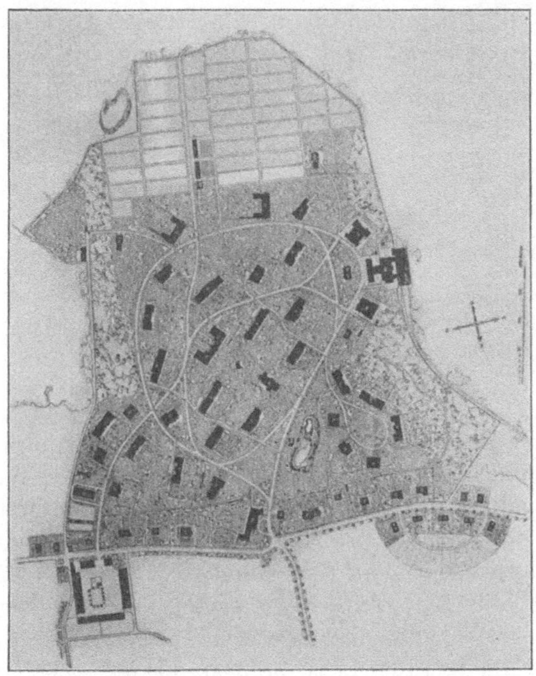

Bild 34. Grundriß der Kreisirrenanstalt in E g l f i n g.

Seiten, daß sie allmählich auch anderwärts nachgeahmt wurde. In
Deutschland bestand sie seit mehr als hundert Jahren in R o c k w i n k e l,
gewann aber erst in den letzten Jahrzehnten weitere Ausdehnung,
so daß sie nun an zahlreichen Stellen mit größerem oder geringerem

Erfolge durchgeführt ist. Wo die Bevölkerung sich für derartige Versuche eignet, ist die Zurückführung der Kranken in eine Familie, in der sie völlige Bewegungsfreiheit genießen, sich regelmäßig nutzbringend beschäftigen und gemütlichen Anschluß finden, ohne Zweifel der Anstaltsfürsorge überlegen. Voraussetzung bleibt dabei aber die sorgsame Auswahl der Kranken und eine zuverlässige ärztliche Überwachung.

Aber noch über die Entlassung aus der ärztlichen Behandlung hinaus reicht heute die Fürsorge für unsere Kranken. Seit vielen Jahrzehnten haben sich an zahlreichen Orten Hilfsvereine für die Entlassenen gebildet, von denen namentlich der von Ludwig in Heppenheim gegründete vorbildlich gewirkt hat. Ihre Aufgabe ist es, den Genesenen und

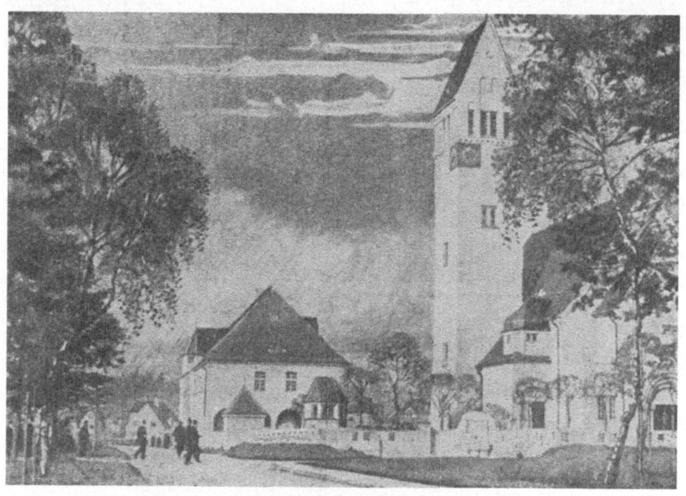

Bild 35. Einblick in die Kreisirrenanstalt Haar.

Gebesserten die Rückkehr in das Leben zu erleichtern, ihnen auch fernerhin mit Rat und Tat beizustehen und so die günstigen Wirkungen der Anstaltsbehandlung zu erhalten und zu festigen. Kaum weniger wichtig ist es aber, daß gerade die Tätigkeit dieser Hilfsvereine wesentlich dazu beigetragen hat, engere Beziehungen zwischen den Anstaltsärzten und der Bevölkerung zu knüpfen, die hartnäckig wurzelnden Vorurteile gegen die Anstalten allmählich abzuschwächen und weiteren Kreisen die Pflichten zum Bewußtsein zu bringen, die wir gegen unsere geistig erkrankten Mitmenschen zu erfüllen haben. In derselben Richtung hat die größere Zugänglichkeit der Irrenanstalten für die Außenwelt gewirkt, wie sie durch das Verschwinden der hohen Umfassungsmauern, die ländliche Beschäftigung der Kranken, die Gewährung größerer Verkehrsfreiheit, die weitherzige Zulassung von Besuchen gegeben ist. —

Vergleichen wir die Lage der Geisteskranken heute mit den Zuständen vor einem Jahrhundert, so liegt die ungeheure Wandlung, die sich hier vollzogen hat, klar vor Augen. In vollem Maße haben sich die Worte bewahrheitet, die Nostiz 1829 niederschrieb: „Erwägt man unparteiisch, wie viel in dem bezeichneten Zeitraume (dem letzten halben Jahrhundert), der für den Übergang zum Bessern immer nur als kurz anzusehen ist, dennoch in Schrift, Lehre und Tat bewirkt worden ist, dann steigert man die Erwartung nicht allzu hoch, wenn man von der immer vorschreitenden Psychiatrie, verbunden mit deren Benutzung in den Irrenanstalten, sich eine wesentliche Umgestaltung noch im Laufe des gegenwärtigen Jahrhunderts verspricht". Schritt für Schritt sind Vorurteile überwunden, Übelstände und Grausamkeiten beseitigt, neue Wege zur Linderung seelischer Leiden aufgefunden und betreten worden. Führerin bei dieser Entwicklung war überall die wachsende wissenschaftliche Erkenntnis des Wesens und der Entstehungsbedingungen des Irreseins, wie sie aus der steten fachärztlichen Beschäftigung mit dem Gegenstande und den allgemeinen Fortschritten der Heilkunde gewonnen wurde. Die rastlose Arbeit einer langen Reihe von Irrenärzten hat allmählich das traurige Los der Geisteskranken derart umgestaltet, daß wir heute auf diesem Gebiete eigentlich am Ziele unserer Bestrebungen angelangt sind. Sicherlich sind im einzelnen noch vielfache Mängel zu beseitigen und allerlei Verbesserungen anzustreben, aber es ist wohl keine Überhebung, wenn wir es aussprechen, daß grundsätzlich jetzt diejenigen Formen gefunden sind, in denen sich auch die Irrenfürsorge künftiger Zeiten bewegen dürfte.

Indessen, die Befriedigung über diese Erfolge ist nur allzu reichlich mit Wermut gemischt. Gerade wenn wir die mit außerordentlichen Opfern überall ins Leben gerufene, großartige Schöpfung unserer heutigen Irrenfürsorge ins Auge fassen, muß es uns schmerzlich berühren, daß sie trotz alledem nicht die Wünsche erfüllen kann, die sich an sie knüpfen. Wir dürfen es uns nicht verhehlen, daß bei weitem die meisten Kranken, die wir in unseren Anstalten unterbringen, nach unserer heutigen Kenntnis der Dinge von vornherein verloren sind, daß ihnen auch die beste Pflege ihre volle Gesundheit nicht wiederbringen kann. Wohl schafft unsere Fürsorge menschlich befriedigende Daseinsbedingungen für eine unübersehbare Schar von seelischen Krüppeln, die sonst dem Elende preisgegeben sein würden, aber sie dient nur in sehr beschränktem Umfange dem eigentlichen Heilzwecke. Eine Zusammenstellung, die Vocke auf meine Bitte über die am 1. Januar 1917 in Eglfing untergebrachten Kranken gemacht hat, liefert das dem Erfahrenen nicht unerwartete Ergebnis, daß von 1183 vorhandenen Fällen nicht weniger als 826, d. h. 70%, als voraussichtlich unheilbar angesehen werden müssen. Ist dabei auch zu berücksichtigen, daß die Geheilten natürlich immer ausscheiden, während die Unheilbaren sich anhäufen, so liegt es doch auf der Hand, daß eine noch so vollkommene Irrenfürsorge allein das namenlose Übel der Geisteskrankheiten nicht entscheidend zu mildern imstande ist.

Wir werden daher die Frage aufwerfen müssen, ob es denn andere Wege gibt, die bessere Erfolge versprechen. Sie läßt sich mit einem entschiedenen „Ja" beantworten. Vor allem bietet die Vorbeugung des Irreseins nicht ungünstige Aussichten, wenn sie auch heute nur da möglich ist, wo wir schon die Ursachen des Leidens genauer kennen und zu bekämpfen vermögen. Drei große Schäden gibt es, bei denen diese Vorbedingungen wenigstens grundsätzlich gegeben sind, die erbliche Entartung, den Alkoholmißbrauch und die Syphilis. Sie erzeugen auch bei allervorsichtigster Schätzung mindestens ein Drittel der Geistesstörungen, die in unserer Klinik zur Behandlung kommen. Daneben können wir dann noch den Morphinismus und Kokainismus sowie die traumatische Neurose nennen, die ebenfalls unserem vorbeugendem Eingreifen zugänglich sind. Ein unumschränkter Herrscher, der, geleitet von unserem heutigen Wissen, rücksichtslos in die Lebensgewohnheiten der Menschen einzugreifen vermöchte, würde im Laufe weniger Jahrzehnte bestimmt eine entsprechende Abnahme des Irreseins erreichen können. Wir dürfen indessen auch wohl noch weitergehende Hoffnungen hegen. Das Wesen der meisten Geistesstörungen liegt zur Zeit in tiefem Dunkel. Niemand wird aber bei einer so jungen Wissenschaft die Möglichkeit bestreiten wollen, daß uns die fortschreitende Forschung auch neue Erkenntnisse bringen wird, wie wir es namentlich auf dem Gebiete der durch die Syphilis erzeugten Erkrankungen in so überraschender Weise erlebt haben. Es wäre denkbar, daß wir noch bei manchen weiteren Formen des Irreseins Ursachen aufzudecken vermöchten, die unseren vorbeugenden Maßregeln Angriffspunkte bieten, ja, daß vielleicht auch einmal Heilerfolge erzielt werden könnten, für deren Richtung uns jetzt noch jeder Anhalt fehlt, ähnlich wie es beim Kretinismus vor der Entdeckung der Schilddrüsenbehandlung der Fall war.

Wenn aber jemals solche Fortschritte erreichbar sein sollen, so kann uns dazu nur die wissenschaftliche Forschung verhelfen. Wie sie in der Vergangenheit die Schrittmacherin des ärztlichen Handelns gewesen ist, so werden von ihrer Arbeit auch unsere zukünftigen Erfolge wesentlich abhängen. Sie ist nicht, wie man vielleicht denken könnte, eine schätzenswerte Liebhaberei erleuchteter Geister, sondern die Grundbedingung jeder weiteren Entwicklung. Auf das eindringlichste hat uns der gewaltige Krieg, den wir durchleben, gelehrt, welche siegreichen Waffen gegen eine Welt von Feinden uns die Wissenschaft zu schmieden vermochte — sollte es anders sein, wo es den Kampf gegen einen inneren Feind gilt, der die Grundlagen unseres Daseins zu zerstören trachtet? Schon Hardenberg sagte in einer Verfügung vom 16. Februar 1805: „Es ist Pflicht des Staates, sowohl zum Besten der Unglücklichen, deren Verstand zerrüttet ist, an sich, als auch zur Erweiterung der Wissenschaft überhaupt, alle Anstalten zu treffen, welche zum Zwecke führen können. Nur durch fortgesetzte Bemühungen, den Zweck möglichst zu erreichen, wird es gelingen, diesem wichtigen und schwierigen Teil der Medizin diejenige Vollkommenheit zu geben, der für solche zum Besten der leidenden Menschheit zu wünschen ist, und der sich beinahe nur durch solche Institute erreichen läßt, wo alle Umstände herbeigeführt werden können, auf eine gründliche Theorie gestützte Erfahrungen zu machen und solche zur Erweiterung der Wissenschaft wieder zu benutzen."

Wer den heutigen Stand unserer Wissenschaft kennt, wird darüber klar sein, daß ihre weitere Entwicklung wesentlich andere Einrichtungen erfordert, als wir sie zur Zeit besitzen. Die Eigenart der Seelenheilkunde bringt es mit sich, daß zur Bearbeitung ihrer immer neu auftauchenden Fragestellungen eine ganze Reihe von Teil- und Hilfswissenschaften zusammenwirken müssen, außer der Beobachtung am Krankenbette die Durchforschung des gesunden und kranken Gehirns in seinen feinsten Einzelheiten, die Seelenkunde, die Vererbungs- und Entartungslehre, die Chemie des Stoffwechsels, die Serologie. Die Beherrschung jedes einzelnen dieser Gebiete erfordert aber besonders ausgebildete Fachgelehrte, wie sie nur in kleiner Zahl zur Verfügung stehen und bei den ungünstigen äußeren Bedingungen heute kaum ein Feld der Betätigung finden. Diese Erwägungen zeigen deutlich, daß nur eine planmäßige Förderung der wissenschaftlichen Forschung mit großen Mitteln uns dem erstrebten Ziele näher bringen kann. Wir dürfen es daher mit Freude und Stolz begrüßen, daß es bei uns in Deutschland möglich war, inmitten des wütenden Weltkrieges den ersten Schritt zur Errichtung einer Forschungsanstalt zu tun, deren Aufgabe die Klärung des Wesens der Geistesstörungen und die Auffindung von Mitteln zu ihrer Verhütung, Linderung und Heilung sein wird. Allen denen, die zum Gelingen dieses großen Werkes beigetragen haben, vor allem Seiner Majestät unserem Könige und den hochherzigen Stiftern, gebührt heute unser wärmster Dank. Weit mehr aber, als alles, was wir heute zu sagen vermöchten, wird sie die Hoffnung belohnen, daß nunmehr die Bedingungen geschaffen werden sollen, um auf neuen Wegen an der Bekämpfung der schwersten Leiden weiterzuarbeiten, die den Menschen treffen können.

Allerdings stehen wir erst am Anfange dessen, was wir erstreben. Ganz abgesehen davon, daß auch im besten Falle die Früchte wissenschaftlicher Tätigkeit nur sehr, sehr langsam zu reifen pflegen, und gerade auf unserem Gebiete an rasche, blendende Erfolge nicht zu denken ist, bildet auch die Beschaffung der für eine selbständige Ausgestaltung der Forschungsanstalt erforderlichen, sehr bedeutenden Mittel noch eine Frage der Zukunft. Wir glauben ihrer Lösung zuversichtlichen Mutes entgegensehen zu dürfen. Die Kosten, die unsere heutige Irrenfürsorge verschlingt, sind so ungemein hohe, daß alle Bestrebungen, die deren Verminderung möglich erscheinen lassen, unbedingt allseitige Unterstützung finden müssen. Nach einer Aufstellung, deren Grundzahlen ich Vocke verdanke, würde der Betrieb einer groß angelegten Forschungsanstalt mit einem Jahresbedarf von 200 000 Mark nur etwa $^1/_{10}\%$ der Jahressumme von 200 Millionen erfordern, die in Deutschland für das Anstaltswesen ausgegeben wird. Gelänge es daher den Arbeiten der Forschungsanstalt nur, von je 1000 Krankheitsfällen einen einzigen zu verhüten oder von 1000 Anstaltsinsassen jährlich einen einzigen so weit zu fördern, daß er dem Leben in der Freiheit zurückgegeben werden könnte, so wäre der Aufwand für die wissenschaftliche Arbeit schon gedeckt. Sollte sich das deutsche Volk derartigen Erwägungen verschließen können? Mir scheint, wir dürfen uns hier auf die Worte berufen, mit denen Müller 1824 die Zweifel zurückweist, daß die Besserung der Lage der Irren an der Unmöglichkeit scheitern könnte, dafür Mittel herbeizuschaffen. „Es leben ja in der Gotteswelt“, sagt er, „noch so viele ehe- und kinderlose Menschen, in deren Kisten reichlicher Segen des Himmels ruht, bei denen der Wohltätigkeitssinn nicht erstorben ist, sondern nur schlummert, geweckt und zum schönen, heiligen Zwecke geleitet werden muß. Und welcher Zweck könnte wohl heiliger sein, als der, für seinen an einem Gebrechen leidenden Mitbruder zu sorgen, welches in der Menschheit selbst gegründet ist, dem wir also alle mehr als jedem andern offen liegen, und das wir weder durch Verstand noch durch Rang und Vermögen abhalten könnten?“

---

## Geschichtliche Darstellungen.

1. Bumm, Zur Geschichte der panoptischen Irrenanstalten. 1896.
2. Damerow, Allgem. Zeitschr. f. Psych. **1**, 1. 1844. (Überblick über den Stand des Irrenwesens in allen Ländern der Erde.)
3. Friedreich, Versuch einer Literärgeschichte der Pathologie und Therapie der psychischen Krankheiten von den ältesten Zeiten bis zum 19. Jahrhundert. 1830.
4. — Historisch-kritische Darstellung der Theorien über das Wesen und den Sitz der psychischen Krankheiten. 1836.
5. Gaupp, Die Entwicklung der Psychiatrie im 19. Jahrhundert. Zeitschr. f. pädag. Psychologie u. Pathol. **2**. 1900.
6. Häser, Lehrbuch der Geschichte der Medizin und der epidemischen Krankheiten. 3. Auflage. **2**, 1027. 1881.
7. Hirsch, Geschichte der medizinischen Wissenschaften in Deutschland **623**. 1893.
8. Isensee, Geschichte der Medizin **4**, 1211. 1845.

9. Kirchhoff, Grundriß einer Geschichte der deutschen Irrenpflege. 1890.
10. — Geschichte der Psychiatrie in Aschaffenburgs Handbuch der Psychiatrie. 1912. (Hier weitere Literaturangaben.)
11. Kraus, Die Irrenbehandlung und Irrenpflege vor 50 Jahren in Bayern und deren Fortschritte bis in die Gegenwart. 1888.
12. Lähr, Gedenktage der Psychiatrie aller Länder. 1885.
13. — Zur Geschichte der Psychiatrie in der zweiten Hälfte des vorigen Jahrhunderts. Allgem. Zeitschr. f. Psych. **44**, 294. 1888.
14. Neuburger und Pagel, Handbuch der Geschichte der Medizin **3**, 601. 1905.
15. Nissl, Über die Entwicklung der Psychiatrie in den letzten 50 Jahren. Verhandlungen des naturhistorischen Vereins in Heidelberg. Neue Folge. **8**, 510. 1904.
16. Pagel, Einführung in die Geschichte der Medizin **504**. 1898.
17. Rieger, Über die Psychiatrie in Würzburg seit 300 Jahren. 1899.

Kürzere geschichtliche Darstellungen finden sich auch bei Heinroth (s. u. 33) und Vering (s. u. 60) sowie in den größeren Lehrbüchern der Psychiatrie (v. Krafft-Ebing, Schüle, Kraepelin) und bei Pätz, Die Kolonisierung der Geisteskranken in Verbindung mit dem Offen-Tür-System. 1893.

## Hauptsächlichste Quellen:

18. Amelung, Bemerkungen über die Einrichtung von Irrenanstalten und über die Behandlung der Irren. Henkes Zeitschr. f. d. Staatsarzneikunde **28**, 38. 1834.
19. Autenrieth, Versuche für die praktische Heilkunde aus den klinischen Anstalten von Tübingen **1**, 199. 1807.
20. Beneke, Beiträge zu einer rein seelenwissenschaftlichen Bearbeitung der Seelenkrankheitskunde. 1824.
21. Bird, Pathologie und Therapie der psychischen Krankheiten. 1836.
22. Blumröder, Über das Irresein. 1836.
23. Damerow, Über die relative Verbindung der Irren-Heil- und -Pflegeanstalten. 1840.
24. — Die Elemente der nächsten Zukunft der Medizin. 1829.
25. Frank, Reise nach Paris, London und einem großen Teile des übrigen Englands und Schottlands. 1804.
26. Griesinger, Die Pathologie der psychischen Krankheiten. 4. Auflage. 1876.
27. — Gesammelte Abhandlungen **1**. 1872.
28. Grohmann, Physiologie des menschlichen Geistes nach allgemeinen Natur-Gesetzen. Nasses Zeitschr. f. psychische Ärzte **3**, 2, 284; **3**, 3, 449. 1820.
29. Groß, Über das Wesen der Seelenstörungen. 1827.
30. Haindorf, Versuch einer Pathologie und Therapie der Geistes- und Gemütskrankheiten. 1811.
31. Hayner, Aufforderung an Regierungen, Obrigkeiten und Vorsteher der Irrenhäuser zur Abstellung einiger schwerer Gebrechen in der Behandlung der Irren. 1817.
32. — Über einige mechanische Vorrichtungen, welche in Irrenanstalten mit Nutzen gebraucht werden können. Nasses Zeitschr. f. psychische Ärzte, 1. **3**, 339. 1818.
33. Heinroth, Lehrbuch der Störungen des Seelenlebens. 1818.
34. Höck, Historische Nachrichten und Bemerkungen über die merkwürdigsten Irrenanstalten. 1804.
35. Hoffbauer, Psychologische Untersuchungen über den Wahnsinn. 1807.

36. **Horn**, Beschreibung der in der Irrenanstalt des Königlichen Charitékranken-hauses zu **Berlin** gebräuchlichen Drehmaschinen, ihre Wirkung und An-wendung bei Geisteskranken. Nasses Zeitschr. f. psychische Ärzte, 1, 2, 219. 1818.

37. — Öffentliche Rechenschaft über meine zwölfjährige Dienstführung als zweiter Arzt des Königlichen Charitékrankenhause szu **Berlin** nebst Er-fahrungen über Krankenhäuser und Irrenanstalten. 1818.

38. **Jacobi**, Sammlungen für die Heilkunde der Gemütskrankheiten. 1822 und 1825.

39. — Beobachtungen über die Pathologie und Therapie der mit Irresein ver-bundenen Krankheiten. 1830.

40. — Über die Anlegung und Einrichtung von Irren-Heilanstalten mit aus-führlicher Darstellung der Irren-Heilanstalt zu **Siegburg**. 1834.

41. — Die Hauptformen der Seelenstörungen. 1844.

42. **Ideler**, Der Wahnsinn in seiner psychologischen und sozialen Bedeutung. 1818.

43. **Kerner**, Geschichten Besessener neuerer Zeit. 2. Auflage. 1835.

44. **Kieser**, Elemente der Psychiatrik. 1855.

45. **Langermann**, De methodo cognoscendi curandique animi morbos stabilienda. Diss. **Jena** 1797.

46. **Leupoldt**, Über wohlfeile Irrenanstalten. 1824.

47. — Über Leben und Wirken und über psychiatrische Klinik in einer Irren-anstalt. 1825.

48. **Mahir**, Über Irren-Heilanstalten. 1846.

49. **Müller**, Die Irrenanstalt in dem Königlichen Julius-Hospitale zu **Würz-burg**. 1824.

50. **Nasse**, Über die Benennung und vorläufige Einteilung des psychischen Krankseins. Nasses Zeitschr. f. psychische Ärzte, 1, 1, 17. 1818.

51. — Über das Bedürfnis, daß mit der Vorbereitung zu dem ärztlichen Berufe auch jedesmal die zu dem ärztlichen Geschäft beim psychisch Kranken verbunden sei, und über die günstigste Gelegenheit zu dieser Vorbereitung. Nasses Zeitschr. f. psychische Ärzte, 2, 3, 325. 1819.

52. **Neumann**, Die Krankheiten des Vorstellungsvermögens. 1822.

53. v. **Nostiz** und **Jänckendorf**, Beschreibung der Königl. Sächsischen Heil-und Verpflegungsanstalt **Sonnenstein**. 1829.

54. **Oegg**, Behandlung der Irren in dem K. Julius-Hospital zu **Würzburg**. 1829.

55. **Reil**, Rhapsodien über die Anwendung der psychischen Kurmethode auf Geisteszerrüttungen. 1803.

56. **Roller**, Die Irrenanstalt in allen ihren Beziehungen. 1831.

57. **Ruer**, Nachrichten über die Irrenanstalt zu **Marsberg** im Herzogtum West-falen, nebst Bemerkungen über die Behandlung der Irren. Nasses Zeitschr. f. psychische Ärzte 2, 1, 72. 1819.

58. **Sandtmann**, Nonnulla de quibusdam remediis ad animi morbos curandos summo cum fructu adhibendos. Diss. **Berlin** 1817.

59. **Schneider**, Entwurf zu einer Heilmittellehre gegen psychische Krankheiten. 1824.

60. **Vering**, Psychische Heilkunde. 1817.

61. **Amard**, Traité analytique de la folie et des moyens de la guérir. 1807.

62. **Daquin**, La philosophie de la folie. 1791.

63. **Esquirol**, Die Geisteskrankheiten in Beziehung zur Medizin und Staats-arzneikunde. Deutsch von **Bernhard**. 1838.

64. **Foderé**, Traité du délire. 1817.

65. Georget, De la folie. Deutsch von Heinroth. 1821.
66. Guislain, Abhandlung über die Phrenopathien. Deutsch von Wunder-
   lich. 1838.
67. — Klinische Vorträge über Geisteskrankheiten. Deutsch von Lähr. 1854.
68. Leuret, Fragments sur la folie. 1834.
69. Pinel, Philosophisch-medizinische Abhandlung über Geistesverirrungen oder
   Manie. Deutsch von Wagner. 1801.
70. — Traité médico-philosophique sur l'aliénation mentale. 1809.
71. Arnold, Observations on the nature, kinds, causes and prevention of insanity, lunacy or madness. Deutsch von Ackermann. 1784—1788.
72. Conolly, Die Behandlung der Irren ohne mechanischen Zwang. Deutsch
   von Brosius. 1860.
73. Cox, Praktische Bemerkungen über Geisteszerrüttung. Nebst einem An-
   hange über die Organisation der Versorgungsanstalten für unheilbare Irre,
   von Professor Reil. 1811.
74. Crichton, An inquiry into the nature and origine of mental derangement.
   1798.
75. Harper, A treatise on the real cause and cure of insanity. 1789.
76. Haslam, Über die psychische Behandlung der Wahnsinnigen. Deutsch von
   Wagner. Mit Anmerkungen von Horn. Nasses Zeitschr. f. psychische
   Ärzte, 2, 1, 105. 1819.
77. Knight, Beobachtungen über die Ursachen, Symptome und Behandlung des
   Irreseins. Deutsch von Engelken. 1829.
78. Reports of the Comittee on Madhouses, 1—3. 1815—1816.
79. Rush, Medizinische Untersuchungen und Beobachtungen über die Seelenkrankheiten. Deutsch von König. 1825.
80. Spurzheim, Observations on the deranged manifestations of the mind or insanity. Deutsch von Emden. 1818.
81. Willis, Über Geisteszerrüttung. Deutsch mit Zusätzen und kritischen Bemerkungen von Amelung. 1826.
82. Chiarugi, Abhandlung über den Wahnsinn überhaupt und insbesondere,
   nebst einer Zenturie von Beobachtungen. 1795.

# Zur Frage der Begutachtung epileptischer Anfälle.

Von

Dr. **Julius Flesch** (Wien),

emer. poliklin. Assistent.

*( Eingegangen am 28. September 1917.)*

Sechsmonatiger Aufenthalt auf einer Epileptikerstation mit einer Durchschnittsfrequenz von etwa 1000 Epileptikern pro Jahr hat mich in die Lage versetzt, die Frage der militärärztlichen Konstatierung der Epilepsie eingehend zu studieren. Schon im Jahre 1916 habe ich in Nr. 36 der Med. Klin. über die diagnostische Bedeutung des Carotidenkompressionsversuches berichtet und später in Nr. 11 des Neurol. Centralbl. 1917 die Biomechanik des epileptischen Anfalls erörtert. Während wir in der Friedensneurologie im großen und ganzen mit den Hauptgruppen genuine, corticale und Hysteroepilepsie unser Auslangen fanden, hat uns die Kriegsneurologie unter anderen Problemen auch vor eine große Zahl solcher Krampfformen gestellt, die wir nicht ohne weiteres schablonenhaft in eine der Hauptgruppen einzureihen vermögen. Wir erinnern uns nunmehr an seltenere Formen, welche von den Autoren zufolge ihrer Sonderstellung mit neuen Namen belegt wurden. Zunächst sind es die von B r a t z sogenannten a f f e k t e p i l e p t i s c h e n A n f ä l l e der Neuropathen und Psychopathen, dann die p s y c h a s t h e n i s c h e E p i l e p s i e von O p p e n h e i m, die N a r k o l e p s i e (apoplexie hystérique) der Hysteriker (G e l i n e a u), die kurzdauernden S c h w i n d e l g e f ü h l s - A t t a c k e n der Traumatiker, die von B i n s w a n g e r sogenanten H e m m u n g s e n t l a d u n g e n, die mannigfachen e p i l e p t i s c h e n Ä q u i v a l e n t e auf sensiblem, sensorischem und psychischem Gebiete, die im Anschluß an Schädeltraumen im Felde und nach Débridement auftretenden epileptoiden Äquivalente und die Tetanieepilepsie.

Neben der Carotidenkompression wurde von v. W a g n e r die provokatorische Cocaininjektion als diagnostisches Mittel empfohlen, von anderer Seite (H e r s c h m a n n) Faradisation mit starken Strömen, salzreiche Kost. N e u t r a hat Hypnose, mit Befehl den Anfall zu bekommen, als differentialdiagnostisches Mittel empfohlen. Mit Rücksicht darauf, daß nach provokatorischen Maßnahmen vereinzelt schwerer Status epilepticus auftrat, wurden dieselben untersagt. Die Differentialdiagnose zwischen epileptiformen und hysterischen Krämpfen muß sich daher wieder nur auf anamnestische Daten und Beobachtung des Einzelanfalls beschränken.

Wenn wir die einzelnen Unterscheidungsmerkmale auf ihre Zuverlässigkeit überprüfen, so müssen wir bei strenger Sichtung gestehen, daß kein einziges von ihnen absolut beweisend ist für die Natur des Anfalls.

In Friedenszeiten ist, zufolge Realität und Glaubwürdigkeit anamnestischer Angaben, die Entscheidung unschwer zu treffen. Nicht so bei Kriegsteilnehmern, wo teils Übertreibungssucht, Nachahmungstrieb und Täuschungsbestrebung größte Vorsicht im ärztlichen Urteile erheischen. Psychischen Traumen sind alle Einbezogenen unterworfen, sei es nun an der Front, in der Reserve oder im Hinterlande. Wir sehen deshalb so ungeheuer häufig organische Läsionen mit rein funktionellen Störungen vergesellschaftet, wie wir zu sagen pflegen, Funktionelles auf Organisches aufgepropft.

Dasselbe sehen wir im Ablaufe des Krampfbildes. Wohl besteht bei der Affektepilepsie eine Summe von somatisch-psychischen Dauersymptomen, als Ausdruck der psychopathischen Konstitution, doch ist auch dieses Gesamtbild im Kriege außerordentlich mannigfach, worauf erst jüngst Lewandowsky hingewiesen hat.

Während sonst gerade für solche Anfälle das episodische Auftreten auf äußere Anlässe hin charakteristisch war, sehen wir jetzt sehr häufig hysterische Anfälle aus dem Schlafe auftreten und in Schlaf übergehen. Wir sehen ferner durchaus nicht selten hysterische und epileptische Krämpfe bei ein und demselben Individuum (Hystéro- epilepsie à crises distinctes). Daß uns unter solchen Umständen die Differentialdiagnostik Schwierigkeiten bereiten muß, ist ohne weiteres einleuchtend. Die Behauptung von Karplus, daß auch bei Hysteroepilepsie Pupillenstarre vorkommt, ist vielfach bestätigt. Auch Oppenheim hat bei traumatischer Neurose Bewußtlosigkeit, klonisch-tonische Krämpfe mit Pupillenstarre beobachtet. Bonhöffer hat im Jahr 1916 über Jacksonkrämpfe mit Pupillenstarre bei erhaltenem Bewußtsein berichtet. Zungenbiß und Einnässen sprechen wohl sehr zugunsten genuiner Epilepsie, allein Fehlen dieser Symptome ist durchaus nicht beweisend gegen Epilepsie. Positiver „Babinsky" ist beweisend für Epilepsie, negativer Babinsky schließt dieselbe jedoch durchaus nicht aus.

Kürzlich hat Stiefler den C. Mayerschen Fingerdaumenreflex an Epileptikern nachgeprüft und sein Fehlen als für genuine und gegen hysterische und simulierte Anfälle diagnostisch äußerst wertvoll bezeichnet. Ich habe denselben während sämtlicher beobachteter Insulte nachgeprüft und ihn überall dort meist doppelseitig fehlend gesehen, wo auch die Bauchdeckenreflexe fehlten. Mitunter war sein Fehlen bei positivem Babinsky äußerst imponierend und von absoluter Beweiskraft. Bei der ersten Regung des Bewußtseins war der F. D. R. meist wiedergekehrt. Einseitiges Fehlen schien mir nicht beweisend, da dies auch normalerweise öfters vorkommt. Hinsichtlich der Bulbi kann aus der konjugierten Blickablenkung allein kein sicherer Schluß gezogen werden. Ich habe dieselbe sowohl bei genuinen, als auch bei hysterischen Anfällen gesehen. Wenn jedoch bei zuerst halbseitigen Konvulsionen mit gleichseitiger Blickablenkung plötzlich die Konvulsionen die Gegenseite ergreifen, und zugleich auch die Blickablenkung die Seite wechselt, dann ist der epileptische Charakter des Anfalles sichergestellt.

Ich will nunmehr über eine Erscheinung berichten, die mir für die Differentialdiagnose in zweifelhaften Fällen äußerst wertvoll und eindeutig erscheint. Bekanntlich ist der nachfolgende Schlaf eines der wertvollsten Zeichen für Epilepsie. Nach meinen Beobachtungen sind nun charakteristische Bulbusbewegungen das sicherste objektive Zeichen des Schlafes. Zu Beginn des normalen Schlafes sind die Bulbi im Sinne des Bellschen Zeichens stets nach aufwärts gewendet und meist leicht divergent. Je tiefer der Schlaf, um so mehr geraten dieselben in Bewegungen, welche von denen im wachen Zustande durchaus verschieden sind, sowohl hinsichtlich der Dauer als auch der Form. Sie sind ausgesprochen träge, wurmartig, horizontal, mitunter assoziiert, nicht selten dissoziiert oder divergent, in gewissem Sinne pendelartig im horizontalen Meridian. Am deutlichsten sind sie bei Kindern durch die dünnhäutigen Lider zu beobachten, aber auch durch behutsames Lüften des Oberlides zur Anschauung zu bringen. Dieselben Pendelbewegungen sieht man bei Chloroformierten, im Alkoholrausch, im Koma und Sopor mit dem Unterschiede, daß sie unkoordinierter erscheinen als im Schlafe. Im epileptischen Sopor und im postepileptischen Schlafe fehlen nun die beschriebenen Pendelbewegungen fast nie und sind ein absolut sicheres Zeichen für tiefen Schlaf. Sie können weder simuliert werden, noch sind sie beispielsweise der Affektepilepsie eigen.

Man beobachtet sie zweckmäßig bei schwachbelichteten Lidern, oder hebt behutsam das eine Oberlid so weit, daß die untere Hornhautsichel sichtbar wird; die Pupille braucht nicht aufgedeckt zu werden. Je mehr halbwegs zuverlässige differentialdiagnostische Anzeichen wir kennen und beobachten, um so sicherer wird uns die Beobachtung eines Einzelanfalles die richtige Diagnose ermöglichen. Der Fingerdaumenreflex und die Schlaf-Pendelbewegungen der Bulbi verdienen die Beachtung des Konstatierungsarztes.

(Aus der Städtischen Nervenheilanstalt Chemnitz-Hilbersdorf [Direktor Prof. Dr. L. W. Weber].)

# Zur Kasuistik der apoplektiformen multiplen Sklerose unter dem Bilde der Hemiplegia alternans inferior mit funktioneller Überlagerung.

Von
**Kurt Boas.**

*(Eingegangen am 9. Juli 1917.)*

Der im folgenden mitzuteilende Fall von multipler Sklerose verdient aus mehrfachen Gründen besonderes Interesse, einmal wegen der eigenartigen Lokalisation des Krankheitsprozesses, zweitens wegen der Kombination mit hysterischen Störungen. Soweit ich die Kriegsliteratur über multiple Sklerose übersehe, ist ein derartiger Fall von multipler Sklerose mit groben hysterischen Störungen bisher noch nicht beschrieben worden.

Schon aus der Friedensliteratur sind die differentialdiagnostischen Schwierigkeiten bei multipler Sklerose, besonders im Initialstadium, und Hysterie bekannt. Beide Erkrankungen weisen so viel verwandte Züge auf, und es sind hier so viel fließende Übergänge gegeben, die namentlich bei den Formes frustes von multipler Sklerose eine Abgrenzung von der Hysterie oft nicht möglich machen.

In seiner Bearbeitung in dem Lewandowskyschen Handbuche werden von Marburg[1]) ausdrücklich die Schwierigkeiten hervorgehoben, die der Annahme einer Kombination einer echten Hysterie mit multipler Sklerose entgegenstehen. Die ganze Frage stieß im Frieden vor allem deswegen auf Schwierigkeiten, weil bei der überwiegenden Beteiligung des männlichen Geschlechts bei der multiplen Sklerose einerseits, und bei der Seltenheit der männlichen Hysterie andererseits, lediglich die Fälle von traumatischer Friedenshysterie zu Gebote standen. Lag in solchen tatsächlich eine Vergesellschaftung von Hysterie und multipler Sklerose im Anschluß an ein Trauma vor, so mußte weiterhin die Frage untersucht werden, wieviel von den Symptomen im einzelnen auf das Konto der multiplen Sklerose zu buchen waren.

---

[1]) Marburg, Multiple Sklerose. Handbuch der Neurologie von Lewandowsky **2**, 938. 1911. Berlin.

Marburg ging so weit, daß er in seiner obenerwähnten monographischen Darstellung sagt, die hysteriformen Erscheinungen der multiplen Sklerose seien der Ausdruck organischer Gehirnveränderungen. In der Tat gibt es manche beiden Erkrankungen gemeinsame Symptome, z. B. der Tremor der Hände, die Sensibilitätsstörungen, die psychischen Begleiterscheinungen usw. Es ist schwer zu sagen, ob sie im Einzelfalle der Hysterie oder der multiplen Sklerose angehören. Angesichts dieser differentialdiagnostischen Schwierigkeiten hat es an Vorschlägen nicht gefehlt, eine exakte differentialdiagnostische Trennung vorzunehmen. Abgesehen von der Prüfung der Reflexe ist besonders auf die Unterscheidung zwischen Klonus und Pseudoklonus hingewiesen worden. Ferner auf die Tatsache, daß die Paresen bei der Hysterie häufiger in stärkerem Maße proximal als distal auftreten. Daneben kommt in Betracht die Halbseitigkeit der Sensibilitätsstörungen bei der Hysterie, verbunden mit Intaktheit der Hautreflexe und Fehlen von Augenhintergrundsveränderungen.

Nach diesen einleitenden Vorbemerkungen gehen wir zu der Mitteilung unseres Falles über.

Derselbe betrifft einen 25jährigen Soldaten, im Zivilberuf Kutscher. Die Familienanamnese bietet keinerlei Besonderheiten. Er selbst erkrankte 1913 an Rheumatismus, der im rechten Kniegelenk begann und nachher beide Beine ergriff. Die oberen Extremitäten waren nicht daran beteiligt. Er wurde deshalb im Krankenhaus zu M. behandelt. Kurz danach wurde er zum Militär eingezogen, wegen seiner rheumatischen Beschwerden jedoch bereits nach vier Wochen wieder entlassen.

Zu Beginn des Krieges wurde Pat. wieder eingezogen. Während der Ausbildungszeit, Mitte Januar 1915, erlitt er einen „Schlaganfall". Er saß auf einem Schemel. Die Lähmung betraf den linken Oberarm und den linken Oberschenkel, außerdem bestanden auf dem linken Auge Doppelbilder etwa 6—7 Wochen lang. Pat. erzählt das in sehr charakteristischer Weise. Bei einer Gefechtsübung hielt er einen gegen ihn vorgehenden Kameraden stets für zwei Gegner. Sprachstörungen und Schluckbeschwerden traten nach dem Schlaganfall nicht auf, dagegen machte sich eine Schwäche in den linksseitigen Extremitäten bemerkbar, so daß Pat. nicht imstande war, ein Gewehr zu halten.

Es trat dann, ohne daß eine besondere Behandlung erfolgte, eine ziemlich weitgehende Besserung ein, so daß Pat. November 1915 ins Feld rückte. Schon nach zwei Monaten erkrankte er an Nieren- und Blasenleiden und wurde deshalb in mehreren Lazaretten behandelt. Dort fiel er zum ersten Male durch sein läppisches Wesen auf. In der Folgezeit war er alle paar Monate wegen nervöser und „rheumatischer" Beschwerden in verschiedenen Lazaretten. Gleichzeitig trat ein Ekzem auf, das den Verdacht einer Syphilis erweckte, der jedoch auf Grund des negativen Ausfalles der Wassermannschen Reaktion fallen gelassen wurde. Am 31. Juli 1916 wurde er abermals in das Reservelazarett G. aufgenommen wegen „rheumatischer" Beschwerden und leichten Lähmungserscheinungen des linken Armes und linken Beines. Am 2. September 1916 wurde er als dienstfähig zum Ersatz-Truppenteil entlassen, machte hier nur leichten Dienst mit, versagte aber auch hierbei. Allmählich verschlimmerte sich sein Zustand. In einem Schreiben des Bataillonsarztes wird ferner angegeben, daß sich während dieser Dienstzeit Sprachstörungen und auffallendes Grimassieren bei ihm eingestellt hätten, die früher nur angedeutet waren. Zugleich sprang sein psychisch-abnormes Verhalten noch stärker in die Augen. Es wurde deshalb zu einer fachärztlichen Begutachtung der hiesigen Anstalt zugeführt.

Die Untersuchung des Mannes ergibt folgenden Nervenbefund (gekürzt):

Leichte Asymmetrie des Gesichtes, rechte Gesichtshälfte etwas schwächer als die linke, rechte Lidspalte etwas weiter als die linke; deutlicher Nystagmus beiderseits in den Endstellungen.

Linke Pupille etwas weiter als die rechte. Im übrigen Pupillenbefunde negativ.

Rechter Mundwinkel etwas nach abwärts verzogen. Bei der willkürlichen Innervation bleibt der rechte Mundfacialis und der rechte Stirnfacialis zurück.

Zunge weicht etwas nach rechts ab, kein Zittern.

Gaumen o. B.

Bauchdeckenreflex auf beiden Seiten gleich.

Cremasterreflex links etwas > als rechts.

Patellarreflex links > rechts; links Patellarklonus.

Achillessehnenreflex links > rechts.

Babinski —.

Oppenheim —.

Leicht erschöpfbarer Fußklonus links.

Tonus der Muskulatur im linken Oberschenkel etwas erhöht, ebenso im linken Oberarm.

Vorderer Armperiostreflex links > rechts, ebenso Bicepssehnenreflex.

Motilität beiderseits gleich, nur werden feinere Fingerbewegungen links ungeschickter ausgeführt als rechts. Grobe Kraft im linken Arm und in der linken Hand deutlich herabgesetzt.

Stereognosie und Lagegefühl durchwegs intakt.

Zeigeversuch negativ.

Vibrationsempfindung mit Stimmgabelversuch wird im rechten Knöchel stärker empfunden als im linken.

Passive Bewegungen des linken Armes und der linken Hand werden mit der rechten richtig nachgemacht.

Augenbefund (Dr. Rocca): keine pathologischen Veränderungen an den Pupillen. Gekreuzte Doppelbilder.

Die neuerdings ausgeführte Wassermannsche Reaktion fiel ebenso wie die erste negativ aus.

Die Untersuchung des Liquor cerebrospinalis ergab: Normaler Druck. Wassermannsche Reaktion negativ, Nonne-Apelt negativ.

Außerdem bot Patient folgende Symptome dar: leichtes Lidflattern bei Augenschluß, starke Herabsetzung des Cornealreflexes, beiderseits bläuliche Verfärbung des unteren Teiles des linken Unterschenkels und der linken Hand; deutliche Temperaturdifferenz, indem sich die genannten Gliedmaßen links kühler anfühlen als rechts. Keine Sensibilitätsstörungen.

Die Sprache ist verwaschen und hört sich so an, als wenn Pat. einen Kloß im Munde hätte.

Im übrigen tritt besonders beim Sprechen lebhaftes, ticartiges Grimassieren im linken Facialisgebiet auf, das sich bei längerer Unterhaltung und besonders, wenn Pat. aufgeregt ist, noch verstärkt. Im übrigen ist die Sprache schwerfällig und langsam.

In psychischer Beziehung macht Pat. einen deutlich schwachsinnigen Eindruck, ist aber im allgemeinen gutmütig. Zeitweise machten sich bei ihm starke Stimmungsschwankungen geltend, die sich in Form von Disziplinlosigkeit gegenüber Vorgesetzten und unmotiviertem Schimpfen äußerten.

Während der über ein Vierteljahr dauernden Lazarettbehandlung haben sich wesentliche Veränderungen im Befinden des Pat. nicht ergeben. Er hat sich einer Hypnosebehandlung nicht recht zugängig gezeigt, doch sind die Gesichtszuckungen und die Sprachstörung durch diese Behandlung etwas gebessert worden. Die organischen Symptome haben keinerlei Veränderungen erfahren.

Mit Rücksicht auf das vielfache Versagen des Mannes im Dienst und auf die Hartnäckigkeit der Gesichtszuckungen und Sprachstörungen wurde das D.-U.-Verfahren eingeleitet. Dienstbeschädigung ist weder für die multiple Sklerose, noch für die hysterischen Symptome, die ja erst im Garnisondienst aufgetreten sind, in Anspruch genommen worden, ebensowenig Erwerbsbeschränkung.

Es ergibt sich im Anschluß an den eben mitgeteilten Fall die Frage, reicht das Material aus, um hier eine multiple Sklerose zu diagnostizieren? Rekapitulieren wir zu diesem Zweck die hauptsächlichsten Tatsachen aus der Anamnese, aus dem Verlauf und aus dem Symptomenbild, das der Pat. darbietet:

Ein Mann im Prädilektionsalter der multiplen Sklerose erkrankt an „rheumatischen Beschwerden", die nach Krankenhausbehandlung zurückgehen, aber ihn doch nicht als tauglich für den Heeresdienst erscheinen lassen, wobei wir allerdings die Strenge der Friedensausmusterungen in Betracht ziehen müssen. Besondere Entstehungsursachen, wie Erkältungen, Durchnässungen und Anginen, sind aus der Vorgeschichte nicht bekannt. Im Kriege zu den Fahnen gerufen, erkrankt der Mann plötzlich akut ohne besondere Vorboten an einer Erkrankung von apoplektiformem Charakter. Es kommt nicht zu einer vollständigen Lähmung, sondern der Krankheitsprozeß betrifft eklektisch nur den linken Oberarm und Oberschenkel. Zugleich treten Doppelbilder von flüchtigem Charakter auf, die aber nur kurze Zeit die Szene beherrschen. Gleichzeitig fällt auch eine psychische Alteration auf, die wohl in geringem Maße früher schon bestanden haben mag, aber doch nicht so erheblichen Grades, daß der Mann deswegen bei seinem Ersatztruppenteil aufgefallen ist.

Diese Lähmungserscheinungen, die sich jetzt noch in Form einer gekreuzten Facialis- und Extremitätenparese nachweisen lassen, haben dann wiederholt Veranlassung zu Lazarettaufnahmen gegeben wegen „rheumatischer" Beschwerden. Pat. ist durch mehrere Lazarette unter der Flagge „Rheumatismus" gesegelt, bis er in das hiesige Lazarett eingeliefert wurde.

Wenn ein jugendliches Individuum in den zwanziger Jahren plötzlich unter Lähmungserscheinungen akut erkrankt, so ist im wesentlichen an zwei Erkrankungen zu denken. In erster Linie ist es die Lues im Sekundärstadium, die zu Embolie und Lähmungserscheinungen führen kann; in zweiter Linie kommt die multiple Sklerose in Betracht. Die Annahme einer Syphilis als Ursache der Lähmungserscheinungen findet eine gewisse Unterstützung durch das Auftreten eines Ekzems, das einen spezifischen Charakter zu tragen schien. Der negative Ausfall der Wassermannschen Reaktion ließ sofort diese Möglichkeit ausscheiden, aber rein klinisch schon mußte die eigenartige Auswahl des Krankheitsprozesses, der nicht die ganzen oberen und unteren Extremitäten in toto befiel, sondern gewisse Muskelgruppen auswählte, gegen die Annahme eines luetischen Prozesses sprechen. Um so mehr ist gerade dieses Moment im Verein mit dem vorübergehenden Auftreten der Doppelbilder, die sich auch jetzt noch gekreuzt nachweisen lassen, für eine multiple Sklerose anzuführen.

Macht schon die Anamnese die Annahme einer multiplen Sklerose wahrscheinlich, so wird die Diagnose noch weiter gestützt durch den klinischen Untersuchungsbefund. Hierbei findet sich nun, abgesehen von dem in typischer Weise vorhandenen Nystagmus, die bemerkenswerte Tatsache, daß sich außer Pyramidenbahnsymptomen, wie sie sich in dem Auftreten einseitiger Paresen kundgeben, auch andere cerebrale Symptome nachweisen lassen, nämlich Lidspaltendifferenz, Pupillendifferenz und eine Facialislähmung, letztere auf der entgegengesetzten Seite wie die Extremitätenlähmung. Unser Fall entspricht damit dem hemiparetischen bzw. hemiplegischen Typus der multiplen Sklerose in Form der Hemiplegia alternans inferior.

Die neuere und neueste Literatur verzeichnet nur einige hierher gehörige Fälle. Die erste einschlägige Beobachtung stammt von Oppenheim (veröffentlicht von Flatau)[1]. Ersterer[2] hat dann aus dem

---

[1] Flatau, Berliner klin. Wochenschr. 1899, Nr. 18.
[2] Oppenheim, Der Formenreichtum der multiplen Sklerose. Deutsche Zeitschr. f. Nervenheilk. **52**, 169. 1914.

Schatze seiner Erfahrungen weitere einschlägige Fälle mitgeteilt. Es handelte sich in dem Falle Oppenheim-Flatau um eine Kombination von leichter rechtsseitiger Hemiplegie mit linksseitiger Blicklähmung und Beteiligung des linken Facialis und Trigeminus (motorische Portion). Der Fall wurde von Oppenheim zunächst als Encephalitis pontis aufgefaßt, in seinem weiteren Verlauf jedoch als multiple Sklerose erkannt. Bestätigt wurde diese Diagnose durch den Sektionsbefund [Maas[1])].

Weitere hierhergehörige Beobachtungen wurden von Witzel[2]), Nonne[3]), Marburg[4]), Conos[5]) u. a. veröffentlicht. In dem letzteren Fall bestand eine Hemiplegia alternans superior mit partieller Lähmung des rechten Oculomotorius und linksseitiger Hemiparese. Daneben eine gekreuzte Hemianästhesie (linke Gesichtshälfte, rechte Körperhälfte). Für multiple Sklerose sprachen weiterhin: Nystagmus, Anisokorie, Abblassung der Papille, leichte Ermüdbarkeit und Tendenz zu Remissionen.

In jüngster Zeit haben Curschmann[6]) und Lewy[7]) zwei kasuistische Beiträge zu der Hemiplegia alternans superior und inferior bei multipler Sklerose geliefert. Es fanden sich hier außer Extremitätenlähmung noch Störungen im Gebiete des Oculomotorius oder des Facialis und Abducens auf der entgegengesetzten Seite. Die ersten Fälle Curschmanns und Lewys sind Beispiele einer Hemiplegia cruciata superior; erwähnt wird auch noch kurz ein Fall von gekreuzter Facialis-Extremitätenlähmung.

In unserem Falle liegt eine gekreuzte Facialis-Extremitätenhemiplegie vor, aber nicht degenerativer Art wie in dem Falle Curschmanns. Man muß hier einen Herd annehmen, der den rechten Facialis oberhalb seines Kernes, aber unterhalb seiner Kreuzung, die linke Extremitätenbahn oberhalb der Kreuzung trifft.

Schon die eigenartige Lokalisation des Krankheitsprozesses zwingt uns zu der Annahme eines umschriebenen, herdförmigen Prozesses ohne große Ausbreitungstendenz. Dieser Annahme kommt die Diagnose einer multiplen Sklerose am meisten entgegen, zumal aus den oben-

---

[1]) Maas, Über die Beziehungen der Encephalitis non suppurativa zur multiplen Sklerose. Monatsschr. f. Psych. u. Neurol. **18**, 532. 1905.

[2]) Witzel, Rev. neur. 1895; zit. nach Oppenheim.

[3]) Nonne, zit. nach Oppenheim.

[4]) Marburg, zit. nach Oppenheim.

[5]) Conos, Sclérose en plaques (?) avec hémiplégie alterne. Rev. neur. 1914, Nr. 4. Ref. Neurol. Centralbl. **33**, 570. 1914.

[6]) Curschmann, Beiträge zum Formenreichtum der multiplen Sklerose. Zeitschr. f. d. ges. Neur. u. Psych. **35**, 330. 1917.

[7]) Lewy, Zur Symptomatologie und Ätiologie der Hemiplegia alternans superior. Inaug.-Diss. Rostock 1917.

erwähnten Gründen eine Syphilis im Bereich des Zentralnervensystems und des Rückenmarkes ausgeschlossen werden muß.

Für multiple Sklerose sprechen außerdem der Nystagmus, die eigenartige verwaschene Sprache, der Verlauf der Erkrankung, der durch spontane Schwankungen der Intensität und schubweisen Verlauf ausgezeichnet ist.

Was den Fall noch besonders interessant macht, ist das Hinzutreten grober hysterischer Symptome, wie sie in den ticartigen Gesichtszuckungen und Sprachstörungen gegeben sind, eine Beobachtung, die bisher von anderen Autoren, die sich mit dem Auftreten der multiplen Sklerose im Kriege beschäftigt haben [Curschmann[1]), Mayer[2])], nicht berichtet wurde. Es mag offen bleiben, wie weit die Sprachstörung als Teilerscheinung der multiplen Sklerose aufzufassen ist. Ein Teil derselben ist aber sicher funktionell, wie schon daraus hervorgeht, daß dieses Symptom häufig an Stärke wechselt und suggestiv durch Hypnose beeinflußbar ist. Dasselbe gilt — in noch höherem Grade — von den ticartigen Gesichtszuckungen, die vielleicht eine hysterische Übertreibung des der multiplen Sklerose eigentümlichen Zwangslachens darstellen. Bestünde diese Auffassung zu Recht, so wäre auch hierin wieder ein Beweis dafür zu erblicken, daß bei den groben hysterischen Störungen stets in dem Organ, das von denselben befallen wird, ein irgendwie gearteter Locus minoris resistentiae vorzufinden ist.

---

[1]) Curschmann, Über atypische multiple Sklerose und luetische Spinialleiden bei Heeresangehörigen. Münch. med. Wochenschr. **62**, 1061. 1915.

[2]) Mayer, Über multiple Sklerose im Kriege. Zeitschr. f. d. ges. Neur. u. Psych. **35**, 208. 1917.

# Beitrag zur Paranoia-Frage.

Von

**Werner Gutsch,**
Assistenzarzt d. Res.

*(Eingegangen am 26. Juli 1917.)*

Der Krankheitsbegriff der „Verrücktheit" (Paranoia) hat in den Jahrzehnten seit seiner Einführung in die Psychiatrie eine Verschiedenartigkeit seiner Um- und Abgrenzung erfahren wie kaum ein anderer. Die geschichtliche Entwicklung des Paranoiabegriffes erschöpfend darzustellen, soll nicht Aufgabe dieser Arbeit sein, zumal solche eingehende Referate schon mehrfach in der Literatur vorhanden sind, vielmehr soll dieselbe auf Grund einer kurzen Literaturübersicht und an Hand eines besonders wertvollen Falles zeigen, wieweit bisher die strittige Paranoiafrage zum Abschluß gekommen ist.

Die Bezeichnung „Paranoia" wurde zuerst von Vogel in die Psychiatrie eingeführt und von Heinroth[4]) für eine chronische Erkrankung gebraucht, als deren besondere Merkmale er „Unfreiheit des Geistes mit Verstandesexaltation in Verkehrtheit der Begriffe und Urteile" bezeichnet. Er unterscheidet zwischen reiner Verrücktheit (Paranoia simplex) einerseits mit den Hauptformen Wahnwitz, Aberwitz und Narrheit und allgemeiner Verrücktheit (Paranoia catholica) andererseits, deren spezifischer Charakter sich darstellt als „Unfreiheit des Geistes mit Exaltation und Verschmelzung der einzelnen Hauptformen der Verrücktheit, so daß die Spuren des Wahnwitzes, Aberwitzes und der Narrheit sich in demselben Individuum wechselweise begegnen". Griesinger[3]) faßte alsdann in der ersten Auflage seiner Pathologie und Therapie der psychischen Krankheiten vom Jahre 1845 die wesentlich auf dem Gebiete der Verstandesstörung sich abspielende Form des Irreseins, vor allem die „fixen Ideen", deswegen als Einheit zusammen, weil er in ihnen insgesamt Restbestände einer früheren Manie und Melancholie erblickte. Die wahnhaften Vorstellungen sollten ohne Ausnahme auf dem Boden eines psychischen Schwächezustandes, der durch den unglücklichen Ausgang einer vorhergegangenen, nicht zur Heilung gelangten affektiven Geistesstörung geschaffen war, entstanden sein. Griesinger beschrieb daher diese Krankheitsform als „sekundäre Verrücktheit". Es wurde dabei die „partielle", nur auf einzelne Gebiete des Seelenlebens beschränkte Wahnbildung der „allgemeinen" Verrücktheit, der Verwirrtheit gegenübergestellt. Griesinger berichtigte jedoch diese lange Zeit dogmatisch festgehaltene Auffassung nach späteren Erfahrungen, und auch die Untersuchungen von Snell[15]), Sander[11]) und Westphal[19]) führten dazu, daß eine primäre Form der Verrücktheit, wie sie schon früher von Ellinger[2]) kasuistisch beschrieben worden war, allgemein anerkannt wurde. Snell berichtete über mehrere Fälle primärer Geistesstörung, welche in meist chronischem Verlauf, vornehmlich mit Verfolgungsideen und gehobenem Selbstgefühl, einhergehen und in der Mehrzahl allmählich, selten unter den stürmischen Erscheinungen des akuten Leidens aufgetreten seien. Sander beschrieb eine spezielle Form der primären Verrücktheit als „originäre" Verrücktheit, deren wesentliches Merkmal ein in der Jugend einsetzend chronischer, grundsätzlich unheilbarer Verlauf sei. Er behielt jedoch auch fernerhin den ehemaligen Begriff der sekundären Verrücktheit bei, dem jedoch bei weitem die Minderzahl der Fälle zukomme. Westphal stellte fest, daß die Verrücktheit sich niemals aus reiner Melancholie entwickle, das Wesentliche sei vielmehr der primäre abnorme Vorgang im Vorstellen. Der psychische Symptomenkomplex der Verrücktheit entstehe in verschiedener Weise: 1. aus Hypochondrie, 2. ohne ein hypochondrisches erstes Stadium durch spontan auftretende Verfolgungs- und Größenideen mit späteren Illusionen und Halluzinationen, 3. aus plötzlich mit großer Gewalt und in großer Ausdehnung aufspringenden Halluzinationen und 4. aus der originären Verrücktheit (Sander). Trotz der großen Verschiedenheit in Entstehung und Verlauf der Erscheinungen hielt Westphal dennoch an der Zusammengehörigkeit der fixen Wahnideen und der sie begleitenden Sinnestäuschungen als primärer Verstandesstörung fest, suchte jedoch dieser Verschiedenheit dadurch gerecht zu werden, daß er, abgesehen von der akuten Entstehung auch einen akuten Verlauf der Verrücktheit selbst mit Übergang in Heilung annimmt; ja er spricht von Verlaufsformen, die sich in einzelnen Schüben mit zum Teil ganz freien Intervallen abspielten.

Durch diese Begriffsbestimmung waren die Grenzen der Diagnose Verrücktheit ins Uferlose gesteckt; genügte für sie doch allein schon die Feststellung von Wahnideen, welche aber nach heutiger Auffassung bei nahezu allen Formen des Irreseins auftreten können und nicht zu den wesentlichen Krankheitszeichen gehören. Die Unklarheit wurde noch vermehrt durch den Mangel an einheitlicher Nomenklatur. Außer der Bezeichnung „Verrücktheit", „Wahnsinn" und „Verwirrtheit" waren nämlich im Laufe der Zeit noch eine Reihe anderer Ausdrücke und Namen vorgeschlagen und angewendet worden, so daß es auch erfahrenen Psychiatern oft schwer ward, sich durchzufinden und gegenseitig verständlich zu machen.

Mendel[10]) suchte diesen Wirrwarr aus der Welt zu schaffen und faßte darum die Verwirrtheit, den Wahnsinn und die Verrücktheit als einheitliche Gruppe zusammen und gab ihr den bis dahin in Vergessenheit geratenen Namen „Paranoia". Er erweiterte damit allerdings den alten Begriff der Verrücktheit von neuem; denn verschiedene Autoren, wie Fritsch, Meynert u. a., waren vorher für eine Abtrennung der Verwirrtheit als selbständige Krankheitsform eingetreten, und auch Kraepelin führte in der 3. Auflage seines Lehrbuchs die halluzinatorische Verwirrtheit, den Wahnsinn und die Verrücktheit als gesonderte Formen auf.

Mendel teilte seine neugeschaffene Paranoiagruppe in Unterabteilungen ein, und zwar unterscheidet er eine Paranoia simplex, welche ohne Halluzinationen entsteht und auch im weiteren Verlauf nur ganz vereinzelt solche erkennen läßt, und eine Paranoia halluzinatoria, welche von vornherein mit zahllosen Halluzinationen einsetzt, und deren Krankheitsbild von denselben wesentlich beeinflußt wird. Beide zerfallen in eine akute und eine chronische Form. Als Varietäten der chronischen einfachen Form sind die originäre Verrücktheit Sanders und der Querulantenwahnsinn zu betrachten, während die hypochondrische Paranoia als Varietät der halluzinatorischen chronischen Form anzusehen ist.

Nahezu derselben Einteilung der Paranoiagruppe, die sich in verschiedenen Kliniken bis zur Gegenwart erhalten hat, begegnen wir auch in der Monographie von Werner[18]), in den Lehrbüchern von Ziehen[20]) und Siemerling, sowie in den Arbeiten von Cramer[1]).

v. Krafft-Ebing[9]) dagegen versteht unter Paranoia entsprechend der älteren Lehre allein chronische Verlaufsformen. Dieselbe kommt ausschließlich bei Belasteten vor und entwickelt sich häufig aus konstitutionellen Neurosen. Ihr Hauptsymptom sind Wahnideen. Er rechnet darum im Gegensatz zu Westphal und seinen Nachfahren die Paranoia zu den psychischen Entartungen.

Überblicken wir den bisher geschilderten Entwicklungsgang, so erkennen wir, daß Griesinger ursprünglich für die Abgrenzung des Begriffs der Verrücktheit das Hauptgewicht auf die Art ihrer Entstehung, auf die Feststellung eines psychischen Schwächezustandes gelegt hatte, während sich die auf Westphal zurückgehende Mendel-Ziehensche Definition der Paranoia vornehmlich auf die äußere Erscheinung, auf das Vorhandensein von Wahnideen und Sinnestäuschungen gründet. Bei beiden zeigte jedoch gerade der so verschiedenartige Ausgang der „Paranoia" benannten Zustandsbilder, daß außer den ehemals als Verrücktheit bezeichneten auch völlig andersartige Krankheitsbilder dieselbe Diagnose erhalten hatten, während sie abgesehen von den Wahnbildungen mit den Formen des alten Begriffs großenteils klinisch nicht mehr die geringste Gemeinschaft hatten. Die Folgen dieser unscharfen Begriffsbestimmung zeigte die Statistik. Unter den gleichen Aufnahmebedingungen betrugen nämlich die Paranoiafälle in der einen Anstalt 70—80 vom Hundert, in der anderen kaum 1 vom Hundert der Aufnahmen.

Auf diese Weise wurde natürlich die Hauptaufgabe der speziellen Pathologie der Geistesstörungen nämlich die Umgrenzung einzelner Krankheitsformen keineswegs gefördert. Kraepelin beschritt darum einen andern Weg und forderte schon 1892 die Auflösung der Paranoiagruppe in Gruppen „vollkommen gleichwertiger Fälle unter genauester Berücksichtigung nicht nur einzelner Symptome und Zustände, sondern des gesamten Krankheitsbildes nach Ätiologie, Verlauf, Dauer und Ausgang". Die Abgrenzung der Psychosen allein nach den Ursachen oder nur nach der äußeren Erscheinung hatte sich als mangelhaft erwiesen; hatte doch, wie Cramer ausführt, nach ihr z. B. das Delirium tremens zur Paranoia gerechnet werden können. Nach Kraepelin kann darum nur das Gesamtbild eines Krankheitsfalles in seiner Entwicklung von Anfang bis zu Ende die Berechtigung zur Vereinigung mit andern gleichartigen Beobachtungen gewähren.

Kraepelin begann alsbald mit der Auflösung der umfangreichen Mendel-Ziehenschen Paranoiagruppe und umschrieb das Krankheitsbild der von ihm als Paranoia bezeichneten Formen bereits im letzten Dezennium des vorigen Jahrhunderts auf Grund einer langen Beobachtung bei Vergleich der Ätiologie, Verlauf, Krankheitsdauer und Ausgang. Er betonte den chronischen Verlauf dieser Formen und hob als wesentliches Krankheitszeichen die bei unverändertem Denken, Wollen und Handeln sich langsam vollziehende Umgestaltung der gesamten psychischen Persönlichkeit und die Entwicklung eines uner-

schütterlichen Systems von Wahnvorstellungen hervor. Die nicht
unter diese Gruppe gehörenden Symptomenkomplexe grenzte er ab
und faßte die in Verblödung übergehenden Formen unter dem Namen
der Dementia paranoides zusammen. Als Vorbild der Entwicklung
einer Paranoia diente Kraepelin der Querulantenwahn[5]), dessen Zugehörigkeit zur Paranoia am wenigsten umstritten war, und den er
lange Jahre hindurch als Unterform derselben kennzeichnete. Die
wachsende Erkenntnis der wahren Ursachen der Psychosen und der
Abhängigkeit ihres klinischen Bildes von denselben führte Kraepelin
jedoch dazu, daß er schließlich auch den Querulantenwahn von der
Paranoia abtrennte und ihn in die Gruppe der psychogenen Erkrankungen einreihte. Bestimmend war dafür die Beobachtung, daß sich
der Querulantenwahn immer an einen greifbaren, äußeren Anlaß an-
knüpft, weshalb er mehr Verwandtschaft mit den psychogenen Geistesstörungen wie z. B. den Gefängnispsychosen zeigt. Der äußere, aus-
lösende Anlaß ist bei den letzteren die Freiheitsentziehung, worüber
mein Großvater in seiner verdienstvollen Arbeit: „Über Seelenstörungen
in Einzelhaft *)“ im Jahre 1862 als einer der ersten genauer berichtet
hat. Als sein Enkel will ich an dieser Stelle gerne daran erinnert haben.

Im Anschluß an die immer engere Fassung des Paranoiabegriffes
war schon dessen völliges Verschwinden prophezeit worden, und Kraepelin erörterte auch in seiner Abhandlung „Über paranoide Erkrankungen“[16]) selbst die Frage, ob nicht die Bezeichnung Paranoia ganz
aufgegeben werden sollte. Er glaubt aber doch unter dieser Bezeichnung
eine bestimmte Gruppe wahnbildender Psychosen als Krankheitsart
abgrenzen zu können, die er umschreibt als „die aus inneren Ursachen erfolgende, schleichende Entwicklung eines dauernden, unerschütterlichen Wahnsystems mit vollkommener
Erhaltung der Klarheit und Ordnung im Denken, Wollen
und Handeln. Hierbei pflegt sich jene tiefgreifende Umwandlung
der gesamten Lebensanschauung, jene ‚Verrückung‘ des Standpunktes
gegenüber der Umwelt zu vollziehen, die man mit dem Namen der ‚Verrücktheit‘ zu kennzeichnen wünschte“.

Überblicken wir nun von neuem die geschichtliche Entwicklung
des Paranoiabegriffes, wie er sich von einer 60—80 vom Hundert aller
Anstaltskranken umfassenden Umgrenzung bis zu dieser endgültigen
Definition Kraepelins entwickelte und jetzt nur eine ganz kleine
Gruppe psychischer Erkrankungen heraushebt, so erkennen wir den
bedeutenden Fortschritt, welchen die scharfe Bewertung aller klinischen
Einzelerscheinungen und die Suche nach wesentlichen Krankheitszeichen der psychiatrischen Wissenschaft gebracht hat. Bezeichnend
bleibt es dabei für die Forschungsmethode Kraepelins, daß er in

---

*) Allgem. Zeitschr. f. Psych. **19**, 1.

seinem ernsten Suchen nach einer klar abgrenzbaren Krankheitsform der Paranoia selbst über eine nachträglich als falsch erkannte Voraussetzung zu einem richtigen Ergebnis gelangte. Er hatte sich dabei immer gefragt, ob sich wohl Wahnformen abgrenzen lassen, die dem chronischen, ohne Zerfall der geistigen Persönlichkeit fortbestehenden Wahnsystem der Querulanten an die Seite zu stellen seien, und war so auf die Gruppe der „echten" Paranoia geführt worden.

Durch die Entwicklung der Paranoiafrage in Frankreich findet Kraepelin eine volle Bestätigung seiner endgültigen Definition. Die Franzosen waren von vornherein bemüht gewesen, klinische Einzelformen eingehend zu beschreiben und zu vergleichen, und so hatten Lassègne schon im Jahre 1852, also schon vor den klassischen Veröffentlichungen von Snell und Sander, eine gute Beschreibung des Verfolgungswahns (délire de persécution) geliefert. Magnan[16]) baute die Lehre Morels vom Irresein der Entarteten weiter aus und stellte die Psychosen dieser héréditaires dégénés den auf gesunder Grundlage entstehenden paranoiden Geistesstörungen gegenüber, wodurch eine Abgrenzung der Querulanten und echten Paranoiker von anderen paranoid Erkrankten angebahnt war. Séglas[14]) hob hervor, daß eine akute Verrücktheit im Sinne Westphals nicht in das Gebiet der Paranoia gehöre, sondern sich vielmehr gewissen mehr cder weniger ausgeprägten melancholischen oder maniakalischen Zuständen nähere: „Les Observations ne nous ont montré aucun caractère pathognomique, qui puisse permettre au moins par un côté de rapprocher cette Paranoïa aiguë de la chronique qu'elle soit dégénérative ou non." In jüngster Zeit haben verschiedene französische Autoren, vor allem Sérieux[15]), eine Darstellung der Paranoialehre niedergelegt, die in ihren Hauptzügen mit der echten Paranoia Kraepelins übereinstimmt. Sérieux kennzeichnet letztere als „délire d'interprétation" und trennt wie Kraepelin den Querulantenwahn, das „délire de revendication" auf Grund der verschiedenen Ätiologie davon ab. „Dans le délire de revendication c'est un grief expréssement formulé, un fait initial auquel le malade revient toujours dans ses raisonnements . . . Dans le délire d'interprétation, au contraire, on ne trouve pas ce fait initial . . . c'est plus une tournure d'esprit qu'une idée."

Die Gruppe dieser eng umgrenzten Krankheitsform ist sehr klein, und es lassen sich darum in der bisherigen Literatur nur ganz vereinzelt hierhergehörige kasuistische Mitteilungen finden. Dies mag seinen Grund darin haben, daß sichere Fälle echter Paranoia nur selten und erst spät in die Hände des Irrenarztes oder zur klinischen Beobachtung kommen, und andererseits, weil an solche Mitteilungen große Anforderungen gestellt werden müssen. Die Krankenbeobachtungen müssen ausführlich und symptomatologisch klar differenziert dargestellt sein, sowie über einen möglichst langen Krankheitsverlauf berichten.

Der nachstehend berichtete Fall vermag diesen Anforderungen einigermaßen gerecht zu werden, da er einmal seine Entwicklung an der Hand eines reichen Schriften- und Angabenmaterials genau zu prüfen erlaubt, und weil andererseits die wahrscheinlich erste Entstehung des Wahnsystems mindestens 40 Jahre zurückliegt. Kraepelin hat schon in der 8. Auflage seines Lehrbuches eine Reihe von Mitteilungen über diesen Fall veröffentlicht, worauf ich hier verweisen möchte.

Nach einer kurzen Lebensgeschichte werden wir die Hauptzüge des umfassenden Wahnsystems zu betrachten haben, dessen Verständnis und Beurteilung sich alsdann auf eine eingehende Schilderung der Persönlichkeitsentwicklung gründen wird.

Franz Paul Petzel ist am 19. XI. 1844 in R. im Bayerischen Wald geboren und entstammt laut dortigen Kirchenbüchern einer schon jahrhundertelang daselbst ansässigen Schuhmacherfamilie. Über seine Jugendjahre macht er nur spärliche Angaben; er erzählt, daß er lebhaft und sehr wißbegierig war, sich aber an den Spielen seiner Altersgenossen nur wenig beteiligte und schon früh seinen Eltern in der Ökonomie helfen mußte. In den Jahren 1850—1856 besuchte er die Schule und hat nach seiner Angabe so leicht und gut gelernt, daß seine Zeugnisse der Kreisregierung in Landshut eingeschickt wurden. Auch durfte er später in unteren Klassen für seinen Lehrer Unterricht geben. Ein ehemaliger Schulkamerad erzählt, daß sich P. damals wenig angeschlossen und wohl infolge der allgemeinen Bewunderung für „etwas Besseres" gehalten habe. Nach Beendigung der Schulzeit hätte er gerne studieren wollen, aber seine Eltern konnten das Geld dafür nicht aufbringen. Er trat darum in das väterliche Schuhmachergeschäft ein und soll nach Angabe jenes Schulkameraden damals durch feine und hochelegante Kleidung aufgefallen sein. Auch in jener Zeit hat er nach seiner Erzählung wenig Umgang mit Kameraden gehabt und ging an den Sonntagen meist allein spazieren, um zu zeichnen. Der Magistrat seines Heimatortes wurde auf das Zeichentalent P.s aufmerksam und verwendete sich für ein Stipendium an der Münchner Kunstakademie. In diese Verhandlungen kam jedoch der Krieg 1866, zu dem P. in das 3. Artillerieregiment in München eingezogen wurde. Dort zeichnete er sich bald als geschickter Reiter aus, wurde aber während des Feldzugs durch einen Streifschuß am rechten Unterschenkel dienstuntauglich. Eine dauernde Schädigung hinterblieb jedoch nicht. In den Jahren darauf arbeitete er in mehreren Münchener Schuhmacherwerkstätten, und die spärlichen Auskünfte über jene Zeit schildern ihn als einen frischen jungen Gesellen, der überall gerne gesehen war. Im Jahre 1873 verheiratete sich P., lebte aber schon bald in schlechtem Einvernehmen mit seiner Frau, die er eine boshafte und beschränkte Person nennt. Er verfolgte sie lange mit Eifersuchtsideen, sprach und träumte immer wieder davon, und heute behauptet er, sie sei ihm gegenüber noch keinen Augenblick aufrichtig gewesen, sondern arbeite ständig auf seinen Ruin hin. Über den Zeitpunkt des eigentlichen Beginns seiner später so hervorstechenden religiösen Gedankengänge und Lehren läßt sich nichts Sicheres feststellen; er gibt jedoch zu, in der ersten Hälfte der siebziger Jahre einige Prophetenschriften und Weissagungen aus früheren Jahrhunderten gelesen zu haben.

Im Jahre 1880, also in seinem 36. Lebensjahre, trat P. erstmals mit einer kleinen Schrift hervor, in der er dem damaligen König Ludwig II. und dem Erzbischof von München-Freising mitteilt, daß er seine ihm von Gott übertragene,

von den Propheten des Neuen Bundes einstimmig geweissagte heilige Mission
antrete, und legitimierte sich aus den Evangelien und der Offenbarung Johannis.
Gott selbst habe ihm schon im 16. Kapitel der Offenbarung Johannis angekündigt:
„Ich habe euch noch vieles zu sagen; ihr aber könnt es jetzt nicht ertragen. Wenn
aber jener, der Geist der Wahrheit, kommen wird, der wird euch in alle Wahrheit
leiten." Er bezeichnete sich zugleich als den Königssohn, dem Gott nach dem
Gleichnis vom königlichen Hochzeitsmahl (Matth. Kap. 22) eine himmlische Hochzeit bereitet, und legte dabei die Beziehungen dieses Gleichnisses zur gesamten
Offenbarung Johannes dar. Seine Mission bestehe überhaupt in der Erfüllung
des Gleichnisses vom Königlichen Hochzeitsmahl, weshalb er sich gerne „ewig
königlicher Hochzeitsmahlgeber" nennt und vielfach so unterschreibt.

P. sandte jene Schrift am Vorabend von Weihnachten 1880 zum Zeichen
des Auftretens eines neuen Lichtes für die Menschheit in die königliche Residenz
München und an den dortigen Erzbischof, „um die Kirchenoberen und den bayerischen Hof auf seine hohe Person aufmerksam zu machen". Er fügte zugleich
die Aufforderung hinzu: „Zur weiteren Übermittelung nach Rom!" — Allein
diese erste Aufforderung zur Anerkennung als Gottgesandten blieb völlig un-
beantwortet, weil nach P.s Ansicht die katholische Kirche die Bibel falsch auslegt
und Jesus für den Königssohn hält statt ihn. — Dessenungeachtet setzte er seine
Mission fort. Er begann als jener geweissagte „Geist der Wahrheit" die Geheimnisse des Himmelreiches darzulegen, um auf diese Weise die erste Schriftstelle
des Gleichnisses, nämlich die Zubereitung der himmlischen Hochzeit, zu erfüllen.
Es bedürfte dann nur noch der Anerkennung P.s als Gottgesandten zur Wieder-
gewinnung des durch Teufelsmacht verlorenen Paradieses. In 16 arbeitsreichen
Jahren von 1881—1897 offenbarte er diese himmlischen Geheimnisse in einem
umfangreichen Werke und verfertigte dafür zum besseren Verständnis einige
Zeichnungen. In Anbetracht der Wichtigkeit und des Ewigkeitswertes des Werkes
wurde auf dicke Kartonblätter von 60 : 120 cm Größe geschrieben, so daß das
fertige Buch einen Tisch ganz überdeckt, und mit feinem Schweinsledereinband
und den Metallschließen über $2^1/_2$ Zentner gewogen habe. P. schrieb das wenigste
selbst, sondern diktierte während der Arbeit in der Schusterwerkstätte einer
Nachbarsfrau und ließ das Diktat von einem bei Beginn des Schreibens vierzehn-
jährigen Knaben auf die großen Blätter mit roter Tinte und großer Schrift übertragen. P. lebte damals in sehr beschränkten Verhältnissen, er habe darum oft-
mals lieber gehungert und über Feierabend gearbeitet, um sich nur wieder einen
neuen Bogen für 80 Pf. kaufen zu können. Das fertige „große Buch", wie es kurz
genannt werden soll, umfaßt P.s gesamte Lehre, auf die wir später näher eingehen müssen.

In den langen Jahren des Schreibens erwarb sich P. schon eine Reihe Anhänger
und versprach ihnen im Falle seines nahe bevorstehenden Regierungsantrittes als
geweissagter Weltmonarch und großer Alleinherrscher reiche Ritterschlösser und
gut bezahlte Hofämter. Zu den ersten Anhängern gehörten natürlich auch die
Angehörigen P.s, seine Frau, die beiden Söhne und seine Tochter. Am Ende des
Jahres 1896 hatte P. das große Buch endgültig fertiggestellt, und damit wuchs die
Zahl seiner Anhänger rasch auf 70—80 an. Zu diesen zählten mehrere bemitteltere
Bürgersleute, die ihren Propheten in der sicheren Erwartung ihrer baldigen Erhöhung teils mit namhaften Geldbeträgen unterstützten, teils ihre Mittel selbst
in grenzenlosem Wohlleben durchbrachten.

Mit dem 27. II. 1897 war endlich der große Tag gekommen, an dem P. seine
jahrelange Arbeit der Öffentlichkeit übergab; und er ließ das große Buch durch
„vier Edle im Reiche des Lichts" nebst einer Begleitschrift an die Bischöfe Deutschlands zum Erzbischof von München-Freising tragen. Er versammelte seine Anhänger um sich und verkündete: Das Himmelreich sei nahe herbeigekommen

und dem Königssohn sei die himmlische Hochzeit zubereitet. — Mit Spannung
wurde der Eintritt der großen Umgestaltungen erwartet, denn von der Anerkennung P.s als Königssohn sollte das Ende des Reiches von dieser Welt, des „Totenreiches", abhängig sein, und nach ihr das verlorene Paradies auf Erden wiedergewonnen sein. Die Kirche sollte P. zuerst öffentlich als „geweissagt erschienenen
Gottessohn" verkünden, ihm mit allen Gläubigen zufallen und den anfänglichen
Widerstand der bisherigen Könige und Kaiser durch die in der Offenbarung
Johannis geweissagte große Weltschlacht endgültig brechen. — Die harrenden
Anhänger sahen sich aber mit ihrem Propheten bitter enttäuscht, als das große
Buch kurzerhand der Polizei übergeben und die Überbringer zum Teil verhaftet
und auf ihren Geisteszustand untersucht wurden. —

P. ließ seinen wilden Groll über diese schwere Beleidigung in heftigen Schmähreden und Schriften aus und pries die Gerechtigkeit Gottes, als der damalige
Erzbischof wenige Monate darauf aus dem Leben schied. Obwohl P. sich seinen
Anhängern gegenüber dieser neuerlichen Bestätigung durch Gottes Fügung rühmte,
verließen sie ihn doch zum größeren Teil, und nur ungefähr dreißig hofften noch
ernstlich, daß P. seine Versprechungen bald erfüllen könne, zumal da sie ihr Geld
nahezu völlig verbraucht hatten.

Von den Kirchenoberen oder überhaupt von der Kirche Anerkennung zu
erlangen, gab P. nach diesen Erfahrungen auf, und er wandte sich darum von
nun ab unmittelbar an das katholische Volk. Gemäß dem Gleichnis vom himmlischen Hochzeitsmahl erließ er im Jahre 1898 die erste Dieneraussendung als
Herbeiruf der Völker. Dieselbe stellte eine kleine Schrift dar, welche in einigen
handgeschriebenen Exemplaren von Anhängern in Landshut, Regensburg, Passau
usw. verbreitet wurde. Er erklärte darin, daß sich die Feinde der wahren Kirche
Christi verbündet und in Papst Leo XIII. den Teufel als Scheinpapst eingesetzt
hätten, mit dessen Hilfe sie das katholische Volk in die ewige Verdammnis stürzen
wollten. Er, der geweissagt erschienene Gottessohn, wollte sich der Irregeführten
in Gnaden annehmen, wenn sie ihn anerkennen und für die große Weltschlacht
ihre persönliche Wehrkraft einsetzen wollten. Niemand folgte jedoch dem gnadenreichen Herbeiruf, denn es hätten, wie P. behauptet, die katholischen Geistlichen
von der Kanzel herab die Annahme seiner Schriften verboten. Trotz dieses erneuten Mißerfolgs verstand es P., eine Zahl seiner Anhänger gläubig zu erhalten,
und er entfaltete unter ihnen durch Vorträge und Vorlesungen aus seinen „heiligen
Schriften" eine ausgedehnte Tätigkeit, wie wir später noch genauer erfahren werden. Am 15. V. 1901 hielt P. seine himmlische Hochzeit ab mit der ledigen Kleidermacherin G. M., und zwar mit Wissen seiner Frau. Als Gott und höchster Beichtvater dürfe er zwei Frauen haben, insbesondere weil das ihm zuerst angetraute
Weib in seiner Beschränktheit und Bosheit nur ein Sinnbild der nichts verstehenden
katholischen Kirche darstelle. Es handelte sich nach P. nicht um eine weltliche,
sondern um eine rein geistliche Hochzeit, und diese geistliche Ehe sei für das
Reich Gottes abgeschlossen worden und trete erst dann in Kraft. „Die Formalität
mußte von Mir erfüllt werden, um einem Geheimnis Rechnung zu tragen." Im
Elternhaus der „himmlischen Braut" nahm P. vor geladenen Gästen die Trauung
vor, indem er im Kreise einiger Gläubigen feierlich die Hand der Braut in die seine
legte. Er verfertigte darüber eine große Urkunde, die von zwei Trauzeugen unterschrieben wurde.

Für das Jahr 1902 rüstete sich P. zur „zweiten Dieneraussendung" und legte
seine Lehre, insbesondere die Erklärung der Offenbarung Johannis, nochmals auf
714 engbeschriebenen Aktenseiten dar. Er beginnt mit der „ehrenvollen Herausforderung", man solle ihm aus seinen hl. Schriften eine Unwahrheit nachweisen,
wenn es da unter Priestern oder unter dem Volke jemand vermöchte. Er schreibt:
„Erwäget nachstehende Worte, denn sie werden für Zeit und Ewigkeit denkwürdig

bleiben; ein jedes Wort, das durch Unsere Feder geht, ist Kraft zwischen Himmel und Erden." „Das Volk soll sich endlich einmal bequemen, Meine hl. Schriften durchzulesen, und zwar durchzulesen von Anfang bis zu Ende, auf daß das sonnenklare Licht des Geistes Gottes endlich einmal hineinfällt in die 1900 Jahre angedauerte Irrenanstalt der katholischen Kirche". Er bedient sich der gröbsten Schimpfworte gegen das „ehrlose" katholische Volk und gegen die Priester, indem er sie als Halunken, Satansgesellen, Hottentotten, Seelenmörder, Hohlköpfe usw. kennzeichnet. Der zweite Herbeiruf zum himmlischen Hochzeitsmahl gilt jedoch nicht nur dem katholischen Volk, sondern auch allen Andersgläubigen. Ihn kümmerten die einzelnen Sekten wenig, zumal sie alle weit vom Boden der Wahrheit entfernt seien. Mit dem genaueren Inhalt der Schrift, die sich großenteils aus Abschnitten und Erläuterungen aus dem großen Buch zusammensetzt, werden wir beim Referat über das Lehrsystem bekannt werden.

P. ließ diese umfangreiche Schrift von einem seiner Anhänger hektographieren, um sie möglichst weit verbreiten zu können, und dann ging sie in 200, nach andern in 500 Exemplaren hinaus bis nach Salzburg, Innsbruck, Stuttgart, ja bis Zürich usw., wohin sie von treuen Anhängern zur weiteren Verbreitung ihren Bekannten überbracht wurde.

Trotz aller Drohungen, daß alle, die das bereitete Hochzeitsmahl nicht mitgenießen, ewig verloren seien, blieben die Völker auch nach dem zweiten Herbeiruf aus, so daß mehrere langjährig treue Anhänger ersnstlich an P. zu zweifeln begannen und gegen ihn noch im selben Jahr 1902 Anzeige wegen Betrugs erstatteten. Das gerichtliche Verfahren wurde jedoch „mangels erweislichen strafbaren Tatbestandes" eingestellt und P. einige Zeit unter Polizeiaufsicht gestellt.

Trotz alledem vermochte P. auch weiterhin eine Zahl seiner Anhänger für seine hl. Sache zu entflammen, ja er triumphierte, daß dem Sohne Gottes Polizei und Staatsanwaltschaft nichts anhaben könnten. Er suchte seine Getreuen möglichst an seine Person und Lehre zu fesseln durch Vorträge, Zeremonien, Versprechungen und Schriften, worauf wir später zurückkommen müssen.

Mit den Jahren mehrte sich aber trotz allem der Unmut auch unter diesen letzten Getreuen, die noch immer auf das nahe Weltende und die Thronbesteigung des Weltmonarchen gehofft hatten. Sie forderten immer energischer ihr Geld zurück; und da dieser nicht bezahlen konnte und wollte, verklagten sie ihn im Jahre 1906 wieder wegen Betrugs und Verbrechens wider die Religion. Bei der Vernehmung häuften die Kläger schwerste Anschuldigungen auf P.: „Er verstand es durch eine höllische Kraft zu suggerieren und zu hypnotisieren." Mehr als 6000 M. habe er von seinen Anhängern erhalten und „in seinem Haushalt verbraucht"; zu seiner „himmlischen Braut" habe er in sehr menschlichen Beziehungen gestanden, seine Frau dagegen aus Eifersucht wie ein Tyrann behandelt. Sicherlich habe er seine Lehre anfangs für richtig gehalten, später aber nur noch vertreten, um unterstützt zu werden. P. habe die Kirche und den Deutschen Kaiser schwer beschimpft; das Unfehlbarkeitsdogma ein „Schweinedogma" und den katholischen Katechismus ein „Wau-wau-Büchl" genannt usw. Das Verfahren mußte jedoch wieder eingestellt werden, da P. nach gerichtsärztlichem Gutachten für geisteskrank erklärt wurde.

P. wurde darum dauernd unter Polizeiaufsicht gestellt, arbeitete wieder wie früher als Schuster und verhielt sich nach den Angaben des Personalaktes ruhig. Aber trotzdem erstattete alsbald ein junger Brenner Anzeige, P. fahre fort, religiöse Vorträge zu halten, und bringe dadurch dumme Leute um ihr Vermögen. Er brüste sich jetzt erst recht, er sei der wahre Messias, den Gott durch seine Beihilfe unterstütze. Darauf wurde P. zur Begutachtung in die kgl. psychiatrische Klinik in München überwiesen, und von da trotz entgegenstehender Gutachten im Februar 1907 als gemeingefährlicher Geisteskranker nach der Heil- und Pflegeanstalt

Eglfing überführt. Daselbst teilte er gerne seine Lehre mit und verhielt sich sehr ruhig, so daß er im August desselben Jahres versuchsweise entlassen werden konnte. Er versprach, fernerhin weder religiöse Schriften zu verbreiten noch Vorträge zu halten. Als aber schon bald nach seiner Heimkehr derselbe junge Brenner wieder anzeigte, P. besuche seine „himmlische Braut" und mache sich über die Behörden lustig, die ihm, dem Gottessohn, nichts anhaben könnten, wurde ihm polizeilich mitgeteilt, daß er bei neuerlichen Exzessen die sofortige Wiedereinschaffung nach Eglfing zu gewärtigen habe.

P. sah nun ein, daß er endgültig auf Anerkennung verzichten müsse und hält seitdem seine hl. biblische Mission für abgeschlossen. Alles hatte er versucht, die Völker den Klauen des heimtückischen Antichrist zu entreißen, aber er hat keinen Glauben gefunden. Am Ende dieser Welt werden die Ungläubigen die schweren Folgen tragen müssen; und nur die wenigen, welche noch im stillen in P. den verkannten Propheten sehen, seine Angehörigen, die himmlische Braut und einige alte Freunde werden nach dem nahen Ende der Welt allein mit P. im Paradiese wandeln.

Seitdem arbeitet P. wieder ruhig als Schuhmacher, aber noch heute, also 37 Jahre nach dem Antritt und 10 Jahre nach dem Abschluß seiner Missions-tätigkeit, spricht der nunmehr 73 jährige mit gleichem Eifer von seiner Gottes-sendung, und sein Auge leuchtet dabei im Feuer heiliger Begeisterung.

Das Lehrsystem P.s ist, wie wir schon wissen, zum allergrößten Teil in jenem großen Buch aus den Jahren 1881—1897 enthalten. Dasselbe offenbart in breiter, bis ins Einzelnste gehender Schilderung die Geheimnisse des Himmel-reiches in sieben Hauptabschnitten und behandelt die Zeit vor Gründung der Welt bis zum endgültigen Paradies auf Erden und der ewigen Regierung des Sohnes Gottes, des Weltmonarchen. Das große Buch selbst ist uns leider nicht zugänglich geworden, wie wir später noch hören werden, aber P. selbst hat darüber sehr genaue Angaben gemacht, und eine größere Zahl wörtlicher Auszüge hat P. in die uns in einem Exemplar vorliegende Schrift seiner zweiten Dieneraussendung aufgenommen.

Der erste Hauptabschnitt des großen Buches offenbart die „Geheimnisse des Wesens Gottes vor der Gründung der Welt". Gott, der ewige Geist ohne Anfang, habe von Ewigkeit her zwei Wesenshälften gehabt: eine obere geistige und eine untere materiell-leibliche, noch unausgeborene. Die geistige Wesenshälfte ruhte in der Sonne, während die untere, die Erde, von Ewigkeit her eine stillstehende Wasserkugel war und sich langsam umwandelnd durch einen „salzigen Versteine-rungsprozeß" den festen Erdkern entstehen ließ. Erst als dieser Werdegang der Erde vollendet war, konnte die Welt gegründet werden.

Der zweite Abschnitt umfaßt die Geheimnisse der Weltschöpfung. P. ver-gleicht die Weltschöpfung mit „Gottes von Ewigkeit her mit ihm geruhte Himmel und Erde umfassender Braut", weil sich die Teile derselben wie die Organe eines Weibes zueinander verhalten. Der obere Teil der Braut mit der Sonne als Herz entspricht der geistigen Wesenshälfte Gottes; und die Gestirne am Himmel mit ihrem pulsierenden Flackern verhalten sich zur Sonne wie die Pulsadern zum Herzen eines Weibes. Die untere Wesenshälfte der Braut, die Erde, steht im Ver-hältnis zur Sonne wie die „Gebärerinorgane" eines Weibes zu ihrem Herzen.

Die Gründung der Welt oder „Erschließung der Braut aus Gottes Geist" erfolgte in den sieben Werdensmomenten Adams, ein Werk von 85 Minuten: Die Weltschöpfung hatte an der Stelle des heutigen Jerusalem ihr „Leibesfrucht-becken", welches den Samen zur Erzeugung Adams in sich barg. Unter diesen versteht man die Gewässer der Erde, das den getrennten Leibesumrissen Adams gleich in einem Becken eingebettet war. „Der schöpferische Geist vom Anfang", schreibt P., „war Mein Geist. Ich überschattete den Samen, indem Ich für einen

Augenblick eine Himmel und Erde umfassende Größe annahm, ergriff den Griffel alles Werdens und zeichnete den aus Wasser bestehenden Samen Adams nach seiner Umrissigkeit aus; und Adam lag vor Meinem Geist wie ein neugeborenes Kind. In diesem Augenblick war die materielle Sonne erschaffen und die Gewässer verteilten sich zu Meeren. Darauf wendete Ich das Kind mit dem Gesicht nach dem Erdboden zu und es nahm sofort Mannesgröße an. Die Erde bedeckte sich alsdann wieder mit Wasser, und der Leib Adams ruhte darin wie ein Leichnam. Dies geschah zum Zeichen der Sündflut. Darauf bog Ich den Leib Adams in sitzende Stellung, wodurch das Wasser wieder zurückwich. Damit war alles Festland und zugleich die Planeten des Himmels erschaffen. Im Anschluß an diese schöpferische Handlung bog Ich beide Arme und Beine Adams rückwärts, und sein Leib erglühte wie Erz im Feuerofen. Damit war das ganze Tierreich und der Tierkreis des gestirnten Himmels erschaffen. Darauf stürzte Mein schöpferischer Geist Adam auf den Kopf, so daß sich sein Samen entleerte, und aus diesem erschuf Ich Eva mit Hilfe des Griffels alles Werdens. Ihre Arme und Beine bog Ich ebenfalls rückwärts, so daß auch sie erglühte. Mit Blitzesschnelle standen alsdann Adam und Eva auf; und die Welt war fertig erschaffen." — Mit dem ersten Werdensmoment Adams entstand zugleich auch der Teufel mit seinen Legionen, und ihm wurde ein Anrecht auf die materielle Welt verliehen. Wenn es ihm gelinge, die Menschheit zu verführen, dann solle er sie beherrschen bis zum großen Gerichtstag. Das Erdinnere wurde ihm vorerst als Reich eingeräumt, und seitdem brennt dasselbe in Schwefel und Pech.

Im 3. Abschnitt des großen Buches spricht P. von den Geheimnissen des ehemaligen Paradieses auf Erden. Adam war die „sinnbildliche Erstgeburt Gottes auf Erden", und in ihm hatte Gott sein Endziel erreicht, nämlich die ewige Vereinigung der geistigen und materiell-leiblichen Wesenshälften. Dies war gleichbedeutend mit dem ewigen Paradies. Die Erde stand still und die Sonne wagrecht über Asien, so daß Adam und Eva von einem Strahlenkranz umgeben waren, „wie ein Bild mit strahliger Umrahmung, d. h. das Herz der Braut Gottes war auf die Erde herniedergefahren und die Menschheit ruhte in diesem." Das Geblüt Adams und Evas stand still, und es gab keine Zeugung und keine Vermehrung ihres Geschlechts; sie hatten das ewige Leben. Gottes Endziel wäre nun für ewig erreicht gewesen durch die Vereinigung der beiden Wesenshälften nach der Weltschöpfung, wenn nicht der Teufel, in der Hoffnung die Welt für sich zu gewinnen, die schwache Eva verführt hätte, mit Adam die verbotene Liebesfrucht zu genießen.

Damit beginnt schon der 4. Abschnitt der großen Buches: „Das Geheimnis vom Übergang des einstigen Paradieses auf Erden in das Reich von dieser Welt." Der Satan wußte nämlich, daß mit einem Sündenfall der ersten Menschen sein Reich, „das Totenreich" herbeigeführt würde. Er fand in Eva ein brauchbares Werkzeug für seinen Plan. Mit dem Sündenfall ging nämlich die „sinnbildliche Erstgeburt" Adams verloren und damit das ewige Leben. Das Geblüt der ersten Menschen kam in Bewegung, und Eva bekam alsbald die vierwöchige Regel. Im gleichen Augenblick des Sündenfalls begann sich auch die Erde in zwiefacher Bewegung zu drehen. Der Mond wurde aus der Erde geboren; und er steht im Verhältnis mit den Regeln Evas und aller Nachkommen ihres Geschlechts.

So war es dem Teufel gelungen, durch den Sündenfall die geistige und materielle Wesenshälfte der Weltschöpfung Gottes wieder zu trennen, und das Paradies befindet sich seitdem in den Gestirnen des Himmels, von wo es wiederkommen wird nach dem großen Gerichtstag am Ende des Reiches von dieser Welt. Dem Menschen war damit das ewige Leben genommen, und so kam der Tod in die Welt. Durch viele Jahrtausende regierte darauf der Teufel die Menschheit, welche ihren göttlichen Ursprung ganz vergaß, so daß sie nach dem Tod der ewigen Verdammnis in dem Feuerpfuhl des Teufels eingehen mußte. Dieses traurige Schicksal erfüllte jedoch Gottes Geist mit Mitleid, und darum erschien er in der Person Jesu auf Erden, um den Teufel selbst zu überwinden und die Menschen auf den Weg des Guten und Göttlichen zurückzuführen. Er fand jedoch nur wenig Glauben und wurde sogar von den Satansgesellen ans Kreuz geschlagen. Nach seiner Auferstehung habe er darauf in den Evangelien und der Offenbarung Johannis den künftigen Werdegang der Kirchen- und Weltgeschichte geweissagt. Vor deren Ende werde Gottes Geist noch ein letztes Mal der Menschheit Gelegenheit geben, sich aus den Banden des Teufels zu befreien; noch einmal werde er als Führer zum ewigen Leben Menschengestalt annehmen.

Diese Weissagung liest P. einmal aus den „einstimmigen Verkündigungen der Propheten des Neuen Bundes" (11. Jahrhundert) und dann vor allem aus der Offenbarung Johannis, die er deshalb auch „Die von Christus detaillierte Geschichte seiner gestifteten katholischen Kirche auf Erden von Christi Himmelfahrt bis zum Ende der Welt" nennt. Dieser geweissagte Zeitabschnitt umfasse nicht ganz 2000 Jahre. Die Weltgeschichte jener zwei Jahrtausende sei durch die sieben Siegel mit ihren dazu gehörigen sieben Posaunen in sieben Zeitalter eingeteilt; die Kirchengeschichte oder „Das kirchenfreundlich gesinnte Tun und Lassen durch sieben Zeitalter" dagegen durch die sieben Sendschreiben. Es folgt nun eine genaue Einteilung der Jahrhunderte in die verschiedenen Zeitalter, wie sie durch die Siegel, Posaunen und Sendschreiben schon geweissagt waren und ihre Erfüllung gefunden hätten. Die ersten sechs Siegel mit den dazu gehörigen Posaunen weissagten „das kirchenfeindliche Tun und Lassen der Welt bis zur Gegenwart, wo sich sämtliche nicht katholischen Machthaber der Erde zum Sturz der katholischen Kirche verschworen haben". Das siebente hl. Siegel mit der siebenten Posaune vereint ist das Siegel des lebendigen Gottes. Es weissagt die Wiederkunft von Gottes Geist auf Erden kurz vor dem Weltende, und deutet damit auf P.s hohe Mission als Hochzeitsmahlgeber. Mit dieser schließt das Reich von dieser Welt ab, weshalb P. seine Mission „den Rest der Weltgeschichte" nennt.

Die ersten vier Sendschreiben weissagten die Zeitalter der Weltgeschichte von der Aussaat des Christentums bis zu Martin Luther oder bis zum Ende der Friedensherrschaft der Päpste über die weltlichen Kaiser und Fürsten. Das fünfte Sendschreiben an Sardis reicht bis zum Jahr 1880 „in das unglückseligste Tun und Lassen, da sich in ihm die Kirche nur mehr als Irrenanstalt von heillos geistig Umnachteten darstellt; denn seit Anfang des 17. Jahrhunderts führen die Feinde der katholischen Kirche, nämlich die Freimaurerregierungen und ihre Bundesgenossen planmäßig die Überrumpelung der Kirche durch: zwecks Ausgestaltung Großdeutschlands und Großrußlands!" Das sechste, an Philadelphia gerichtete Sendschreiben weissagte die Wiederkunft von Gottes Geist in P. und handelt wie das 7. Siegel von der hohen Mission des Hochzeitsmahlgebers. Dieselbe soll der Menschheit wieder Gottes Geist bringen und die weltlichen Machthaber und Vasallen des Teufels in der blutigen Weltschlacht (Offenbarung Johannis Kapitel 19) stürzen. Dies Zeitalter reicht bis zu P.s Hinscheiden. Das siebente Sendschreiben an die Gemeinde von Laodizea bildet den Schluß der Kirchengeschichte, reicht also bis zum Ende der Welt, das etwa 85 Jahre nach P.s Tod eintreten wird. In diesen 85 Jahren, bis einst Gottes Geist in P. gemäß der Weissagung der Offenbarung Johannis auf den Wolken des Himmels zum großen Gerichtstag hernieder fahren wird, soll in Jerusalem der Thron der Herrlichkeit erbaut werden „bei einer stündlichen Arbeitskraft von 11 Millionen Werkleuten".

Alles was irgend in P.s Missionszeit hineinfällt, ja alle Möglichkeiten des Erfolgs sind in der Offenbarung Johannis schon von Christus vorher gesagt, „man muß es nur wahrheitsgemäß herauszulesen verstehen". Der größte Teil der Apokalypse handelt unmittelbar von ihm, und zwar die Kapitel 7, 10—19 und die 10 ersten Verse vom 20. Kapitel. In jedem Vers findet P. eine Beziehung zu seinem Leben und Erleben und zu der Missionstätigkeit. So schildert z. B. das 13. Kapitel Vers 1—10 ein Tier mit sieben Häuptern und zehn Hörnern. Damit sei auf Bismarck hingedeutet. Jener werde das in den Versen 11—18 geweissagte Tier, welches gleich ist einem Lamm, aber redet wie ein Drache, auf den Stuhl Petri setzen. Dieses sei der leibhaftige Antichrist, der in der Maske des Papstes Leo XIII. das katholische Volk noch völlig in seine Klauen fesseln will, um beim nahen Weltende über Gott triumphieren zu können. Gottes Geist sah dies voraus und nahm darum „im Jahre des Heils 1844" in P. wieder Menschengestalt an. Das 12. Kapitel der Offenbarung Johannis ist P.s „Fleischesgeburtskapitel". Es schildert ein Weib mit der Sonne bekleidet, den Mond unter ihren Füßen und auf ihrem Haupt eine Krone mit zwölf Sternen. Es gebar einen Sohn, der alle Heiden sollte weiden mit eisernem Zepter. Mit diesem Weib ist auf P.s Mutter hingedeutet, und das eiserne Zepter, von dem auch der 2. Psalm weissagt, wurde P. schon in der Wiege gegeben.

Mit dem Missionsantritt im Jahre 1880 erhielt das 10. Kapitel der Apokalypse seine Erfüllung. P. durfte nicht eher auftreten, obwohl es ihn schon früher dazu gedrängt habe, weil sonst nie der Antichrist auf den Stuhl Petri gekommen wäre. Das 10. Kapitel enthält im 7. Vers eine feierliche Bestätigung P.s: „In den Tagen der Stimme des siebenten Engels, wenn er posaunen wird, soll vollendet werden das Geheimnis Gottes, wie er hat verkündiget seinen Knechten den Propheten." Dieser große Tag tritt nach P.s Lehre mit seiner Anerkennung und Thronbesteigung als Weltmonarch ein, aber noch immer halten die Feinde der Wahrheit, und zwar hauptsächlich der Antichrist und die weltlichen Könige und Kaiser das Blasen der siebenten Posaune auf, nachdem sie aus den Schriften von 1880 erkannt hätten, daß in P. ihr gefährlichster Gegner, nämlich der längst Geweissagte erschienen sei. Man verabredete sich daher zwischen Rom und Berlin zur sofortigen Niederlegung des damaligen Kulturkampfes, auf daß man in den Priestern der Kirche dieselben vorzüglichen Leithammel wiedergewinne, welche das Volk der Katholiken im Schach zu halten haben, bis die Kirche überwältigt wäre.

Damit kommen wir schon zum 5. Abschnitt des großen Buches, welcher die Geheimnisse der hl. Mission und der himmlischen Hochzeit umfaßt. Wie wir schon gehört haben, ist mit der Offenbarung der Geheimnisse des Himmelreiches die Zubereitung der himmlischen Hochzeit verknüpft, und zugleich die erste Schriftstelle des Gleichnisses vom kgl. Hochzeitsmahl erfüllt. Es bereitet sich das himmlische Jerusalem oder die geistige Wesenshälfte der Braut vor zu ihrer Wiederübertragung auf die Erde, nachdem dieselbe durch den Sündenfall von ihrer materiellen Wesenshälfte getrennt worden war. P. brauchte also nur noch von den katholischen Völkern anerkannt zu werden, dann wäre die Macht des Antichrist gebrochen, und die siebente Posaune würde zu dem im 19. Kapitel Vers 11—21 geweissagten Regierungsantritt P.s als Weltmonarch in Jerusalem und zur blutigen Weltschlacht gegen die bisherigen Könige und Kaiser geblasen werden.

Die Ereignisse seiner erwarteten Anerkennung beschreibt P. besonders ausführlich. Alles Volk stelle sich auf seine Seite, nachdem er durch Zeichen und Posaunen als der richtige Sohn Gottes bezeichnet worden wäre. Geistliche würden von der Kanzel herab seine göttliche Sendung verkünden, und an allen Straßenecken sollten Plakate einen Aufruf zum Kampf für ihn enthalten. Zu diesem Kampfe, der großen Weltschlacht, erscheint P. nachts 12 Uhr bei allgemeinem Glockengeläute auf dem Münchener Residenzplatz und reitet auf weißem Roß durch die Straßen unter Posaunenschall als „Sinnbild der siegreichen Lammeseigenschaft Christi". P. zieht darauf das Schwert aus der Scheide und damit beginnt die große Weltschlacht. Das Militär geht alsbald auf P.s Seite über, und es kommt zum blutigsten aller Kämpfe, von dem die Offenbarung Johannis

Kapitel 14 Vers 20 weissagt: „Das Blut wird reichen bis zu den Trensen der Pferde durch tausendsechshundert Feld Wegs." Nach dem großen Sieg über die Feinde, bei dem nach der Schrift die Könige lebendig in den feurigen Pfuhl geworfen werden, wird P. über alle Völker zum Zeichen der Unüberwindlichkeit mit eisernem Zepter regieren bis zu seinem leiblichen Tode.

Vom Ende des Reiches von dieser Welt (nach dem 7. Zeitalter) handelt der 6. Abschnitt des großen Buches. Darin macht P. besonders darauf aufmerksam, daß in der Offenbarung Johannis zwei Möglichkeiten aufgezeichnet sind, welche je nach seiner Anerkennung oder Nichtanerkennung ihre Erfüllung finden. Kann P. als Weltmonarch den Thron Jerusalems besteigen, so ist seine Mission erfüllt, und die Macht des Teufels auf immer gebrochen; muß er jedoch unverrichteter Dinge aus der Welt abziehen, dann wehe der Menschheit, die für ewig in den Klauen des Teufels verloren ist; und der Tag des Gerichts wird über sie kommen: wie ein Dieb in der Nacht (Offenbarung Johannis, Kapitel 3, Vers 3, und 2. Brief Petri, Kapitel 3, Vers 10). „Vor letzterem möge uns der Herr aber gnädiglich bewahren!" In beiden Fällen wird das Weltende etwa 85 Jahre nach P.s Leibestod eingeleitet durch eine zweistündige Erschütterung der Grundfesten des Himmels, wobei sich die Sonne in Ringe auflöst und unter den Horizont verschwindet. Auch die Sterne mit dem ganzen Firmament werden mit gewaltigem Krachen zusammenstürzen, so daß eine tiefe Finsternis entsteht. Während dieser wird sich die Erde ganz umgestalten, und die Meere werden als Schwefelseen in die Hölle versinken. Alle Toten werden in zwei Sekunden auferstehen. In dieser Finsternis erscheint P., der auferstandene Sohn Gottes, auf den Wolken gemäß Offenbarung Johannis Kapitel 3, Vers 3 zum Jüngsten Gericht „und er wird sitzen auf dem Thron seiner Herrlichkeit" (Matthäus, Kapitel 25, Vers 31). Die auferstandenen Menschen werden unübersehbar wie ein Ozean vor ihrem gerechten Richter stehen, und die Straße von Damaskus soll die Bösen von den Guten scheiden. Mit dem Aufdämmern des ewigen Morgens werden die Ungläubigen in den Schwefelpfuhl geschleudert, während die Gläubigen in das ewige Paradies des Reiches Gottes eingehen.

Der 7. und letzte Abschnitt des großen Buches offenbart die Geheimnisse des ewigen Paradieses auf Erden nach dem Ende der Welt. Gemäß dem 21. Kapitel der Offenbarung Johannis fährt „das neue Jerusalem, die heilige Stadt, von Gott aus dem Himmel hernieder, bereitet als eine geschmückte Braut ihrem Mann". Damit wird von neuem Gottes Endzweck, nämlich die Vereinigung der beiden Wesenshälften der Weltschöpfung und „der damit verglichenen Braut Gottes" erreicht, und das ewige Leben und ewige Paradies auf Erden wiedergewonnen. P. gibt hiervon ein genaues Bild: Die Erde wird der einzige Himmelskörper sein und nur aus Festland bestehen, um das der Horizont einen goldenen Streifen bildet. Es gibt nur einen Fluß, das „Lebenswasser" (Offenbarung Johannis, Kapitel 21), welcher um das Land der Seligen einen Ring bildet. Ewiger Tag wird sein; kein Schmerz, kein Jammer und keine Krankheit oder Armut wird mehr herrschen, die Pflanzen wachsen wie früher weiter, wenn auch kein Regen oder Schnee mehr fällt. Es wird vielmehr alle 24 Stunden die Erde ausgiebig mit Tau benetzt. Die Menschen werden alle gleichmäßig und froh arbeiten und dreimal im Jahr große Ernte halten können, wobei die Früchte reichhaltiger, größer und gediegner sein werden. Kein Unkraut, Gift oder Rost wird den Menschen in seiner Seligkeit stören und insbesondere keine körperlichen Gebrechen oder das Alter. Die Menschen werden vielmehr alle 33 Jahre alt, da Christus in diesem Alter gestorben ist. Die schon Älteren werden sich langsam verjüngen, und die Jüngeren sich noch bis zu jenem Alter fortentwickeln. In diesem ewigen Paradies wird P. vom Thron der Herrlichkeit aus als Vertreter Christi regieren, der nach der Offenbarung Johannis nicht selbst das Zepter führen, sondern tröstend und heilend alle Tränen von den Augen abwischen wird (Kapitel 21).

In einem langen Artikel über das Geheimnis seiner Person offenbart P. sich dabei folgendermaßen: „Siehe! Ich selbst bin es am gesamtheiligen Schöpfungswerke, der Inbegriff der Wesenhaftigkeit Jehovas, Deines Gottes, der Vater, der Weltschöpfer, das Werdensorgan alles Werdens im Anfange und nun das persönliche Werdensorgan der Wiedergeburt von allem, der persönlich Braut-Herz-Quell-ähnliche Sohn des Menschen, der Bräutigam oder die heiligdreieinige Gottheit in der fleischlich oder persönlich angenommenen Sohnes-Jesu-Eigenschaft; denn alle drei Gottheiten sind nur in einer Person vereinigt, und dies bin Ich: Gott der Heilige Geist, der darunter zu verstehende Vater, das Leben, der Ich an der Geburt zum Kinde Jesu die Geheimnisse Meiner gnadenreichen Erstgeburt vollzog und Mich dadurch zum Geheimnisse Eines heilig dreieinigen Gottes in einer Person, in der persönlichen Sohnes-Jesu-Eigenschaft ausgebar. Wisset also auch, daß der Himmel und die Erde Meine höchsteigene Wesenhaftigkeit bildet, nämlich: An zwei Höhen Jerusalems, Gestirn und Pflanzenwerde bilde Ich, der Vater, der Sohn des Menschen, der Bräutigam die Wesenhaftigkeit der gestirnten Mutterkirche und der fruchtig-gebenedeiten Tochterkirche auf Erden, worin Ich also das Allerheiligste den persönlich Braut-Herz-Quell-ähnlichen Bräutigam und das Heiligtum, die Brautorganleib-gleiche heilige Schöpfung oder den Inbegriff der Wesenhaftigkeit Meines Königreiches bilde" usw. usw. — Mit dieser in gleicher Weise noch lange fortgeführten Selbstoffenbarung und einem wortreichen Aufruf an die katholische Priesterschaft zur Anerkennung seiner „Sohnes-Jesu-Eigenschaft" schließt P. sein großes Buch ab, nachdem er noch Beziehungen der verschiedensten Gleichnisse aus den Evangelien zu seiner Person und Umgebung dargetan hat. Z. B. ist der eine Gast im Gleichnis vom Hochzeitsmahl, der nach dem Herbeiruf ohne hochzeitliches Gewand erscheint, ein naher Bekannter P.s, der ihn als erster ungläubig verlassen hat. Das hochzeitliche „weiße Gewand" erhalten nämlich nur diejenigen, welche im Glauben an P. ausharren durch alle Schwierigkeiten und Nachstellungen der Feinde (Offenbarung Johannis, Kapitel 3). Das Gleichnis von den zehn Jungfrauen, die auf ihren Bräutigam warten, bezieht sich auf das katholische Volk, das Gottes Geist in P. seit den einstimmigen Weissagungen der Propheten des neuen Buches herbeisehnt. Im Gleichnis von den anvertrauten Pfunden deutet der faule Knecht auf den ehemaligen Erzbischof von München, der im Jahre 1880 P.s Missionsantritt weder zum Heil der Menschheit verwertet noch ihn unterstützt hat. Am Schluß des Gleichnisses von der armen Witwe, die bei einem Richter Schutz gegen ihre Feinde sucht, diktierte Gott dem Evangelisten: „Doch wird der Sohn des Menschen wenn er hierher kommen wird, auch Glauben finden?" Gott sah nämlich voraus, daß die Feinde der Kirche seinem Sohn P. große Schwierigkeiten bereiten werden; darum läßt er die Frage offen. Außer bei den Gleichnissen findet P. auch zwischen Christi Erlebnissen und seinem Leben mannigfache Beziehungen. Nach seiner Angabe bedeuten Tod, Auferstehung und Himmelfahrt Christi nur Sinnbilder für seine Zukunft: Weltschlacht, Regierungsantritt als Weltmonarch auf Erden und Thronbesteigung im himmlischen Jerusalem. Jesus war als armer Zimmermann und P. als armer Schuhmacher zur Menschheit gekommen, aber der gemeinsame überirdische Geist berechtigt P. zu der häufigen Bezeichnung: „Wir Könige." Auch die Feuerflammen, welche sich zu Pfingsten über den Häuptern der Apostel zeigten, sind nach P. nur Sinnbilder für sein Erscheinen. Gott bezeichnete ihn nämlich im Johannes-Evangelium, Kapitel 14 als den kommenden Heiligen Geist: „Aber der Tröster, der Heilige Geist, welchen mein Vater senden wird, in meinem Namen, derselbige wird euch alles lehren und euch erinnern an alles, was ich gesagt habe."

Aus den verschiedenen uns zugänglich gewordenen Schriften und Monatsblättern, sowie insbesondere aus dem umfangreichen Schriftstück der zweiten

Dieneraussendung, woher schon eine große Zahl obiger Angaben entstammen, ließen sich noch ungezählte gleichartige Offenbarungen aufführen, und auch aus dem persönlichen Gespräch könnten noch zahlreiche ähnliche Aussprüche vorgebracht werden; wir schließen jedoch vorläufig damit ab, nachdem uns die hauptsächlichen Gedankengänge des Lehrsystems bekannt geworden sind.

Wie wir schon aus den anfangs geschilderten Ereignissen der Lebensgeschichte P.s schließen können, ist dieses umfassende, in sich abgeschlossene Wahnsystem auf das engste mit P.s gesamter Persönlichkeit verknüpft. Dasselbe läßt sich darum in der Entstehung der wahnhaften Vorstellungen und Entwicklung bis zum fertigen Wahngebäude erst an Hand einer möglichst eingehenden Schilderung und Zergliederung dieser Persönlichkeit übersehen und wissenschaftlich beurteilen. Aber auch eine fertige Persönlichkeit ist das Produkt einer langen Entwicklung, welche nach unserer Erfahrung nicht etwa mit der Geburt oder dem sog. „Erwachen der Seele" in den ersten Lebensjahren ihren Anfang nimmt, sondern schon von den Vorfahren grundlegende Richtlinien ererbt erhält. Wir werden darum auch in unserm Fall zuerst die Familiengeschichte zu betrachten haben, um die Grundlagen kennenzulernen, auf die sich die uns hier beschäftigende Einzelpersönlichkeit aufbaut.

Seiner Abstammung nach ist P., wie wir schon hörten, ein Schuhmacherssohn aus dem Bayrischen Wald. Behördlicherseits erfuhren wir, daß schon seit über 100 Jahren in der Familie P. Geisteskrankheiten vorgekommen sein sollen. Von einem Jugendfreund P.s erhielten wir die Angaben, daß ein Onkel (Franz P.) am Verfolgungswahn gelitten habe; er habe sich „die Zehen abgelaufen" in seinem planlosen Herumirren. Dessen Schwester Therese P. hätte unausgesetzt auf einem Bänkchen Strickbewegungen gemacht. Der Vater P.s soll nach Aussage einer seiner Schwiegertöchter flott gelebt und viel getrunken haben. Von P.s Mutter, einer Zimmermeisterstochter aus G., ist dagegen nichts Weiteres bekannt, als daß sie jung im Wochenbett gestorben ist. Der „Weltmonarch" Franz Paul P. hatte noch vier Geschwister, darunter einen Stiefbruder aus der zweiten Ehe seines Vaters. Die älteste Tochter Marie hat schon in jungen Jahren viel Schnaps getrunken und ist mehrfach an Delirium tremens erkrankt. Der zweitälteste, der Schuhmacher Josef P., soll ebenfalls getrunken haben und brachte nach Aussage seiner Frau religiöse Wahnideen vor. In nüchternem Zustande hielt er sich für einen Heiligen, küßte den Boden, den Schusterstuhl, segnete ihn und predigte auf offener Straße. Er legte sich stets nackt zu Bett, da Christus nackt am Kreuze hing. Oft öffnete er seinen Schrank und segnete seine Kleider. Bei seinen häufigen Rauschzuständen habe er seine Frau oft so schwer bedroht, daß sie mit ihren Kindern flüchten mußte. Er wurde 69 Jahre alt. Verblödungserscheinungen sollen nicht eingetreten sein. Auch dessen Tochter Marie, welche an Dementia praecox erkrankt in der Heilanstalt Eglfing untergebracht ist, zeigt Spuren eines religiösen Wahns. Sie nannte sich mehrfach „illegitime Frau von Jesus Christus" und hält sich gleichfalls für heilig. Der drittälteste der fünf Geschwister P. ist der „Weltmonarch". Auch er soll früher Schnaps und viel Bier getrunken haben. Die Angaben seiner ehemaligen Anhänger darüber sind widersprechend. Diejenigen, welche enttäuscht und finanziell von ihm geschädigt von ihm abgefallen waren, erzählen von häufigen Rauschzuständen; auch habe er seine Lehren am liebsten am Wirtstisch vorgebracht, wenn seine Gläubigen für ihn bezahlten. Andere aber, die noch heute in

P.s Verkündigungen ewige Wahrheiten erblicken, schildern ihn als nüchtern. Der nächstjüngere Bruder Karl P. soll leicht erregbar gewesen sein und später viel getrunken haben. Er zog sich eine mehrjährige Zuchthausstrafe zu, im Laufe deren er gestorben ist. Auch der jüngste, Xaver P., ein Stiefbruder der übrigen, welcher noch heute das Schuhmachergeschäft und die Ökonomie seines Vaters führt, soll einen „Sporn" haben und viel trinken. Vom „Weltmonarchen" leben in München drei Kinder. Der älteste Sohn Franz hat eine eigene vielbeschäftigte Schuhmacherwerkstätte inne; er glaubt noch heute an die himmlische Sendung seines Vaters, spricht sich aber nur ungern darüber aus. Der zweite Sohn Joseph arbeitet mit seinem älteren Bruder; er wird von allen Bekannten als beschränkt und trottelhaft bezeichnet. Die jetzt 28jährige Genoveva P. ist menschenscheu und zieht sich vor jedermann zurück. Ein Freund der Familie P., der seit zwei Generationen ihre Mitglieder kennt, erzählt, daß alle P.s gescheite Menschen gewesen seien, aber sie hätten „durchwegs hübsch getrunken".

Die vorstehende Familiengeschichte berechtigt uns zu der Annahme, daß wir es bei dem „Weltmonarchen" P. mit einer psychopathischen Persönlichkeit zu tun haben, vielleicht sogar mit einer besonderen Anlage zum religiösen Wahn, da ja auch sein Bruder und dessen Tochter ausgeprägt religiöse Wahnideen vorgebracht haben. Wie weit eine durch Alkohol bedingte Keimschädigung und eine erbliche Entartung zusammengewirkt haben, ist natürlich zu ungewiß, als daß daraus irgendwie ein wissenschaftlich verwertbarer Schluß gezogen werden könnte. Für die Beurteilung der Persönlichkeitsentwicklung sind die Angaben über P.s Jugendjahre gleichfalls ungenau, aber sie deuten doch auf anfängliche gesellschaftliche Hemmungen und vor allem auf ein gesteigertes Selbstgefühl. Er schloß sich nicht an, nahm nicht teil an den Spielen seiner Schulkameraden, sondern machte gerne allein Spaziergänge und hielt sich „für etwas Besseres". Wir wissen, daß er sich in der Schule infolge seiner leichten Auffassungsgabe bald vor seinen Mitschülern auszeichnete, einen großen Wissensdrang zeigte und später gern studieren wollte. In seiner Lehrlings- und Gesellenzeit erregte die allgemeine Bewunderung seines regen Geistes natürlich seinen Stolz und nährte in ihm die Eitelkeit. Seine lebhafte Phantasie und die für seine Verhältnisse ungewöhnliche Redegewandtheit machten ihn zu einem überall gerne gesehenen Mann und Ratgeber.

Was die Veranlassung dazu gab, daß er sich im Jahre 1873 mit einer angesehenen, aber geistig tief unter ihm stehenden Frau verheiratete, läßt sich heute nicht mehr feststellen, sowie auch die Ursache seiner jahrelang vorgebrachten Eifersuchtsideen völlig unbekannt ist. Wir werden später darauf zurückkommen. Seiner Angabe, daß er sich in den Jahren nach seiner Verheiratung viel mit religiösen Schriften beschäftigt habe, können wir, obwohl P. aus einer seit alters her streng katholischen Gegend stammt, nur bedingten Wert beilegen, weil seine Erinnerung durch die später auftretenden Wahnvorstellungen stark beeinflußt ist. Sicher ist jedoch, daß er sich in diesen Jahren, wahr-

scheinlich im Jahre 1876, von seinem damaligen Hausherrn ein Pro-
phetenbüchlein lieh, dessen Verfasser einen Teil der Offenbarung
Johannis erklärt und außerdem Weissagungen der Propheten des Neuen
Bundes enthalten habe. P. entsann sich zwar weder des Titels noch des
Verfassers, aber dennoch konnte das Büchlein ausfindig gemacht werden
als das im Jahre 1869 in Regensburg erschienene Werkchen: „Propheten-
stimmen: Die zukünftigen Schicksale der Kirche Christi im Lichte der
Weissagungen des Herrn und seiner Heiligen."

Es enthält den Versuch, aus den Weissagungen der verschiedensten Heiligen
das Weltende vorherzusagen und schließt sich zumeist an die Erklärungen der
Offenbarung Johannis an, wie sie von Bartholomäus Holzhauser (1098—1179)
gegeben wurde. Es verwertet außerdem noch Weissagungen über die Reihenfolge
der Päpste von Malachias, einem Primaten von Irland (1094—1148) und Weissagungen der hl. Hildegard (1098—1179). Bartholomäus Holzhauser, welcher das
Leben eines vollendeten Heiligen geführt und schon mit elf Jahren die Gabe des
übernatürlichen Schauens gehabt haben soll, erklärte die ersten dreizehn Kapitel
der Offenbarung Johannis; dann aber habe ihn der Geist, mit dem er angefangen
hatte, verlassen, und er verkündet, es werde die Zeit kommen, wo einer der Sei-
nigen ihm die Vollendung und Krone aufsetzen werde: „Es hat Gott nicht gefallen,
die Kirche von Anfang an in das völlige Verständnis der geheimen Offenbarung
Johannis einzuführen; diese sollte vielmehr ein mit sieben Siegeln verschlossenes
Buch bleiben, bis derselbe Geist, der das Verständnis versiegelt hat, zu der Zeit,
wenn die Christen dessen bedürfen, ihren Sinn erschließt." Die Erklärung der
ersten dreizehn Kapitel enthält jene uns bekannte Einteilung und Abgrenzung
der Kirchen- und Weltgeschichte nach den sieben Sendschreiben, Siegeln und
Posaunen in je sieben Zeitalter. Für das sechste Zeitalter der Kirchengeschichte
weissagte Holzhauser einen starken Alleinherrscher im Anschluß an das
für Philadelphia bestimmte Sendschreiben. Derselbe wäre ein Friedensstifter und
würde wider alle Irrlehrer in einer großen Kirchenversammlung die wahre Lehre
Christi festlegen. Seine Herrschaft breite er über alles Festland und alle Inseln
aus in siegreichem Kampfe gegen die feindlichen Kaiser und Könige. Nach Ablauf dieser Gnadenfrist würde keine Zeit zur Bekehrung mehr sein, sondern „in
den Tagen der Stimme des siebenten Engels wenn er posaunen wird, soll das Geheimnis Gottes, die Erlösung der Menschen vollendet werden, wie er es durch
seine Knechte, die Propheten, verkündigt hat."
Auch die hl. Hildegard schildert das trostreiche Zeitalter unter der Herrschaft
des mächtigen Alleinherrschers; und ebenso lassen sich die übrigen Weissagungen
z. B. die der Schwester Nativitas, Hermann von Lehnins und des selig gesprochenen
A. M. Taigi um so leichter an die Erklärungen Holzhausers anschließen, als sie
sämtlich in bezug auf das Ende der Welt übereinstimmen.

Es unterliegt nun keinem Zweifel, daß P. in diesem Büchlein „Prophetenstimmen" für den Ausbau seines Wahnsystems ein wesentliches
Hilfsmittel gefunden hatte. Die Weissagung von dem „mächtigen
Alleinherrscher" griff er in seinem schon von Jugend her gehobenen
Selbstgefühl mit Begeisterung auf, und entnahm der Verkündigung
das gesamte Gerüst für seine spätere Lehre. Die Einteilung der Kirchen-
und Weltgeschichte übernahm er wörtlich und machte sich darauf an
die Erklärung der letzten Kapitel der Apokalypse als jener „Geist der

Wahrheit", der einst Holzhauser beim 13. Kapitel verlassen hatte. Selbst Johannes habe nicht auslegen können, was er gesehen hatte und niederschrieb; erst Gottes Geist mußte in P. in die Welt kommen, um die sieben Siegel jenes geheimnisvollen Buches endgültig zu lösen. Wie wir schon wissen, deutete er den gesamten Rest der Apokalypse als Vorhersage seiner Person und wies dabei auf die Weissagung seiner Geburt, seiner Mission und des Weltendes mit seinem Regierungsantritt. Er muß diesen Gedanken seiner himmlischen Sendung in sich gebildet und lange herumgetragen haben, ohne daß er seiner Frau davon Mitteilung machte oder sie auch nur etwas merken ließ, bis er plötzlich im Jahre 1880 mit seinen ersten Schriften auftrat.

Auch die Weissagung des hl. Malachias, welche in dem Prophetenbüchlein aufgezeichnet ist, verwertete P. für seine Lehre. Dieselbe prophezeit die Zahl der Päpste, welche noch den Stuhl Petri besteigen sollen. Jedem derselben legt Malachias ein bestimmtes Sinnbild, einen symbolischen Namen bei. Die Reihe beginnt mit Cölestin II. im Jahre 1143, und nach diesem weissagt er noch 103 Päpste, deren letzten er Petrus II. nennt. P. erklärt darauf, entsprechend der Ansicht des Verfassers der Prophetenstimmen, die symbolischen Bezeichnungen hätten alle ihre Erfüllung gefunden; z. B. habe König Viktor Emanuel, der ein Kreuz im Wappen führte, dem Papste Pius IX. ein schweres Kreuz gezimmert durch Errichtung des Königreiches Italien, wodurch der geweissagte Beinamen: „Crux de cruce" seine Erfüllung gefunden habe. Malachias hatte nach diesem noch elf symbolische Beinamen kommender Päpste geweissagt, aber P. nahm die ersten vier für die Zeit seiner Mission in Anspruch. Er sei das „Licht am Himmel" und das „brennende Feuer", welches das katholische Volk erleuchten solle. Durch die Bosheit der Bischöfe und Kirchenfeinde habe sich der dritte geweissagte Beinamen „Verheerte, verlassene Religion" erfüllt, während er seinem weiteren Namen: „Unerschrockener Glaube" alle Ehre mache, indem er sich gegen jeden Widerstand der Feinde durchsetze. P. spricht darauf noch von den sieben „evangelischen Hirten", welche ein hl. Methodius geweissagt habe. Dieselben würden während des Zeitalters des siebenten Sendschreibens die Welt zu Ende regieren. Der Verfasser der „Prophetenstimmen" weiß zwar von diesem hl. Methodius nichts; P. bezeichnet ihn jedoch als einen „dummen Exegeten, der von den Geheimnissen des großen Weltmonarchen nichts verstanden hat". Derselbe hl. Methodius soll P. sogar unmittelbar vorhergesagt haben: „Im Jahre 1881 wird sich ein Kaiser anmaßen, einen Papst auf den Stuhl Petri zu setzen; und nach diesem wird ein hl. Mann denselben besteigen und Gott wird durch ihn Großes vollbringen."

Bis zum Jahre 1880 muß P. in seinem Innern das Wahnsystem (wenigstens in den Grundzügen) fertig ausgebildet gehabt haben, trat er

doch schon damals als Erfüller des Gleichnisses vom kgl. Hochzeitsmahl auf und forderte Anerkennung als Gottgesandter von Staat und
Kirche. Er zeigte dabei keine auffallenderen Störungen, blieb vielmehr
dauernd besonnen, klar und geordnet. Sinnestäuschungen sind bei
ihm nicht aufgetreten; jedoch erzählt er gerade aus dieser Zeit seines
Missionsantrittes von visionären Erlebnissen. Dieselben hätten
meist nachts stattgefunden, aber auch am Tage, selbst wenn er mit
mehreren Personen beisammen war. Man brauche nur die Augen zu
schließen, und es würde einem von Gott gezeigt, wie der Ausgang der
Mission sein werde. Am häufigsten habe er erkannt, was alles geschehe,
wenn er unverrichteter Dinge werde abziehen müssen. Die eigene Gestalt im weißen Gewand auf dem Throne der Herrlichkeit stehe vor
einem. Dabei überkomme ihn das Gefühl tiefster Ergriffenheit und un-
beschreiblicher Glückseligkeit. Auch der Teufel sei ihm mehrfach leib-
haftig erschienen, und zwar in Menschengestalt; er hätte sich aber immer
in einiger Entfernung aufgehalten. Körperlich sei er nie belästigt
worden. Später habe er auf die Schauungen nicht mehr geachtet, da
er ja so schon alles gewußt habe. — Wir sehen, daß diese Erlebnisse
eng mit den wahnhaften Vorstellungen zusammenhängen. Es handelt
sich dabei wahrscheinlich um krankhafte Einbildungen, um
Phantasiegebilde übernatürlicher Art, die eine Erfüllung geheimer
Wünsche und Hoffnungen vorspiegeln.

Die sichere Deutung dieser visionären Erlebnisse stößt deshalb auf
besondere Schwierigkeiten, weil dieselben sehr lange zurückliegen und
darum auch den Verdacht auf Erinnerungsfälschungen erwecken
müssen. Solchen für die Paranoia charakteristischen Erinnerungsfälschungen begegnen wir bei P. in größerer Zahl. Er erzählt z. B.,
das eiserne Szepter, mit dem er alle Völker der Erde regieren solle, sei
ihm schon in der Wiege gegeben worden, er habe mit vier Jahren den
ganzen Himmel offen gesehen und von Geburt die ganze Offenbarung
Johannis auswendig gewußt. Die Behauptung, er habe nicht vor 1880
seine hl. Mission antreten dürfen, weil sonst der Antichrist nie auf den
Stuhl Petri gelangt wäre, müssen wir gleichfalls als eine nachträgliche
Umwertung von Erlebnissen auffassen. Wir sehen also, daß P. einmal
völlig erfundene, zu seinen Wahnvorstellungen in Beziehung stehende
Vorkommnisse in Form von Erinnerungsbildern vorbringt, und im
andern Fall seine Erlebnisse vorurteilsvoll umdeutet und dadurch seine
Erinnerung fälscht.

Die Behauptung P.s, die Priester hätten von der Kanzel herab die
Annahme seiner hl. Schriften verboten, könnte auch als eine Erinnerungs-
fälschung angesprochen werden; sie steht jedoch mindestens in gleich
nahem Verhältnis zu dem bei P. sehr ausgeprägten Beziehungswahn.
Derselbe beeinflußt in hohem Maße die psychische Verwertung der Er-

lebnisse und Eindrücke der Gegenwart. P. sah besonders in der Zeit
seines Missionsantritts in allen Vorkommnissen des täglichen Lebens
irgendwelche geheimnisvolle Beziehungen zum eigenen Wohl und Wehe,
erblickte in dem ablehnenden Verhalten der Kirche eine versteckte
Anerkennung, nimmt als selbstverständlich an, daß der Papst und die
weltlichen Machthaber seine Schriften gelesen haben und als Gegenmaß-
regel gegen das Erscheinen ihres „gefährlichsten Feindes" sofort den
Kulturkampf niedergelegt haben. Er findet also überall innere Zusammenhänge zwischen zufällig aufeinanderfolgenden Ereignissen. In dem
Tode des Erzbischofs nach dem Ausbleiben seiner geforderten Anerkennung, in der zweimaligen Einstellung der Gerichtsverfahren gegen
ihn, sowie in der baldigen Entlassung aus der Heilanstalt sieht er göttliche Bestätigungen seiner heiligen Person. Die ungezählten Beziehungen
der gesamten hl. Schrift zu seinem Erscheinen und zu seiner Umwelt
haben wir schon genügend kennengelernt. Jeder Vers der Offenbarung
Johannis enthalte ein tiefes Geheimnis, das erst durch sein Erscheinen
und seine hohe Mission der Menschheit offenbar geworden wäre. Wenn
das Himmelreich verglichen wird mit einem Senfkorn, so sei damit auf
seinen göttlichen Geist hingedeutet, der mit seiner Anerkennung gleich
einem Baum anwachsend die ganze Welt in Schatten stelle usw. Am
merkwürdigsten sind die zahllosen „Sinnbilder" aus Vergangenheit und
Gegenwart, durch die er immer irgendeine Beziehung zu seiner Person
ausdrückt.

Aber auch in Natur und Naturereignissen erkennt P. seine Person
bestätigende Beziehungen. Er erzählt, die Naturzeichen Gottes seien
für die Menschheit am einleuchtendsten gewesen, zumal da sie auch
schon in der Offenbarung Johannis geweissagt seien. Gott habe jedesmal, wenn er auf Widerstand gestoßen sei, ein großes Erdbeben und
meist am gleichen Tag auch ein Grubenunglück geschickt, auf daß
die Menschheit erkenne, wie sie leiden müsse, falls er weiter auf Un-
glauben stoße. Im April 1906, als ihm die Vorladung vor Gericht zu-
geschickt worden war, habe Gott die Stadt San Franzisko durch ein
Erdbeben von Grund aus zerstört und in den Bergwerken von Cour-
rières viele hundert Menschen vernichtet. Ähnlich sei im Jahre 1907,
als er ins „Narrenhaus" geschickt wurde, was er übrigens als „eine
Schande für ewig" bezeichnet, die Stadt Kingston völlig zerstört worden, und am gleichen Tage habe ein Grubenunglück in Elsaß stattgefunden. Schließlich im Jahre 1908 habe Gott das letzte und größte
Zeichen der Bestätigung und Warnung für die ungläubige Menschheit
gegeben durch das Erdbeben von Messina. Am dritten Tag nach Weihnachten, den er seinen symbolischen Bestattungstag nennt, wurde alles
Menschenwerk jener Stadt zusammengeworfen, und eine große Wasser-
welle ging darüber. Alle Menschen kamen um unter den Trümmern

der zusammenstürzenden Welt, zum Zeichen des alles vernichtenden
Weltuntergangs, falls der „Gottessohn“ ohne Erfüllung seiner Mission
die Welt verlassen müsse. Der Geist Gottes habe diese furchtbare
Katastrophe schon vorhergesagt in dem Bibelwort: „Und in derselben
Stunde ward ein großes Erdbeben, und der zehnte Teil der Stadt fiel,
und im Erdbeben kamen um siebentausend Namen der Menschen.“

Aus alledem erkennen wir, daß die wahnhaften Beziehungen P.s
eng mit seinen krankhaften Vorstellungen und eng mit seinem Ich zusammenhängen. Er fühlt sich als Mittelpunkt alles Geschehens; und
nichts um ihn ist zufällig oder gleichgültig. Alles hat irgendeine geheimnisvolle innere Beziehung zu ihm. Sein von Jugend auf gesteigertes
Selbstgefühl hat sich durch die innere Verarbeitung jener Gedankengänge des Prophetenbüchleins zu einem grenzenlosen Größenwahn
ausgewachsen, der die Persönlichkeitsentwicklung entscheidend beeinflußt hat.

Für die Diagnose alles Innern im Menschen sind wir auf Symptome
angewiesen. Um das innere Erleben eines Menschen nach seiner Stärke
zu beurteilen, haben wir kein besseres Merkmal, als wenn wir auf den
Grad der Gewißheit sehen, den seine Anschauungen und Gedanken
den widerstreitenden Eindrücken der Außenwelt gegenüber mit sich
führen. Eine hohe Selbstsicherheit, wie sie sich bei P. herausgebildet
hat, wird sich insbesondere im Ausdruck der inneren Gedankenarbeit,
in einem persönlichen charakteristischen Stil der Reden und Schriften
kundtun.

Diesen Stil kennenzulernen haben wir bisher schon mehrfach Gelegenheit gehabt. P. hat sich für alles, was irgendwie mit seiner Lehre zu
tun hat, die Ausdrucksweise seiner „Propheten“ angeeignet und liebt
es, in biblischer Sprache zu reden und zu schreiben. Abschnitte seiner
lehrhaften Schriften beginnt er gerne mit dem Aufruf: Siehe! Höre!
was er gleichfalls den Prophetenschriften abgesehen hat. Aber sein
Stil ist nicht nur Anlehnung an seine Vorbilder, sondern die selbstsichere
Persönlichkeit P.s drückt sich gerne in schwülstigen, hochtrabenden
Redensarten aus, die sich um so mehr steigern, je mehr sie seine eigene
Person behandeln. Er schreibt dabei mitunter in tönendem Wort-
schwall völlig unverständliche, endlose Sätze, mit sich häufenden Wieder-
holungen, oft ohne Zeitwort, und kommt zu sinnlosen Wortzusammenstellungen wie „Gottmenschgefügewesen“, „Gebärerinorganwesenhaftig-
keit“, „Empfängniserdreichschoß“, „der fruchtig gebenedeite Erdreich-
schoß Meiner zugleichen Tochterwesenhaftigkeit“ usw. Im alltäglichen
wie im Berufsleben hat jedoch seine Redeweise gar nichts Absonderliches, sondern bewegt sich in den Wendungen und Vorstellungenkreisen
des kleinen Mannes. Die Geschraubtheit setzt erst in seinen religiösen
Äußerungen ein, und wird begleitet von einem überlegenen, oft feier-

lichen Gesichtsausdruck. Sein Bildungsgrad geht über den seines Standes hinaus. Lücken seines Erfahrungswissens füllt er durch kühne Schlüsse aus, vergißt dabei häufig das tertium comparationis, so daß seine Behauptungen meist die Form unbestreitbarer Wahrheitsverkündigung tragen. Auf diese Weise sieht seine rege Phantasie in Vergleichen, Zeichen, Sinnbildern und Gleichnissen den untrüglichen Ausdruck für Tatsachen und Wirklichkeit. Die Weissagungen, was alles „zu geschehen hat", geben ein beredtes Zeugnis seiner großen Selbstsicherheit: „Höre! Von der Stunde ab, wo unter Mir, Deinem Feldherrn, die blutige Weltschlacht entbrennt, haben immer pro Stunde zwei Millionen Streiter freundlicher- wie feindlicherseits das Leben zu verlieren!" Sehr gerne bedient er sich „zum besseren Verständnis" der Form von Fragen und Antworten, wobei er oft als Antwort einfach die Frage nur in anderer Wortfolge wiederbringt. Wir stoßen immer wieder auf die Sucht, sich in äußerlich wirkungsvollen, glänzenden Redensarten auszudrücken, wie sie einer kindlichen Vorstellungsart zu entspringen pflegt, und erinnern uns dabei auch jener hochtrabenden, eindruckslüsternen Offenbarungen über die Geheimnisse des Himmelreichs, der Werdensmomente Adams, der gleichzeitigen Erschaffung der Tierwelt und des Tierkreises am gestirnten Himmel usw. als deutliche Anzeichen einer kindlichen, ungereiften Denkarbeit.

Die unmittelbare Gewißheit, mit der P. im Wort und Schrift seine äußerlich widerspruchslos zusammenhängende Lehre vorzubringen vermag, lassen es natürlich erscheinen, daß er vor allem seine Angehörigen und Bekannten von den Wahnvorstellungen überzeugen und sich schließlich im Laufe der Jahre eine beträchtliche Zahl gläubiger Anhänger heranziehen konnte. Die großen Versprechungen, die er ihnen für den Fall seiner nahe bevorstehenden Thronbesteigung als Weltmonarch machte, fanden um so leichter Widerhall bei seiner Umgebung, als diese zumeist aus kleinen Handwerkern, Mechanikern, Bäckern, Brennern, Schumachern, dann kleinen Kaufleuten, Briefträgern und Taglöhnern, sowie deren Frauen bestand. Dieselben waren natürlich um so mehr geneigt, jene vorgespiegelte Zukunftshoffnung aufzugreifen, als sie ihrem Verlangen, an den Freuden dieser oder jener Welt in reichlicherem Maße teilzunehmen, entgegenkam. Leichtgläubig und urteilslos nahmen sie das Wahngebäude P.s in sich auf, solange ihre Hoffnung genährt wurde. Sie bestaunten die angebliche Fähigkeit ihres Propheten zu weissagen, sowie seine biblischen Reden und beschenkten ihn mit Geldmitteln in Erwartung seiner besonderen Gnade. Wie wir schon wissen, hat aber schon bei dem ersten Mißerfolg P.s der größere Teil die Haltlosigkeit der wahnhaften Lehren eingesehen. Durch die Trennung von dem sie beeinflussenden Kranken verblaßten natürlich rasch die anfangs urteilslos übernommenen Vorstellungen;

eine Anzahl ehemaliger Anhänger sprach sich auch über die induzierende Macht P.s erbittert aus, indem sie, wie wir schon gehört haben, vor Gericht klagten: „Er verstand es durch eine höllische Kraft zu suggerieren und zu hypnotisieren." Andere gaben zu, ihnen wäre bisher nie ein Zweifel aufgekommen an der Wahrheit der Lehren P.s. Bei einer kleineren Zahl der Induzierten hatte sich jedoch die anfangs rein verstandesmäßige Anerkennung der Wahnvorstellungen zu einer widerstandslosen Unterordnung des eigenen Urteils unter das des induzierenden Kranken fortentwickelt, so daß selbst die unsinnigsten Behauptungen und Lehren ohne weitere Prüfung hingenommen und blind geglaubt wurden. Damit begann die anfänglich nur geringfügige Abweichung von der Gesundheitsbreite unmerklich und schleichend für die Induzierten das Gepräge des Krankhaften anzunehmen. Selbst bei persönlicher Benachteiligung wurden die induzierten Vorstellungen kritiklos festgehalten und beeinflußten, wie wir noch hören werden, ihr Denken und Handeln. P. entfaltete unter diesen seinen Getreuen eine rege Tätigkeit. Fast jeden Samstag kam er in die Wohnung eines derselben, wo sich „die Herde um ihren guten Hirten scharte". P. hielt daselbst Vorträge oder las aus seinen Schriften vor und nannte sich Gottes Geist und höchster Priester, der allein das Recht habe, die Lehren des hl. Evangeliums auszulegen. Um die österliche Zeit kam er als höchster Beichtvater in die Wohnungen seiner Anhänger, um von jedem Familienmitglied die Osterbeichte anzuhören, und erteilte dann immer die Kommunion. Einmal soll er eine 24 jährige Beichtende nach der Absolution geküßt haben, gebot ihr aber im Auftrag ihres höchsten Gottes Stillschweigen zu bewahren. Später sagt er darüber: „Das war kein Kuß von sinnlicher Einwirkung auf das Herz; der Kuß war eine Ehre für sie." Seinen Anhängern legte er gerne Träume aus und fand meist Beziehungen zu seiner Person und Lehre. Einen Widerspruch duldete er nicht, sondern erklärte kurz: „Ich weiß es doch besser als Geist Gottes von Ewigkeit her." Aus dieser Zeit stammt auch eine in mehreren Nummern uns vorliegende hektographierte Monatsschrift: „Aus der Schule des Lichts des reinen und wahren Evangeliums Jesu Christi." Dieselbe umfaßt meist 12—16 Aktenseiten und gibt in langen Artikeln Teile der Lehre P.s wieder, oder veranschaulicht in großen Zeichnungen das Weltbild nach Ende der Welt, den himmlischen Tempel Gottes usw. Besonders zahlreich sind darin Schilderungen aus urgeschichtlichen Zeitläuften: „Die erste Feuerflamme auf Erden", „Das Pflanzenreich im einstigen Paradies auf Erden", „Die erste Steinzeit", „Die Religion der vorsündflutlichen Menschheit", „Die erste wirtschaftliche Beschäftigung der ersten Menschen", wobei P. auch der Erfindung der Butter durch Eva gedenkt; dann „Die Geburten Evas"; innerhalb 200 Jahren soll Eva 63 Kinder zur Welt gebracht haben. Ferner zeitgeschichtliche Artikel: „Das antichristliche Freimaurerquartett in römisch-kirchlichen Lagern" usw.

Für seine Hofhaltung im ewigen Jerusalem hatte P. eine große Hofbedienstetenzahl ausersehen, und die Anwartschaft auf diese hochbezahlten Stellen den eifrigsten seiner Gläubigen übertragen. Letztere waren so sehr erfüllt von dieser Aussicht auf Reichtum und Ansehen, daß sie eingehend ausgearbeitete „Dienstvorschriften" für die verschiedensten „Herrlichkeitsbeamten" wie „Kammerlakai, Leibjäger, Leibkleiderbewahrer, Zeremonienmeister, Offizier im unmittelbaren Dienst für Privatangelegenheiten" usw., dann eine Rangklasseneinteilung für den „Throngeneral, Generalhofmarschall, Generalhofmeister, Generaladjutant, Generalzeremonienmeister" usw. verfaßten. P. machte mit denselben auch einige Male Ausflüge in die Waldungen bei Planegg und Deisenhofen, wo er seinen verschiedenen Hofbediensteten die Hofzeremonien zeigte und sie einüben ließ. Kraepelin hat in der achten Auflage seines Lehrbuchs, S. 1746, einen längeren Auszug aus diesen Dienstvorschriften abgedruckt, auf den ich an dieser Stelle verweisen möchte. Einen „um die heilige Sache besonders Verdienten" einen Briefträger M., hatte P. zum „Ritter des Ordens beider himmlischen Bräute" erhoben und benannte ihn „Anacletus Ritter zu Burg Morgenthau". Die Zeremonie des Ritterschlags, welche in der Münchner Frauenkirche stattfinden sollte, ist in einer langen Adelsurkunde mit allen Einzelheiten beschrieben, und dem Ritter ein Ordensgehalt von 43 000 Mark ausgesetzt, das er nach dem Regierungsantritt P.s bekommen sollte. Die Urkunde soll von einem Anhänger ausgearbeitet worden sein. Die oben genannten Dienstvorschriften und jene Adelsurkunde beweisen am eindrucksvollsten, wie die Induzierten die übernommenen Wahnvorstellungen selbständig weiterentwickelten, wie ihr Denken und Handeln durch diese bestimmt wurde unbeeinflußt durch klare, nüchterne Überlegung. Mit kindlicher Wichtigkeit beschreiben sie mit großen Worten und schwülstigen Redensarten allerlei nebensächliche Dienstobliegenheiten und Einzelheiten und gefallen sich in dieser Wichtigtuerei. Sie ließen sogar eine Bundesfahne fertigen, welche auf weißem Grunde ein goldenes Kreuz enthielt. Wie blind sich zahlreiche Anhänger der sie beeinflussenden Persönlichkeit P.s unterordneten, zeigt sich auch darin, daß mehrere zum Teil alte Ehepaare sich von ihm von neuem trauen ließen, nachdem er die krchliche Trauung für ungenügend und ungesetzlich erklärt hatte. Ein in der Umgebung von München wohnhafter Anhänger soll sogar Haus und Hof verkauft haben, um an den Religionsübungen teilnehmen zu können. Die Geldmittel, mit denen die Induzierten ihren Propheten unterstützten, müssen ziemlich bedeutend gewesen sein, wenn man bedenkt, daß z. B. die 714 Aktenseiten starke hektographierte Schrift der 2. Dieneraussendung nach übereinstimmenden Angaben mindestens in 200 Exemplaren erschienen ist, und daß andererseits die hektographierte Monatsschrift „Aus der Schule des Lichts" über 1 ¹/₂ Jahre hindurch von den Anhängern unterhalten wurde. Auch die weiten Reisen, welche die Induzierten zur Verbreitung der Schriften der Dieneraussendungen bis nach Salzburg, Passau, Zürich und Innsbruck unternahmen, sprechen für den Ernst ihrer Glaubensüberzeugung.

Als im Laufe der Jahre von den Gläubigen einige vor dem angekündigten Regierungsantritt starben, obwohl P. allen ein Miterleben versprochen hatte, fertigte er denselben lobsprechende Todesanzeigen aus. In diesen schenkt er ihnen das ewige Leben, macht sie zu höchsten Offizieren des Christentums und versichert sie im Reiche Gottes des Grußes seiner Allerhöchst königlichen Majestät des Königssohns. Er fordert darin die Hinterbliebenen auf, daß „das amtliche Todesdokument von Stammfolge zu Stammfolge aufzubewahren sei, indem es in der allgemeinen Auferstehung des Fleisches behufs Inkrafttretung als legitimer Vorweis abgefordert wird". Zu seinen Geburtstagen gab P. mehrere Jahre hindurch hektographierte Festschriften heraus, welche auf ihrem Titelblatt meist eine Zeichnung trugen, z. B. die himmlische Königskrone mit dem eisernen Schwert oder das Lamm Gottes, welches auf dem Buch mit den sieben Siegeln ruht*) usw. Diese Festschriften geben ein gutes Bild von P. selbst und seinem Verhältnis zu den Anhängern; darum möge hier der Schlußabschnitt der Schrift vom 60. Geburtstagsfeste folgen:

„... Ich wirkte schon 24 Jahre lang, doch aber glaube man ja nicht, daß Mich schon jemand in der Welt besiegt hat. Ich habe die gesamte Menschheit herausgefordert, Mir einen religiösen Irrtum in Meinen hl. Schriften nachweisen zu wollen, wenn dies jemand vermag; doch aber hat sich schon jemand auf den öffentlichen Plan gewagt, um Mich zu widerlegen? Höret, Meine l. Diener und Dienerinnen: Heute begehe Ich nach 24jähriger Tätigkeit Meines hl. Wirkens Meinen 60. Geburtstag. Doch aber die gesamte Welt, Freund und Feind muß Mir nur Ruhm und Ehre zu Füßen legen, wenn sie bedenkt, daß sie nur Niederlage um Niederlage durch Mich erfahren hat. Sehet! und auch diesmal nahm Ich Mir aus Anlaß Meines hohen 60. Geburtstags diese traurige Lage der katholischen Kirche zum Thema und die Welt, soviel sie auch Menschen besitzt, würde stumm vor dieser Festschrift dastehen, denn jeder Geist wäre gezwungen, Mir den Lorbeer des Sieges überlassen zu müssen. Und so bleibt es auch fernerhin, denn niemand unter den Sterblichen wird es erleben, daß er den Sieg über das sonnenklare Licht Meiner hl. Wahrheit davonträgt. Ich habe nämlich nicht nötig nach Ruhm und Ehre zu geizen, indem die höchste Würde niemals durch irdisch angehäuften Ruhm und Ehre glänzen will. Wir beiden Könige vom Sonnenaufgang, Christus und Ich, fordern nur Glauben, sowie damit verbundene Verharrung dessen, wenn er in das Himmelreich eingehen will; und diese christlichen Forderungen mögen euch heute, Meine getreuen Diener und Dienerinnen, zu erneuter Lebendigkeit eures Glaubens ans Herz gelegt sein, denn nur mit diesem felsigen

---

*) Faksimile in Kraepelins Lehrbuch, 8. Auflage, S. 1748.

Grunde im Herzen läßt sich dieser Mein hoher Geburtstag würdig begehen, in dem dies nicht nur Gott von euch fordert, sondern der Er euch den Segen spendet, mit Mir getreu vereint bleiben zu können. Mit dem Vorsatze getreuer Freundschaft für alle Zukunft mit Mir erhebet daher das Glas, und ein dreifaches Hoch möge Uns für alle Ewigkeit ein brüderliches Wohl sichern."

Die letzten gerichtlichen Klagen, welche schließlich zu P.s Überführung in die Heilanstalt Eglfing geführt haben, waren übrigens nur das Werk von einzelnen, die sich finanziell zu sehr geschädigt sahen und sich über die Täuschung ihrer Erwartungen geärgert hatten. Aber trotz aller Mißerfolge, und obwohl P. schon vor bald zehn Jahren die Erfolglosigkeit seiner hohen Mission selbst zugegeben hat, glauben dennoch eine Anzahl alter Anhänger, darunter vor allem die „himmlische Braut" noch heute im stillen an die endliche Erfüllung ihrer Träume, und sie sehen in P. den verkannten Propheten, dessen Wahrheit sich noch durchsetzen muß. Von der himmlischen Braut wird erzählt, sie habe in der Zeit der himmlischen Hochzeit mehrfach „Anwandlungen von Verzückung" dargeboten, und sie war 'damals von der ihr zuteil gewordenen Erhöhung so sehr durchdrungen, daß sie sich in Briefen und auf offenen Postkarten mit den Anfangsbuchstaben folgenden Titels unterschrieb: „Ihre allerhöchst königliche Majestät, Königin des ewigen Jerusalems, Königin über alle Völker des Erdreichs." Ein alter Bäckermeister, der P. schon über 10 Jahre nicht mehr gesehen hatte, sprach die Überzeugung aus, daß in P. ein göttlicher Geist in die Welt gekommen sei; er allein habe ihn in das Verständnis der Offenbarung Johannis einzuführen vermocht. Seine Verkündigung sei göttliche Wahrheit; das müßten noch alle Menschen glauben. Die Sendlinger Geister, welche sich zwanzig Jahre lang durch ein Medium geoffenbart haben, hätten München als das zukünftige Rom bezeichnet, weil P. daselbst erschienen sei. Einige Anhänger halten noch heute jenes große Buch P.s von $2^1/_2$ Zentnern geheim aufbewahrt und glauben sich damit für das Weltende ein Verdienst zu erwerben. Sie ließen für dasselbe einen großen Tisch fertigen, dessen Platte man abschrauben muß, wenn man zu dem „Heiligtum" gelangen will. Aus alledem ist erkennbar, daß die übernommenen Wahnvorstellungen bei den Induzierten wohl im Laufe der Zeit und unter den ungünstigeren Vorbedingungen ihre bestimmende Bedeutung für das Seelenleben verloren haben, aber als treue Anhänger bleiben jene dennoch dauernd von der Richtigkeit derselben überzeugt und verharren unbeirrbar in ihrem blinden Glauben.

Zur Vervollständigung des Persönlichkeitsbildes fehlt uns nun noch eine Beurteilung der Stimmung P.s, sowie seines Handelns und Benehmens.

Die Stimmung P.s haben wir schon kennengelernt aus jenem Auszug der Festschrift zum 60. Geburtstag. Mit einem maßlosen Selbstbewußtsein sieht er darin auf die gesamte Menschheit herab, und siegesgewiß blickt er in Vergangenheit und Zukunft. Sein ganzes Leben hindurch begleitet ihn eine unbedingte Zuversicht und die sichere Gewißheit der Erfüllung seiner selbstsüchtigen Träume. Auch das völlige Scheitern seiner mit höchsten Erwartungen ins Werk gesetzten Missionsarbeit und der schmerzliche Abfall selbst langjährig treuer Anhänger vermochten ihn nicht herabzustimmen. Beeinträchtigungsideen, wie sie durch das Verhalten von Staat und Kirche in ihm hervorgerufen wurden, haben nie einen wesentlichen Einfluß auf seine Stimmung ausgeübt. Er hat wohl seinem Ärger über die „verführte" katholische Kirche kraftvoll Luft gemacht, aber im Vordergrund seiner Stimmung stand immer unverändert die unerschütterliche Überzeugung von der eigenen Unüberwindlichkeit und der absoluten Wahrheitsverkündigung. Von den Eifersuchtsideen dagegen hörten wir, daß sie ihn sehr lebhaft beschäftigten, daß er sie jahrelang vorbrachte und „immer wieder davon träumte". Er soll sogar seine Frau „wie ein Tyrann" behandelt haben. Diese Eifersuchtsideen könnten vielleicht ihre Ursache in Alkoholexzessen gehabt haben, wofür wir jedoch heute nur mehr wenig Anhalt haben, aber wesentlich bleibt, daß sie keinen entscheidenden Einfluß auf seine Persönlichkeit ausübten. Gerade die Behauptung, seine Frau arbeite von jeher als geheime Verbündete der feindseligen katholischen Kirche auf seinen Ruin hin, beweist, daß wir es hier mit Beeinträchtigungsideen zu tun haben, die von dem maßlosen Größenwahn ihre spätere Färbung erhalten haben. Im Handeln und Benehmen zeigt P. keine auffallenden Störungen. Ununterbrochen arbeitete er in seinem Beruf und verdiente sich und seiner Familie den Unterhalt. Er zeigt bis auf den heutigen Tag im gewöhnlichen Leben und Gebaren nichts Absonderliches; es blieb vielmehr seine geistige Persönlichkeit unverändert erhalten. Einige seiner Kunden können darum noch immer nicht glauben, daß er bei seinem sonst ganz natürlichen Benehmen mit all seinen ausgearbeiteten Lehren die Symptome einer Geisteskrankheit darbietet.

Wir haben schon gehört, daß P. stets gerne Auskunft über seine Lehre gibt und dabei immer durch seine Unerschöpflichkeit neuer Gedanken innerhalb derselben Vorstellungskreise auffällt. Die Feierlichkeit, die er jedesmal damit verbindet, brachte er bei verschiedenen klinischen Vorstellungen dadurch zum Ausdruck, daß er im schwarzen Gehrock erschien.

Körperlich finden wir bei dem nun 73jährigen P. außer einer ausgeprägten Arteriosklerose keinen pathologischen Befund. Er ist ein stattlicher, wohlgebauter Mann mit einem schönen Charakterkopf, hoher Stirn und leuchtenden Augen. Die sexuelle Frage habe nie für ihn Bedeutung gewonnen.

Die Erinnerungsfälschungen und der vielgestaltige Beziehungswahn bilden für die Beurteilung der Persönlichkeitsentwicklung sehr wichtige

Merkmale. Sie deuten auf eine geistige Verarbeitung des Wahns. Das völlige Aufgehen in seinen krankhaften Vorstellungen hat in langsamer, schleichender Entwicklung seinen Erinnerungsschatz, die geistige Bewertung der Lebensereignisse und schließlich seine gesamte Weltanschauung in entscheidender Weise umgewandelt. Das innerlich ausgearbeitete Wahnsystem ging ihm so in Fleisch und Blut über, daß es ein Bestandteil seiner geistigen Persönlichkeit wurde. Einwürfe der Vernunft hat er schon in sich selbst widerlegt bzw. niedergeschlagen, und darauf beruht schließlich die Unerschütterlichkeit seines Wahns. Auf Einwände geht er häufig überhaupt nicht ein, sondern wiederholt seine Behauptungen mit größerem Nachdruck, indem er zufügt: „Das muß man einfach glauben." „Das weiß ich ja schon von Ewigkeit her." Mit der Zeit hat er sich auf die gewöhnlichen wissenschaftlichen und logischen Einwände Antworten angewöhnt, die er immer in gleicher Weise vorbringt. Er betrachtet es z. B. als einen großen Irrtum, wenn die heutige Wissenschaft meint, sie stehe auf dem Boden der Wahrheit. Einwürfe aus der Bibelforschung hält er für lächerlich; denn er als Geist Gottes wisse am besten, was biblische Wahrheit sei, zumal da er doch selbst die Evangelisten und den Propheten Johannes inspiriert habe. Die Mosaische Schöpfungsgeschichte hält er für die Mutmaßung eines frommen Mannes, dem von der „Wahrheit" noch nichts geoffenbart war. Er findet es aber lobenswert, daß wenigstens die Herrn Psychiater sich interessieren, was die Wahrheit ist. Wenn sie sich aber anmaßten, seinen Geist zu beurteilen, so bewiesen sie sich selbst als die Narren, denn dazu reiche ihr Hirn gar nicht aus; seine Lehre stelle an den menschlichen Geist die höchsten Anforderungen. „Ihr Geist ist so alt, wie Ihr Körper; der meine stammt aber von Ewigkeit her." Auf den Vorhalt, daß jeder behaupten könne, die Weissagungen und Schriftstellen deuteten auf ihn, zumal in der Offenbarung Johann's von mehreren falschen Propheten gesprochen ist, die sich für Christus ausgeben, weist er mit selbstbewußter Gebärde auf all die Bestätigungen seiner Person durch Schauungen und insbesondere durch die zahlreichen schon geweissagten Erdkatastrophen hin. In dieser Weise prallen alle Einwürfe und logischen Bedenken völlig ergebnislos an seiner Selbstsicherheit ab.

Seit P. im Jahre 1908 seine Mission abgeschlossen hat, spricht er kaum mehr von seinen Wahnideen und arbeitet ruhig in seinem Berufsgewerbe. Kommt jedoch die Sprache auf seine Mission, so verfällt er sofort in einen lehrhaften Ton der Wahrheitsverkündigung. Er weiß noch alle Bibelverse, die auf ihn Bezug haben, auswendig und bringt dieselben Beweismittel und Behauptungen wie in seinen Schriften vor 18 und 20 Jahren, so daß von einem Rückgang der Erscheinungen nicht die Rede sein kann. Man muß sich sogar jedesmal wundern, wie er unerschöpflich immer neue Bilder und Gedanken hervorbringt. Neuerdings vergleicht er z. B. die Welt- und Kirchengeschichte von Christi Himmelfahrt bis zum Weltende mit den Zeigern einer Uhr, deren Zifferblatt die Bibel darstelle. Sechs Ziffern oder Zeitalter seien schon durchlaufen; am Ende des siebenten schlage diese Uhr für die Menschheit mit Todesklang. Oder er vergleicht die Bibel mit einem doppelten Schienenstrang, auf dem die Kirchen- und Weltgeschichte gemeinsam ihren vorgeschriebenen Weg zum Paradies durchlaufen sollten. Kurz vor dem Endziel habe jedoch der Antichrist durch heimliche Weichenverstellung die Kirche auf ein totes Geleise verführt, an dessen Ende sie Hölle und Verderben zu gewärtigen habe. Wieder ein andermal vergleicht er die Kirche mit einer Giftmischerküche mit drei großen Töpfen. Auf dem ersten stehe mit blutroter Schrift: Blausäure = Unfehlbarkeitsdogma; auf dem zweiten in giftgrüner Schrift: Strychnin = Beistand des hl. Geistes; und auf dem dritten in zitronengelber Schrift: Cyankali = Jedes Wort, das die Priester sprechen, ist Wahrheit. Der Papst liefere dazu die Kochrezepte, womit die Gläubigen der Kirche um ihren Verstand gebracht werden sollen usw. —

An der Hand der Persönlichkeitsentwicklung haben wir bisher festgestellt, daß sich bei P. auf dem Boden einer psychopathischen Veranlagung ein gesteigertes Selbstgefühl, das Gefühl, zu etwas Besserem, Höherem geboren zu sein, herausentwickelt hat. Als Sohn einer sehr streng katholischen Gemeinde beschäftigten ihn religiöse Fragen und Grübeleien vornehmlich. Als er dann im Anfang seines dritten Lebensjahrzehntes auf das Prophetenbüchlein stieß, waren für ihn jene „besonders ungünstigen äußeren und inneren Bedingungen" gegeben, deren Zusammenarbeiten nach Kraepelin zur Ausbildung einer Paranoia notwendig ist. Seiner tiefen Sehnsucht nach Größe und Glanz, welche die innere Ursache, das treibende Moment zu seiner Wahnbildung darstellt, leistete die Idee vom mächtigen Alleinherrscher entscheidend Vorschub und, nachdem er sie begeistert aufgegriffen hatte, schöpfte er aus ihr den Inhalt, die Richtlinien für sein späteres Wahngebäude. Ohne daß seine Angehörigen ihm etwas anmerkten, verarbeitete seine rege Phantasie die mächtig anreizende Idee des zukünftigen Weltmonarchen, und sein krankhaft gehobenes Selbstgefühl veranlaßte ihn zu immer weiterer Durchführung seines Größenwahns. Dabei ging er leicht über die landläufigen Anschauungen hinweg, ohne daß sich die natürlichen Vernunftgründe entgegenstellten. Die geistige Verarbeitung der Wahnvorstellungen führte zu dem einheitlich zusammenhängenden Wahnsystem P.s, das trotz all seiner aus dem Rahmen nüchterner Auffassung herausfallenden Unterlagen doch keine augenscheinlichen Unmöglichkeiten enthält, was einen wesentlichen Grund für die überzeugende Kraft der Lehre darstellt. Bis zum Jahre 1880 hatte er das

System schon in seinen Grundzügen festgelegt und baute es dann in den langen Jahren des Schreibens am großen Buch bis in die letzten Einzelheiten aus. Alle in ihm auftauchenden wahnhaften Vorstellungen erschienen ihm als ein zuverlässiger Ausdruck der Wirklichkeit, und er hielt sie ohne weitere sachliche Prüfung fest. Sie gewannen von Anfang an einen bestimmenden Einfluß auf seine gesamte Denkarbeit, die mehr und mehr ein krankhaft persönliches Gepräge annahm. So entstanden die Erinnerungsfälschungen und der Beziehungswahn als Ausdruck dafür, daß der Wahn ein Bestandteil der paranoischen Persönlichkeit geworden war.

Das schwärmerische Luftschlösserbauen, welches schließlich zu einer völlig egozentrischen Weltanschauung geführt hat, sowie auch die unmittelbare Gewißheit aller auftauchenden Vorstellungen, die keinem Zweifel zugänglich sind, weisen auf eine anscheinend große Urteilslosigkeit und Naivität seines Denkens hin. Wir werden dadurch an überschwengliche Zukunftsträume der jugendlichen Einbildungskraft erinnert, die P. in seine Mannesjahre mit hinübergenommen hat, ohne sie durch Lebenserfahrungen oder nüchternes Denken berichtigen zu können. Der überraschende Mangel an Widerstandsfähigkeit gegen das Auftauchen und Einnisten krankhafter Vorstellungen ist der Ausdruck für eine Unreife seiner Verstandesarbeit, für ein unentwickelt gebliebenes, infantiles Denken. Auf deutliche Anzeichen dafür waren wir schon bei der Beurteilung des Stils P.s aufmerksam geworden. Daß sich jedoch die allein auffallenden Störungen bei P. nur über enge, umgrenzte Gebiete des Seelenlebens erstrecken, seine geistige Persönlichkeit dagegen völlig erhalten blieb, beweist uns, daß es sich bei ihm um eine „umschriebene Entwicklungshemmung" handelt, wie sie sich gerade bei psychopathischen Persönlichkeiten auf Grund erblicher Anlage und Keimschädigung kundgibt. Kraepelin nennt diese umschriebenen Entwicklungshemmungen „umgrenzte Infantilismen, welche im Verein mit Keimen gewisser Krankheitsvorgänge das so vielgestaltige Gebiet psychopathischer Persönlichkeiten umfassen."

Nach dieser Zusammenfassung der Grundzüge des geschilderten Krankheitsbildes kommen wir zu dem Endergebnis, daß es sich bei P. um eine „aus inneren Ursachen erfolgende, schleichende Entwicklung eines dauernden, unerschütterlichen Wahnsystems handelt, das mit voller Erhaltung der Klarheit und Ordnung im Denken, Wollen und Handeln einhergeht", Symptome, wie sie von Kraepelin in der 8. Auflage seines Lehrbuches als die wesentlichen Kennzeichen des Krankheitsbegriffes der Paranoia aufgestellt wurden.

Über den Ausgang der geschilderten Paranoia P.s können keine Zweifel bestehen. Seit er im Jahre 1908 seine himmlische Mission abgeschlossen hat, beschäftigen ihn zwar die Wahnideen lange nicht mehr dauernd so stark wie vorher, aber er wird unzweifelhaft bis zu seinem letzten Atemzug „der geweissagte Weltmonarch" bleiben, der trotz aller schweren Enttäuschungen siegesgewiß und froh seinen Lebensabend beschließen wird; weiß er doch die Erfüllung seiner Weissagungen jenseits dieser bald endenden Welt im geweissagten heiligen Jerusalem. Es ist deshalb selbstverständlich auf eine Krankheitseinsicht bei ihm gar nicht zu rechnen.

Zum Schluß mag ein Auszug aus einem Briefe P.s vom 20. XI. 1916, also vom Tage nach seinem 73. Geburtstag, die ungeschwächte Gewalt seiner alteingewurzelten Wahnideen beleuchten (es handelt sich um die Beantwortung einer Anfrage über seine Meinung vom gegenwärtigen Weltkrieg):

„Besehen Sie sich die Schriftstelle in der Weissagung Christi von der Zerstörung Jerusalems und dem Ende der Welt; denn heißt es in dieser Weissagung Christi: ‚und es wird Reich wider Reich und Volk wider Volk aufstehen‘, so hat man unter diesen Worten Christi den gegenwärtigen allgemeinen Weltkrieg darunter zu verstehen. Doch aber dies gleiche Verhältnis besteht da zwischen dieser obigen Schriftstelle und der vierten Schriftstelle des Gleichnisses vom Königlichen Hochzeitsmahl nicht. Denn heißt es in der vierten Schriftstelle des Gleichnisses Christi vom Königlichen Hochzeitsmahl: ‚Der König, er sandte seine Kriegsheere aus, ließ die Mörder töten und ihre Stadt in Brand stecken‘, so hat man unter diesen Worten Christi die Weltschlacht darunter zu verstehen, welche in keinem Falle mit dem gegenwärtigen Weltkrieg identisch sei. ... Wir befinden uns jetzt in dem Zeitpunkte der letzten Tage von dieser Welt, wo in nicht allzu langer Zeit das Ende der Welt eintreten wird ... Da mein hoher Regierungsantritt in dieser Welt nicht mehr stattfinden kann, indem die Kirche von der Wahrheit Gottes nichts wissen wollte, so habe ich sie jetzt nach dem Eintritt des obigen Endes der Welt anzutreten, worauf dann ebenfalls auch nach dem Ende der Welt der in Palästina zu erbauende Thron der Herrlichkeit zum ewigen Regierungssitz im Reiche Gottes auf Erden wird ... Wenn Ihnen Christus am obigen Ende der Welt als streng Gläubigen antrifft, so daß er sieht, daß Sie an mich wirklich geglaubt haben, dann werden Sie nicht nur zur Rechten gestellt, sondern können auch nach vorhergegangenem Gesuche einen entsprechenden Posten an meinem kgl. Hofe erhalten; jedoch aber sieht Christus, daß Sie an mich nicht geglaubt haben, dann werden Sie zur Linken gestellt, und werden verdammt werden."

Die Differentialdiagnose stößt dank der Klarheit des Falles auf keine besonderen Schwierigkeiten. Die Abgrenzung des Krankheitsbildes gegen die Formen der Dementia praecox erhellt allein schon daraus, daß wir hier keinerlei für diese Diagnose wesentlichen Anzeichen nachweisen können. Wir vermissen vor allem eine erkennbare Wandlung der Wahnideen innerhalb mehrerer Jahrzehnte und können, abgesehen von den Infantilismen des Denkens, keine Zeichen einer geistigen Schwäche wahrnehmen. Alsdann vermissen wir ein Verblassen des Affektes und hauptsächlich das Auftreten selbständiger Willensstörungen. P. fügt sich ohne Schwierigkeiten den Forderungen des Gemeinschaftslebens und paßt sich an seine Umgebung an. In der Heilanstalt Eglfing fügte er sich ruhig der offenbaren Übermacht und vermied durch vorsichtiges Benehmen und Zugeständnisse die dauernde Freiheitsentziehung. Die hochtrabende, eindrucksvolle Sprache hat bei P. eine andere Bedeutung als bei der Dementia paranoides. Sie ist vielmehr zum Teil Anlehnung an die biblische Sprache, und entspringt hauptsächlich seiner leidenschaftlichen Sehnsucht nach Anerkennung. In gleicher Weise erklären sich auch die schwülstigen Wortzusammenstellungen. Statt eines Persönlichkeitszerfalls, wie er für die Dementia praecox charakteristisch wäre, treffen wir bei P. eine unveränderliche, innere Einheitlichkeit und Folgerichtigkeit seines Handelns und Denkens, welche auf seine Umgebung kraftvollen Einfluß ausübte und so zu Sektenbildung und Induktion führte. Im Sinne der Zurechnung des Falles zu den „Wahnbildungen der Entarteten" könnte jenes Prophetenbüchlein als „greifbarer äußerer Anlaß" für die Wahnbildung aufgefaßt werden, zumal wir in P. einen Psychopathen erkannt haben. Dagegen ist jedoch anzuführen: einerseits die für die Umgebung unmerkliche, schleichende Verarbeitung der aufgegriffenen Gedankenreihen, zu der die schon vorher bestandene, tiefe, innere Sehnsucht nach Größe und Glanz die Triebfeder darstellt, und andererseits das unveränderte Festhalten der Wahnideen, auch nachdem die Aussicht zur Erreichung eigennütziger Ziele hier auf Erden völlig zunichte geworden war.

Gegen die Annahme der Wahnbildung auf dem Boden des manisch-depressiven Irreseins spricht vor allem das völlige Fehlen unvermittelter Stimmungsschwankungen. P. ist dauernd siegesgewiß und zuversichtlich. Sein großer Rede- und Schreibdrang leitet sich von seinem schon mehrfach erwähnten schnsüchtigen Streben nach Anerkennung her; die Schlagfertigkeit in der Beantwortung vorgebrachter Einwände von seiner Selbstsicherheit infolge der geistigen Verarbeitung des Wahnsystems. Im Gegensatz zu der Annahme einer Hypomanie steht außerdem die stetige, einförmige Verfolgung seines großen Zieles. — Dieselbe kann auch angeführt werden gegenüber den paranoiden Schizophrenen, die viel unzugänglicher und unverständlicher bleiben als die im ganzen folgerichtig und natürlicher erscheinende Persönlichkeit P.s. Die Annahme einer Paraphrenie kann deshalb nicht aufrechterhalten werden, weil wir bei P. keinen fortschreitenden Verlauf der Erscheinungen wahrnehmen, sondern jahrzehntelang immer dasselbe Bild finden. — Die Diagnose Paranoia stützt sich demnach allen hier in Betracht kommenden Krankheitsbildern gegenüber auf den aus inneren Ursachen entstandenen über ein Menschenalter gleichförmig andauernden grundsätzlich unerschütterlichen Wahn bei vollem Erhaltenbleiben der geistigen Persönlichkeit.

Fassen wir schließlich die Ergebnisse unserer kritischen Betrachtung des obigen Paranoiafalles zusammen:

Die Krankheit hat sich auf dem Boden einer unverkennbaren psy-chopathischen Grundlage entwickelt. Schon aus der Jugendzeit des Kranken erfahren wir von allerlei Absonderlichkeiten, wie von zurück-gezogenem, frühreifem, ehrgeizigem Wesen, Angaben, die glaubhaft er-scheinen müssen, zumal sie aus verschiedenen Quellen stammen, wenn ihre Beobachtung auch schon viele Jahrzehnte zurückliegt. Im vierten Lebensjahrzehnt hat sich, ohne daß selbst die nächsten Angehörigen davon etwas merken konnten, aus der vorherigen paranoischen Kon-stitution ganz langsam ein äußerlich abgerundetes, umfassendes Wahn-system entwickelt, dessen letzte Ursachen in der tief inneren Sehnsucht nach Ansehen und Macht liegen. Diese große Sehnsucht kommt später immer wieder bei den energischen Aufforderungen zur Anerkennung zum Ausdruck. Das Wahngebäude zeigt in vierzigjährigem Bestehen keine wesentlichen Wandlungen und auch die Persönlichkeit des Kran-ken bleibt dauernd geordnet. Von den Beeinträchtigungsideen haben die der Eifersucht eine größere Rolle gespielt, sie sind aber schließlich völlig umgewertet worden durch den maßlosen Größenwahn. Letzterer ist zu einem bestimmenden Bestandteil der Persönlichkeit geworden. Der Wahn hat einen ausgesprochen egozentrischen Charakter und sein Inhalt dreht sich um das erhoffte Wohl des Kranken. Nachdem das Ziel des Wahnes durch den Widerstand der Umwelt unerreicht bleibt, verlegt der Kranke dessen Erreichen mit ungeschwächter Selbstsicher-heit in eine metaphysische, von ihm beherrschte Welt, in der er sich an der ungläubigen Mitwelt rächen will.

Die alte Streitfrage: Abnorme Entwicklung oder Prozeß? entscheidet sich nach der vorstehend gegebenen Darstellung von selbst. Die Per-sönlichkeit hat auf Grund einer psychopathischen Anlage unter dem Einfluß der gewöhnlichen Lebensreize eine abnorme, schiefe Entwick-lung genommen. Sie gehört zu den Individuen nach Sanders treffen-der Ausdrucksweise, „bei denen sich im Laufe der Entwicklung allmäh-lich die Krankheit entfaltet, wie bei anderen die Gesundheit“. Die visionären Erlebnisse, die sich wesentlich von Halluzinationen unter-scheiden, wie wir gesehen haben, können ebenso wie der unmittelbar aus der Persönlichkeit herausgewachsene und durch Jahrzehnte un-veränderte Wahn nicht im Sinne eines „psychischen Prozesses“ ver-wertet werden.

Andererseits könnten jedoch die erst im 36. Lebensjahre erstmals beachteten Zeichen des Wahnes als das Auftreten einer „Frühparanoia“. (Kleist), als Ausdruck irgendwelcher verfrühter Rückbildungsvorgänge im Gehirn, einer „Involutionsparanoia“ aufgefaßt werden. Aber das dargestellte Krankheitsbild ist so wesensfremd gegenüber den von Kleist beschriebenen Formen der präsenilen und senilen Involutions-paranoia, daß wir keine Veranlassung haben, nach dieser Richtung hin die Frage eines Krankheitsprozesses zu erörtern. Es fehlen vor allem die Halluzinationen, sowie die als besonders wesentlich bezeichneten Denkstörungen. Schließlich hätte in der langen Verlaufszeit der eben mitgeteilten Krankheit auch die Zunahme der Krankheitserscheinungen für die Annahme einer Alterserkrankung sprechen können. Aber eine solche ist nicht beobachtet worden.

Die Selbständigkeit dieser paranoischen Wahnbildung ist demnach erwiesen und ihre wesentlichen Merkmale berechtigen insgesamt die Annahme einer Paranoia im Sinne der neuesten Umgrenzung Kraepelins.

Die Beeinträchtigungsideen, denen Kraepelin in seiner Darstellung nur eine sehr untergeordnete Bedeutung zugeschrieben hat, scheinen jedoch, soweit man aus der Beurteilung des einen Falles sich ein Urteil erlauben darf, eine wichtigere Rolle zu spielen. Wir haben kaum einen berechtigten Anlaß im vorliegenden Fall die lange Jahre vorgebrachten Eifersuchtsideen auf übermäßigen Alkoholgenuß zurückzuführen. Jedoch gerade ihr noch bis zum heutigen Tage in ihrer charakteristischen Umwertung beobachtetes Fortbestehen scheint mir ihre wesentliche Bedeutung zu begründen. Die Größenideen und die Beeinträchtigungsideen laufen zum mindesten nebeneinander her oder sie lösen sich durch Umwertung des Inhalts so ab, daß die ausgeprägteren von beiden, wie in unserm Fall die Größenideen, die anderen in den Hintergrund treten lassen, aber dennoch nachweisbar bleiben. Auf die Beobachtung, daß Beeinträchtigungs- und Größenideen gleichzeitig oder hintereinander auftreten können, hatte ehemals schon Snell aufmerksam gemacht. Eine definitive Entscheidung dieser Frage ist natürlich erst nach der Mitteilung weiterer ausführlich differenzierter Paranoiafälle möglich.

Soviel geht jedenfalls aus dem vorliegenden Überblick über die bisherige Entwicklung der Paranoiafrage hervor, und wird an Hand des dargestellten Falles ersichtlich, daß die jüngste Definition Kraepelins die Selbständigkeit einer Form paranoischer Wahnbildungen erwiesen hat, die auf Grund abnormer Entwicklung bei psychopathisch veranlagten Personen unter dem Einfluß der gewöhnlichen Lebensreize zustande kommen.

Da die französische Psychiatrie nach wesentlich anderer Entwicklung des Paranoiabegriffs in der Hauptsache zu derselben Auffassung wie Kraepelin gekommen ist, scheint die Paranoiafrage damit einen gewissen Abschluß gefunden zu haben.

Literaturverzeichnis.

1. Cramer, Abgrenzung und Differentialdiagnose der Paranoia. Allgem. Zeitschr. f. Psych. **51**, 286.
2. Ellinger, Allgem. Zeitschr. f. Psych. **2**.

3. Griesinger, Die Pathologie und Therapie der psychischen Krankheiten 1846.
4. Heinroth, Lehrbuch der Störungen des Seelenlebens. Leipzig 1818.
5. Hitzig, Über den Querulantenwahnsinn. 1895.
6. Kraepelin, Lehrbuch der Psychiatrie. 4. Aufl. Leipzig 1893.
7. — Lehrbuch der Psychiatrie. 8. Aufl. Leipzig 1915.
8. — Über paranoide Erkrankungen. Zeitschr. f. d. ges. Neur. u. Psych. Orig. **11**, Heft 5. 1912.
9. v. Krafft - Ebing, Lehrbuch der Psychiatrie. Stuttgart 1903.
10. Mendel, Leitfaden der Psychiatrie. Stuttgart 1902.
11. Sander, Über eine spezielle Form der primären Verrücktheit. Archiv f. Psych. **1**, 387.
12. Schnizer, Die Paranoiafrage. Zeitschr. f. d. ges. Neur. u. Psych. Ref. **8**, Heft 4 u. 5.
13. — Zur Paranoiafrage. Zeitschr. f. d. ges. Neur. u. Psych. Orig. **27**, Heft 2.
14. Séglas, La Paranoïa. Arch. de neurologie T. XIII. 1887.
15. Sérieux et Capgras, Les folies raisonnantes. Paris 1909.
16. Magnan et Sérieux, Le délire chronique. Paris.
17. Snell, Über Monomanie als primäre Form der Seelenstörung. Allgem. Zeitschr. f. Psych. **22**, 368.
18. Werner, Die Paranoia. Stuttgart 1891.
19. Westphal, Über die Verrücktheit. Allgem. Zeitschr. f. Psych. **34**, 252.
20. Ziehen, Psychiatrie. Leipzig 1911.

# Aus Schönleins psychiatrischer Lehrtätigkeit in Würzburg.

Von
Dr. Erich Ebstein (Leipzig).

*(Eingegangen am 20. Juli 1917.)*

Wer die Entwicklung der Psychiatrie in Würzburg in den letzten
Jahrhunderten verfolgen will, ist auf C. Riegers[1]) grundgelehrte und
weitausholende Arbeiten angewiesen. In einem dieser Beiträge kommt
Rieger auch auf Johann Lucas Schönlein zu sprechen, der von
1824—1833 die Geisteskranken unter sich hatte. „Zu bemerken ist
dabei,“ fährt Rieger fort, „daß während der sechsundzwanzigjährigen
Tätigkeit Dr. Anton Müllers (1799—1824) ... die Epileptischen
nicht unter ihm als Oberarzt standen, sondern (unter anderem) Dr. Ni-
kolaus Friedreich unterstellt waren ... Ferner: daß der berühmteste der aufgeführten Ärzte, Schönlein, schon vor 1824 (seit 1819)
Oberarzt der internen Abteilung gewesen war, aber erst nach Müllers
Quieszierung im Jahre 1824 als von da ab alleiniger interner Oberarzt
auch die Geisteskranken übernommen hat.“

Von 1824—1854 waren Schönlein (bis 1833) und darauf sein Nachfolger Karl Friedrich Markus alleinige Oberärzte für alle nicht
chirurgischen Kranken, bis 1854 Markus durch Erblindung gezwungen
wurde, die innere Klinik dem Kliniker Bamberger zu überlassen,
während er die Geisteskrankheiten, Epileptischen und alle Pfründner
behielt.

Von großer Wichtigkeit ist nach Rieger für das Verständnis der
ganzen Entwicklung der Würzburger Psychiatrie vor allem die Tatsache, daß bis zu dem Jahre 1833 die Irrenpflege des Juliusspitals nichts
zu tun hatte mit dem akademischen Unterricht an der Universität.

Rieger hatte nun vor (a. a. O. S. 95), die Bedeutung Schönleins
für die psychiatrische Nosologie im allgemeinen in einem Kapitel:
„Krankheiten“ näher zu betrachten, aber der Vorsatz unterblieb bis

---

[1]) C. Rieger, Die Psychiatrie in Würzburg von 1583—1893. II. Historisch-
kritische Bemerkungen über die Würzburger Psychiatrie der drei letzten Jahrhunderte, in: Verhandlungen der physikalisch-medizinischen Gesellschaft. Neue
Folge **29** (1895), 77ff., bes. 93—95.

zum Jahre 1914. Da erschien Riegers Beitrag „Aus dem Julius-spital und der ältesten psychiatrischen Klinik" [1]). Dort ist auf S. 23 bis 25 des Sonderabdrucks, den ich der Kgl. Universitätsdruckerei von H. Stürtz verdanke, Schönlein ein eigenes Kapitel gewidmet. Danach hätte Schönlein „ohne weiteres auch psychiatrische Klinik halten können, wenn er gewollt hätte. Es ist aber auch zu seiner Zeit noch nicht dazu gekommen". Und so kann man die Geschichte des psychiatrischen Unterrichtes in Würzburg nach Rieger „auch noch nicht von seiner Zeit an datieren". Rieger ist der Ansicht, daß bei der großen Kumulierung von Schönleins Tätigkeit, der überdies auch noch eine große Praxis außerhalb des Spitals hatte, er sich nur wenig um die Psychiatrie kümmern konnte. Rieger hat nur diese eine Spur von einer psychiatrischen Lehrtätigkeit Schönleins entdecken können: Winter 1823—24: Professor Schönlein über psychische Krankheiten. Und ebenso im Sommer 1824.

Da aber in diesen beiden Semestern Anton Müller noch die psychiatrische Abteilung und Schönlein nur die innere hatte, so kann es nach Rieger eine psychiatrische Klinik nicht gewesen sein.

Dagegen haben meine bereits im Jahre 1909 angestellten Nachforschungen sowohl auf der königlichen Universitätsbibliothek in Würzburg, als auch in dem dortigen Universitätsarchiv ergeben, daß Schönlein bereits im Sommersemester 1822 sowie auch im Sommersemester 1823 über „psychische Krankheiten" gelesen hat. Im Sommersemester 1824 steht verzeichnet:

Therapie.
   a) Allgemeine
      allgemeine und besondere von 11—12 Uhr.
   b) Besondere
      über psychische Krankheiten.

In demselben Semester las Schönlein medizinische Klinik im Juliusspital täglich von 9—10 Uhr.

Es erscheint also richtig, wenn Rieger des weiteren hervorhebt, daß Schönlein als Müllers Nachfolger Gelegenheit gehabt hätte, die vielen psychiatrischen Fälle im Spital auch zum klinischen Unterricht zu verwenden; in der Tat erscheint Schönlein nicht mehr mit Vorlesungen über Psychiatrie sondern andere, wie z. B. Ruland, Friedreich, Hergenröther.

Ich kann nun in folgendem einen kleinen Beitrag wiedergeben, den Wilhelm Horn niedergeschrieben hat, nachdem er im Sommer

---

[1]) In „Hundert Jahre bayerisch", Ein Festbuch, herausgegeben von der Stadt Würzburg. S. 303—334 (J. H. Stürtz).

1828 unter Schönleins Führung die Würzburger Anstalten besichtigt hatte. Wenn sich auch aus diesem Hornschen recht interessanten und offenbar den dortigen Verhältnissen entsprechenden Bericht nicht ergibt, daß Schönlein wirkliche psychiatrische Klinik gehalten hat, so geht doch daraus hervor, daß er gelegentlich in seiner medizinischen Klinik Fälle vorgestellt hat, die seinen psychiatrischen Abteilungen entstammten. Ich erinnere hier an den Fall von Gesichtslähmung bei einem Schäfer und an die Gehirnerweichung mit Blutaustritt (s. u.).

Ich lasse jetzt den Bericht von Horn mit den von mir versehenen Anmerkungen folgen:

Würzburg[1]).

[S. 87.] „Der als Lehrer so hoch geachtete, geistreiche Schönlein, dem man es mit so großem Unrecht zum Vorwurfe macht, daß er nicht in jedem Meßkataloge seinen Namen paradieren läßt, hatte die Güte, sich unserer (Funk war sein alter Schüler) liebevoll anzunehmen. Durch ihn sah ich das Juliusspital oder

das allgemeine Krankenhaus. Die vordere Fronte ist 1793 vom Bischof Erbthal, die hintere, schönere, vom Fürstbischof Julius (s. Bamberg) erbaut, und daher hat es seinen Namen. In dieser wohnen 186 Pfründner beiderlei Geschlechts, alte, gebrechliche Leute aus der Stadt, in jener Kranke, chirurgische und medizinische. Beide Gebäude verbinden Seitenflügel, für die Irren bestimmt. Die Kranken beliefen sich (exklusive Geisteskranke) auf 120, und von diesen waren ein Drittteil chirurgische. Die Geisteskranken sind heilbar und unheilbar, jener 19 (es dürfen 20 sein) und dieser 20. Die Einrichtung im ganzen, nach älterem Schnitt, ist sehr schön, und zeichnet sich durch fast übergroße Sauberkeit aus. Die Abtritte, wenn nicht Steckbecken gereicht werden müssen, sind wie in Bamberg, nur nicht so übertrieben, daß ein jedes Bett einen Abtritt hat[2]). Die Betten bestehen aus einem Strohsack, einer Matratze, einem Federkissen und wollenen Decke oder Bettdecke, nach der Verordnung des Arztes; denn jedes ist vorhanden. Was mir besonders gefiel, ist, daß die Zimmer nicht überfüllt sind, so daß, wenn eins einige Zeit gebraucht, es von Kranken verlassen und neu angestrichen werden kann, wovon gerade Beispiele vorhanden waren. Die Zimmer sind luftig, und die Flure enthalten die Brunnen: ein großer Vorteil, den ich bei uns so sehr vermißte. Zwischen jeden zwei Zimmern

---

[1]) Wilhelm Horn, Reise durch Deutschland usw. 1. Berlin 1831. — Nach S. 3f. hat die Besichtigung der Würzburger Anstalten im Sommer 1828 stattgefunden.

[2]) Vgl. A. F. Marcus, Kurze Beschreibung des Allgemeinen Krankenhauses zu Bamberg. Weimar 1797.

ist ein Gang, worin die Wärter ihre Utensilien haben, und zur Austragung der Abtritte, die zusammen in einen Kanal, der unter dem Hause fortfließt, gegossen werden. Die [S. 88] Apotheke ist geräumig, und mehrere junge Gehilfen waren mit einem älteren Apotheker in einem Laboratorium beschäftigt. Die Küche ist besonders hübsch, und nicht verpachtet. Das Waschhaus, wo Wasser durch Dampf erwärmt wird, was wir in München[1]) näher gesehen haben, hat etwas sehr Reinliches. Die Vorratskammer für Brot, wohin wir auch geführt wurden, gefiel uns sehr, und wir aßen es; der Krankenwein, in zwei verschiedenen Sorten, schmeckte uns auch.

Die Kranken sind geteilt, rechts liegen Männer, links Weiber: nur von Wärterinnen bedient; doch chirurgische sind von medizinischen nicht so getrennt, wie es vielleicht sein könnte, wenn nämlich das Verhältnis so konstant bleibt wie es Schönlein angab. Von einzelnen Kranken kann ich hier natürlich nichts angeben, da wir mehr auf die Einrichtung sahen. Die Säle sind nicht groß, und auf 10 Kranke ist etwa eine Wärterin gerechnet.

Das Irrenhaus, wenn ich eine mir unbegreifliche Reinlichkeit des Zimmers und der Luft bei Blödsinnigen abrechne, ist in einem desolaten Zustande. Der Grund davon ist, daß es eingehen soll. (Es sollen nämlich für das ganze Königreich zwei Haupt-Irrenanstalten existieren, wovon eine nach München kommt, eine dritte vielleicht für die Provinz Rheinbayern nach Frankenthal.) Auf einem Flügel liegen die Weiber, auf dem andern die Männer; die Unheilbaren in größeren Zimmern zu 8 mit einem Wärter, der in einem hölzernen gegitterten Abschlage liegt; sie müssen zum Teil Handarbeiten verrichten, und sind bei gehöriger Ordnung und Zucht ruhig und zufrieden; von rasenden Unheilbaren habe ich keinen gesehen. Die Kasematten (ehemals so berüchtigt) werden natürlich sehr selten, nur wenn die höchste Not der Unruhe zwingt, auf kurze Zeit in Anwendung gezogen, und die eisernen Ringe, zum Anhängen der Ketten, niemals. Wie das eigentlich kommt, daß so selten Unfug geschieht, begreife ich nicht recht; aber es ist doch so.

[S. 89.] Die Heilbaren sind einzeln in aneinandergrenzenden Kämmerchen, und es werden (von dem sonst so verdienstvollen Schönlein) wenig Heilversuche gemacht; Gott sei Dank, sind sie aber alle nur somatisch, und Heinroth ist hier eine lächerliche Figur. Nicht so soll es mit Friedreich und Hergenröther stehen, die über Geisteskrankheiten lesen; Ruland kündigt das Kollegium nur immer an,

---

[1]) Vgl. Erich Ebstein, Zur Geschichte des Krankenhauses l. d. Isar. Janus 1909 und H. Kerschensteiner, Geschichte der Münchener Krankenanstalten 1913.

ohne es ernsthaft zu meinen; der vorletzte liest sogar nach Heinroth[1]) und ist Privatdozent. Religiöser Wahnsinn kommt oft vor, und ich sah auch zwei Rekonvaleszenzen davon. Eine ältere Frau, deren Mutter sich erhängte, machte oft Anstalten dazu, und da sie davon abgehalten wurde, machte sie Anstalt, den Kopf gegen die Wand zu rennen: jetzt leidet sie an den Folgen dieses Versuches. Schönlein spricht wenig davon, und scheint diesen Zweig auch nur obenhin zu verwalten, daher kann ich nicht viel mehr darüber sagen; aber in einem äußerlich guten Zustande ist das Institut doch ...

Das Haus für Epileptische ist dicht bei der Anstalt gelegen, und enthält [es ist das ehemalige v. Sieboldsche[2])] 20 Kranke, von denen 16 unheilbar sind. Diese wohnen eine Treppe hoch, die Heilbaren höher. Sonst sollen die Böden mit Matratzen ausgepolstert gewesen sein, davon [S. 90] ist jetzt nichts mehr zu sehen; es sind nur die Betten niedrig. Schönlein scheint die Krankheit überhaupt in seltenen Fällen für heilbar zu halten[3]), und wendet deshalb wenig an. An Blödsinnigen fehlt es nicht, und ein junger Mensch drehte sich wie ein Schaf bei Blasenwürmern; Schönlein glaubt auch bestimmt, jener habe solche.

Schönlein hat mir als klinischer Lehrer außerordentlich gefallen, er scheint viel Zuversicht zu haben und in seiner Diagnose genau zu sein. Ob sich solche Geringschätzung gegen seine Schüler verteidigen läßt, daß er an keinen eine Frage wendete, will ich nicht entscheiden, da er wohl seine Gründe hat. Nach dem Besuche eines jeden Kranken setzte er sich, und sprach mit vieler Kenntnis und ohne Floskeln über den gegebenen Krankheitsfall. Die Herren Studenten ließen uns Fremde gar nicht an die Betten, und so habe ich [S. 91] wenig gesehen, da ich zum Drängen einmal gar kein Geschick habe. Es kamen aber doch ganz interessante Fälle vor: eine Prosopalgie bei einem Schäfer von mittlern Jahren, dem das Ferrum carbonicum in steigender Dosis von $\partial\beta$ bis $\mathfrak{Z}\beta$ keine Wirkung hervorgebracht hatte (vielleicht tut das warme Zimmer mehr); eine Psoriasis bei einem kräftigen jungen Manne, die sehr nach Syphilis aussah; eine chronische Herzentzündung bei einem jungen Mädchen. Die Herzkrankheiten werden hier besonders genau studiert, und Schönlein unterscheidet mit großer Bestimmtheit 5—6 verschiedene Entzündungen nach den kranken Teilen desselben; die Richtigkeit der Diagnose wird leider durch den Tod häufig bestätigt. Eine Erweichung des Gehirns mit Blutaustritt, hier eine häufige und zum Teil

---

[1]) Vgl. Rieger a. a. O. 1914.

[2]) Vgl. J. B. von Siebold, Geschichte ... des chirurg. Clinicums im Julius-Hospitale zu Würzburg. Ebenda 1814.

[3]) Vgl. Erich Ebstein, Schönlein und die chirurgische Behandlung der Epilepsie. Mitteil. zur Geschichte der Medizin 11, Nr. 49. 1912.

mit Glück behandelte Krankheit, die bei den Engländern nur vielleicht darum unglücklich wird, weil der antiphlogistische Heilapparat zu sehr in Anwendung kommt; hier braucht man Arnika, und die Sache geht gut. Hier in einem alten Manne war der Puls sehr träge und dann plötzlich war er gestiegen (von 40 auf 72), und deshalb wurde für den Augenblick ausgesetzt. Eine ältere Frau mit rheumatischer Entzündung der Muskelsubstanz des Herzens befand sich nach dem Gebrauche der Digitalis [1]) besser.

Schönlein ist Arzt der innerlichen Abteilung des Juliusspitals, des Hauses für Epileptische, für Irre und des Pfründnerinstituts, die Thomann[2]) so hübsch beschrieben, und die im Äußern sich wohl nicht vermindert hat, als daß bei den Epileptischen manches anders geworden ist.

Die Sektionen der Schönleinschen Klinik werden in dem dicht bei der Anstalt gelegenen anatomischen Theater gemacht, und zwar vom Professor Dr. Hesselbach, dem Prosektor, der gerade, wo der Leichnam einer Phthisica genau untersucht wurde, krank war.

[S. 100.] Auch Herrn Friedreich besuchte ich, der krank daniederlag. Er wird von den älteren Ärzten gar nicht recht geachtet, und soll in allen Fächern herumtappen, Seelenheilkunde als Kollegium ankündigen, das er nie liest, und von psychischem Heilverfahren sprechen, da er nie einen Kranken behandelt habe. Auch Professor Ruland, wie mir alle sagten, will oft Seelenheilkunde lesen, ohne es je zu tun. Hergenröther, damals ein Privatdozent, [S. 101] der in Nasses Zeitschrift schon manches geliefert hat, läse auch gewiß gern über diesen Gegenstand, aber er kommt nie dazu. Schönlein ist praktischer Irrenarzt, liest nicht darüber, und hält überhaupt wenig davon, indem er kein Fundament zu haben glaubt und der Boden wankt, er mag den Fuß aufsetzen, wo er will. So steht es also hier mit der Seelenheilkunde! . . .“

Horns Schlußsätze lassen zur Genüge erkennen, daß Schönlein allerdings ein praktischer Irrenarzt gewesen ist[3]), daß er aber offenbar, vielleicht aus Zeitmangel, wie Rieger meint, nicht dazu gekommen ist, theoretische Vorlesungen über Psychiatrie zu halten. Nach den von mir gemachten Auszügen aus den Vorlesungsverzeichnissen, las Schönlein nicht nur über allgemeine und spezielle Therapie, sondern

---

[1]) Vgl. Rainer Stenius, Die Geschichte der Digitalis purpurea, S. 81 f. Dresden 1915.

[2]) J. K. Thomann, Über die klinische Lehranstalt an dem Julius-Hospitale zu Würzburg. Ebenda 1798.

[3]) E. Ebstein, Eine unbekannte Schrift von J. L. Schönlein gegen den Fürsten Alexander von Hohenlohe. Zeitschr. f. phys. u. diät. Ther. 18 (1914).

auch über syphilitische Krankheiten, Augenkrankheiten, pathologische Anatomie, Kinderkrankheiten, diagnostische Technik[1]) usw., und dabei hatte er doch innere Klinik zu halten.

Ich schließe mich vielmehr Horns Ansicht an, die wohl die von Schönlein selbst vertretene Ansicht wiedergibt, daß Schönlein überhaupt wenig von der Psychiatrie hielt, da er kein Fundament zu haben glaubte und der Boden wankte, er mochte den Fuß aufsetzen, wo er wollte.

---

[1]) Vgl. E. Ebstein, Schönleins Verdienste um die diagnostische Technik. Zeitschr. f. klin. Medizin **71**.

(Aus dem Res.-Lazarett Kempen, Neurotikerstation der Nervenabteilung Heil-
und Pflegeanstalt Johannistal [Direktor: Dr. O r t h m a n n].)

# Ein durch psychogene Erkrankung vorgetäuschter Hirntumor.

Von

**Dr. Großekettler,**
Assistenzarzt d. R.

*(Eingegangen am 15. Oktober 1917.)*

Unter wie mannigfaltiger Abwechselung in ihren Krankheitsbildern
auch täglich Formen der Kriegsneurose beobachtet werden, so dürfte
doch ein Fall dieser eigenartigen, modernen Kriegserkrankung, der in
hiesiger Neurotikerabteilung zur Behandlung kam, einzig dastehen und
deshalb von allgemeinem ärztlichem Interesse sein. Zeigt er doch einerseits, wie täuschend ähnlich eine psychogene Erkrankung einer wirklich
bestehenden organischen sein kann, anderseits, daß heutzutage an diesen
„Kriegsknall" vonseiten der Ärzte noch viel zu wenig gedacht, und damit der Heilerfolg, wenn auch in vielen Fällen nicht für immer aufgehoben, so doch auf unnütz lange Zeit hinausgeschoben wird. Im
vorliegenden Falle bietet die psychogene Erkrankung das typische Bild
eines Gehirntumors im Bereich des sensorisch-motorischen Sprachzentrums.

H. R., Militärkrankenwärter, 32 J. alt, wurde am 20. Juni 1917 ins Feldlazarett L. eingeliefert.

Er klagte seit einiger Zeit über starke Kopfschmerzen und zeitweises Ver-
wirrtsein. Auch könnte er seine Gedanken nicht zusammenfassen, keinen Brief
zustande bringen. Seine Krankmeldung erfolgte auf Drängen seiner Kameraden.

Auf die Nervenstation des Kriegslazaretts O. verlegt, lag er mit etwas starrem
Blick zu Bett; gab an, seit 4 Tagen nicht mehr ordentlich sprechen zu können.
Bei jeder an ihn gerichteten Frage zeigte sich, daß er den Sinn wohl verstanden habe.

V o r g e s c h i c h t e : Im April 1915 sei er einige Wochen im Revier, zweimal in
einem österreichischen Feldlazarett wegen Lungenentzündung behandelt worden.
Sonst Vorgeschichte o. B.

Beschwerden: Kopfschmerzen in der Stirn, zeitweise Verwirrtheit, Gedankenlosigkeit. Er könne nicht lesen und schreiben, da er den Sinn nicht mehr ver-
stehe; habe auch oft nicht gewußt, was seine Kameraden von ihm wollten. Wenn
seine Angaben zu Anfang klar waren, so trat nach einigen Sätzen schon „konfuses
Reden" auf, welches als Ermüdungserscheinung gedeutet wurde. Beim Erheben
der Vorgeschichte sprach er langsam und zögernd, indem er über jede Antwort
längere Zeit nachdachte. Hatte plötzlich nach längerem Sprechen überhaupt zu
reden aufgehört. Die Sprache war verwaschen.

Körperlicher Befund: Bauchdeckenreflexe zunächst lebhaft; bei nochmaliger Untersuchung wurde der rechte etwas schwächer befunden als der linke. Der linke Cremasterreflex viel schwächer als der rechte, Kniescheibenreflex links normal, rechts sehr schwach. Die Achillessehnenreflexe nicht deutlich auszulösen. Kein Babinski; doch blieb die große Zehe links stehen, während sie rechts plantar ging. Beim Bestreichen der rechten Fußsohle trat aufs deutlichste, und zwar bei wiederholten Versuchen, immer wieder eine isolierte, langsame Dorsalflexion der linken großen Zehe auf (gekreuzter Babinski).

Psychischer Befund: Die ihm gestellten Aufgaben vergaß er gleich. Bei der Aufforderung, die Monate rückwärts zu nennen, zeigte er „absolute Verständnislosigkeit", bei Beantwortung der Unterschiedsfrage (Irrtum — Lüge), verlor er sich in unverständliches Murmeln.

Keine Stereognose; es traten aber ausgesprochene Störungen hervor. Er erkannte Gegenstände, konnte sie aber nicht bezeichnen; verschiedentlich wußte er ungefähr das Wort, fand sich aber in der Artikulation nicht zurecht, z. B. Bleistift „Beifieder — (ärgerlich) ach nein, fiedel — Stahlfeder". Er erklärt: „Ich weiß von allem, was es ist, kann aber bloß nicht auf den Namen kommen."

Nachsprechen von Worten:

(Dampfschiffschleppschiffahrt,) Dampfschippschippläpschaschleppschiff.

(Strandstuhlschuppen,) Stannullulluppen.

Im allgemeinen Verständnis erhalten. Beim Verstehen gelegentlich leichte Erschwerung, aber nur unbedeutend. Beim Lesen leichte Erschwerung im Sinne eines Skandierens und einer Artikulationsstörung, gelegentlich auch Versprechen und Suchen. Zeigt ein etwas schläfriges Wesen.

Diagnose: Motorische Aphasie; Hirntumor?

Nach einem Aufenthalt im Heimatlazarett kam R. am 14. 9. 17 in die hiesige Neurotikerabteilung. Die Klagen und das psychische Befinden waren im wesentlichen die gleichen wie die im Kriegslazarett erhobenen. Weiß die ihm gezeigten Gegenstände nicht zu benennen. Die Schreib- und Lesestörungen haben sich verschlimmert, jetzt Lesen und Schreiben unmöglich. Die Sprache ist stockend, unsicher; der Kranke ist nicht imstande, einen ganzen Satz nachzusprechen.

Da R. sich sofort durch seinen charakteristischen Gesichtsausdruck und die Art seines Benehmens als Kriegsneurotiker verriet, wurde von einer körperlichen Untersuchung Abstand genommen und zur Behandlung geschritten.

Heilung des Patienten durch Psychotherapie und Suggestion unter Anwendung eines sehr schwachen galv. Stromes in 5 Minuten.

# Beeinflussung des Denkens und Handelns durch das Sprechen (pseudoideatorische Apraxie).

Von
**A. Pick.**

Mit 1 Textfigur.

*(Eingegangen am 4. August 1917.)*

## I.

Sobald man sich klargemacht hatte, daß auch Störungen im Bereiche des dem Handeln vorangehenden Psychischen zu solchen apraktischer Art führen, konnte auch schon als feststehend angenommen werden, daß sich diese apraktischen Erscheinungen in der verschiedenartigsten Weise darstellen würden. Es wird das namentlich klar, wenn man in dem Schema der Zweckhandlung der relativ einfachen Form des zuführenden und abführenden Schenkels die kaum auszudenkende Kompliziertheit der Verbindung zwischen diesen beiden Schenkeln als das Bereich des Psychischen gegenüberstellt. Derselbe Gedankengang ließ es überdies schon theoretisch als sehr wahrscheinlich erscheinen, daß auch solche Störungen, die nicht einmal unmittelbar mit dem „Handeln" in Beziehung standen, indirekt dieses doch so beeinträchtigen könnten, daß es zu dem käme, was als Pseudoapraxie bezeichnet werden müßte. Eine solche Störung ist die von mir eingehender dargelegte Pseudoapraxie aus Perseveration.

Eine zweite, durchaus anders bedingte Störung der Praxie habe ich schon an anderer Stelle dargestellt[1]. Dieselbe hat aber, weil ihre Darstellung nicht in den Vordergrund der Betrachtung gestellt wurde, bisher nicht die gleiche Beachtung gefunden, vielleicht auch weil sie ihrer größeren Seltenheit wegen den Fachgenossen nicht zur Beobachtung gekommen zu sein scheint.

Ein neuer einschlägiger Fall gibt mir nun Veranlassung, ausführlicher auf die Erscheinung einzugehen; zugleich will ich damit zeigen, daß es sich in den Grundlagen dieser „Pseudoapraxie" um solche handelt, die auch bei andern, z. T. ebenfalls schon besprochenen Störungen des Denkens, bzw. Sprechens in Frage kommen; und schließlich soll

---

[1] Einen ersten Hinweis auf die Entstehung apraktischer Erscheinungen aus „Verdenken", enthält schon meine Schrift: Studien über motorische Apraxie 1905, S. 7.

gezeigt werden, daß die psychologische Grundlage dieser verschiedenen Erscheinungen sich auf einheitliche Gesichtspunkte in der Betrachtung der Beziehungen zwischen Denken und Sprechen zurückführen läßt.

Die Beobachtungen, die hier vorgeführt und erläutert werden solllen, knüpfen an solche, die zu den historischen der Apraxielehre gezählt werden, an die alte Beobachtung, daß der Kranke, aufgefordert die Zunge zu zeigen, dies immer oder wenigstens mehrfach, ohne Korrektur wiederholt, auch wenn er dann später zum Zeigen eines andern Körperteiles aufgefordert wird. Man hat diese Erscheinung, nachdem die anfängliche Deutung aus Worttaubheit beseitigt war, zunächst einfach als Apraxie klassifiziert. Ein Versuch, den Grundlagen der Störung näherzukommen, führte zuerst zur Deutung, daß es sich dabei um die Perseveration einer bestimmten Bewegungsform handelt; ein weiterer Fortschritt war dadurch angebahnt, daß der Rahmen der Perseveration über das Motorische hinaus auf den dem Motorischen vorangehenden psychischen Vorgang erweitert wurde und damit die Erscheinung als eine ideatorische imponierte.

Ein weiterer Versuch konnte nachweisen, daß auch abgesehen von der Perseveration unter gewissen Verhältnissen das Denken vom Sprechen so beeinflußt wird, daß eine falsche Bezeichnung eines Gegenstandes dem Augenschein zum Trotz nun auch bei Widerspruch von dem Kranken festgehalten wird.

Zuerst berichtete ich (Ztschr. f. Psychol. 42, 244) u. a. über die Erscheinung, daß eine Kranke (postepileptisch) sich versprechend, einen Zwicker als Uhr bezeichnet, sofort hinhorcht und das Ticken der Uhr zu hören behauptet und auch nach erfolgter Korrektur noch ihren früheren Fehler damit motiviert, daß ihr Mann immer sagte, daß das eine Uhr sei und deshalb habe sie es auch gesagt. Neben der Perseveration wurde eine Nebenassoziation als Ursache bezeichnet, die auf Grund besonderer Suggestibilität der Kranken die Fälschung des Gedankenganges herbeigeführt hatte[1]).

Daran schließt sich die Beobachtung eines zweiten Falles, in welchem der Kranke z. B. von dem zunächst paraphatisch in die Assoziationsreihe emporgehobenen Gedanken „Feder" aus nicht bloß motorisch entsprechend reagiert, sondern auch noch weiter assoziiert.

Unterstützt wurde das durch eine zweite Mitteilung (Ztschr. f. Psychol. 44, 241), die u. a. die Feststellung erbrachte, „daß nicht

---

[1]) Begreiflicherweise sind einschlägige Beobachtungen auch sonst schon gemacht worden; sie wurden aber in Rücksicht ihrer von der Perseveration differenten Grundlagen nicht entsprechend gewürdigt. So berichtet S. A. K. Wilson (Brain P. 121. 1908, S. 186) von einem Kranken, der an der Anwendung eines Schuhhakens perseveriert und dieselbe bei Messer und Zündholzschachtel mit den Worten motivierte: „Ich denke das ist für Schuhe." Vgl. dazu eine dem richtigen Sachverhalt sich nähernde Deutung bei Wilson (l. c. S. 192).

bloß perseverierende Worte, sondern das Sprechen überhaupt, wenn nur die suggestible Disposition vorhanden, jenen Einfluß (sc. auf das Denken) haben können".

An diese Mitteilungen knüpft nun die nachstehende Beobachtung, deren Einzelheiten nur insoweit ausführlicher mitgeteilt werden, als sie zu dem Thema in näherer Beziehung stehen.

Verschiedene andere eigene Arbeiten, die gleichfalls, wenn auch in anderer Richtung Anknüpfung insbesondere für die Erklärung der sprachlichen Momente bieten, finden später Erwähnung.

Die Beobachtung betrifft eine 54jährige Frau, die am 19. Mai 1916 in die Klinik mit nachstehender Anamnese aufgenommen wurde:

Die Frau war seit jeher erregbar und leicht zu Ohnmachten disponiert, doch war gerade in den letzten Jahren eine solche nicht vorgekommen; vor 2 Jahren Schlaganfall; eines Morgens konnte sie, ohne sonstige Störung der Motilität, nichts sprechen; bei Versuchen dazu kam nur ein unverständliches Lallen zum Vorschein. Nach 2 Wochen besserte sich der Zustand, Pat. klagte, daß die rechte Seite schwächer sei. Eine Sprachstörung etwa paraphatischer Art aus dieser Zeit wird nicht berichtet, doch kam es später ganz allmählich zu Fehlern im Sprechen in der Art, daß Pat. etwas sagte, ohne daß man wußte, was sie damit meinte; sie wurde reizbar, ihr Gedächtnis ließ nach, namentlich mit Geld wußte sie nicht mehr recht umzugehen. Der Zustand scheint sich zuzeiten besonders verschlimmert zu haben; dann zog sie sich verkehrt an oder zwei Kleidungsstücke übereinander, verkannte die Umgebung, verunreinigte sich oder auch ihr Bett mit Urin und Kot, konfabulierte. Vor etwa $1/4$ Jahr soll der linke Mundwinkel schief nach oben gezogen gewesen sein, was ein herbeigerufener Arzt als Beginn eines Schlaganfalles bezeichnete. Pat. konnte nie ordentlich lesen oder schreiben.

Bei ihrer Ankunft in der Klinik scheint sie im Abklingen des zuletzt beschriebenen allgemeinen Zustandes zu sein; allmählich klärte sich der, und zur Zeit, wo die den Gegenstand der Arbeit bildenden Erscheinungen im Examen hervortreten, war Ähnliches kaum mehr nachweisbar.

Aus dem somatischen Status ist nur Nachstehendes hervorzuheben: Leichte Vergrößerung der Herzdämpfung, starke Akzentuierung des 2. Pulmonal- und Aortentons, systolisches Geräusch an der Aorta und Mitralis, leichtes Höherstehen des l. Mundwinkels, Zurückbleiben der r. Mundhälfte. Deviation der Zunge nach rechts, kaum merkliche, rechtsseitige Steigerung des P. S. R.

In der Spontansprache, die nicht besonders reichlich produziert wird, findet sich gelegentlich ein falsches Wort, vereinzelt auch eine grammatisch unrichtige Konstruktion; Reihensprechen mit Vorsprechen gut möglich, ohne Vorsprechen stockend, mit häufigem Versprechen! Bezeichnen von Objekten anfangs richtig, später mangelhaft, auch mit falschen Benennungen; Nachsprechen eines Satzes mit Fehlern.

In der nachfolgenden Darstellung der Examina werden für gewöhnlich die Antworten der tschechisch sprechenden Kranken ins Deutsche übersetzt und nur dort, wo die Worte irgend einer Form von Sprachstörung entsprechen, werden dieselben in der Ursprache unter Anschluß der beiläufigen Übersetzung wiedergegeben.

Aus dem Examen vom 24. Mai:

(Großes, geschwärztes Tintenfaß!): Für Zündhölzer; über Einwand: Ein Tintenfaß.

(Warum sagten Sie zuerst . . . ?) Ich habe geglaubt, es sei für Hölzchen.

Die letzte Antwort würde an sich zunächst vielleicht nicht auffallen, wenn sie nicht im Lichte der vorangehenden Darstellung älterer ähnlicher Beobachtungen betrachtet würde. Von diesen aus gesehen, stellt sie sich nun dar als die Motivierung eines scheinbaren Verkennens, das aber unzweifelhaft auf ein Versprechen zurückgeht; so tritt uns schon hier die angedeutete, im folgenden noch deutlicher hervortretende Erscheinung entgegen, daß durch das Versprechen ein Einfluß auf das Denken in der Weise erfolgt, daß ein falsch bezeichneter Gegenstand sofort wirklich für die falsch bezeichnete Sache genommen wird und weiterhin gelegentlich nun damit auch im Sinne der falschen Bezeichnung, also falsch hantiert wird.

Nachdem die Kranke jetzt eine Reihe von Objekten mit nur einer Ausnahme richtig bezeichnet hat, setzt sich das Examen folgendermaßen fort:

(Schlüssel): Messerchen. Über Einwand: Ich glaube.

(Schneidet man damit?) Ich denke, gnädiger Herr.

(Aber das ist doch nicht richtig?) Das ist ein Messer.

(Was macht man damit?) Nimmt es in die Hand und sagt: Das Brot zu schneiden, für Brot (macht aber gleichzeitig mit dem Schlüssel die entsprechende Bewegung des Schloßaufmachens).

Wiederholung der Aufforderung: Macht wieder Bewegungen, als würde sie ein Schloß öffnen.

Hier tritt uns schon der erste Teil der zuvor skizzierten Störung entgegen: Die Kranke bezeichnet den Schlüssel sich versprechend als Messer, sie bleibt jetzt bei dieser Bezeichnung und läßt sich auch durch zwei Einwände, die sonst eine Korrektur herbeiführen müßten, in dieser nicht wankend machen, sondern drückt auch sprachlich, also einem Vorstadium der Dyspraxie entsprechend, den Zweck des falsch bezeichneten Gegenstandes im Sinne dieser falschen Bezeichnung auch irrtümlich aus. Dann aber zeigt sich, wie sich jetzt wenigstens doch noch, anscheinend automatisch, Eupraxie mit dem Gegenstande einstellt. Das ändert sich aber schon in der Fortsetzung des Examens.

Es wird der Pat. ein Stück Brot gereicht; sie macht zuerst an dem Bart des Schlüssels die Bewegung des Taschenmesseröffnens, fährt dann mit dem Schlüssel wie mit einem Messer über dem Brote hin und sagt fast plötzlich: Ich kann es nicht öffnen (meint damit sichtlich das vergebliche „Öffnen" des Messers, das sie wie als Entschuldigung dafür anführt, daß sie nicht schneiden kann); fährt dann wieder hilflos mit dem Schlüssel über dem Stück Brot hin und her: „So schneidet man Brot mit dem Messerchen ... ich kann es aber damit nicht machen."

Hier tritt uns nun die zuvor nur teilweise deutliche Störungsform in voller Reinheit und Deutlichkeit entgegen: Der Schlüssel, der durch das Versprechen für die Pat. zum wirklichen Messer geworden ist, wird jetzt auch wie ein solches, sowohl passiv wie aktiv, behandelt und der Unmöglichkeit, damit dem, ebenfalls falsch vorausgesetzten Zwecke entsprechend nachzukommen, auch sprachlich Ausdruck verliehen; dabei wird im letzten Satze, der jeden Zweifel, was dem Ganzen zugrunde liegt, ausschließt, nochmals die falsche Bezeichnung wieder gebraucht und davon die Unmöglichkeit entsprechender Tätigkeit motiviert.

Es wird ihr ein anderer Schlüssel gereicht: Das ist auch ein Messer.

(Können Sie damit schneiden?) Mit Vergnügen würde ich es machen ... es geht nicht ..., sucht an dem Bart des Schlüssels, probiert, ob man „es" nicht öffnen könne.

Dieser Teil des Examens zeigt, wie die falsche Bezeichnung noch weiter nachwirkt („auch"), sichtlich auch bezüglich des Behandelns des vermeintlichen Messers. Nachträglich sei zur ganzen Episode festgestellt, daß dem Versprechen nicht etwa Perseveration zugrunde liegt, daß vielmehr Messer und Schlüssel unter den früher zum Bezeichnen vorgelegten Objekten überall nicht vorgekommen waren.

Es wird nun der Schlüssel unter Beteiligung der Pat. in das nächste Türschloß gesteckt und sie gefragt: Was ist das? — In das Schloß habe ich es gesteckt.

(Was tut man damit?) Die Türe öffnen.

(Warum können Sie damit nicht schneiden?) So ein Messer, wenn es auf ein Schloß ... (offenbar will sie etwa sagen: gemacht ist), damit kann ich nicht zerschneiden.

(Ist es ein Messer?) Ja.

(Dann schneiden Sie damit!) Wenn ich es nicht aufmachen kann.

Auch hier sehen wir, wie trotz der sachlichen Korrektur durch die entsprechende Handlung die falsche Bezeichnung doch noch weiter nachwirkt und wie zur Begründung der sichtlich noch immer festgehaltenen Pseudodyspraxie zweimal ausführliche, einmal vom Objekt selbst und dann von der Praxie hergenommene Argumentationen angeschlossen werden.

(Messer): Das ist auch ein Messer (öffnet es ungeschickt). Dann nimmt sie Brot und Messer entsprechend: Jetzt kann ich schneiden.

Es wird ihr dann der Schlüssel gereicht: Sie lehnt ab, damit schneiden zu können.

Die eben erwähnte Nachwirkung der falschen Bezeichnung tritt noch jetzt sehr schön in dem „auch" bei dem wirklichen Messer hervor, durch das sichtlich jetzt erst die Korrektur zustande kommt. Diese Deutung wird auch dadurch bestätigt, daß sie den Unterschied zu dem früheren vermeintlichen Messer in dem Gegensatze markiert: „Jetzt kann ich schneiden" (es ist eben ein Messer, mit dem man schneiden kann).

Es werden ihr ein Federmesser und ein Schlüssel hingelegt: sie nimmt den Schlüssel, sagt, damit lasse sich nicht schneiden, mit dem Messer ja. Sagt dann auf den Schlüssel zeigend (mit Beziehung auf das Messer), so ist es nicht wie das andere ... to nemůžu utrhat chlebíčka (da kann ich nicht abreißen das Brot) ... to nemůžu uřízat (das kann ich nicht abschneid ...) mit dem andern konnte ich wirklich abschneiden (aufs Messer zeigend).

Diese Phase ist insofern interessant, als man sieht, wie die Korrektur jetzt vollständig ist und die richtigen Handlungen auch entsprechend motiviert werden; weiter dadurch, daß die Kranke den eben zuvor erwähnten Gegensatz zwischen den beiden „Messern" jetzt auch selbst hervorhebt.

(Brille): Das ist auf die Augen.

(Bleistift): Damit schreibt man.

(Tischmesser, Gabel): Richtig.

(Kann man damit [mit der Gabel] schneiden?) Ja. Zum Versuch aufgefordert: Das kann ich nicht (sich förmlich entschuldigend): Das ist eine Gabel.

(Tischmesser): Das ist ein Messer.

(Kann man damit schneiden?) Schlecht ... já bych to špatně roz ... ulomila ... špatně bych to ukrojila (ich würde das schlecht zer ... [offenbar schneiden] ... abbrechen ... schlecht würde ich damit abschneiden), fährt dann über den Tisch hin. Nemám prosím tak (ich habe bitte nicht so), zeigt jetzt, wie man mit Messer und Gabel essend schneidet und (will offenbar damit sagen: Auf die Weise geht es nicht ordentlich), so kann man kein Brot schneiden.

Hier wird offenbar durch den Anblick bzw. das Halten von Messer und Gabel das Denken auf das diesen entsprechende Schneiden hingerichtet und deshalb das Schneiden des Brotes in der früher besprochenen oder geübten Weise abgelehnt.

Das wird noch deutlicher im folgenden: Sie soll mit dem Tischmesser ein Stück Brot abschneiden, setzt die Schneide senkrecht auf das Brotstück, macht schabende, schnitzende Bewegungen und sagt, sie könne damit nicht schneiden, faßt das Messer mit der linken Hand (vielleicht zufällig). Die Art des Hantierens mit dem Messer entspricht sichtlich der Art, wie sie früher mit dem Taschenmesser das Brot zu schneiden versucht hat. Sie wird jetzt gefragt:

(Sind Sie linkshändig?) Moc málo můžu psát — jak můžu psát tak píšu lépe — (sehr wenig kann ich schreiben ... wie ich schreiben kann, schreibe ich besser).

Diese Episode ist bezüglich des sich darin darstellenden Denkvorganges interessant. Durch die Frage wird bei ihr offenbar die Erinnerung an die Schule bzw. das Schreiben dort wach und nun knüpfen die weiteren Äußerungen an das letztere an. Die Nachwirkung dieses Gedankenganges tritt nun noch weiter deutlich hervor.

Es wird ihr das Messer gereicht und sie aufgefordert, es in die r. Hand zu nehmen; sie nimmt es zuerst federartig, als wollte sie damit schreiben, dann erst richtig: ich möchte gern (offenbar schreiben), aber es geht nicht.

Diese Episode stellt sichtlich, wenn auch etwas modifiziert, ein Seitenstück zu der hier als der wesentlichsten hervorgehobenen Grundlage für eine Dyspraxie dar. Während in den bisher dargestellten Fällen die Ursache der Fälschung der Auffassung und der anschließenden Dyspraxie das primäre Versprechen ist, sehen wir hier, wie unter der Einwirkung des durch die Frage nach der Linkshändigkeit emporgehobenen Gedankens vom Schreiben jetzt das Messer zur Feder wird und auch dementsprechend davon Gebrauch gemacht wird. Der letzte Satz (ich möchte gerne, aber es geht nicht) entspricht anscheinend vollständig der gleichfalls schon zuvor beobachteten Tatsache, daß die Dyspraxie auch nachträglich noch aus dem Falschdenken heraus sprachlich motiviert wird.

Diese letzte Episode ist deshalb von besonderer Bedeutung, weil sie zeigt, daß es nicht ausschließlich das Versprechen ist, welches die beschriebenen Wirkungen für das Handeln hat, sondern daß auch anderweitig zustande gekommene Denkvorgänge die gleiche Folge bezüglich des Handelns nach sich ziehen können.

Soll dann wieder ein Stück Brot abschneiden, kommt endlich damit zustande und zeigt befriedigt den Erfolg.

Die Richtigkeit der zuvor gebenen Deutung wird durch die jetzt erfolgende Korrektur bestätigt.

(Schlüssel): Das ist ein Bleistift; nach Einwand: Ein Messerchen.

(Was macht man damit?) Třísky se mužou zapnout (Späne kann man damit zusammenknüpfen), macht beiläufig drehende, nicht ganz verständliche Bewegungen.

Auch hier zeigt sich wieder die gleiche Wirkung des Versprechens, wie wir es früher beobachteten. Durch das „Messerchen" wird der Gedanke an „Spänemachen" emporgehoben und der nächste Satz gibt dem auch sichtlich Ausdruck: woher das „Zusammenknüpfen" rührt, läßt sich nicht sicher sagen; vielleicht denkt sie an ein Bündel Späne. die Bewegungen könnten dem Zusammenknüpfen entsprechen.

Bemerkenswert ist auch die Bezeichnung des Schlüssels als Bleistift, anscheinend zustande gekommen durch den vorangehenden Gedankengang vom Schreiben und die Federhaltung des Messers.

(Schlüssel, noch einmal): Schlüssel, man schließt auf.

(Kann man damit schneiden?) Nein.

(Sie wollten aber vorhin!) Wenn aber Brot da ist ...

Hier ist es anscheinend wieder die Motivierung für den Vorgang des falschen Aufassens und der Dyspraxie, die uns entgegentritt. Man wird aber eine zweite mögliche Deutung des letzten Satzes nicht außer acht lassen dürfen. Es wäre immerhin möglich, daß derselbe tatsächlich besagen soll, daß das Brot suggestiv zur Dyspraxie mitgeholfen hat, ähnlich wie in den anderen Fällen die sprachlichen Momente.

Pat. nimmt jetzt den Schlüssel, setzt ihn anscheinend zunächst wie einen richtigen Schlüssel an das Brot, versucht dann aber wieder, an dem Schlüsselbart die vermeintliche Klinge des „Messers" aus den Schalen desselben herauszubringen.

(Was ist das?) Ein Messerchen ... ich muß es öffnen.

Der Vorgang hier bedarf keines besonderen Kommentars, es ist derselbe, den wir schon früher beobachtet haben.

(Tischmesser): Richtig bezeichnet.

(Kann man damit schneiden?) Jetzt nicht, es ist stumpf (tatsächlich), setzt aber dann doch an und schneidet ganz richtig.

(Gabel: Kann man damit schneiden?) Lacht: Das ist ja eine Gabel.

(Schlüssel): Messer.

(Kann man damit schneiden?) Hat den Schlüssel unterdessen angeschaut: Nein, damit kann man nicht schneiden, damit kann man nicht ein Stückchen ... er ist schön.

Hier tritt deutlich Korrektur ein, die aber bald wieder versagt.

(Machen Sie es doch auf!) Ich kann nicht (macht an dem Bart vergebliche Versuche zum „Öffnen"). Nimmt dann einen großen, ihr gereichten Schlüssel, hantiert mit ihm, beiläufig schneidend, auf dem Brote und sagt dann: Das ist ein Messer und das ist ein Schloß.

Die zuvor vorhanden gewesene Korrektur scheint — sicher wird sich das natürlich nicht sagen lassen — durch die Aufforderung wieder unwirksam geworden. Wäre diese Deutung richtig, dann wäre dieser Teil der Beobachtung insofern wichtig, als er zeigen würde, daß ein durch fremde Rede wieder aktivierter, eben noch unwirksam erscheinender Gedankengang, die Auffassung und das an diese anschließende Handeln fälschen kann. Bemerkenswert ist auch der letzte Satz, insofern er eine teilweise Korrektur andeuten könnte: Das „Schloß" entspricht dem zuvor erörterten Vorgange. Nicht undenkbar freilich wäre es, daß die Bezeichnung des Brotes als Schloß durch den an ihm gemachten Versuch des Aufschließens zustande gekommen ist.

(Brot): Das ist kein Messer, das ist aufs Brot.

(Schlüssel): Bezeichnet ihn als Schloß.

Hier sehen wir zum Teil noch die gleiche Erscheinung, wie sie früher beschrieben worden, aber zum Teil sichtlich schon getrübt durch Perseveration und deshalb wird das Examen unterbrochen.

Am folgenden Tage ergibt sich das nachstehende Examen.

Nachdem Pat. einige Objekte und deren Behandlung richtig bezeichnet hat:

(Schlüssel): Ein Messerchen.

(Schauen Sie es genau an!) Ein Messerchen.

(Wie verwendet man es?) Ich sehe es (macht zuerst die Bewegung, es zu öffnen) es läßt sich aufmachen — es ist ein Schlüssel, er läßt sich nicht aufmachen. (Messerchen und Schlüssel sind beide im Tschechischen männlichen Geschlechts.)

Hier tritt uns dieselbe Erscheinung entgegen wie am vorhergehenden Tage, aber nur für eine kurze Zeit; sichtlich erfolgt, vielleicht eben durch den etwa im Geiste vollführten Versuch des Öffnens die Korrektur, wie man annehmen darf, weil die Wirkung des Versprechens auf das Denken nicht so intensiv ist wie in den früher beschriebenen Fällen, wo ja die Korrektur versagt hat.

Nachdem Pat. hierauf mit einigen anderen Objekten richtig hantiert hat.

(Schere): Richtig. (Schneiden Sie damit!) Richtig.

(Schlüssel): Messerchen.

(Schneiden Sie damit!) Ich kann nicht damit schneiden (ustřihovat), ich habe keine Schere.

Zum Verständnis dieser Episode ist zu bemerken, daß Schneiden mit der Schere anders (ustřihovat) im Tschechischen bezeichnet wird als Schneiden mit dem Messer. Es scheint, als ob das früher mit der Schere richtig geübte Schneiden das Denken an Schneiden mit dem Messer so beeinflußt, daß dies deshalb als mit dem vermeintlichen Messer unmöglich bezeichnet wird, weil eben keine Schere da ist. Diese Deutung wird wahrscheinlich durch die Fortsetzung dieser Episode:

Es wird ihr ein Federmesser gereicht, sie faßt es wie eine Schere, setzt es wie eine Schere an das gereichte Papier und sagt: Ich kann nicht, ich kann nicht.

Es ist sichtlich das Fortwirken des Schneidens mit der Schere, das die Dyspraxie erzeugt; hier wirkt also nicht die falsche Bezeichnung des Dinges dyspraktisch, sondern das vollzieht sich noch viel unmittelbarer: Das Denken an die eine Handlung wirkt fälschend auf die andere auszuführende.

(Kleiner Schlüssel!) Messerchen.

(Kann man es öffnen?) Auf den Schlüssel zeigend: Ich kann nicht.

(Öffnen Sie damit die Türe!) Ja. Geht zur Türe, sagt dann: Ich kann nicht (ohne es überhaupt zu versuchen).

Hier sehen wir, daß die durch das Versprechen (wobei allerdings auch Perseveration mitwirksam sein dürfte) zustande gekommene Deutung des Schlüssels so intensiv nachwirkt, daß nicht einmal angesichts des Schlosses, das sonst doch geeignet war, eine Korrektur des Irrtums zu bewerkstelligen, eine solche eintritt und die Kranke die Aufforderung, das Schloß mittels des Schlüssels zu öffnen, rundweg, ohne jeden Versuch ablehnt. Und auch die Fortsetzung des Examens steht noch durch einige Zeit unter dem Einfluß dieser fehlenden Korrektur.

(Messerchen): Bleistift. Sagt dann richtig Messerchen.

(Öffnen Sie die Türe damit!) Geht zur Türe, sagt dann: Ich kann nicht. Ich habe den Schlüssel nicht. Es wird ihr ein in die Türe passender Schlüssel gegeben. Pat. geht zur Türe und sagt: Ich kann nicht, da müßte ich die ganze Türe öffnen.

(Öffnen Sie nur!) Ich kann nicht. Steckt den Schlüssel verkehrt in das Schlüsselloch, dann aber richtig und öffnet die Tür.

Diese Episode ist bemerkenswert dadurch, daß die Aufforderung, mit dem richtig bezeichneten Messerchen die Türe zu öffnen, nicht sofort abgelehnt wird, sondern die Korrektur erst erfolgt, als es „nicht geht". Es hat also die in der Aufforderung indirekt enthaltene Fälschung der Bezeichnung zu einer falschen Auffassung des Gegenstandes und zu dem dieser entsprechenden, also dyspraktischen Gebrauch desselben geführt. Das letzte „Ich kann nicht" entspricht wohl der jetzt richtig aufgefaßten Situation.

Aus dem weiteren Examen sei nur noch folgende Episode hierhergesetzt: Nachdem Pat. vorher schon mit Schlüssel, Messer, Bleistift beschäftigt worden war, werden ihr jetzt drei Streichhölzer hingelegt: To jsou ti tuž ... (das sind die Bleist ...) Verlegenheitsbewegung, kommt nicht mit dem Wort zustande).

(Streichhölzer sind es!) Befriedigung über das gehörte Wort.

(Was damit?) Öffnen; beginnt aber sofort streichende Bewegungen über das Papier hin zu machen; plötzlich sagt Pat. spontan: Rosvítit (Anzünden).

Hier kombinieren sich durcheinandergehend sichtlich fünferlei Handlungen, teils bloß in Gedanken, teils auch in wirklicher Ausführung: Öffnen, Schreiben, Schneiden, Streichen und Anzünden.

Nachdem einiges ganz Gleichgültige mit ihr gesprochen worden war.

(Messer): Richtig. (Feder): Bleistift.

(Bleistift): Pé ... pla ... tužka ... plawais (Fe ... Blei ... Bleistift ... Bleiweiß [populär]).

(Glocke): Richtig.

(Was macht man mit dem Bleistift?) Man schreibt. Macht entsprechende Schreibbewegungen.

(Messer: Was macht man damit?) Man schneidet. Nimmt das Messer genau so in die Hand wie vorher den Bleistift, macht schreibend Striche übers Papier.

(Schlüssel): Damit kann man nicht . . . das Messer . . . zum Schreiben ist es nicht geeignet.

(Ist das nicht ein Schlüssel?) Das ist kein Schlüssel.

(Was macht man damit?) Man kann damit nicht aufmachen (zeigt auf den Bart, als würde sie ihn vergeblich wie ein Klinge zu öffnen versuchen. Wiederholt dann, man könne nicht aufmachen, geht mit dem Schlüssel zur Türe.

(Kann man nicht öffnen?) Fährt mit dem Schlüssel am Schloß herum: Das geht nicht.

(Was ist es also?) Es ist kein Schlüssel (hat in diesem Augenblick den Schlüssel richtig ins Schloß gebracht).

(Ist es also ein Schlüssel?) Jetzt ja.

(Feder): Richtig.

(Was macht man damit?) Schreiben.

(Zündhölzer): Richtig. Damit zündet man an.

(Bleistift): Auch (zögernd) ein Bleistift.

(Ist es ein Zündhölzchen?) Nein.

(Kann man damit nicht anzünden?) Nein.

(Zündholz: Kann man damit schreiben?) Nein.

(Was macht man damit?) Man zündet an, Feuer, für den Ofen.

(Brille: Was macht man damit?) Die trägt man auf den Augen.

Die vorstehende Episode zeigt die hierbesprochenen Erscheinungen in voller Reinheit und ist namentlich auch dadurch interessant, daß das Gelingen der dem Schlüssel entsprechenden Handlung die Korrektur bezüglich des bis dahin mit aller Sicherheit als Schlüssel abgelehnten Schlüssels herbeiführt; besonders interessant dabei scheint mir das „jetzt".

Mit der Besserung des Allgemeinzustandes der Kranken, die nur noch durch eine gewisse Stumpfheit und Initiativlosigkeit auffiel, verschwanden auch die hier beschriebenen Erscheinungen; eine Woche lang war nichts von ihnen nachweisbar, bis am 17. Juni mitten in dem sonst nichts Pathologisches aufweisenden Examen wieder etwas dem früher Beschriebenen Gleichartiges episodisch zur Beobachtung kam.

Nachdem die Kranke Verschiedenes richtig bezeichnet hat.

(Löffel): Schere. (Was macht man damit?) Schneiden.

(Dann tun Sie es?) Das geht nicht, das muß eine größere Schere sein, damit man schneiden kann.

(Löffel: Was ist das also?) Stříhaji se nůžky (es schneidet die Schere), macht aber dabei, wenn auch nicht ganz richtig Bewegungen des Essens.

(Ich denke, es ist ein Löffel!) Macht jetzt, nachdem sie einen Moment gezögert hat, die richtige Bewegung des Essens mit dem Löffel: Píje, jíst. (Man trinkt, essen.)

(Schlüssel): Richtig.

(Schere): Damit schneidet man.

(Löffel): Richtig.

(Brot): Zeigt dessen Verwendung als Bürste.

(Was macht man damit?) Korrigiert, da sie sichtlich ihr Versprechen merkt.

Von da ab wieder alles richtig.

Die Erscheinungen, die hier vorgeführt worden sind, lassen sich, nachdem es durch die früheren Analysen gelungen ist, die Einzelheiten im wesentlichen klarzulegen, kurz so zusammenfassen: Bei vollkommen klarem Bewußtsein und auch sonst in keinem Teil formal gestörtem

Denkverlaufe kommt es meist im Anschluß an den falschen Gebrauch einer Bezeichnung infolge Versprechens, gelegentlich aber auch durch die vom Mitunterredner gebrauchte falsche Bezeichnung eines Gegenstandes zu einer Fälschung der Auffassung desselben und davon aus zu einer dieser Auffassung entsprechenden, demnach also falschen Verwendung dieses Gegenstandes, zu einer Dyspraxie. Diese muß, weil es sich dabei einesteils um eine auf dem Wege des Denkens zustande gekommene Störung also ideatorische, andererseits um eine Apraxie handelt, die keine primäre, sondern von dem durch das Sprechen gefälschten Denken aus erst veranlaßte ist, als pseudoideatorische Apraxie bezeichnet werden. —

An diese Feststellung, die die primäre Störung in das Gebiet des vom Sprechen aus beeinflußten Denkens verlegen läßt, knüpft sich nun die Frage, mit welcher Art von Störung wir es hier zu tun haben. Die eingangs erwähnten früheren Beobachtungen vom modifizierenden also rückläufig wirksamen Einflusse des Sprechens auf das Denken, ließen auf Grund der begleitenden Umstände die Deutung zu, daß es sich etwa um das handeln möchte, was man allgemein als Suggestion bezeichnet; es konnte sich diese Deutung darauf stützen, daß es sich dort um postepileptische oder hysterische Zustände handelte, während welcher uns die Suggestibilität geläufig ist.

Natürlich konnte man hier nicht an einen echten „Dämmerzustand" denken, für dessen Annahme nichts vorlag; aber die Ähnlichkeit namentlich mit hysterischen Erscheinungen lag um so näher, als ich selbst (Ztschr. f. Pathopsychologie, Bd. I) von einem Traumatisch-Hysterischen außerhalb von Dämmerzuständen gelegene Beobachtungen mitteilte, die im Anschluß an später noch zu berührende frühere Mitteilungen in der Weise gedeutet wurden (l. c. p. 76 ff.), daß durch die sich abnorm mächtig vordrängende apperzipierende Masse (also im vorliegenden Falle durch den auf den Namen des gesehenen Objektes gerichteten Gedanken) die Aufmerksamkeit so vollständig absorbiert werde, daß es zu einem Eindruck der umgebenden Wirklichkeit überhaupt nicht kommt. Der Übergang zu analogen Beobachtungen über den Einfluß der Suggestion an nicht Hysterischen ergibt sich durch die an der erwähnten Stelle gegebenen Hinweise[1]), daß, wie schon seit langem bekannt, auch schon in der Norm die anderweitige Fesselung der Aufmerksamkeit eine Herabsetzung der Perzeption nach sich zieht.

An diese Beobachtung kann nun die Erklärung des vorliegenden

---

[1]) Daß die Suggestion dem nahestehende Wirkungen in Form von Erinnerungsfälschungen, Konfabulation, zeitigt, braucht nur angemerkt zu werden. Vgl. dazu insbesondere die dort zitierte Selbstbeobachtung von Stratton (Psychol. Rev. 4, 347. 1897) über die Wirkungen bei durch längere Zeit fortgesetztem Sehen durch umkehrende Linsen.

Falles anknüpfen, etwa durch eine Modifikation der Auffassung des beobachteten Tatbestandes. Nimmt man an, daß durch irgendein die Bewußtseinsvorgänge modifizierendes Moment der Kranke entweder durch das eigene Versprechen oder gelegentlich auch durch eine andere Bezeichnung des Objektes dieses „geistig nicht mehr sieht", vielmehr aus derselben Veranlassung das der falschen Bezeichnung entsprechende Objekt sich ihm vor sein „geistiges" Auge stellt[1]), dann ist zunächst ein Anknüpfungspunkt an ähnliche, schon bekannte klinische Erscheinungen gegeben, deren Deutung auch für die vorliegenden Beobachtungen heranzuziehen ist.

Im weiteren werden neueren sprachpsychologischen Arbeiten entnommene Feststellungen zeigen, daß das Gesprochene nicht etwas Einheitliches darstellt, vielmehr in verschiedene Elemente zerfällt, von denen (wenigstens von einzelnen) die Aufmerksamkeit so gefesselt werden könnte, daß die zwischen Redner und Zuhörendem nicht übereinstimmende Auseinanderhaltung dieser Elemente zu Erscheinungen führen kann, wie sie hier beobachtet worden sind.

Eine Darstellung dieser sprachpsychologischen Erörterungen muß deshalb im 2. Abschnitte der weiteren Besprechung vorangeschickt werden.

## II.

Es kann wohl keinem Zweifel unterliegen, daß der Angelpunkt der ganzen Aphasielehre, soweit es sich nicht direkt um rein lokalisatorische Fragen handelt, in den Beziehungen zwischen Denken und Sprechen und deren Störungen gelegen ist; und wer noch daran zweifeln wollte, müßte davon überzeugt werden durch die Tatsache, daß von allen, die in den letzten Jahren eingehender zu den allgemeinen Fragen der Aphasielehre Stellung genommen, gerade diesem Problem besondere Aufmerksamkeit gewidmet worden ist.

Ich selbst habe versucht, in dem als „Weg vom Denken zum Sprechen" bezeichneten Kapitel meiner „Beiträge zur Grundlegung der Aphasielehre" alles zusammenzutragen, was die Psychologie und die übrigen in Betracht kommenden Hilfswissenschaften dazu an die Hand geben und mit den aus der Pathologie gewonnenen Tatsachen in Zusammenhang zu bringen, bzw. zu zeigen, welch großen Nutzen die Aphasielehre davon für die Klärung ihrer Fragen zu ziehen vermöchte.

In dem genannten Kapitel hatte ich auch von einer psychologischen Analyse Kenntnis gegeben, die H. Gomperz in seiner Noologie (dem zweiten Bande seiner Weltanschauungslehre) der Entwicklung vom „ersten Einfall" ab bis zur schließlichen sprachlichen Formulierung des Gedankens gewidmet hat. Ich war ihm jedoch nicht in der ganzen

---

[1]) Vgl. dazu ein später mitgeteiltes Examen mit einer schwer dementen Frau präseniler Genese.

Darstellung gefolgt, nicht zum wenigsten deshalb, weil die dazu notwendige breitere Wiedergabe seiner höchst intrikaten Differenzierungen mir damals noch nicht reif für eine Verarbeitung mit den Tatsachen der Pathologie schien und ich an der zitierten Stelle durch die bloß zu referierenden Ergebnisse nicht die unmittelbar verwertbaren überwuchern lassen wollte.

Doch gab ich schon damals (l. c. S. 203) der Ansicht Ausdruck. daß mir eine Anwendung jener auf sprachpathologische Probleme durchaus nicht allzufern zu liegen scheine. Darin werde ich nun bestärkt durch die Tatsache, daß der Linguist O. Dittrich in seiner später erschienenen Schrift: „Probleme der Sprachpsychologie" gerade von diesen Darlegungen Gomperz' in breitester Weise Gebrauch macht und sie als Grundlage eines seiner Probleme weiter ausbaut; daß sie dadurch auch den Zwecken der Pathologie bequemer zugänglich gemacht werden, erscheint ohne weiteres verständlich, wie sich auch daraus ergibt, daß sie dafür auch verwertbar sein müssen.

Die fortgesetzte Betrachtung der klinischen Probleme von der durch Gomperz geschaffenen Basis aus hat mich auch seither zu der Überzeugung geführt, daß es schon jetzt gelingt, zahlreiche Beziehungen zwischen den beiden nachzuweisen und diese zur Klärung der den klinischen Erscheinungen zugrunde liegenden Vorgänge zu benützen.

Von der so gestützten Ansicht getragen, daß weitere Erörterungen über die Beziehungen zwischen Denken und Sprechen auf pathologischem Gebiete an diesen Dingen nicht mehr achtlos vorübergehen dürfen, daß dieselben vielmehr nicht bloß für die Aphasielehre, sondern, wie ich hier werde zeigen können, auch zum Verständnis anderer abnormer Sprach-, bzw. Denkvorgänge dienen können, möchte ich nun an dieser Stelle die früher offengelassene Lücke in meinem Aphasiebuche ausfüllen und den Inhalt der Gomperzschen Darlegungen. mit den hier erwähnten pathologischen Tatsachen in Zusammenhang gebracht, zur Darstellung bringen[1]).

In meiner zuvor zitierten Schrift habe ich schon des breiteren auseinandergestzt, warum es mir grundlegend erscheint, den ganzen Umfang dessen, was Sprachpsychologie und die übrigen Hilfswissenschaften der Sprachpathologie im allgemeinen an nutzbarem Materiale darbieten, für deren Zwecke auszuschöpfen; es würde zu weit führen. diese Beweisführung auch für das hier ins Auge gefaßte engere Gebiet

---

[1]) Zur Entschuldigung dafür, daß der Umfang dessen, was hier den Auseinandersetzungen Gomperz' entnommen wird, ein beträchtliches Maß erreicht, muß es dienen, daß es sich dabei um Dinge handelt, die bisher in der Sprachpsychologie überhaupt keine Berücksichtigung gefunden und deshalb auch bei Dittrich einen breiten Raum einnehmen, daß weiter ein Teil des Gebrachten unmittelbar als Anknüpfungspunkt für die Deutung der hier diskutierten pathologischen Tatsachen dienen wird.

neuerlich führen zu wollen, es mag genügen, wenn ich auf die letzten einschlägigen Darstellungen seitens der Pathologen hinweise, um den wesentlichen Vorsprung zu erweisen, den die zünftige Sprachpsychologie gegenüber jenen hat und den wir jedenfalls einholen müssen, wenn die Sprachpathologie auf die dadurch gebotene Höhe der Forschung gestellt sein will.

Jedenfalls aber hoffe ich, durch die hier zu machenden Darlegungen und deren Nutzanwendung auf Probleme der Pathologie zeigen zu können, daß wir über die im Kreise der Pathologen landläufige Annahme des Zusammenhanges von Objekt- und Wortbegriff hinauskommen müssen, wenn eine Vertiefung unseres Verständnisses jener Probleme herbeigeführt werden soll. —

Gomperz (l. c. S. 78) sagt im Anschluß an die von ihm aufgestellten Unterscheidungen: „Sich daran zu gewöhnen, diese fünf möglichen Gebrauchsweisen sprachlicher Ausdrücke und die ihnen korrespondierenden fünf Elemente der Aussage auseinanderzuhalten, mag einige Mühe kosten. Allein ich wage zu sagen, daß jemand, der sich hieran nicht gewöhnt hat, nicht imstande ist, die Probleme der Sematologie (sc. Bedeutungslehre) sachgemäß zu formulieren, geschweige denn sie sachgemäß aufzulösen." Von unserem Standpunkte aus werden wir in der Lage sein, zu zeigen, daß diese Gebrauchsweisen und Elemente der Aussage unter pathologischen Verhältnissen in verschiedener Art mit- und durcheinander vermischt sich darstellen und demnach auch nur eine Berücksichtigung dieses Gesichtspunktes zu einer sachgemäßen Auflösung mancher pathologischer Probleme führen kann.

Entsprechend der durch Dittrich (l. c.) gerade zu Zwecken der Weiterbildung für die Sprachpsychologie gegebenen Darstellung der von Gomperz geschaffenen Grundlagen dürfen die nachfolgende Wiedergabe und Erörterung unmittelbar an diese anknüpfen, ohne daß es nötig wäre, den Anteil der beiden Autoren auch immer im einzelnen getrennt hervorzuheben.

Den Ausgangspunkt des Ganzen bildet das, was Gomperz[1] an der lautsprachlichen Aussage unterscheidet:

A. Die **Aussagelaute**, d. i. die sprachliche Form der Aussage (wir sagen dafür allerdings besser: die **Lautung**); B. den **Aussageinhalt**, d. i. den **Sinn** der Aussage, C. die **Aussagegrundlage**, d. i. jene **Tatsache**, auf die sich die Aussage bezieht. Die zwischen diesen drei Aussageelementen bestehenden Relationen charakterisieren wir in der Weise, daß wir die Aussagelaute (die Lautung) den **Ausdruck** des Aussageinhaltes und die **Bezeichnung** der Aussagegrundlage, den Aussageinhalt aber die **Auffassung** der Aussagegrundlage nennen. Sofern die Aussagelaute als Ausdruck des Aussageinhaltes betrachtet

---

[1]) Gomperz, a. a. O. S. 61f.

werden, fallen sie mit der Aussage selbst zusammen. Sofern die Aussagegrundlage als eine durch den Aussageinhalt aufgefaßte Tatsache betrachtet wird, kann sie der ausgesagte Sachverhalt (oder der Sachverhalt schlechthin) heißen. Die zwischen der Aussage und dem ausgesagten Sachverhalt bestehende Relation nennen wir Bedeutung.

In einem Beispiele zur Darstellung gebracht, stellt sich das Ganze folgendermaßen dar:

Die einer vollständigen Aussage entsprechende Klangfolge, wie z. B. „Dieser Vogel fliegt," repräsentiert uns fünferlei, nämlich: 1. sich selbst, in quanto bloßer Schall, Lautung ohne jeden Rücksicht auf einen Sinn, den sie haben könnte, mithin so, wie sie auch ein der deutschen Sprache Unkundiger wahrnehmen kann, ohne sie im mindesten zu verstehen. 2. Diese Klangfolge repräsentiert uns den Tatbestand: „Dieser Vogel fliegt", demnach den Sinn, zu dessen Ausdruck sie normalerweise bestimmt ist, den Inhalt des Gedankens, der von jedem gedacht wird, der sie mit Verständnis ausspricht oder hört. 3. Sie repräsentiert uns ferner die Tatsache „Dieser Vogel fliegt". d. h. jedes Stück Wirklichkeit, das durch den Gedanken „Dieser Vogel fliegt" aufgefaßt und durch die Klangfolge dieser Vogel fliegt bezeichnet werden kann. (Dies vermag natürlich Verschiedenes zu sein, ein flatternder Sperling ebensowohl wie etwa eine dahinschießende Schwalbe oder ein kreisender Adler; ebenso wie andererseits jede dieser Tatsachen auch noch andere Auffassungen und somit auch andere Aussagen zuläßt, wie etwa dies ist ein Vogel oder dort bewegt sich etwas. oder ich sehe ein lebendes Wesen, usw.). 4. Jene Klangfolge repräsentiert uns den deutschen Satz „Dieser Vogel fliegt" als eine sinnvolle Rede, in welcher die Klangfolge, die dadurch erst eigentlich zur sprachlichen Lautung wird, den gedanklichen Sinn oder Tatbestand „Dieser Vogel fliegt" ausdrückt und mit ihm zusammen die Aussage ausmacht. Und endlich 5. jene Klangfolge repräsentiert und den in dem Satze dieser Vogel fliegt ausgesagten Sachverhalt „Dieser Vogel fliegt", der sich abermals sowohl von der Aussagegrundlage als von dem Aussageinhalt in charakteristischer Weise unterscheidet. Denn von der Aussagegrundlage als solcher unterscheidet er sich dadurch, daß er ebenso wie der Aussageinhalt eine eindeutige Gliederung aufweist. Der Satz „Dieser Vogel fliegt" sagt nämlich nicht bloß aus, daß ein Stück physischer Wirklichkeit vorhanden sei, das als Haben einer Eigenschaft oder als Vorgang, als Tun oder als Leiden gedacht werden könne usf., sondern er sagt aus, daß ein physischer Vorgang stattfinde, an dem ein tätiger Gegenstand „Vogel", eine Tätigkeit „Fliegen" und eine durch „dieser" bezeichnete unmittelbare Gegenwärtigkeit jenes Gegenstandes zu unterscheiden seien. Mit andern Worten: Was jener Satz aussagt, ist, das Fliegen dieses Vogels. Dies ist indes zwar gleichfalls ein Stück physischer Wirklichkeit, jedoch ein solches von eindeutiger Gliederung; es ist nicht nur im allgemeinen ein Stück physischer Wirklichkeit, sondern es ist näher ein **physischer Vorgang**, und ganz speziell eine **physische Tätigkeit** — dies aber sind lauter Prädikate, die von der Aussagegrundlage als solcher noch nicht ausgesagt werden konnten; denn sonst ließe sie sich nicht auch durch die Aussageinhalte „dies ist ein Vogel" oder „ich sehe ein lebendes Wesen" auffassen. Anders ausgedrückt: die Aussagegrundlage als solche kann für die drei Sätze **Dieser Vogel fliegt, Dies ist ein Vogel**, und **Ich sehe ein lebendes Wesen**, dieselbe sein. Der in diesen drei Sätzen ausgesagte Sachverhalt dagegen ist jedesmal ein anderer. Denn ausgesagt wird im ersten Satze das „Fliegen ‚dieses‘ Vogels", im zweiten das „Vogel-Sein von ‚Diesem‘", im dritten das „Sehen eines lebenden Wesens durch ‚mich‘ ". Wenn jedoch die Aussagegrundlage dieser Sätze identisch sein kann, während der in ihnen ausgesagte Sachverhalt nicht identisch ist, so kann der Sachverhalt mit der Aussagegrundlage unmöglich zusammenfallen. (O. **Dittrich** die Probleme der Sprachpsychologie 1913, S. 34).

Wir werden später zeigen können, daß die hier nach **Gomperz - Dittrich**[1]) gemachten Distinktionen zur Klärung mancher pathologischer Denkvorgänge werden dienen können; es ist aber ersichtlich, daß für eine Deutung der im ersten Teile dargelegten Störung, wo es sich nicht um die Dissoziation der einem bestimmten **Sachverhalte** entsprechenden Teile, sondern um einen **Gegenstand** handelt, jene Distinktionen nicht unmittelbar verwertet werden können.

Da kommt uns nun zu Hilfe, daß **Gomperz** selbst (l. c. S. 62) auch für diesen hier in Betracht kommenden Fall eine entsprechende Darstellung der dabei zu machenden Distinktionen gibt.

„In dem besonderen Falle, in welchem die **Aussagegrundlage** durch den **Aussageinhalt** als **Gegenstand** aufgefaßt wird (S. 104) heißt der ausgesagte Sachverhalt eine **Sache**, die Aussage selbst der **Begriff**, die Aussagelaute der **Name**, der Aussageinhalt das **begriff-**

---

[1]) Die scholastischen, von **Gomperz** auch historisch verfolgten Wurzeln der hier zur Darstellung gebrachten Distinktionen lassen sich nicht verkennen und das mag vielleicht noch mehr dazu beitragen, daß ihre Aufnahme in den Kreis pathologischer Erwägungen von manchen abgelehnt wird. Man wird dem wohl entgegenhalten dürfen, daß O. **Dittrich** wichtige Teile seiner sprachpsychologischen Probleme auf jene Distinktionen stützt, woraus schon ohne weiteres die Verwertbarkeit derselben auch für pathologische Tatsachen erhellt. (Vgl. ähnliche Distinktionen betreffend Tatbestand, Auffassung und Bedeutung bei J. **Haas**, Grundlagen der französischen Syntax 1912, S. 16 und in einem Lehrbuch für Philologen, **Blümel**, Einführung in die Syntax 1914, S. 100). Im übrigen glaube ich durch die hier davon gemachte Nutzanwendung den Widerstand gleichfalls als unberechtigt erweisen zu können.

liche Wesen oder die Essenz[1]) dieser Sache." Gomperz (l. c. S. 73)
motiviert die Gleichstellung von Sachverhalt mit Sache an dem zuvor
benützten Beispiel, indem der Sachverhalt „dieser Vogel fliegt" uns auch
die Auffassung „ein fliegender Vogel" erlaubt.

„Den 3 (primären) und 2 (sekundären) Aussageelementen entsprechen aber nun auch 3 primäre und 1 sekundäre Aussagerelation.
Die 3 primären Relationen sind: der Ausdruck, d. i. das Verhältnis
der Aussagelaute zum Aussageinhalt; die Auffassung, d. i. das Verhältnis des Aussageinhaltes zur Aussagegrundlage; und die Bezeichnung, d. i. das Verhältnis der Aussagelaute zur Aussagegrundlage.
Die 1 sekundäre Relation endlich ist die Bedeutung, d. i. das Verhältnis der Aussage zum ausgesagten Sachverhalt" (Gomperz l. c. 77).

Die von ihm aufgestellten Distinktionen, sowie deren Relationen
hat G. in ein leicht zu übersehendes Schema gekleidet, das wir z. T.

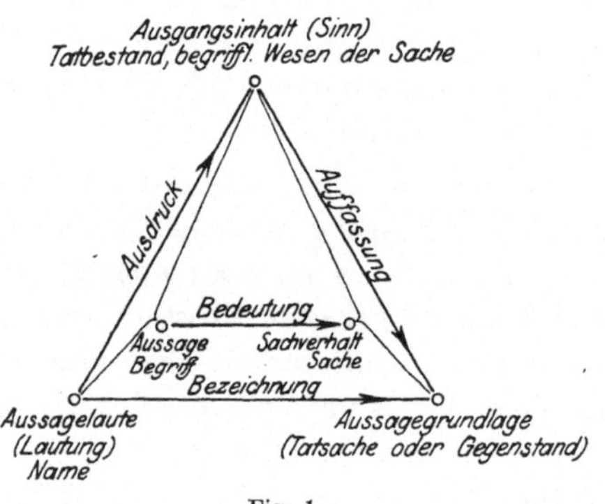

Fig. 1.

nach Dittrich und weiter auch
für die Alternative, daß der Aussage ein Gegenstand zugrunde
liegt, modifiziert in nachstehender Abbildung wiedergeben.

Als den Grund für das Kom-
plizierte und Subtile der nach
ihm im vorstehenden gegebenen
Analyse bezeichnet Gomperz
selbst (l. c. S. 77) den Umstand,
daß wir alle fünf Elemente der
Aussage nur durch eine und dieselbe Sprachform wiedergeben

können. Es liegt nun nahe, auch schon theoretisch anzunehmen, daß
es durch ein Nichtauseinanderhaltenkönnen, ein Verwechseln in Rücksicht jener Elemente, vor allem wahrscheinlich auch durch eine irrtümlich orientierte Hinrichtung der Aufmerksamkeit auf dieses oder
jenes dieser Elemente, durch eine falsche Verteilung derselben in pathologischen Fällen zu Erscheinungen kommen könnte, die u. a. in das
große Kapitel der Störungen in den Beziehungen zwischen Sprechen
und Denken hineingehören und wie hier schließlich durch das gestörte
Denken auch zu Störungen des Handelns führen können.

---

[1]) Die obenstehende Gomperz - Dittrich entnommene Bezeichnung der in
einer Aussage zu unterscheidenden Gebrauchsweisen dürfte ohne weiteren Kommentar verständlich sein; nur bezüglich der, wie Gomperz anführt, einem meta-
physischen Sprachgebrauche entnommenen Bezeichnungen begriffliches Wesen,
Essenz der Dinge, wird sein Kommentar hierher zu setzen sein (l. c. S. 73): „Dieselbe
Gruppe logischer Bestimmungen, die den Inhalt des Begriffes ‚ein fliegender Vogel'
darstellt, bildet auch das begriffliche Wesen oder die Essenz aller wirklichen und
gedachten fliegenden Vögel."

Dazu kommt natürlich noch der Umstand, daß selbstverständlich das Gesprochene eine für den Sprechenden und Angesprochenen gemeinsame Bedeutung haben muß, wenn es eben richtig verstanden werden soll und daß deshalb jede durch das Vorangeführte bedingte Störung dieser gemeinsamen Bedeutung zum Nichtverstehen oder zu Mißverständnissen Veranlassung geben wird. —

Wenn wir jetzt versuchen, eine Erklärung der im ersten Teile berichteten klinischen Erscheinungen an der Hand der eben vorgeführten sprachpsychologischen Ausführungen zu geben, so bin ich in der Lage, zu zeigen, daß es sich dabei nicht darum handelt, zwei bisher niemals miteinander in Beziehung gebrachte Tatsachengebiete zu einem solchen Versuche zu verbinden, daß dieser vielmehr an eine Reihe ähnlicher Bestrebungen von mir anknüpfen kann, deren Zusammengehörigkeit sich auch daraus ergeben wird, daß ihre Resultate sich alle als dem jetzt gemachten Versuche ungezwungen einordnende darstellen werden. Es soll deshalb in die literarische Darstellung des bisher darüber Gearbeiteten auch schon unmittelbar das jetzt darüber zu Sagende hineinverarbeitet werden.

Vor einer Reihe von Jahren habe ich eine eigentümliche Sehstörung Senil-Dementer (Jahrb. f. Psych. u. Neurol. 1902) beschrieben, die darin bestand, daß die nachweislich gut sehende, zwischendurch auch kleine Objekte ganz gut erkennende Kranke ihr vorgehaltene Gegenstände oft nicht zu sehen scheint, sie gar nicht beachtet und dadurch den Eindruck der Blindheit dem Objekte gegenüber macht; dann wieder gelingt es z. B. durch einen Geruchseindruck oder auch gelegentlich durch die Bezeichnung des Objektes die Störung zum Schwinden zu bringen.

Ich deutete die Erscheinung im Sinne der damals noch ausschließlich in der Pathologie verwerteten Psychologie so, daß durch den Geruchseindruck erst die Aufmerksamkeit auf den optischen Eindruck gelenkt wird oder daß durch jenen der bis dahin nicht im Blickfelde des Bewußtseins gewesene Objektbegriff hervorgerufen und im Momente, wo dies der Fall ist, das bis dahin nicht „gesehene" Objekt optisch identifiziert wird. Der Wechsel in der Erscheinung komme demnach so zustande, daß abwechselnd der Objektbegriff (sc. nicht das Objekt) im Blickfelde der Aufmerksamkeit sich befindet oder aus demselben verschwindet. Ich nahm weiter an, daß im Gegensatze zu ähnlichen Dauerzuständen wir annehmen müssen, „daß der Erscheinung eine partielle Abstumpfung, eine partielle Unaufmerksamkeit zugrunde liege".

Mit Rücksicht auf eine von Lissauer für ähnliche Erscheinungen früher gegebene Deutung glaubte ich damals für die eben skizzierte Erscheinung die Bezeichnung apperzeptive Blindheit vorschlagen zu können. Auch konnte ich schon aus der bekannten Literatur ähnliche

Erscheinungen nachweisen und seither sind zahlreiche Beobachtungen mitgeteilt worden, die nicht bloß klinisch der Beschreibung entsprechen, sondern auch in gleicher Weise gedeutet worden sind.

Ich habe zuvor absichtlich betont, daß meine damalige Deutung und die gegebene Bezeichnung von der im Schwange befindlichen Psychologie ausgingen und finde es dementsprechend auch durchaus zutreffend, wenn jetzt neuerlich Kehrer (Beitr. z. Aphasielehre, Habil.-Schr. 1913, S. 172) die von mir gegebene Bezeichnung ablehnt. Es fällt seine Auffassung, daß die Erscheinung als partielle Unaufmerksamkeit, hervorgerufen durch partielle Überaufmerksamkeit bzw. Versunkenheit zu deuten sei, mit der von mir an der zitierten Stelle selbst gegebenen Deutung aus partieller Unaufmerksamkeit zusammen; aber ich habe diese Korrektur, was Kehrer offenbar entgangen ist, selbst schon 1908 in meinen „Studien zur Hirnpathologie u. Psychol. S.-A. aus Arbeiten aus der deutschen psychiatr. Univers.-Klinik in Prag, S. 15) an der Hand eines ähnlich gedeuteten zweiten Falles vollzogen[1]).

An einer anderen Stelle (l. c. S. 55) sage ich von dem Verhalten in solchen Fällen: „Der Kranke ist, wenn man so sagen darf, hyperkonzentriert auf die eine Vorstellung und sieht tatsächlich den Wald vor lauter Bäumen nicht" (vgl. dazu auch meine Mitteilung in der Zeitschr. f. Pathopsychol. 1, 76. 1911).

Zwei Daten aus dieser Arbeit sind für unsere vorliegende Studie von Bedeutung; zuerst die eben in meiner eigenen späteren Deutung der Erscheinungen hervorgehobene Tatsache, daß die Kranke vom „Gegenstande" (auch nach der hier akzeptierten Nomenklatur) auf den „Begriff" so intensiv abgelenkt ist, daß sie jenen zeitweise nicht sieht und daß die Störung durch eine unzweckmäßige Dissoziation der Aufmerksamkeit zwischen diesen beiden Elementen bedingt ist.

Zum Beweise, daß auch schon damals psychologische bzw. sprachpsychologische Erwägungen diesen Deutungen zugrunde lagen, führe ich den dort gegebenen Hinweis auf eine Äußerung Stouts (Thought and Language. Mind 16, 185. 1891) an, wie die expressiven Zeichen, also auch die Worte, ihren Zweck dann verfehlen, wenn sie als solche und nicht als Mittel der Verständigung die Aufmerksamkeit erregen[2]);

---

[1]) „Auf Grund neuerer einschlägiger Beobachtungen bin ich zu der Überzeugung gekommen, daß es sich dort sowohl wie hier um eine vollständige, durch das Stimulieren nur noch gesteigerte Fesselung der Aufmerksamkeit durch den Wortbegriff handelt. Absorbiert dieser (ich korrigiere hier aus formalen Gründen das Zitat) in etwas die Aufmerksamkeit des Kranken, apperzipiert er bei allem Suchen den ihm hingehaltenen Gegenstand nicht."

[2]) Eine sehr interessante Parallele zu dem hier Besprochenen aus der Entwicklungspsychologie bringt Dewey (How we think, London o. D., p. 171) bei: „The physical or direct sense excitation tends to distract attention from what is meant

und für meine Deutung aus der Dissoziation der Aufmerksamkeitsverteilung konnte ich auch schon nach Hoernlé (Mind 1907, S. 76)
den Umstand anführen, daß beim Vorstellen die Aufmerksamkeit bald
mehr dem Sinne, bald mehr der anschaulichen Vorstellung zugewendet
sein kann.

Von demselben Prinzipe der unzweckmäßigen Aufmerksamkeitsverteilung konnte ich weiters Anwendung machen zur Erklärung gewisser Erscheinungen, die sich bei dem Kranken finden, der namentlich durch seine Störung der optischen Apperzeption Veranlassung
zur Diagnose einer stärker ausgesprochenen Atrophie des Hinterhauptlappens gab (s. an der zuletzt zitierten Stelle S. 54). Ich sagte dort:
„Soll ein Gesichtseindruck aufgefaßt werden, so muß die Aufmerksamkeit sowohl dem Objekte wie denjenigen ideellen Faktoren zugewendet
sein, denen das „Erinnerungsbild" entstammt, also dem, was Lewes
als Präperzeption bezeichnet. Das Verhalten dieser beiden Anteile zueinander wird natürlich für die Apperzeption von maßgebender Bedeutung sein; ist der letztere Anteil ein so großer, daß der andere
unter ein gewisses Maß sinkt, dann wird das präsentierte
Objekt überhaupt nicht beachtet."

An diese Deutung kann man nun die der Erscheinungen anknüpfen,
welche die hier zuvor besprochene Kranke zeigt; man wird annehmen
dürfen, daß durch das eigene Versprechen oder durch die Frage nach
dem vermeintlich gesehenen Objekte seitens eines anderen die Aufmerksamkeit der Kranken vom Objekte so abgelenkt, die dazu notwendige Komponente der Aufmerksamkeit von der Bezeichnung des
Objektes so absorbiert wird, daß sie das Objekt als solches nicht mehr
sieht. In weiterer Folge kommt es dann zur Fälschung dieses Objektes
und dadurch auch zur Fälschung des entsprechenden Hantierens.

Auch für die sich darin darstellende Dissoziation zwischen den dem
Objekte und der Objektbezeichnung jeweils zukommenden Aufmerk-
samkeitskomponenten kann ich als Analogon auf die gleichen, in eigenen
Arbeiten besprochenen Erscheinungen hinweisen, die in der Einleitung
zu der vorliegenden Darstellung als mit den Tatsachen dieser letzteren
in Beziehung stehend Erwähnung finden; es wird sich daran zeigen
lassen, daß die dort zur Erklärung verwerteten Gesichtspunkte sich
unmittelbar mit denjenigen in Verbindung setzen lassen, die hier den
sprachpsychologischen Erörterungen entnommen wurden.

In einer Arbeit „Zur Erklärung gewisser Denkstörungen Senil-Dementer: Der Einfluß des Sprechens auf das Denken" (Zeitschr. f. d.

---

or indicated. Almost every one will recall pointing out to a kitten or puppy some
object of fool, only to have the animal devote himself to the hand pointing, not to
the thing pointed at". Jedem Psychiater dürften vom Examen dementer oder
benommener Kranker ganz gleiche Beobachtungen zur Verfügung stehen.

ges. Neur. u. Psych. **22**, 531. 1914) konnte ich zeigen[1]), daß gewisse
sprachlich zum Ausdruck kommende Denkstörungen in folgender Weise
zustande kommen: „Das mit dem Wort Gemeinte wird nicht festgehalten, sondern etwas mit dem gleichen Worte Bezeichnetes tritt an
die Stelle des erst Gemeinten und trotz zunächst eintretender Korrektur wird an dem falschen Gedankengange festgehalten und die Fortsetzung noch weiter gefälscht." Das Zustandekommen der Erscheinung erklärte ich durch das Auseinanderfallen von Gemeintem und
seiner Bezeichnung, das Nichtbeachten des ersteren, das zur Entglei-
sung des Denkens geführt.

In einer weiteren der Pathologie des Denken beim Korsakow ge-
widmeten Arbeit (Zeitschr. f. d. ges. Neur. u. Psych. **28**, 368. 1915)
konnte ich zeigen, daß neben anderem die Denkstörungen in dem
mitgeteilten Falle ebensowohl durch Störungen der Aufmerksamkeit
in Form abnormer Verteilung derselben, wie durch eine Lockerung
der sonst engen Beziehungen zwischen Gemeintem und Gesagtem zu
erklären sind.

Betrachten wir den in der erst zitierten Arbeit vorgeführten Fall
im Sinne der Gomperz - Dittrichschen Darlegungen, so sehen wir,
daß bei ihm die „Ausdrucksrelation" durch die Gleichartigkeit der
für die zwei verschiedenen Objekte gleichen Bezeichnung gestört ist
und das wird verständlich, wenn wir das in Betracht ziehen, was Gomperz selbst (l. c. S. 98f.) bezüglich gleichlautender Aussagelaute ausführt[2]). Eine unmittelbare Nutzanwendung des unten Zitierten ergibt

---

[1]) Der betreffende Ausschnitt aus dem Examen des senil dementen Kranken
lautet:
 (Wie geht es ihnen?) Ich möchte um Entlassung nach Hause bitten.
 (Zu wem nach Hause?) Zur Schwester.
 (Sie waren doch bei der Tochter!) Ja, bei der Tochter.
 (Warum sagen Sie also Schwester?) Es ist nicht meine Tochter.
 (Wieso nicht Ihre Tochter?) Sie ist die Tochter der Mutter.
 (Was war ihre Mutter zu Ihnen?) Meine Mutter.
 (Nein, Ihre Frau!)
Die Deutung lautete: „Pat. hat mit ‚Muttern' bis zu ihrem kürzlich erfolgten
Tode bei der Tochter gewohnt, das ‚zu Hause' ist eng mit ‚Muttern' (der Mutter
seiner Tochter) verknüpft, zu Hause ist aber die Tochter der Mutter, also seine
Schwester."

[2]) „Die Eigenart dieser Relation wird uns etwas näher gebracht werden, wenn
wir solche Fälle betrachten, in denen gleiche Aussagelaute verschiedene Ausage-
inhalte ausdrücken. Man vgl. z. B. die Lautgruppe ‚Breit' in dem deutschen
Satze: ‚Diese Straße ist breit' mit derselben Lautgruppe in dem englischen Satze:
‚The morning was bright'; das Wort Tor als Namen für die Haustüre mit demselben
Worte Tor als Namen für einen törichten Menschen." G. gibt noch andere Beispiele.
Bei jedem solchen Auffassungswechsel überzeugt man sich davon, daß die einander
ablösenden Bedeutungen nicht etwas sind, was dem Wortklang bloß äußerlich an-
hinge — so daß dieser nur ein Prädikat gegen ein anderes eintauschte, im übrigen

sich endlich daraus, daß G. dann fortfährt: „Es verhält sich hier demnach gerade so, wie wenn ich etwa denselben optischen Eindruck erst als den Umriß eines Berges und dann als die Gesichtslinie eines menschlichen Kopfes, erst als eine konvexe und dann als eine konkave Hohlkugel auffasse."

Das erlaubt eine Nutzanwendung auf den vorliegenden Fall insofern, als in diesem durch das Sprechen das Denken, bzw. Sehen in der Weise gestört wird, daß, um bei dem Beispiele von Gomperz zu bleiben, die Kranke das zuerst als Schlange gesehene Objekt, tatsächlich dann als Baumwurzel „sieht".

Und wenn G. dann fortfährt: „Über die Identität oder Nichtidentität zweier Aussagen entscheidet nicht die Gleichheit der sinnlich wahrnehmbaren Aussagelaute, sondern die Verschiedenheit des hinzugedachten Aussageinhalts", so ist damit direkt die von dem senil dementen Kranken berichtete Störung erklärt, der eben die Verschiedenheit der Aussageinhalte nicht beachtet, woraus für ihn deren Gleichheit resultiert. —

Es ist fast mit Sicherheit zu erwarten, etwas Ähnliches, u. z. im Sinne der eben angeführten Lockerung, ebenso wie Differenzen in der Aufmerksamkeitsverteilung in Rücksicht der beiden in Betracht kommenden Faktoren auch aus den Beobachtungen der neueren Denkpsychologie entnehmen zu können und das ist in der Tat der Fall[1]). Messer (Arch. f. d. ges. Psychol. 8, 72) berichtet von verschiedenen Graden des Bedeutungsbewußtseins von Reizworten, weiters davon, daß die Aufmerksamkeit mehr auf den Klang als auf die Bedeutung gerichtet war. Und im Anschluß daran erörtert er „die Bedingungen für die Trennung von Wort und Bedeutungsauffassung", unter denen auch die zuvor als bedeutungsvoll für unsere Fragen nachgewiesene Vieldeutigkeit des Wortes figuriert[2]).

---

aber dieselbe Aussage bliebe. Vielmehr tritt bei solchem Wechsel an die Stelle der einen Aussage eine andere Aussage, die sich nur in denselben Wortklang wie jene kleidet. „Hofmann und Hofmann sind nicht gleiche Aussagen mit verschiedenen Eigenschaften, sondern es sind verschiedene Aussagen, die nur gleich klingen."

[1]) Vgl. dazu auch das zuvor nach Stout Zitierte.

[2]) Nachdem das Vorstehende niedergeschrieben, kommt mir in einer Arbeit noch ein weiterer, ebenfalls mit der Dissoziation der dem Objekte zugewendeten Aufmerksamkeit zusammenhängender Gesichtspunkt zur Kenntnis, den ich im Zitat hierhersetze, weil seine Anwendung auf unser Thema sich von selbst ergibt. Langfeld sagt in einer Arbeit über die Vorstellungen (Psych. Rev. May 1916, S. 189): „Our interests are directed toward whate can do with an object or how we respond to it (hier zitiert L. Judd, Psychol. S. 258). The objects themselves, from the fact that hey are mere cues, remain for the most part in the margin of attention while the reactions occupy the fovea. It is the dreamer, the non-practical man, the man out of touch with his surroundings, for whom visions occupy the center of attention."

Einen Gesichtspunkt, wie man sich etwa die Einwirkung der pathologischen Prozesse auf die Vorgänge der Aufmerksamkeit zu denken habe, könnte man der in gleicher Weise auch auf die Pädagogik angewendeten Psychologie der Aufmerksamkeit entnehmen (S. M. Lobsien, Experimentelle praktische Schülerkunde 1916), die zwischen der fixierenden (konzentrativen) und fluktuierenden (bzw. distributiven) Aufmerksamkeit unterscheidet[1]). Wenn wir die distributive Anwendung der Aufmerksamkeit als diejenige ansehen dürfen, der wir die entsprechend verteilte Beachtung des ganzen eben in Betracht kommenden Komplexes von Eindrücken verdanken, so liegt in den hier besprochenen pathologischen Erscheinungen ein Zurücktreten dieser Aufmerksamkeitsform gegenüber der fixierenden vor; die letztere macht sich in abnormer Weise überall oder so häufig geltend, daß die normale Auffassung und dementsprechende Orientierung in der Umwelt auf das schwerste geschädigt erscheint. Wenn wir das richtige Verhältnis zwischen den beiden Formen als die Norm hinstellen dürfen, dann stellt die eben erörterte Verschiebung in diesem Verhältnis das Gegenstück zu einer zweiten dar, die darin besteht, daß es an der nötigen Konzentration der Aufmerksamkeit fehlt, einem Typus von Störung, der wohl als der häufigere in Demenzzuständen bezeichnet werden kann.

Man könnte weiter noch fragen, worin diese Störung in dem Verhältnis der beiden Aufmerksamkeitsformen bedingt sein möchte. Mit Rücksicht aber auf die Vielfältigkeit der dabei in Betracht kommenden Momente, die Dürr[2]) auch schon für die Norm dargelegt hat, erscheint also vorläufig gewiß richtiger, auf eine Erörterung jener Frage zu verzichten, die sich ja doch nur in Worten bewegen könnte, die des neuen

---

[1]) E. Dürr, Die Lehre von der Aufmerksamkeit, S. 180. 1907. „Dagegen spricht man von einem fixierenden und einem fluktuierenden Aufmerksamkeitstypus und meint damit zwei Gruppen von Individuen, von denen die einen beim Erfassen eines größeren Ganzen zunächst die einzelnen Teile mit maximaler Klarheit und Deutlichkeit durch sukzessive Akte konzentrierter Aufmerksamkeit sich zum Bewußtsein bringen, während die andern von Anfang an das Ganze zu überschauen bemüht sind und nur innerhalb des gleichzeitig Beachteten bald diesen, bald jenen Bestandteil noch besonders bemerken."

[2]) E. Dürr, Die Lehre von der Aufmerksamkeit, S. 181: „... daß die elementaren Verschiedenheiten der Aufmerksamkeitsdisposition nach unserer Auffassung vom Wesen der Aufmerksamkeit nur beruhen können erstens auf einer verschiedenen Erregbarkeit der den Bewußtseinsfunktionen zugeordneten Partien des Zentralorgans bei verschiedenen Individuen (vielleicht auch darauf, daß die einzelnen Zentren bei einem und demselben Individuum nicht gleichmäßig erregbar sind und daß die Erregbarkeitsverteilung von Individuum zu Individuum variiert), sodann auf verschiedener Beeinflußbarkeit sich abspielender psychophysischer Prozesse, ferner auf verschiedener Bahnungsfähigkeit des Nervensystems, bzw. einzelner Teile desselben und endlich auf verschiedener Ermüdbarkeit für alle oder für einzelne psychophysische Prozesse."

Inhalts entbehren[1]). Andererseits scheint mir das sicher, daß die Pathologie resp. das von der Natur häufig so sinnreich am Menschen ausgeführte Experiment der Krankheit die Entscheidung in diesen Fragen, auch für die daran anknüpfenden Experimente der Normalpsychologie, bringen wird. —

Wenn ich im vorstehenden durch eine von anderen einschlägigen Beobachtungen unterstützte Analyse das Verständnis der hier beschriebenen Erscheinungen um einiges gefördert zu haben glaube, bleibe ich mir der Lücken dieser Aufklärung doch voll bewußt. Von besonderem Interesse wäre ja, noch genauer zu erfahren, was bei der so erstaunlichen Erscheinung in der Kranken vorgeht, die trotz Zusehens den Schlüssel immer wieder als Messer sieht; man könnte ja an Beobachtungen denken, die von L. J. Martin als Pseudoempfindungen gedeutet werden oder an die von Jaensch beschriebenen „Anschauungsbilder mit Empfindungscharakter"; aber es empfiehlt sich angesichts der durch die Umstände der klinischen Beobachtung, zu denen ja in erster Linie die Persönlichkeit der Patientin gehört, sich lieber der Umgrenztheit des Auszusagenden bewußt zu bleiben, als sich über das Gebiet gesicherter Feststellungen und Deutungen hinaus in das gefährlicher Hypothesen zu begeben. —

Mit den hier versuchten Nutzanwendungen der Gomperz - Dittrich entnommenen Aufstellungen ist nicht auch schon der ganze Umkreis ihrer Verwertungsmöglichkeiten erschöpft, vielmehr wird man sagen müssen, daß der sich noch viel größer darstellen wird und ein Ausbau desselben sich gewiß sehr aussichtsreich für die Pathologie gestalten dürfte.

So möchte ich zum Schlusse noch einige mir gerade sich darstellende Gesichtspunkte anführen.

Die vielfältigen Beziehungen der hier nach Gomperz - Dittrich auseinandergelegten Teile einer vollständigen Aussage zu Fragen der Pathologie ergeben sich leicht bei einigem Erwägen. Beginnen wir mit dem Verstehen der Aussage, also mit der Hauptkomponente der sensorischen Aphasie, so erscheint durch die Heraushebung der Lautung als eines besonderen, auch an und für sich wahrnehmbaren Anteils der Aussage, das gerechtfertigt, was für die Richtigkeit des von Wernicke als primäre Identifikation bezeichneten Vorganges beim Sprachverständnis gegenüber jenen Autoren vorgebracht wurde, die eine solche nicht anerkennen wollten. (S. des Verf. Schrift, Über das Sprachverständnis, S. 23. 1909.)

Ein weiterer, für das Sprachverständnis in Betracht kommender

---

[1]) Natürlich werden uns die eben geäußerten Bedenken nicht abhalten können, etwaige aus der Pathologie des Falles selbst zu schöpfende Momente für die Deutung der Erscheinungen im allgemeinen zum Gegenstande von Erörterungen zu machen

Gesichtspunkt ergibt sich aus der Unterscheidung der Aussagegrundlage sowohl von dem in der Klangfolge ausgesagten Sachverhalt, bei der naturgemäß die Stellungnahme zur Aussagegrundlage auf die Aussage des Sachverhaltes ebenso von entscheidender Bedeutung sein wird, wie andererseits die Stellungnahme des Hörenden zur Aussagegrundlage von derselben Bedeutung für das Verständnis der Aussage werden kann.

In meinem schon zitierten Buche habe ich die Bedeutung der „Stellungnahme" des Sprechenden und des Hörenden für den Satz auseinandergesetzt. Ist sie, wie gewöhnlich eine identische, dann wird der Hörende auf Grund bestimmter Stellungnahme zu der beiden gemeinsamen Aussagegrundlage das Ausgesagte ebenso auffassen, wie es der Redende „meint". Bestehen jedoch diesbezügliche Differenzen zwischen den beiden, dann ist es ohne weiteres verständlich, daß sich dadurch weitgehende Differenzen zwischen dem, was der Sprechende meint und der Hörende auffaßt, ergeben können. [Ursache von Mißverständnissen seitens Geisteskranker beim Examen[1]).]

Ein dritter Gesichtspunkt, der in der Frage des Sprachverständnisses an den Darlegungen von Gomperz - Dittrich für pathologische Zwecke in Betracht kommen kann, ist der, inwieweit jeweilig die Aufmerksamkeit des Hörenden dem oder jenem der hier auseinandergelegten Anteile der Aussage zugewendet erscheint.

Schließlich ist noch eines weiteren für die etwaige Dissoziation der Aufmerksamkeit in Betracht kommenden Faktors zu gedenken. Ich habe in dem bisherigen Zusammenhange noch nicht gesprochen von den Vorstellungen (das Wort in dem engeren Sinne gebraucht), die den Denkvorgang begleiten und dementsprechend noch ein besonderes Element neben den bisher in ihren Beziehungen erörterten fünf darstellen. Schon in meinen früheren hier kurz referierten Arbeiten habe ich auch die Vorstellung als Objekt besonders darauf gerichteter Aufmerksamkeit für gewisse hier zusammenfassend besprochene Störungen verantwortlich gemacht. Wenn nun dort die Vorstellung im weiteren Sinne z. T. gemeint war, so kann es keinem Zweifel unterliegen, daß auch bei engerer Fassung eine nicht vollständig mit dem Sachverhalt kongruente Vorstellung oder eine ihm entsprechende Partialvorstellung noch neben den früher besprochenen, störend wirksamen Elementen ihrerseits gleichfalls stören können. Und dazu ist es bemerkenswert, daß auch von psychologischer Seite jetzt neuerlich die gleiche Ansicht geäußert wird[2]).

---

[1]) Vgl. dazu z. B. die Episode aus einem Examen (Monatsschr. f. Psych. **144**, Nr. 37), wo der Kranke nach der Uhr, auf die hingewiesen wird, gefragt wird.

[2]) L. J. Martin, Psychol. Rev. July 1915, S. 253, „if they (sc. the images) are not of such a character that they can be used directly in the intellectual work ... or as points of departure for conscious thinking along the desired line, they must

Es sollen diese Erörterungen hier nicht weiter verfolgt werden; sie werden genügen, um den Hauptzweck der vorliegenden Arbeit, die Anregung zu weiteren Studien auf dem erschlossenen Gebiete, als berechtigt erscheinen zu lassen. —

Wenn man jetzt versucht, die Frage zu beantworten, welche Art von somatischer Störung im vorliegenden Falle den hier besprochenen Erscheinungen etwa zugrunde liegen möchte, so scheint zunächst die Tatsache, daß daneben auch perseveratorische Erscheinungen zur Beobachtung kommen, dafür zu sprechen, daß, wie bei dieser letzteren auch sonst Ermüdung, Erschöpfung eine Rolle spielen dürften. Betrachtet man aber den ganzen Verlauf des näheren, so sieht man bald, daß diese als alleinige Ursache doch sehr fraglich ist. Einesteils zeigte sich deutlich, daß an manchen Tagen der Versuch, die Kranke durch ein längeres Examen zu ermüden, nicht zum Auftreten der Erscheinung führt, und andererseits zeigen ja die mitgeteilten Protokolle, daß sie oft schon so frühzeitig zur Beobachtung kommt, daß man wiederum aus diesem Grunde nicht von einem allgemeinen Ermüdungszustand als Grundlage derselben sprechen kann.

Dagegen ergibt sich aus der klinischen Beobachtung etwas anderes; während in den ersten Tagen des Aufenthaltes der Kranken in der Klinik die in Rede stehenden Erscheinungen fast regelmäßig nachzuweisen waren, verschwanden sie später fast ganz, es gelang nicht mehr, sie zu provozieren, so daß man wohl annehmen kann, daß der Zustand der Kranken bei ihrer Einlieferung es gewesen sein mußte, der sowohl dem anfänglichen Nachweise der Erscheinungen zugrunde lag, ebenso wie seine Besserung, bzw. sein Aufhören auch wieder die Ursache für das Aufhören der Erscheinungen in einer späteren Zeit war. Das führt zu dem weiteren Schlusse, daß die von der Kranken in der Anamnese beschriebenen anfallsweise auftretenden Zustände mit anscheinend agnostischen und apraktischen Erscheinungen zum Teil jedenfalls noch eine weitere Steigerung der noch in der Klinik nachgewiesenen und ausführlicher beschriebenen Erscheinungen darstellen, demnach alles in letzter Linie auf die Hirnläsion und von ihr abhängige Schwankungen des Zustandes zu beziehen ist.

Man wird also annehmen dürfen, daß das in seiner Konstitution derartig veränderte Gehirn, daß eine wahrscheinlich arteriosklerotisch bedingte Hirnerweichung darin Platz greifen konnte, auch noch durch die Folgeerscheinungen dieser Affektion soweit geschädigt ist, daß zeitweise, wahrscheinlich durch von den erweichten Partien ausgehende Störungen ein Zustand eintritt, der, wenn stärker, die schwe-

---

be an interruption and even a hindrance in the continuing of such thinking." Vgl. auch G. H. Betts The distrib. and funct. of mental Imagery New-York 1909, S. 96).

ren, im Abklingen die klinisch beobachteten leichteren Erscheinungen
zeitigt.

Die volle Bestätigung dieser Deutung ergab sich dadurch, daß nachträglich den beschriebenen ähnliche Erscheinungen unter deutlicher
Verschlimmerung des körperlichen Befindens auftraten. Der Zusammenhang mit dem angenommenen linksseitigen Hirnherd wurde dadurch
sichergestellt, daß deutliche rechtsseitige, besonders den Arm betreffende hemiparetische Erscheinungen, auch in Rücksicht der Sensibilität, mit ausgesprochenen Pyramidenerscheinungen sich allmählich
binnen wenigen Tagen entwickelten[1]). Und zu derselben Zeit traten
nun auch wieder dieselben Erscheinungen auf, die die Grundlage der
vorliegenden Arbeit bilden, was der nachstehende Ausschnitt aus einem
in diese Zeit der Verschlimmerung fallenden Examen erweisen mag.

Nachdem die Kranke mehrere Gegenstände: Mühle, Bügeleisen, Semmel, zuletzt Zündhölzer richtig bezeichnet hat.

(Was macht man damit?) Man zündet an ... man heizt Feuer ... oder das ...
macht Feuer, heizt den Herd.

(Wie macht man das?) So zündet man das an: Macht an der vor ihr stehenden
Kaffeemühle Drehbewegungen, dann Streichbewegungen, als würde sie ein Zündholz anstreichen.

(Wo sind die Hölzer?) Ergreift die Kaffeemühle, dann das Bügeleisen, korrigiert sich dann, fährt wieder an die Kaffeemühle: Hier sollten die Hölzer sein.

(Was für Hölzer?) Andere Hölzer.

(Wo ist das Bügeleisen?) Zeigt auf die Kaffeemühle. Das ist sie.

(Was kann man damit machen?) Nichts ... Kaffee kann man damit mahlen.

(Was ist es also?) Maschine (korrigiert) Maschine. Mühle.

(Wie benützt man sie?) So (zieht das Schubfach für den gemahlenen Kaffee
aus der Kaffeemühle heraus).

Zu den vier Gegenständen wird noch ein Schlüssel gelegt.

(Schlüssel): Richtig bezeichnet. Damit kann man aufmachen. Dann ein
Messer: Diese Mühle kann man wenig gebrauchen — — oder ein Messer.

(Was macht man mit ihm?) Will es öffnen, ist dabei aber sehr ungeschickt.
Es wird ihr das Bügeleisen gereicht: Bügeln. Zeigt den Gebrauch richtig.

(Wo ist der Schlüssel?) Den habe ich nicht (ergreift dann das Messer) hier ist er.

(Wo ist der Schlüssel?) Der ist nicht hier ... den habe ich nicht (nimmt ihn
dann und macht an ihm die Bewegung des Öffnens), da kann man nicht öffnen.

Der Schlüssel wird ihr weggenommen, das Messerchen in die Hand gegeben
Ich kann nicht öffnen, macht mit dem Messer drehende Bewegungen. Es wird ihr
dann das geöffnete Messerchen gereicht; sie nennt es Streichhölzer.

(Was macht man damit?) Man heizt ein, macht aber die Bewegungen des
Drehens wie mit einem Schlüssel: Ich kann nicht. (Was?) Öffnen.

Über die Art der Störung, die den Erscheinungen zugrunde liegt,
erlaubt die klinische Feststellung freilich keine präzisere Feststellung,

---

[1]) Bei der seither erfolgten Sektion fand sich der angenommene Herd nicht.
Es bedarf wohl keines Beweises, daß die an die Annahme eines solchen geknüpften
Erwägungen soweit sie die besprochenen Erscheinungen betreffen, einer wesentlichen Modifikation nicht bedürfen, vielmehr auch mit der Annahme einer Atrophie
in Einklang zu bringen sind.

man wird sich mit der Annahme einer Funktionsherabsetzung[1]) begnügen
müssen, die in ihren Wirkungen einer solchen gleichzuhalten ist, die
eine Suggestibilizät der davon betroffenen Individuen herbeiführt.
Der Hinweis auf das pathologisch senile Gehirn wird genügen, zu zeigen,
in welcher Richtung hin sich solche Erwägungen zu bewegen hätten.
Daß die Erscheinungen auch hier als auf etwas der Suggestibilität
Nahestehendes gedeutet werden, findet insofern in ihnen selbst eine
Stütze, als wir sehen, daß auch das Einreden seitens des Examinierenden
auf die Kranke gelegentlich zu einer Änderung des Denkens führt und
man für die übrigen Erscheinungen nicht unangebracht von einem
Sichselbsteinreden sprechen könnte.

Sind wir so zu dem Schlusse gekommen, daß auf Grund einer Funktionsherabsetzung eine etwa als Suggestibilität zu deutende Schwäche
die Grundlage der hier besprochenen Erscheinungen bildet, so wird
sich dann die weitere Frage aufwerfen, worin diese Schwäche beruht,
bzw. ob es nicht möglich ist, einen näheren Einblick darin zu bekommen,
welche der in Betracht kommenden Einzelvorgänge eine Abschwächung
erfahren müssen, damit diese hier dargelegte Form der „Einredung"
zustande kommt. Das wird nun dem Verständnisse nähergerückt,
wenn wir die im 2. Abschnitte dieser Arbeit dargelegten Vorgänge
hinsichtlich der Aufmerksamkeitsverteilung zum Verständnis heranziehen.

III.

Daß ähnliche Erscheinungen, wie die hier beschriebenen und berichteten, vielfach wegen der sonstigen Störungen übersehen, gelegentlich
vorkommen und dazu beitragen, das Sprechen und Tun der Kranken
„verworren" erscheinen zu lassen, mag das nachstehende Examen
zeigen. Es entstammt der Beobachtung einer 78jährigen Frau mit
schwerer seniler Demenz, mäßiger presbyophrenischer Beimischung,
mäßiger Wortamnesie und leichter, das Sehen nicht irgendwie stärker
störenden Katarakta.

(Messer!) Das ist ein Kamm. Also wird es ein Kamm sein. Das weiß ich nicht,
was das sein sollte. Das wird zum Kochen sein (wiederholt das dreimal). Dann
plötzlich: Das ist eine Arme! Sie hat viel ausgestanden! (Gerät dabei in ihr zwangs-
mäßiges Weinen.)

(Wo ist der Arme?) Da ist er irgendwo aufgemalt (zeigt auf den Tisch.). (Es
ist nachträglich nicht mehr festzustellen, ob in dem tschechisch geführten Ge-
spräche der Fragende tatsächlich irrtümlicherweise hier das männliche Geschlecht
gebraucht hat.)

(Wer ist das?) Der Vater, von unserer Großmutter der Vater.

(Messer): Kamm.

---

[1]) Man wird in diesem Zusammenhange auch der mit Tatsachen der Pathologie
übereinstimmenden Feststellung gedenken können, daß das Blickfeld der Aufmerksamkeit in der Ermüdung verengt ist (s. Scheinermann, Archiv f. d. ges. Psych.
**33**, 34).

(Kann man damit kämmen?) Nein, spalten.

(Ist er auch arm?) Er ist auch so ein Armer.

(Warum?) Er ist auf die Erde gefallen.

(Hat er sich angeschlagen?) Ja.

(Tut es ihm weh)? Es tut ihm vielleicht nicht mehr weh. Wenn er schon tot ist, dem tut es nicht mehr weh. Beginnt plötzlich spontan: Ata, ata, das tut mir weh.

(Messer): Das ist, das ist, das ist der mit den Schmerzen. Das ist der, von dem ich gesagt habe, daß es ihm weh tut.

(Also was ist das?) Das ist der ... (wiederholt es einige Male).

(Messer): Das ist das Messer; es ist so (wiederholt es fünfmal); er schlägt sich nicht an.

(Und der Kamm hat sich angeschlagen?) Ja.

(Was ist ihm geschehen?) Dem Kamm ... er hat sich angehaut.

(Wo hat er sich angehaut?) Hier irgendwo (klopft dabei auf das Messer.)

(Tut es ihm weh?) Jetzt weiß ich nicht.

Besonders beweisend für den Einfluß des durch die sprachliche Beeinflussung modifizierten Denkens auf das weitere Sprechen ist die Antwort auf die Frage: Was ist ihm geschehen? Die Kranke dekliniert in ihrer Antwort das Wort Kamm in einer für diesen gar nicht zutreffenden Weise; sie gibt ihm die nur für belebte Objekte gebräuchliche Dativendung.

Natürlich tritt aber auch der Einfluß des gefälschten Denkens auf das Handeln hervor, wenn auch nicht deutlich und so oft wie in dem zuerst berichteten Falle.

Die weiteren hier zu berichtenden Fälle sollen zeigen, daß die besprochenen Erscheinungen nicht allzuselten sind; wenn die vorangehende Beobachtung, das gelegentliche Auftreten derselben darlegte, soll namentlich auch die letzte beweisen, daß die Erscheinungen zuweilen das Wesentliche der Störungen darstellen und diese erst unter Berücksichtigung des hier Dargelegten einer Klärung zugänglich sind.

Das mitzuteilende Gespräch wurde mit einer beträchtlich dementen Paralytica kurz nach ihrer Ankunft in der Klinik geführt und blieb (leider) das einzige, da Patientin schon am nächsten Tage körperlich schwer erkrankte und für Derartiges nicht mehr zu haben war.

Die Kranke, die im Bett hereingefahren, seitwärts blickt, wird zum Zwecke des Examens aufgefordert:

(Schauen Sie gerade aus!) Sie reagieret fragend: Vobouma sirkama? (mit beiden Streichhölzern?) und schließt die Augen.

Betrachten wir diese erste Antwort der Kranken, so müssen wir versuchen, zu erklären, wie etwa das „mit beiden Streichhölzern?" zustande gekommen sein mochte. Nach Ausweis der Fortsetzung des Gespräches könnte es sich um ein „Perseverat" handeln, wie ich das Resultat der Perseveration zu nennen vorschlagen möchte; aber es läßt sich auch nicht ausschließen, daß sich die Kranke hier einfach versprochen hat und dann später noch an dem „Versprochenen" gedanklich perseveriert. In beiden Fällen wird nun das Wort entsprechend grammatisiert, was sich im Tschechischen am Worte selbst vollzieht (sirky: Streichhölzer, sirkami mit den Streichhölzern). Daraus ergibt sich für den Fall der Perseveration, daß nur der noch nicht vollständig versprachlichte Gedanke „Streichhölzer" perseveriert, jedenfalls das Wort „sirky" nicht als fertiges Gebilde im Motorium perseveriert und die Kranke nicht etwa an diesem motorischen Perseverat klebt.

(Also wie geht es Ihnen?) No, er kommt uns abholen, hat der Großvater gesagt, mit dem Fiaker (ihr Vater, der sie zur Klinik gebracht, hatte ihr das offenbar versprochen).

(Wen noch?) No, die Tochter.

(Was ist hier?) No, Buchten (nationale Kuchen) und Zündhölzchen.

(Wo ist die Tochter?) Hier.

(Wo?) Nebenan?) No ja, sie haben sie schon unters Bett gegeben und der Vater hat gesagt, er holt uns Samstag ab.

(Wen?) Mich, das Mädel und den Großvater.

(Hatten Sie Besuch?) No ja.

(Wann war das?) An irgendeinem Tag.

(Gestern?) Ich glaube vorgestern.

(Wann war der Großvater bei Ihnen?) Ungefähr vorgestern und hat gesagt er kommt Samstag zu uns.

(Wo sind wir hier?) No, hier sind Zündhölzchen.

Hier treten uns verschiedene der besprochenen Erscheinungen entgegen; zunächst die, daß die Kranke, wie das ausführlicher in der Arbeit über das Denken eines senil Dementen auseinandergesetzt worden, Vater und Großvater nicht bloß promiscue bezeichnet, sondern die beiden auch nicht mehr gedanklich scheidet.

Weiter die früher erwähnte Erscheinung, daß es infolge Nichtübereinstimmung der vom Fragenden und Gefragten eingenommenen psychologischen Standpunkte in Rücksicht des Gesprochenen, bzw. vom letzteren zu Verstehenden zu Mißverständnissen kommt. Das tritt zweimal in der Antwort auf die Frage: Was ist hier? (Oder wo sind wir hier?) hervor; die gleichartige Antwort auf die zweite Frage mag darin begründet sein, daß die etwas populär gehaltene Frage: Wo sind wir hier? sprachlich ähnlich gewesen sein dürfte mit der: Was ist hier?) An Stelle der erwarteten Antwort: Eine Klinik oder ähnlich macht sie Angaben über Gegenstände, die hier sind. Bemerkenswert sind die beiden Antworten die „Zündhölzchen", sichtlich ein Perseverat aus dem vorangehenden Gespräch.

Die Deutung, daß das „hier" und „sind" dabei mitgewirkt und das Denken beeinflußt hätten, trifft nicht zu, weil im Tschechischen wir sind und sie sind, different sich darstellen (jsme und jsou). Anscheinend handelt es sich um eine Antwort aus einem sonst nicht nachweisbaren Gedanken heraus, in dem das offenbar perseverierende Wort Zündhölzer eine Rolle spielt. Das wird wahrscheinlich gemacht durch die folgende Antwort:

(Was ist mit denen?) No und ich habe auch eine Brille.

(Wozu brauchen Sie die?) No, wenn ich Strümpfe stopfe.

(Wann haben Sie das gemacht? Heute?) Nein.

(Gestern?) Auch nicht; wie ich zu Hause war. Sie fährt jetzt spontan fort: Vier Zündhölzchen könnte ich am Kopf brauchen, die Haare verbrenne ich und mit den Zündhölzern mache ich mir die Haare zu (dabei ist einer Handbewegung zu entnehmen, daß sie die Hölzchen als Haarwickel meint).

(Womit stopfen Sie die Strümpfe?) Mit vier Zündhölzchen.

Durch diesen Teil des Gespräches wird das eben bezüglich der Zündhölzer Gesagte bestätigt; in der gleichen Richtung belehrend ist die Nebeneinanderstellung der verbrannten und der gewickelten Haare an der Hand des durch die perseverierenden Zündhölzer beeinflußten Gedankenganges, während der letzte Satz wieder deutlich die Zündhölzer als Perseverat grammatisiert vor Augen führt.

(Und womit bereiten Sie das Essen?) No, ich bereite es halt und sie machen es sich, wenn sie kommen.

(Womit?) Wieder mit Zündhölzchen und Holz und Kohle. Setzt dann hinzu: Das haben wir im Keller und Zündhölzchen kaufen wir um vier Kreuzer.

Auch hier sehen wir, wie die perseverierten Zündhölzer das weitere Denken beeinflussen. Aber diese Beeinflussung zeigt doch etwas Besonderes bisher noch nicht Gewürdigtes. Schon zuvor hörten wir, wie durch die Zündhölzchen zwei Gedanken angeregt und dann sprachlich einfach nebeneinander gestellt werden (das doch offenbar durch die Zündhölzer bewirkte Verbrennen der Haare und dann wieder das Einwickeln der Haare). Und etwas Ähnliches zeigt sich hier (Streichhölzer als Hilfsmittel zum Kochen und als Objekt des Kaufens). In beidenFällen löst dasselbe Wort zweierlei Gedanken aus, die ohne Zusammenhang nebeneinander ausgesprochen werden und deshalb den Eindruck des Sinnlosen machen.

(Goldene Uhr gezeigt!) Keine Antwort.

(Sehen Sie sie?) Natürlich (lebhaft).

(Also was ist das?) Eine goldene Lampe, unser Vater hat auch eine, aber nicht aus Gold, aus Silber.

Hier verspricht sich die Kranke, aber der Gedankengang geht weiter.

(Kleiner Borstwisch!) Das ist ein Borstwisch, das haben wir auch.

(Schuhwichse!) Das ist ein Matrikel, damit putzt das Mädel die Schuhe.

(Hühnerei!) Zuerst Apfel, dann Ei.

(Schlüssel): Messer (stimuliert) lächelnd: Ich sehe doch, daß es ein Schlüssel ist.

(Was macht man damit?) Nimmt ihn in die Hand, zeigt auf die Türe: Man steckt ihn dann darunter.

(Kruzifix): Richtig.

(Rosenkranz): Das weiß ich nicht.

(Großer Schlüssel): Richtig. Setzt hinzu: Damit geht der Großvater auf den Abort.

(Apfel): Das haben wir auch, das ist ein Apfel.

(Schere)! Na, Streichhölzer, wenn der Vater sich zum Kaffee und Suppe schneidet (das dem letzten entsprechende tschechische Wort wird nur von der Schere gebraucht).

Hier wird sichtlich durch die Schere zuerst der Gedanke an Schneiden und von dem aus der an das zum Kaffee oder in die Suppe geschnittene Brot ausgelöst, dabei aber die ausschließlich von der Schere gebrauchte Bezeichnung des Schneidens festgehalten.

(Zitrone): Apfel (stimuliert) Das ist ein Apfel. Vorgesagt: Zi ... ergänzt richtig: Zitrone.

(Brot): Richtig.

(Was macht man damit?) Das schneiden wir uns oft zum Kaffee, wenn wir keine Semmel haben.

(Haarkamm!) No, das hat das Mädel auch.

(Was ist das?) Eine Zitrone.

(Was macht man damit?) Steckt es richtig ins Haar.

(Messer): Na, das ist eine Pfeife.

(Was macht man damit?) Damit schneiden wir in die Suppe Holz, heizen damit und Kraut nehmen wir uns heraus.

Hier sind die Gedanken „mit dem Messer in die Suppe schneiden" (dieser offenbar noch ein Überbleibsel von vorher) „mit dem Messer Holz schneiden", „mit dem Holz heizen" und wahrscheinlich aus der Suppe „Kraut herausnehmen" miteinander sprachlich formal richtig verschmolzen; eine Art Gedankenkontamination[1]). Es stellen sich etwa gleichzeitig verschiedene und verschiedenartig hervorgerufene Gedanken ein, denen dann in einer Art Gedankenabkürzung Ausdruck verliehen wird.

(Gabel): Richtig; das Mädel nimmt sich gewöhnlich, wenn wir Kraut haben, damit — aber ich nicht, nicht einmal der Großvater.

Hier ist offenbar noch ein Rest des vorigen Gedankens wirksam und der wird, durch die Gabel angeregt, nun ganz sinnvoll weitergesponnen.

(Schöpflöffel!) Das ist für Kaffee.

(Wie braucht man es?) Immer nimmt man es voll mit Kaffee und steckt es dann in den Mund.

(Löffel): Richtig.

(Schere): So eine Schere, die, wenn ... wenn er etwas gemacht ... dann kocht er es und zerschneidet und dann bügelt er es.

Hier wieder ein schönes Beispiel von Gedankenkontamination; der Vater (ob Schneider?) macht etwas, kocht es (vom vorigen Gedankengang), zerschneidet (vielleicht auch noch von den früheren Gedanken oder von der Schere) und dann bügelt er es.

Welche Rolle die perseverierenden Gedanken bei dieser Kontamination spielen, ist offenbar und ebenso bedarf es nicht erst besonderer Darstellung zum Beweise, daß auch in der Norm die oft sonderbaren Kontaminationen des Redners auf einen analogen Mechanismus zurückgehen.

Im folgenden stellen sich solche Gedankenkontaminationen zahlreich dar.

(Und was dann?) Dann bügeln wir es wieder, die Nähte und dann hat er Ruhe damit.

(Eine Krone): Das ist ein Zehnerl.

(Das ist eine Krone!) Wiederholt: Krone.

(Was macht man damit?) Da kauft man sich etwas. Wir kaufen oft Petroleum, das kostet aber 60 Kreuzer und Suppe kochen wir damit.

(Fingerhut): Ah, so eins habe ich. Steckt es richtig an den Finger: Wenn ich etwas kochen will, nehme ich es an den Finger und dann geht es.

Ob auch hier ein Fall von Kontamination oder nur ein Lapsus, ein Hinübergleiten aus einem in einen anderen Gedankengang vorliegt, steht dahin.

(Und was ist das?) Zündhölzchen (richtig).

Und was macht man damit? Wenn man ihn in etwas eintaucht, dann kocht man es und dann gibt man es in die Suppe. Da haben wir gewöhnliche Zündhölzchen, Holz, Kohle und Erdäpfel. Das haben wir gewöhnlich zum Mittagessen.

Besonders schön tritt uns hier die Gedankenkontamination entgegen; alte und neue Gedanken mischen sich zu unlösbarem Durcheinander.

(Kruzifix!) Das ist der Herr Jesus.

(Was macht man damit?) Richtig.

(Haarbürste!) Das ist ein Besen. Korrigiert: Ja, der Vater braucht das.

(Kamm): Das ist auch ein Messer.

(Was macht man damit?) Richtig.

(Haarbürste): Damit kämme ich mich und ich habe noch einen engeren.

(Na und ...?) Ich muß rein sein.

---

[1]) Oder vielleicht besser Katachrese. Ziemer (Junggramm. Streifzüge 1882, S. 52): „Eine Redefigur, ein Bild wird nicht ausgeführt, weil ein ganz anderes sich in das Bewußtsein drängt."

(Und wenn man kocht?) Dann schält man es ab wie einen Kolatschen und dann salzen wir es und solche trage ich im Kopf.

Auch hier wieder eine Fülle von Gedanken, z. T. von weit zurückliegenden herstammend kontaminiert.

(Laterne): Flasche. Es wird ihr das Richtige gesagt: Das haben wir nicht -- und damit kann man in den Keller gehen.

(Zündhölzchen): Richtig.

(Was macht man damit?) Anzünden. Hält die Laterne in der Rechten, greift mit der Linken gekreuzt hinüber nach den Zündhölzchen, zündet ein Zündholz an, aber nicht die Kerze in der Laterne.

(Bügeleisen): Auch ein Zündholz.

(Das ist ein Zündholz?) No, es war etwas drin; stimuliert: Es ist bißchen schwer.

(Erkennen Sie es nicht?) Lämpchen. Als ihr das Richtige gesagt wird, ruft sie erfreut: Bügeleisen.

(Was macht man damit?) Suppe kochen sie damit.

(Was macht man noch damit?) Öfters bügelt sie Kleider damit.

(Und dann?) Dann löscht sie es aus und stellt es unter den Tisch.

Hier kommt offenbar der Gedanke an die Laterne hervor und wird wirksam. Nachträglich: Vielleicht denkt sie an Kohlenbügeleisen.

(Kaffeemühle): Richtig.

(Was macht man damit?) Man mahlt den Kaffee, gibt ihn dann in den Kaffee und dann ein Käsel (runder kleiner Käse) und Kohle und Erdäpfel.

Auch diese Antwort erscheint mir als eine aus verschiedenen Gedanken heraus kombinierte verständlich.

(Das gibt man doch nicht alles in den Kaffee?) Es ist doch nur ein kleines Käsel.

Hier tritt uns eine Erscheinung entgegen, die ich eingehender in einer Arbeit über den Gedankengang beim Korsakow dargestellt habe. Durch die eine Korrektur des Gedankenganges beabsichtigende Frage, wobei gewiß nicht wenig auch der Ton desselben mitwirkt, wird eine solche wohl angeregt, aber sie erfolgt nicht, sondern geht in ihr Gegenteil über, indem das ganz nebensächliche Moment des Größenverhältnisses noch zur Bekräftigung eines Teiles des Gedankenganges angeführt und so die Korrektur abgelehnt wird.

(Knäuel Wolle!) Das sind talonki (unverständlich) für Kinder.

(Was macht man damit?) Das haben sie mir auch gemacht, sie haben es angezündet und es rund herum gegeben, noch so eins haben wir.

(Was noch eins?) Sie haben eine angezündet rund um die schwarze Schürze.

(Uhr): Das ist eine Lampe.

(Was macht man damit?) Die hat er auch. Stimuliert: Sie zieht sie immer auf, damit sie geht und dann zerbricht sie es ... in die Suppe.

Auch diese zwei letzten Beispiele lassen die von den früheren gegebene Deutung zu; auch hier reagiert die Kranke von den nebeneinander einhergehenden, teils frisch angeregten, teils perseverierten Gedanken aus von der einen Idee zur anderen übergehend, ohne den Zusammenhang zu beachten. —

Besonders schön tritt uns das hier Besprochene in einer allerneuesten, eben während der Niederschrift der Arbeit gemachten Beobachtung an einer schwer dementen, erst 61 jährigen Person entgegen, über deren Anamnese nichts vorliegt.

(Wo sind wir hier?) Hier sind wir ... in dem ...

(Was ist hier?) Ach ... hier ist ein Wirtshaus, sie können ausschenken, tun, was sie wollen.

(Ist hier ein Krankenhaus?) Hier ist ein Krankenhaus.

(Kennen Sie mich?) Sie nicht, nach dem Gesicht... würde ich Sie kennen, sonst nicht.

Nachdem man sich überzeugt, daß sie Gegenstände richtig erkennt und zum Teil auch bezeichnet, werden eine Semmel, Kaffeemühle, Bügeleisen nebeneinander vor sie hingestellt. Sie greift richtig nach der Semmel, diese wird dann weggegeben. Statt des Bügeleisens nimmt Pat. die Kaffeemühle und sagt dann dazu: Soll ich die Semmel austrinken... so eine Semmel trinkt man nicht... macht immer den Versuch, aus der Kaffeemühle zu trinken.

(Wo ist die Photographie, die zu den übrigen Objekten hingelegt wird): Das ist kein Brot... nur... (beginnt zu lachen). Spricht dann herum, schaut gar nicht entsprechend hin, ergreift dann das Bild: Das ist ein Bild. Zeigt dann wieder auf das Bild, als die Semmel verlangt wird. Sie hat jetzt vor sich das Bügeleisen stehen, etwas weiter davon die Kaffeemühle; als nach dieser gefragt wird, greift sie ohne weiteres nach dem nächstgelegenen Bügeleisen. Die Semmel, die weiter weg liegt, wird von ihr zufällig bemerkt, gleich richtig erfaßt, während die unmittelbar vor ihr liegende Photographie nicht bemerkt wird, so daß sie bei der Semmel bleibt, als von der Photographie gesprochen wird. Dann wird wieder das Bügeleisen, offenbar weil sie es gerade im Blickfelde hat, als die Kaffeemühle verlangt wird, von ihr in die Hand genommen, die ihr dann hingestellte Kaffeemühle bezeichnet sie „auch eine Kaffeemühle". Ein Kipfel wird dann als Bügeleisen bezeichnet.

Die Kaffeemühle wird neuerdings verlangt, sie greift wieder nach dem Bügeleisen. Sie findet öfters auch richtig den verlangten Gegenstand, wenn sie ihn gerade vor sich sieht, bleibt aber dann bei diesem Gegenstand; wenn man einen andern verlangt, zeigt sie immer wieder denselben Gegenstand. Nähert zufällig die Semmel, die sie als Bügeleisen bezeichnet, dem Bügeleisen, das auf dem Tische steht, findet dann, als noch einmal Bügeleisen verlangt wird, sogleich das richtige Objekt.

(Zündhölzer): Das müssen sie sein, daß nichts geschieht. Die Zündhölzer werden auf den Tisch gelegt und verlangt, sie findet sie richtig, Kipfel ebenfalls richtig. Sie zeigt dann, als die Kaffeemühle verlangt wird, das Bügeleisen, das neben dem Kipfel liegt: Das ist alles beisammen... fährt dann über dem Bügeleisen herum: Damit mahlt man den Kaffee.

(Und das Bügeleisen?) Das ist dasselbe. Zeigt das Bügeleisen.

1. VII.

(Semmel): Lacht: Das ist kein Brot.

(Das ist eine Semmel!) Ja, ja.

(Bügeleisen): Das ist ebenso, wie wir es gestern hatten: Eine Bügelei.

(Kipfel): Richtig.

(Zündhölzchen): Das pflegt bitter zu sein -- das war immer grün und ist jetzt rot.

(Ist das nicht ein Zündhölzchen?) Nein.

(Es brennt doch!) Das Ihre brennt.

(Kaffeemühle): Das haben wir gestern auch so gemacht. Mühle. (Für Kaffee?) Für Kaffee.

(Wo sind Zündhölzchen?) Zeigt richtig.

(Wo ist die Semmel?) Zeigt erst auf das Kipfel, dann richtig.

(Kaffeemühle): Zeigt auf das Bügeleisen.

(Wo ist die Kaffeemühle?) Zeigt auf die Semmel: Was soll ich damit machen?

(Wo ist die Mühle?) Das muß man zuerst umdrehen. Dabei dreht sie das Bügeleisen nach Art der Kaffeemühle herum.

(Das ist eine Kaffeemühle? [Bügeleisen]) Ja.

(Drehen Sie!) Fängt wieder mit dem Bügeleisen zu drehen an, legt es aber gleich auf den Tisch nieder.

(Wo sind die Zündhölzchen?) Das sind sie immer (richtig).

(Kaffeemühle): Richtig.

(Wo ist das Bügeleisen?) Es ist fest, so macht man es. Dreht damit herum: Das ist eine Mühle.

(Wo ist die Mühle?) Richtig.

(Bügeleisen): Richtig.

(Bügeleisen: Was ist das?) Das ist dasselbe, es ist keine Mühle, es ist ein Bügeleisen ... man dreht es (macht drehende Bewegungen wie an der Kaffeemühle).

(Glas: Was ist das?) Es ist dasselbe.

(Gla ...?) No ja.

(Wozu?) Wie man es zuweilen gebraucht.

(Wie?) Wie man es dreht.

(Kaffeeschale): Wenn er recht gut ist ... dann dreht es sich gut damit (nimmt die Schale, dreht sie herum, macht dann an dem oberen Teil drehende Bewegungen, als würde sie einen imaginären Oberteil abdrehen wollen, greift dann aber nach dem Bügeleisen). Das nicht, das ist ein Bügeleisen.

(Kaffeeschale) ....

(Das ist eine Schale): Das mahlt sich gut, dreht sich gut und wenn man Kaffee hineintäte, würde es sich erst drehen, ich liebe ihn recht warm.

(Wie trinkt man aus dieser Schale?) Es wird ihr ohne Rücksicht auf ihren Gedankengang mit dieser Frage die Schale gereicht, sie nimmt sie richtig zum Mund und macht die Bewegung des Trinkens. Das Bügeleisen, das ihr dann gereicht wird, bezeichnet sie zunächst als Kaffeebecher, dann aber richtig, sagt aber doch: Wenn man da guten Kaffee hineintut ... und ein Stück Zucker und dann wird gedreht ... immer im Kreise herum .

(Brille): Richtig.

(Was macht man damit?) Die gibt man auf die Ohren, nicht?

(Rosenkranz): Kette.

(Das ist doch ein Rosenkranz): Das ist doch ganz gleich.

(Was macht man damit?) Was eben nötig ist.

(Zeigen Sie, was man damit macht?) Macht mit dem Rosenkranz eigentümliche Drehbewegungen, vielleicht an das Kaffeemahlen erinnernd.

2. VII.

Es wird eine Reihe von Gegenständen vor die Pat. gelegt: Zündholzschachtel, Brille, Ei, Semmel, Kaffeemühle.

Kaffeemühle wird als Brot bezeichnet (vielleicht ist Pat. noch mit dem Brot, das sie vorher gegessen hat, im Gedanken beschäftigt).

(Ist das nicht eine Kaffeemühle?) Greift unterdessen nach dem Ei und sagt: Das ist das Ei. . Erst als ihr eindringlich die Kaffeemühle vorgehalten wird, bezeichnet sie sie richtig.

(Semmel): Zuerst: Das ist auch das ... dann aber als Brot bezeichnet.

(Ei): Richtig.

(Brille): Das sind auch Eier. Dazu ist zu bemerken, daß im Tschechischen Brille ein Pluraletantum ist).

(Wo sind die Zündhölzer?) Die waren auch da (findet sie), das sind sie.

(Und das Ei?) Richtig.

(Das Brot?) Zeigt auf das danebenliegende Ei, hat überhaupt den Blick vom Ei noch nicht weggewendet. Zeigt wieder auf das Ei: Ich habe nur dieses Brot, habe ich ....

(Wo ist das Brot?) Es ist sicher hier (findet dann die halbe Semmel richtig).

(Und das Ei?) Das ist wieder was anderes (zeigt es richtig).

(Wo ist die Kaffeemühle?) Die war auch da (zeigt zunächst richtig nach der Mühle hin, die ganz abseits, aus dem zentralen Gesichtsfeld entrückt, vor ihr steht, zeigt dann anderswohin . . . unbestimmt zwischen Ei und Brot, erst als die Kaffeemühle nähergerückt wird, findet sie sie, zeigt auch entsprechend, wie man damit hantiert.

(Ei): Richtig.

(Und die Zündhölzer?) Hält die Kaffeemühle in der linken, das Ei in der rechten Hand, kommt gar nicht zur Ansicht der Zündhölzer, die wieder mehr seitlich liegen; erst nach wiederholten Fragen greift sie nach denselben: Sind das nicht die Hölzer?

(Geben Sie sie mir!) Ich habe ja keine.

(Geben Sie sie mir!) Ich gebe Sie Ihnen . . . (greift ratlos auf den vier Objekten hin und her (die Brille ist unterdessen entfernt worden).

(Wo sind die Hölzer?) Jetzt sind sie nicht da.

(Ist es das Ei?) Das ist ein Ei.

(Semmel?) Richtig.

(Zündhölzer?) Das sind vielleicht die Hölzer.

(Geben Sie sie mir also!) Greift nach der Schachtel: Das sind sie vielleicht.

(Geben Sie mir die Hölzer in die Hand!) Nimmt das Ei vom Tisch und legt es in ihre eigene linke Hand.

(Sind das die Zündhölzer?) Das sind die Zündhölzer.

(Schauen Sie drauf. Was ist das?) In der Richtung gegen das Ei und auch gegen den Prof.: Das, das sind sie.

(Nehmen Sie es in die Hand!) Greift nach dem Ärmel des Professors: Das sind sie, die Hölzer. Ist zufällig mit der Hand in der Tasche, in der die Streichhölzer sind, gekommen und zeigt sie jetzt.

Folgender Tag. Nachdem festgestellt worden, daß sie vollständig desorientiert ist, die Auffassung höchst mangelhaft, wird ihr ein Bilderbuch vorgelegt: Vögel: Ich kann nicht dienen.

(Sie erkennen es nicht?) Das ist so wie ein Vogel.

(Und die andern?) Das sind auch Vögel.

(Fische): Ist das nicht auch so ein Vogel?

(Landschaft mit Hund): Da kann ich nichts sagen:

(Blumen?): Das ist so ähnlich, da kann ich nichts sagen.

(Andere Blumen): Das ist immerfort das gleiche.

(Sind das die Blumen?) Ja, das sind wohl Blumen.

(Blüten): Das sind irgendwelche Vögel.

(Wieso?) Ich halte dafür, daß hier irgendwo die Vögel sind.

(Haus): Richtig.

(Pflanzen): Das ist alles zusammen das gleiche, das sind auch irgendwelche Vögel.

(Tisch): Irgendeine Frau.

Nächstes Examen:

(Schöpflöffel): Gabel.

(Kaffeemühle): Das ist alles alt.

(Müh . . ) Mühle für Kaffee.

Es werden jetzt vor sie Bügeleisen, Kaffeemühle und Schöpflöffel hingestellt.

(Bügeleisen: Was war das?) Da fährt man so . . . alles, was zu tun nötig ist, Bügeleisen ist es nicht, was soll ich damit tun?

(Kaffeemühle): Das ist auch so etwas, man fährt damit (macht wieder Bügelbewegungen).

(Löffel): Bezeichnung und Gebrauch richtig.

(Zündhölzer): Bezeichnung richtig.

(Was macht man damit?) Was immer. Öffnet die Schachtel, schließt sie wieder. Zeigt plötzlich auf die Wärterin: Der Herr ist so schlecht, macht einen Narren aus mir . . . zieht mir den Rock herunter.

Nächstes Examen:

Semmel, Kaffeemühle, Zündhölzer, Bügeleisen.

(Wo ist die Kaffeemühle?) Zeigt in unbestimmter Richtung nach dem Professor hin: Das alles da? Dann ergreift sie die Semmel: Das ist nicht auf die Mühle. Es wird ihr dann das Bügeleisen gezeigt, sie ergreift zuerst die Kaffeemühle, dann die Zündhölzer: Das hier.

(Was macht man damit?) So fährt man damit (macht mit der Schachtel Bügelbewegungen).

Die Kaffeemühle wird vor sie hingestellt und ihr bezeichnet.

(Was macht man damit?) So schiebt man damit (macht wieder Bügelbewegungen).

(Zündhölzer): Beachtet diese nicht, schaut nach der Kaffeemühle und sagt: So schiebt es sich.

(Semmel): Richtig.

(Was macht man damit?) Lachend: Die ißt man auf.

(Zündhölzer): Richtig.

(Was macht man damit?) Da macht man es, da wird es geschoben.

(Rosenkranz): Richtig, auch die Verwendung.

(Kreuz): Wieder so etwas.

(Was ist das?) Greift nicht danach, sondern nach den Zündhölzern: Das sind Zündhölzer.

(Rosenkranz): Das sind Streichhölzer und irgendein scharfes Essen.

Es wird ihr das Stück eines großen Zusammenlegbildes, einen Pferdekopf vorstellend, vorgelegt: Was ist denn das... irgendeine Frau? Ich weiß nicht, was es ist.

Es wird ihr das ganze Zusammenlegbild vorgelegt: Das ist von allem etwas.

(Ist das nicht ein Pferd?) Das kenne ich nicht.

(Ist das nicht ein Pferd?) Nein, ein Pferd ist es.

(Wo ist der Kopf) Der wird auch dabei sein.

(Wo ist der Kopf?) Da kann ich nicht dienen.

(Wo hat es die Füße?) Bei den Füßen, die Füße sind bei den Füßen.

(Schauen Sie das Pferd an!) Also das Pferd... schaut irgend etwas vom Pferd an, das sie fixiert, sichtlich ohne den Gesamteindruck aufzunehmen. Es wird ihr der Teil mit den Hinterfüßen gezeigt (Wo sind die Vorderfüße?) Die werden nicht mehr sein.

Es wird ihr jetzt ein überlebensgroßer Frauenkopf als Zusammenlegbild vorgelegt: Das schaut wie ein Pferd aus.

(Wo sind die Augen?) Da kann ich nicht dienen; es wird auf das Auge der Figur hingewiesen, sie aber schaut immer nur den Professor an, immer intensiver, es gelingt kaum, ihre Aufmerksamkeit auf die Frauenaugen hinzulenken. Auf die Frage, ob das nicht die Augen seien: Da kann ich nicht dienen.

(Und wo sind die Augen?) Da kann ich nicht dienen. Endlich erfaßt sie das eine: Das hier nicht?

(Und das andere?) Zeigt wieder dasselbe Auge und dann erst das andere.

(Wo sind die Augen?) Nach einer kleinen Weile: Zeigt ihre eigenen Augen.

(Und die Nase?) Richtig.

(Jetzt in der Figur?) Zeigt das eine Auge: Das sind die Augen.

(Und wo ist das andere Auge?) Unsicher findet sie das andere.

(Wo ist der Mund?) Da kann ich nicht dienen.

Es wird ihr jetzt das große Bild eines Hundes vorgeführt, zeigt dabei auf den Kopf: Sind das nicht Stücke Füße, es sieht so aus.

(Kopf): Das wird ein Pferdchen sein.

(Wo hat es die Hinterbeine?) Zeigt auf die eigenen Posteriora: Da wird es sein.

(Wo hat es den Kopf?) Zeigt den eigenen Kopf: Vielleicht da.

Endlich wird ihre Aufmerksamkeit auf den Kopf des Tieres eingestellt, da findet sie auch die Augen ganz richtig.

(Wo hat das Tier die Beine?) Nun, hinten.

(Wo sind die Beine am Bilde?) Hier ist wo ein Bild.

(Hier!) Da kann ich nicht dienen.

(Das ist doch kein Hund!) Dreht sich hin und her, blickt suchend ins Zimmer: Ich sehe doch keinen Hund.

(Wo hat er die Ohren?) Zeigt auf die eigenen Ohren: Hier habe ich sie. Endlich wieder die Aufmerksamkeit auf den Hundekopf fixiert, findet sie die Ohren, bei der Aufforderung, das Maul zu zeigen, fährt sie zuerst nach dem eigenen Mund, dann auf die Schnauze des Tieres.

(Wo hat der Hund die Beine?) Zeigt nach den Seiten ihres eigenen Unterleibs, hier zu beiden Seiten hat er sie.

(Wo hat der Hund den Schwanz?) Zeigt auf dessen Ohren.

(Wo hat er das Halsband?) Zeigt an dem eigenen Körper herum: Da irgendwo. Der Professor führt ihre Hand an die Hinterbeine des Hundebildes heran: Was ist das? Sagt, das ist meine Hand.

Nächstes Examen.

Bei der Betrachtung eines lebensgroßen Porträts eines Herrn fährt sie auf die Frage, was das sei, darüber hin: Das ist ein Hut.

(Was ist das Ganze?) Da kann ich nicht dienen.

(Ist das nicht eine Photographie?) Nun, das ist sie.

(Wo hat er die Augen?) Das kann ich doch nicht wissen. Zeigt dann ungefähr in die Gegend der Augen.

(Wo hat er die Nase?) Zeigt diese richtig.

(Wo ist der Bart?) Zeigt an die eigene Nase: Da irgendwo herum.

(Wo ist aber der Bart?) Das ist das ganze Hütchen.

(Wo ist der Rock?) Zeigt auf die Wangengegend der lebensgroßen Figur.

(Wo ist der Mund?) Zeigt auf den eigenen. Es wird ihr der Mund der Person gezeigt: Das ist doch der Mund! Zeigt auf ein Auge: Nun das ... irgendwo in der Mitte. Dann wieder: Nun, das kann ich nicht (zeigt auf die Stirne bzw. den Hut).

Zweites großes Bild: Leute, die vor dem Kreuz knien.

(Was ist das?) Das sind Leute.

(Das Kreuz: Was ist das?) Da kann ich nicht dienen.

(Sie erkennen es nicht?) Das kenne ich nicht.

(Was machen die Leute da?) Das bin ich und das ist alles Nötige.

(Bilderbuch: Vogel) Da kann ich nicht dienen ... nun das sind irgendwelche Leute.

(Engel): Richtig erkannt.

(Was trägt er?) Da kann ich nicht dienen, was er da trägt (einen Blumenstrauß).

(Christusbild): Das ist irgendein Herr.

(Bügeleisen): Da kann ich überhaupt nicht ... (bei einer Menge von andern kleinen gemalten Gegenständen findet sie überhaupt nicht die Bezeichnung bzw. erkennt vielleicht das Bild gar nicht, sagt immer:) Da kann ich nicht dienen. Findet aber dann eine ganz klein abgebildete Schere sogleich richtig: Das ist eine Schere. Auf irgend etwas anderes: Das ist wie ein Laden (gar keine Beziehung). Lehnt bei einer weiteren Folge von Gegenständen wieder ab, dann überzeugt man sich immer wieder, daß sie aus der Folge heraus einen oder anderen der gemalten Gegenstände sogleich erkennt und richtig benennt.

Eine rote Rübe wird von ihr als etwas Rotes bezeichnet.

(Ein Bild mit Hirschen): Kommt offenbar auf das frühere Bild zurück: Das sind irgendwelche Engel.

Sie wird jetzt nach im Bilderbuche abgebildeten Gegenständen gefragt:

(Wo ist die Nähmaschine?) Schaut gar nicht ins Buch: Ach, da kann ich nicht dienen, sucht dann im Zimmer herum; als ihr die Hand in die Nähe des Bildes geführt wird mit der Frage: Ist es nicht da? Fährt sie drüber und drunter und frägt bei einem andern Gegenstand: Ist es. nicht das? Bleibt dann wieder bei einem andern Gegenstand stecken.

(Stiefel. Was ist das?) Richtig.

Mühle, Hut werden richtig erkannt.

Die wesentlichen in diesen Examina hervortretenden Erscheinungen entsprechen so durchaus den in dieser Arbeit besprochenen, daß es wohl keines besonderen Hinweises bedarf. Einzelne Erscheinungen, insbesondere die zuletzt beobachteten, erinnern in etwas an solche, wie ich sie von dem auch in dieser Arbeit erwähnten Kranken mit dem atrophischen Hinterhauptlappen, wie von der ebenfalls erwähnten senilen Kranken mit der eigentümlichen Sehstörung beschrieben habe; es wird genügen, auf diese auch hier benützten Fälle hingewiesen zu haben.

Der Umstand, daß die hier vorgeführte Kasuistik ausschließlich Fälle von Paralyse, Dementia senilis und arteriosclerotica bringt, könnte zu der Ansicht führen, daß die hier besprochenen Erscheinungen nur bei organischer Erkrankung des Gehirns vorkommen. Ich füge deshalb noch einen Fall an, der zeigen soll, daß auch funktionelle Störungen jenen gleichgeartete oder ähnliche Erscheinungen zeitigen können.

Der Fall betrifft einen 28 jährigen, hereditär belasteten Psychopathen (vielleicht abortive Dem. praecox), der am 31. Mai 6 Uhr abends wegen schwerer zu Unruhe führender Atemnot zur Klinik aus dem Krankenhaus transportiert worden war. Dort war Insufficientia et Stenosis valv. mitralis diagnostiziert worden. Er war früher in der Maschinenfabrik R. beschäftigt gewesen, hatte bei der Kavallerie gedient, war aber im Kriege als Jäger verwendet worden; er hatte eine Schußverletzung erlitten, doch ist es fraglich, ob die von ihm darüber gemachten Angaben richtig sind.

Examen am 1. Juni morgens:

Pat. blickt ratlos, unklar umher.

(Wer sind Sie?) Mir ginge es soweit ganz gut, doch kann ich nicht recht atmen.

(Wie heißen Sie?) V.

(Wo haben Sie zuletzt gearbeitet?) Ja, ja.

(Wo?) Bei R.

(Welches Datum haben wir jetzt?) Juni.

(Den wievielten?) Lächelt unsicher, ratlos ... ach Gott, das weiß ein Mensch ... nie ganz genau.

(Den wievielten?) 1. oder 2.

(Wann hergekommen?) Heute.

(Wann hergekommen?) Am 2.

(Wann heute hergekommen?) Heute.

(Wie lange sind Sie hier?) Überlegt: Also, wohl über Nacht.

(Da sind Sie schon gestern gekommen!) Am 2. oder . . . ich weiß nicht . . . ich war in Ohnmacht . . . ich habe wahrscheinlich sehr wenig geschlafen.

(Woher gekommen?) Von 2 Uhr an.

(Woher gekommen?) Aus dem Allgemeinen Krankenhaus.

(Wie lange waren Sie dort?) 14 Tage , . . dann: 5 Tage.

(Sie waren jetzt zum zweitenmal dort?) Zweimal war ich dort (richtig).

(Bis zu welcher Zeit bei R. gearbeitet?) Bis 2. Juni.

(Das ist doch nicht möglich!) Zum zweiten (fährt herum) . . . ich habe doch kein Zeugnis.

(Wann geboren?) 1889 in Chleb.

(Wann in die Schule gegangen?) Bei St. Kastulus in Prag. Er habe jetzt 3 Jahre bei den Dragonern gedient.

(Seit wann haben Sie den Herzfehler?) Das weiß ich nicht einmal genau.

(Wie lange bei R. gearbeitet?) Bis 2. Juni.

(Was ist heute?) Freitag (real).

(Der wievielte?) Grimassiert, stößt einen eigenartig schnurrenden Laut aus.

(Der wievielte ist heute?) Klopft sich gegen die Brust.

(Welchen Monat?) Juni.

(Welches Datum?) Jetzt habe ich es.

(Ist jetzt der 2. Juni?) Dann ist also heute . . . der 2.

(Haben Sie bis heute dort gearbeitet?) Ja . . . doch ich konnte mich nur nicht daran erinnern.

(Haben Sie bis heute dort gearbeitet?) Ja, bis heute.

(Waren Sie gestern auch dort?) Ja, am Freitag. Ich kann mich nicht immer an alles erinnern, ich bin aus dem Felde ein bißchen verdreht, ich vergesse sehr leicht, auch wenn ich meinetwegen an etwas denke.

(Und ihr Gedächtnis?) Das ist schlecht . . . ich denke mal an etwas und dann ist nichts (gebraucht zwischendurch durch Perseveration verstümmelte Worte: zapomenemi musìm dlouho minat).

(Wo waren Sie gestern?) Im Allgemeinen Krankenhaus . . . auf Zimmer 28.

(Sie sagten, daß sie gestern noch bei R. arbeiteten!) Ich habe gearbeitet bei R . . . da frug mich der Herr Dr., wo ich gestern war . . . im Krankenhaus . . . ich bin vielleicht nicht so . . .

(Bis wann bei R. gearbeitet?) Bis 2., bis zum Freitag (den er früher doch als den Arbeitstag festgehalten hat), wenn ich hier das Zeugnis hätte, würde ich Sie überzeugen.

(Sie haben ein Zeugnis?) Daß ich genau bis 2. Juni arbeitete.

(Welches Jahr?) 1900 . . . (überlegt): Das ist doch . . . Sakra.

(17?) 17.

(Waren Sie im Felde?) Ja.

(Bis zu welcher Zeit?) 1909.

(Im Krieg?) 1909 (offenbar das Jahr seines ersten Militärdienstes; das tschechisch gefragte Wort bezeichnet sowohl Militärdienst und Krieg.)

(Wann war der Krieg?) 1909 . . . (zitiert dann): Krasnik, Przemysl, Krakau. Lemberg.

(Wann zurückgekommen?) Am 24. X. 1910.

(Was waren Sie?) Infanterist.

(Sie sagten doch, Sie waren Kavallerist!) Jeder Feldjäger . . .

(Wie kam das, daß Sie Feldjäger wurden?) Man hatte wenig Pferde und da gab man uns Kavallerie.

Nach einigen Fragen bez. seiner Schußverletzung:

(Wann zurückgekommen?) 24. X. 1910.

(Was haben wir jetzt?) Freitag.

(Welches Jahr?) 1910.

(Der Krieg hat doch nicht 1910 angefangen!) Besteht darauf: 1910.

(Der Krieg hat doch 1914 angefangen!) Nun ja (ganz gleichgültig) also 1910 ...
es ist eben nur 1910.

(So hat sich die Zeitrechnung umgekehrt?) Lacht: Ich glaube, es hat sich
doch nicht umgedreht.

(Wenn Sie sagen, daß jetzt 1910 ist!) Die Leute glauben vielleicht, daß jetzt
19 ist.

(Jetzt ist 17!) Da würde ich mich vielleicht um 1 geirrt haben.

(Wo waren Sie gestern?) Im Krankenhaus.

(Sie haben gelogen! Sie sagten, daß Sie bis gestern arbeiteten!) Ja.

(Haben Sie gearbeitet?) Ja.

(Waren Sie bei R. oder im Krankenhaus?) Im Krankenhaus und bei R ...
evtl. habe ich mich um 1 geirrt ... wenn der Mensch verwirrt ist.

(Aus der Mediz. Poliklinik Rostock.)

# Über eine ataktische Form der Myasthenie.

Von
Prof. Hans Curschmann.

*(Eingegangen am 6. August 1917.)*

Die Myasthenia pseudoparalytica ist in Rostock, wie insbesondere unser Ophthalmologe Peters hervorhebt, nicht selten. Auch ich habe im ersten halben Jahr meiner hiesigen Tätigkeit bereits zwei typische ophthalmoplegische Fälle gesehen.

Der dritte Fall ist so ungewöhnlich und für die pathologische Physiologie der motorischen Ermüdungsstörung von solchem Intersse, daß ich ihn hier mitteilen möchte.

Herr O., Kaufmann, 62 Jahre, von R. Vater an Lungenleiden, Mutter an Bronchialkatarrh gestorben; Geschwister gesund. Keinerlei Nervenleiden in der Familie, insbesondere keine dem Leiden des Pat. ähnlichen Zustände.

Als Kind normal geboren und entwickelt, guter Turner und Schwimmer. 1876 gedient, guter Soldat. Keine besonderen Krankheiten. Vor 25 Jahren Diphtherie, kein Typhus. Kein Alkohol-, kein Nicotinabusus. Seit 19 Jahren verheiratet; keine Kinder, keine Aborte.

Vor 2 Jahren im September Angina, keine Diphtherie nach Anschauung des zuverlässigen Hausarztes. Danach Magenbeschwerden.

Im Oktober und November d. J. allmähliches Ermüden.

Zu Weihnachten starke geschäftliche Überanstrengungen: Zuerst bemerkte Pat., daß nur abends, wenn er viel gelaufen und gestanden war, die Beine unsicher wurden, „wie betrunken“. Morgens war der Gang dann wieder völlig normal. Dabei keinerlei Taubheit, Pelzigkeit oder Schmerzen der Beine. Diese Störung nahm nun allmählich zu, derart, daß die Unsicherheit nach Gehen und Stehen früher auftrat, bereits in den Mittagsstunden; dabei morgens immer noch gutes Steh- und Gehvermögen. Pat. betont dabei immer wieder, die Beine seien auch nachmittags und abends nicht lahm, sondern eben nur ungeschickt; er könne trotz der Ungeschicktheit des Ganges nachmittags ohne besondere Mühe mehrere Stunden marschieren. Im Dunkeln nähme die Unsicherheit des Ganges nicht zu.

Zu gleicher Zeit mit der Gehstörung wurde auch die Sprache schlechter und mühsamer. Genau, wie beim Gehen, wurde die Sprache anfangs nur abends undeutlicher und verwaschener, während sie morgens und vormittags ganz normal war. In letzter Zeit ist auch morgens die Sprache schon etwas schlechter, die Störung steigert sich aber abends beträchtlich, so daß die Sprache abends bisweilen fast unverständlich wird.

Mit dem Schlucken war es genau so: vor einem Jahre begann die Schluckstörung. Sie trat anfangs nur beim Abendessen auf; hier verschluckte sich Pat. bei Tee und Brot bald regelmäßig, während der Morgenkaffee noch tadellos geschluckt wurde. Auch die Schluckstörung trat in letzter Zeit immer frühzeitiger auf, besserte sich aber in letzter Zeit sehr, so daß sie zur Zeit nur abends beim Abendessen an besonders angestrengten Tagen auftritt.

Auch die Hände sind seit kürzerer Zeit ($^3/_4$ Jahr) ungeschickter geworden; er ließ leicht etwas fallen; die Schrift wurde schlechter, zittriger. Auch diese Ungeschicklichkeit der Hände (Pat. betont ausdrücklich, es sei keine Schwäche) tritt ebenfalls erst am Nachmittag oder Abend, wenn Pat. viel geschrieben oder hantiert hat, auf, niemals am Morgen.

Blase und Mastdarm völlig intakt.

Niemals Sehstörungen, wie Doppelsehen, niemals Ptosis der Augenlider; keine Schwäche oder Lähmung einzelner Muskeln, insbesonderes des Rückens und des Halses.

Spontan gibt Pat. an, daß seine Unsicherheit besonders der Beine nach Genuß von Alkoholicis enorm zunähme; schon zwei Glas Bier genügten — auch nach gründlicher Ruhe, also zur Zeit guten Gehvermögens —, um den Gang total unsicher zu machen.

Appetit, Stuhl o. B. Keine auffallende Abmagerung.

Status: 1,77 m großer, kräftig gebauter, breitschultriger Mann von gutem Knochenbau, mittlerer Muskulatur, nicht blutarm — keinerlei auffallende Degenerationszeichen. Keine Struma, Schilddrüse weich, normal fühlbar; keine Drüsenschwellungen; keine Narben.

Herz nicht verbreitert; Töne rein, keine Akzentuation des II. Aortentons; Puls mäßig rigide, regelmäßig, gut gefüllt; Blutdruck 130/80 mm Riva-Rocci.

Im Blutpräparat (nach Jenner gefärbt) keine besonderen Veränderungen der roten und weißen Blutkörperchen; keine Leukopenie, keine Lymphocytose (nur 21%).

Bauchorgane o. B., kein Milztumor, keine Schwellung der Leber.

Genitalien o. B. Im Urin kein Eiweiß und Zucker.

Nervenbefund: Psychisch nach Angabe der Ehefrau und eigener Empfindung völlig intakt. Intelligenz unvermindert, steht seinem großen Geschäft — bei sehr vermindertem Personal — ohne Einschränkung und mit bestem Erfolg vor; rechnet, disponiert und verhandelt vorzüglich. Die etwas auffallende Neigung zur „Bonhomie", zum breiten Lachen bei jeder Gelegenheit soll von jeher, nicht erst seit der Krankheit bestanden haben; Pat. und Frau bestreiten entschieden das Vorkommen von Zwangsaffekten.

Hirnnerven: Nachmittags $^1/_2$ 5 Uhr Facialismuskeln in allen Abschnitten normal beweglich, nicht atrophisch, Lippenspitzen, Pfeifen, Backen aufblasen, Augenschluß, alles gelingt mit normaler Kraft. Dabei besteht eine auffallende artikulatorische Störung der Sprache: Pat. schmiert, verwischt manche Konsonanten (b, p, m, v, f), stolpert, bleibt bei manchen Buchstaben stecken; skandiert bisweilen, meistens „nuschelt" er mehr; nach längerem Sprechen, z. B. Vorlesen, wird die Sprache fast unverständlich. Pat. empfindet seine „ungeschickte" Sprache sehr peinlich, sie strengt ihn aber nicht eigentlich an. Dabei niemals Auslassen, kein Versetzen von Silben oder Worten; keine Spur von Aphasie oder Paraphasie. Die bekannten schweren Worte (dritte reitende Artilleriebrigade) werden in den Silben vollzählig herausgebracht, wenn auch stark verwischt. — Stimmklang ziemlich normal, hoch, laut und rein; kein Fisteln, keine Heiserkeit (auch anamnestisch).

Beim längeren Sprechen Beben und Zucken der Lippen- und Wangenmuskulatur. Mimik ziemlich stereotyp, lächelnd, aber doch normal; jedenfalls keine Andeutung von Maskengesicht.

Zungenmuskeln normal erhalten, nicht atrophisch; Bewegungen kräftig, normal, nicht unsicher.

Gaumensegel zur Zeit von normaler Motilität, nach häufigerem Schlucken und Phonieren fallen einige Zuckungen desselben auf.

Larynx: Stimmbänder schließen und öffnen sich gut, kein Zittern, kein Flottieren.

Augen: Pupillen links und rechts gleich, mittelweit, auf Licht und bei Konvergenz normal reagierend.

Lider normal beweglich; keine Ptosis; alle Bulbusbewegungen normal; kein Doppelsehen; kein Nystagmus; keine Störung der Konvergenz.

Visus (bis auf Presbyopie) ungestört.

Fundus ocul.: normal, keine Spur von Pupillenveränderung.

Gehör, Geruch, Geschmack völlig ungestört, desgl. die übrigen Hirnnerven. Kalorischer Nystagmus in normaler Weise auslösbar.

Kopfhaltung normal, ungezwungen; keine Steifigkeit des Genicks, Halsmuskeln, auch Erectores cervicis kräftig.

Schädel auf Beklopfen nirgends empfindlich.

Bei Untersuchung der Motilität fällt die Gehstörung (nachmittags) vor allem auf: Pat. geht wie ein Betrunkener. Er stampft und schleudert nicht, die Schritte sind sehr ungleich, aber meist klein und unsicher, er stolpert leicht, verliert die Richtung, schwankt und fällt bald nach rechts, bald nach links, bisweilen auch nach hinten. Gang ohne Augenkontrolle nicht schlechter als mit ihr. Auch im Dunklen kein Zunehmen der Ataxie. Im Liegen ist bei den üblichen Zielbewegungen die Ataxie wenig ausgesprochen; sie tritt aber ein, wenn man die betreffenden Bewegungen bis zur Ermüdung wiederholen läßt.

Morgens früh ist der Gang, wie ich mich überzeugen konnte, wesentlich besser, bisweilen überhaupt nicht merklich gestört. Erst, wenn man den Pat. anstrengend üben läßt, tritt die Ataxie allmählich immer mehr hervor.

In den Händen und Armen sind in nicht ermüdetem Zustand die Bewegungen eigentlich ganz normal. Erst wenn man den Pat. längere Zeit feinere Bewegungen ausführen, z. B. schreiben läßt, tritt die Unsicherheit auf: die Schrift wird immer schlechter, zittrig und ausfahrend. Pat. empfindet das auch deutlich selbst (vgl. Anamnese). Dabei ist die grobe Kraft der Hände auch in diesem Stadium der Zittrigkeit völlig erhalten, sogar gut. Sie soll aber nach Angabe des Pat. nach schwerster Inanspruchnahme der Hände auch geringer werden.

Gröberer Intentionstremor, Adiadochokinesie und apraktische Störungen fehlen auch nach Ermüdung.

Der Tonus der Muskeln und Gelenke des Rumpfs und der Extremitäten ist sowohl morgens als nachmittags nicht auffällig verändert; es fehlen insbesondere Hypotonie und auch Spasmen.

Atrophien in einzelnen Muskelgebieten, fibrilläre oder fasciculäre Zuckungen fehlen ebenfalls.

Die mechanische Erregbarkeit der Muskeln ist gering, dgl. die idiomuskuläre Kontraktion.

Die elektrische Prüfung ergab: Alle geprüften Muskeln des Facialis, Hypoglossus, Gaumensegels sowie der Arme und Beine zeigen anfangs ganz normale faradische und galvanische Erregbarkeit.

An manchen Muskeln, besonders deutlich am M. peroneus longus, tibialis anticus, opponens pollicis et digiti minimi tritt nach länger tetanisierender faradischer Reizung Kleinerwerden der Kontraktion und endlich (nach 1¹/₂ bis 2 Minuten) vorübergehendes Erlöschen derselben auf; nach 2—3 Sekunden Pause ist die Zuckung jedoch wiederhergestellt.

Es findet sich also die typische Jollysche myasthenische Reaktion: Die Sensibilität ist nirgends (auch an den Extremitätenenden) gestört. Insbesondere bestehen keine Analgesie und keine kinästhetischen Störungen der U. E.

Die Sehnen- und Periostreflexe an den Armen sind mäßig lebhaft; das Jakobsohnsche Fingerbeugephänomen fehlt.

Patellar- und Achillessehnenreflexe gleichfalls lebhaft, kein Klonus.

Mendel - Bechterew, Strümpells Tibialisphänomen und Oppenheimsches Phänomen negativ. Plantarreflex normal, kein Babinski. Bauchdecken- und Cremasterreflexe lebhaft und gleich.

Schleimhautreflexe, spez. Cornealreflex normal links und rechts, desgl. Gaumenreflex.

Keine vasomotorischen und trophischen Störungen, Fußpulse beiderseits sämtlich erhalten und links und rechts gleich. Keine Zeichen einer Knochenerkrankung (z. B. Osteomalacie). Blase und Mastdarm normal funktionierend.

Wir haben also einen weder familiär noch sonstwie neuropathisch belasteten, bisher ganz gesunden Mann vor uns, der mit 60 Jahren bald nach einer schweren Angina und dauernder geschäftlicher Überanstrengung an zuerst uncharakteristischen Erschöpfungssymptomen, dann (ca. drei Monate nach der Angina) an einer groben allmählich zunehmenden Ataxie zuerst des Gehens und Stehens, später (ca. ein Jahr darnach) auch der Hände erkrankt; zugleich mit der Gehstörung begann ebenfalls allmählich eine grobe Sprachstörung, eine typische litterale Ataxie, und ca. ³/₄ Jahr später eine Schluckstörung. Alle diese motorischen Symptome zeigen, insbesondere an den Armen und Beinen, den fast reinen Charakter der Koordinationsstörung, der Ataxie, und nicht den der Parese. Sie haben gleichfalls sämtlich gemein, daß sie — besonders im ersten Stadium der Erkrankung — ausschließlich erst bei Ermüdung der betreffenden koordinatorischen Leistung auftraten (also vorzugsweise nachmittags und abends), dagegen bei völliger Frische und Ausgeruhtheit des Patienten (d. i. morgens) fehlten.

Die Zeichen einer groben organischen Erkrankung (umschriebene Lähmungen und Muskelatrophie, Hirnnerven-, speziell Augenstörungen, Veränderungen der Sehnen- und Hautreflexe, insbesondere Babinski-Phänomen, Gefühlsstörungen, psychische Veränderungen u. a. m.) fehlen sowohl im Bulbärgebiet als auch an den Extremitäten durchaus.

Die myasthenische Reaktion ist in einzelnen Muskeln deutlich positiv.

Das Krankheitsbild einer chronisch fortschreitenden bulbären und Extremitätenbewegungsstörung, die alle organischen Nervensymptome vermissen läßt und nur nach Ermüdung und Erschöpfung in Erscheinung tritt, ähnelt ohne Zweifel sehr der Myasthenia pseudoparalytica; nur unterscheidet es sich prinzipiell von dieser dadurch, daß bei unserer Krankheit da, wo bei der typischen Myasthenie schlaffe Lähmung eintritt, eine rein ataktische Störung entsteht.

Da der Symptomenkomplex einer ataktischen Myasthenie (oder, besser gesagt, um nichts vorweg zunehmen), einer reinen Ermüdungsataxie durchaus ungewöhnlich ist, machte sich natürlich eine Reihe differentialdiagnostischer Bedenken geltend.

Der erste Eindruck des Patienten — vor Erhebung der Anamnese — erweckte den Verdacht einer progressiven Paralyse, bzw. Taboparalyse. Diese Annahme, wie die einer anderen grob organischen Cerebrospinalerkrankung, etwa einer multiplen Sklerose, abzulehnen, bedarf es nach obigem Befunde keines Worts. Dasselbe gilt von einer progressiven, atrophischen Bulbärparalyse und auch von einer Pseudobulbärparalyse mit den obligaten tetraparetischen Symptomen. Es fehlten in der Vorgeschichte des Patienten die apoplektischen Insulte, im Zustandsbild alle spastischen und Pyramidenbahnen-Symptome; auch das Fehlen von Zwangsaffekten und die völlig intakte Psyche sprechen gegen die postapoplektische Pseudobulbärparalyse. Auch die Alzheimersche Krankheit, an deren Symptome der schleichende Beginn, die nicht schubweise und ohne apoplektische Insulte verlaufende Progression, die ataktischen Störungen des Ganges und die Sprachstörung erinnerten, möchte ich ausschließen. Denn einerseits fehlten unserem Fall alle Zeichen psychischen Verfalls, die in einem Falle Alzheimerscher Krankheit von 2 jähriger Dauer mit Sicherheit zu erwarten wären. Andererseits tritt bei dem letzteren Leiden neben den rein spastischen Symptomen an den Extremitäten auch die Schwäche schließlich — nach 2 Jahren — weit stärker hervor als bei unserem Patienten, der noch viele Stunden — trozt Ataxie — gehen konnte. Auch ist der reine Ermüdungstypus der motorischen Störung dem grob organisch bedingten Alzheimerschen Syndrom natürlich fremd; ich habe ihn wenigstens weder in der Literatur noch in meinen eigenen Alzheimerschen Fällen gefunden. Auch der relativ gutartige Verlauf, den unser Fall zeigt, ist jenen nicht eigen; sie verlaufen meist rascher und schwerer.

Auch eine Paralysis agitans sine agitatione, die ja äußerlich bisweilen große Ähnlichkeit mit einer Pseudobulbärparalyse und auch mit den Alzheimerschen Fällen haben kann, ist mit Sicherheit auszuschließen. Es fehlten unserem Fall die Starre, die Propulsion; es waren dafür grob ataktische Symptome, die der Parkinsonschen Krankheit völlig fremd sind, vorhanden.

Daß eine Herderkrankung, insbesondere ein Tumor des Kleinhirns oder ihm benachbarter Hirnabschnitte nicht vorlag, bedarf kaum der Erwähnung: das Fehlen aller Hirnnervensymptome, insbesondere der

Stauungspapille und aller cerebralen Drucksymptome beweist das schon.

Auch eine a k u t e (meist postinfektiöse) A t a x i e liegt wahrscheinlich nicht vor, trotzdem dies Auftreten des Leidens angeblich nach einer Angina hieran denken läßt. Vor allem fehlt unserem Fall das wichtige Postulat der a k u t e n Entstehung, die für diese von C. W e s t - p h a l zuerst beschriebene, allgemein als disseminierte Myelo-encephalitis aufgefaßte Krankheitsbild nun einmal charakteristisch ist. Es sei aber zugegeben, daß unser Fall in manchen Zügen mit diesem Symptomenkomplex noch die relativ größte Ähnlichkeit hat, vor allem in der Kombination von grober Ataxie und Sprach- und Schluckstörungen mit dem Fehlen ausgesprochener Py. b.-Reflexstörungen (insbesondere Babinskiphänomen), atrophischer Lähmungen und Hirnnervenschädigungen. Jedoch pflegt die akute Ataxie meist, wie H. O p p e n h e i m betont, in kurzer Zeit abzulaufen, jedenfalls höchst selten in einen chronisch fortschreitenden Prozeß überzugehen; es sei denn, daß sie in eine echte multiple Sklerose übergeht (in diesem Fall dürfte es sich aber nicht um das ursprünglich von W e s t p h a l, L e y d e n, L ü t h j e u. a. gemeinte Leiden gehandelt haben); daß eine s o l c h e „chronisch gewordene" Form der akuten Ataxie nicht vorliegt, ist, wie schon oben bei Erwähnung der multiplen Sklerose bemerkt, klar.

Daß die E r m ü d u n g bei derartigen echten akuten Ataxien die Symptome in auffallender Weise beeinflussen kann, ist übrigens zuzugeben. Ich sah dies unlängst bei einem Fall des ausgesprochenen W e s t p h a l schen Typus, dessen ganz akut auftretende Ataxie in der Rekonvaleszenz einer typhusähnlichen Erkrankung entstanden war. Auch dieser Patient gab an, daß seine grobe Ataxie, die der unseres Patienten recht ähnelte, morgens recht gering, nach Ermüdung durch längeres Gehen aber wesentlich stärker wurde; dasselbe war bei den Schluckstörungen dieses Patienten der Fall. Die myasthenische Reaktion war übrigens bei ihm negativ.

Eine polyneuritische Form der akuten Ataxie, die sich bei oberflächlicherer Betrachtung klinisch von der encephalo-myelitischen kaum abgrenzen läßt, können wir angesichts der lebhaften Sehnenreflexe und des Fehlens aller paretischen Symptome während des ganzen Krankheitsverlaufs wohl ablehnen.

Wie ist nun das geschilderte Krankheitsbild aufzufassen? Wie ist sein Hauptsymptom die Ataxie zu deuten bzw. zu lokalisieren?

Wenn wir beachten, daß die ataktische Störung der Beine im Liegen kaum merklich war, sich auch nicht in Stampfen und Schleudern äußerte, auch von der Augenkontrolle nicht abhängig war und auch ohne alle Störungen der Bewegungsempfindung an den Beinen verlief und daß sie endlich frei von allen spastisch-paretischen Symptomen war, so werden wir schon durch dies Fehlen der neuritischen und Hinterstrangsataxie einerseits und des spastisch-ataktischen Charakters der Störung

andererseits eher an die dritte Möglichkeit, die cerebellare Ataxie, erinnert. An sie erinnerte die Gleichgewichtsstörung des Patienten in
der Tat noch am ersten insofern, als eine ganz vorwiegend statische
Gleichgewichtsstörung vorlag. Den cerebellaren Charakter wies aber
nur die Geh- und Stehstörung auf, während an den oberen Extremitäten die (angeblichen) Stigmata der cerebellaren Störung die Prüfung
auf Adiadochokinesie und auch der Báránysche Zeigeversuch negativ
ausfielen.

Daß eine vestibulare Koordinationsstörung nicht vorlag, ergibt sich
aus dem Fehlen aller klinischen subjektiven und objektiven vestibu-
laren Störungen; auch der kalorische Nystagmus zeigte normales Verhalten, keine Steigerung bzw. zu frühes Auftreten, keine Abschwächung.

Bezüglich der topischen Genese der Ataxie des Falles läßt sich also
nur sagen, daß sie noch am ehesten an eine cerebellar bedingte erinnert,
daß aber auch andere Formen der Koordinationsstörung (z. B. die
neuritische und tabische) derjenigen unseres Falles in manchem ähneln.

Eine sichere Lokalisierung der ataktischen Störung des Falles erscheint demnach nicht möglich.

Wenn wir die Frage, in welchem Verhältnis der vorliegende Fall
zur typischen rein paretischen Myasthenie steht, beantworten wollen,
müssen wir uns nach analogen Zügen, d. i. Symptomen der Ataxie im
Bilde der letzteren umsehen. Das Lehrbuchbild der Erbschen Krankheit kannte bisher nichts derartiges. Weder in der älteren noch der
neueren Literatur (Oppenheim, Lewandowsky) findet sich ein
Wort über Ataxie im Symptomenbild der Myasthenie.

Ein einziger von mir[1]) klinisch und anatomisch beschriebener
Fall, an dessen typisch myasthenischer Natur auf Grund des (negativen)
histologischen Befundes kein Zweifel möglich ist, zeigt jedoch, daß es
während dieses Leidens ein ataktisches Stadium geben kann, und
schlägt damit die Brücke zu meinem jetzigen Fall. Die betr. Patientin,
die 1906 an einer typischen myasthenischen Bulbärparalyse mit Ex-
tremitätenparalyse starb, machte, nachdem sie bereits seit 1896 krank
war, im Jahre 1903 ein Stadium durch, das in der Tübinger medizinischen
Klinik beobachtet wurde. Laut Krankengeschichte bestanden damals
„keine eigentlichen Lähmungen, aber unsicheres mit großer Anstrengung verbundenes Gehen, leichter Romberg, leichtes
Schwanken bei Schrittvorschrittgehen, leichtes Ausfahren
bei Koordinationsübungen der Beine. Pupillenreaktion o. B.
Retentio urinae. Patellarreflexe stark herabgesetzt. Die (irr-
tümliche) Diagnose charakterisiert den ataktischen Eindruck der Kranken am besten durch die Bezeichnung Hysterie mit tabesähnlichen
Erscheinungen.

---

[1]) Zeitschr. f. d. ges. Neur. u. Psych. 7, Heft 2. 1911.

Als ich sie drei Tage ante exitum beobachtete, bestand bereits Dauerlähmung der bulbären und . Augenmuskelgebiete, Dauerparese der Extremitätenmuskeln und entsprechend rein paretischer Gang: genauere Untersuchungen auf Ataxie waren nicht mehr ausführbar. Dagegen sei bemerkt, daß die Pupillenreaktion und die Patellar- und Fersenreflexe erloschen waren und Retentio urinae bestand.

Das ohne Zweifel vorwiegend ataktische „tabesähnliche" Stadium dieser sonst typischen Myasthenie ist insofern sehr bemerkenswert, als es drei Jahre später bei dem tödlichen Schube der Krankheit zu Dauerareflexie der Pupillen und der Sehnen der Beine kam.

Ich habe diese Dauerareflexie als eine der terminalen Dauermuskellähmung solcher Kranker analoge Erscheinung aufgefaßt. Wie bei der letzteren aus der sich stets wiederholenden remittierenden Ermüdungsparese schließlich kurz vor dem Tode die (wenn auch nur kurz dauernde) Dauerparese wird, so kann die bereits früher auch von anderen Autoren beobachtete Erschöpfbarkeit der Sehnenreflexe der Mystheniker (Goldflam, Knoblauch, Patrik, Collins) sich schließlich zur bleibenden Areflexie (wenn auch vielleicht nur von beschränkter Dauer). also der höchsten quantitativen Steigerung der Erschöpfung der Reflexbahnen steigern. In diesem „tabesähnlichen" Fall wiesen Ataxie. Hyporeflexie und Blasenstörung schon drei Jahre vor dem Endstadium darauf hin, daß auch die Organe der Koordination und der Reflexleitung von myasthenischer Erschöpfbarkeit befallen waren; alles das, trotzdem die histologische Untersuchung weder am Rückenmark noch am Gehirn noch an den periph. Nerven die geringsten histologischen Veränderungen erkennen ließ, die Diagnose die myasthenische Bulbärparalyse also damit bestätigte.

Aus der Erwägung also, daß auch bei der typischen Myasthenie — wenn auch sicher extrem selten — eine Erschöpfbarkeit derjenigen Bahnen und Zentren, denen wir die Koordination bewußter Bewegungen zuschreiben, vorkommen kann, darf man also wohl die Berechtigung ableiten, auch in unserem Fall eine der Myasthenie nosologisch einzureihende Erkrankung anzunehmen und von einer ataktischen Myasthenie oder besser von einer Ermüdungsataxie als Ausdruck eines der Myasthenia pseudoparalytica einzuordnenden Syndroms zu sprechen.

Für die letztere Annahme spricht noch ferner der positive Ausfall der myasthen.-elektr. Reaktion. Wenn diese auch, wie das sowohl von klinischer als auch von physiologischer Seite (Hofmann) wiederholt hervorgehoben wurde, nicht als ein absolut spezifisches Krankheitszeichen anzusehen ist, so ist es nach meiner Erfahrung — ich prüfe fast jeden Fall von Amyotrophie auf das Symptom der Erschöpfbarkeit der faradischen Zuckung — eben doch der Grad, d. i. die Vollständigkeit und Frühzeitigkeit des Ausfalls der Muskelkontraktion nach faradischer Reizung dasjenige Moment, das diese elektrische Reaktion bei typischer Myasthenie von ihrem Auftreten bei andersartigen meist mit Muskelschwund verlaufenden Nervenerkrankungen (z. B. cerebraler Amyotrophie H. Steinert, Syringomyelie, myotonischer Dystrophie usw.) deutlich unterscheidet. Und diesen Grad der myasthenischen Reaktion habe ich eben auch im vorliegenden Falle an einzelnen Muskeln gefunden.

Es ist dabei natürlich ungewöhnlich, daß sich diese elektrische Ermüdungsreaktion bereits findet zu einer Zeit, wo eine echte Ermüdungsparese noch nicht vorhanden ist (sondern eben nur eine Ermüdungsataxie). Gegen unsere nosologische Annahme kann das aber nicht sprechen. Denn es ist ja nicht ungewöhnlich, daß ein reaktives Bewegungsphänomen der Störung der aktiven Bewegung vorauseilt; ich verweise nur auf den Schwund der Sehnenreflexe längst vor Ausbruch der Ataxie bei der Tabes oder der Lähmung bei Polyneuritis.

Der Umstand endlich, daß in unserm Fall die sonst als besonders typisch aufzufassende Augenmuskellähmung, insbesondere die Ptosis, fehlte, ebenso wie die Lähmung der Halsmuskulatur, kann die Diagnose natürlich nicht erschüttern. Denn wir kennen bereits eine Reihe von Fällen (Rautenberg, Grund u. a.), bei denen die Ermüdungsparese der Extremitäten völlig vorherrschte, Augenmuskel- und Bulbärlähmung aber sehr zurücktraten, bisweilen ganz fehlten.

# Innere Sekretion und Dementia praecox.[1)

Vorläufige Mitteilung.

Von

**M. Rothmann,**
Landsturmarzt im Felde.
Früher Assistenzarzt der Universitätsnervenklinik in Königsberg i. Pr.

*(Eingegangen am 26. August 1917.)*

Der anatomischen Forschung der letzten Jahrzehnte ist es gelungen, in der Pathologie der Hirnrinde Geisteskranker große Fortschritte zu machen, und uns so eine Vorstellung von den Veränderungen des materiellen Substrats zu geben, dessen Erkrankung als Ursache der geistigen Störungen anzusehen ist. Zahlreiche neue Methoden sind erdacht worden und ihrer Anwendung ist es geglückt, den Kreis der sog. f u n k t i o n e l l e n Psychosen immer mehr zugunsten der o r g a n i s c h e n einzuschränken. Die in dieser Richtung der Forschung sich bietenden Möglichkeiten sind noch keineswegs ausgeschöpft. Trotzdem darf man wohl sagen, daß die Erkenntnis, die von der pathologischen A n a t o m i e a l l e i n ausgeht, nur eine begrenzte sein kann, besonders deshalb, weil die Leistungsfähigkeit ihrer Hilfsapparate speziell des Mikroskops ziemlich eng umrissen ist. Ganz abgesehen davon erscheint es aber auch unerwünscht und vielleicht geeignet, ein unvollständiges Bild der tatsächlichen Verhältnisse zu geben, wenn ein so kompliziertes Problem, wie das der materiellen Grundlagen der Geisteskrankheiten, nur von e i n e r Seite, der a n a t o m i s c h e n, in Angriff genommen wird. Spielt doch auch in der Pathologie der vegetativen Organe des menschlichen und tierischen Körpers neben der a n a t o m i s c h e n die p h y s i o l o g i s c h e oder, wie ich hier allgemeiner sagen möchte, b i o l o g i s c h e Forschungsmethode eine an Wichtigkeit stets zunehmende Rolle. Sie ist es ja auch

---

[1) Die Niederschrift dieser Arbeit erfolgt im Felde; die ihr zugrunde liegenden Untersuchungen sind im Laboratorium der Universitätsnervenklinik Königsberg angestellt. Sie sind vor dem Kriege begonnen und im Frühjahr 1916 weitergeführt. Ihre Vollendung wurde dadurch verhindert, daß der Verf. ins Feld kam. Da an eine Fortsetzung der Experimente in absehbarer Zeit nicht zu denken ist, seien die Grundgedanken und Hauptergebnisse als vorläufige Mitteilung hier niedergelegt. Auf die Wiedergabe der Versuchsprotokolle und ein erschöpfendes Eingehen auf die Literatur muß aus naheliegenden Gründen verzichtet werden. Eine ausführliche Publikation unter Beifügung aller Belege bleibt vorbehalten.

fast allein, die uns über die für die Erkenntnis der Krankheiten so wichtige Wechselwirkung der Organe Aufschluß gibt.

Über die Notwendigkeit, experimentell-biologische Methoden zur Erforschung der Geisteskrankheiten in Anwendung zu bringen, scheint mir demnach eine Meinungsverschiedenheit kaum möglich; nur muß man sich von vornherein darüber klar sein, daß die Schwierigkeiten hierbei ziemlich beträchtlich sind. Ich will nicht ausführlich darauf eingehen, daß gerade die physiologischen Methoden nur in der Hand des wirklich Geschulten einwandfreie Resultate ergeben, daß andernfalls zwecklos Zeit und Mühe vergeudet und Kräfte derer gebunden werden, die solche auf fehlerhafter Methodik beruhende Ergebnisse durch langwierige Nachuntersuchungen zu widerlegen genötigt sind; nur darauf möchte ich hinweisen, daß es uns nicht möglich ist, wie bei der Erforschung der vegetativen Organe, das Tierexperiment in großem Umfange heranzuziehen, und dessen Ergebnisse in ihren wesentlichen Punkten auf den Menschen zu übertragen. Die Grundlagen der psychischen Erkrankungen können naturgemäß nur am Menschen studiert werden, nur der Mensch kann das Objekt der experimentellen Erforschungen der geistigen Störungen sein. Daraus ergeben sich ohne weiteres die der biologischen Methode gesteckten Grenzen: Das Nihil nocere muß auch hier der oberste Grundsatz sein, der von keinem noch so großen Forschungseifer beiseite geschoben werden darf.

Die Zahl der für die experimentelle Erforschung der Geisteskrankheiten zur Verfügung stehenden Methoden ist groß, auch wenn man, wie ich es hier tun möchte, von dem ausgedehnten und wahrscheinlich recht aufschlußreichen Gebiet der experimentellen Psychologie ganz absieht. Wir besitzen daher auch zahlreiche Arbeiten, die sich mit diesem Forschungskreis beschäftigen. Die Serologie hat ihr Rüstzeug zur Verfügung gestellt (ich erinnere hier nur an die Much - Holzmannsche „Psychoreaktion"), zahlreiche Se- und Exkrete sowie die Körperflüssigkeiten sind chemisch untersucht worden, besonders auch der Liquor cerebrospinalis, man hat dem Wechsel des Blutbildes nachgespürt, und ist bei aller aufgewandten Arbeit zu nur recht bescheidenen Resultaten gelangt. Neuerdings sind es besonders die Arbeiten Abderhaldens und seiner Schüler gewesen, die Lehre vom Abbau körperfremder Stoffe durch Schutzfermente, die für die Bemühungen zahlreicher Forscher richtunggebend gewirkt haben. In der Psychiatrie hat sich Fauser als erster der neuen Forschungsrichtung zugewandt und ganz verblüffende Ergebnisse erzielt. Ich selbst vermag über den Wert gerade der Abderhaldenschen Methodik für die Psychopathologie kein Urteil abzugeben, weil mir persönliche Erfahrungen fehlen. Es erscheint aber doch angebracht, die mit ihr gewonnenen z. T. erstaunlichen Resultate mit großer Vorsicht und Zurückhaltung aufzunehmen.

da nicht wenige Autoren auf Grund umfangreicher und exakter Nachuntersuchungen das Verfahren als außerordentlich diffizil ansprechen,
ihm teilweise sogar jeglichen Wert als Methode aberkennen.

Wenn wir in dem Bestreben, weitere Angriffspunkte für die Erforschung der Geisteskrankheiten zu finden, um uns blicken, so fällt
es auf, daß das Gebiet der i n n e r e n  S e k r e t i o n, welches von den übrigen
klinischen Disziplinen mit teilweise großem Erfolge beackert worden
ist, in der Psychiatrie nur mehr stiefmütterliche Behandlung gefunden
hat. Daß es sich hier um eine reine Zufälligkeit handelt, kann kaum
angenommen werden. Viel wahrscheinlicher ist es, daß die verhältnismäßig großen Schwierigkeiten vom Beschreiten dieses interessanten
Weges abgeschreckt haben. Sind doch unsere Kenntnisse von den
inneren Sekreten, sowohl hinsichtlich ihrer Reindarstellung als ihrer
spezifischen Wirkung höchst mangelhaft. Nur im A d r e n a l i n besitzen
wir ein (wahrscheinlich nicht das einzige) Produkt einer endokrinen
Drüse, dessen Kenntnis, was Konstitution und Wirkungsweise angeht,
als ausreichend für ein ersprießliches Experimentieren angesehen werden
darf. Daneben ist es in jüngster Zeit insbesondere den Bemühungen
von O s w a l d und von A s h e r[1]) gelungen, uns auch über die Wirkung
des S c h i l d d r ü s e n h o r m o n s gewisse grundlegende Tatsachen zu er-
schließen, die es geeignet erscheinen lassen, als Ausgangspunkt für das
Studium der Beziehungen zwischen Schilddrüsensekretion und Geisteskrankheiten zu dienen. Von den Sekreten der übrigen endokrinen
Drüsen wissen wir z. Z. so wenig, daß es nicht geraten ist, sie in den
Kreis unserer Betrachtungen und Versuche zu ziehen.

Für die Untersuchung der Zusammenhänge zwischen innerer Sekretion und Geisteskrankheiten gibt es ganz allgemein zwei Wege, welche
nebeneinander beschritten werden müssen. Es ist zuerst festzustellen,
ob resp. welche Abweichungen von der Norm die Sekretion der endokrinen Drüsen in quantitativer und qualitativer Hinsicht bei Geisteskranken aufweist; zweitens wäre zu untersuchen, wie die dem Menschen
künstlich beigebrachten Produkte genannter Drüsen in ihrer Wirkung
beim Geisteskranken und Gesunden differieren.

In Anbetracht der jetzt allgemein herrschenden Anschauung, daß
die inneren Sekrete ohne Ausnahme dem Blute zugeführt und von diesem
an den Ort ihrer spezifischen Wirksamkeit geschafft werden, kommt es
im ersten Abschnitt der Untersuchungen darauf an, die betreffenden
Stoffe im B l u t nachzuweisen, bzw. festzustellen, ob sie darin in der
der Norm entsprechenden Konzentration und Wirksamkeit vorhanden
sind. Im zweiten Abschnitt würden die möglichst rein dargestellten,
zum mindesten in ihrer biologischen Wirkung als konstant befundenen
Hormone in die Blutbahn zu bringen, und der Erfolg der Einspritzung

---

[1]) Näheres hierüber folgt im Verlauf dieser Arbeit.

auf die spezifisch von ihnen affizierten Organe zu studieren sein. Bei
diesen Versuchen ist natürlich jede Vorsicht geboten, um eine Schädigung
des Untersuchten auszuschließen. Eventuell hat neben dem Tierexperiment der Selbstversuch zur Feststellung der noch wirksamen jedoch
ungefährlichen Dosis dem eigentlichen Versuch vorauszugehen.

Wenn wir uns nun fragen, welche Geisteskrankheiten für
unsere Untersuchung in Betracht kommen, so muß die prinzipielle
Antwort zunächst lauten: Alle. Denn da über die hier zu lösenden
Probleme, soweit ich die Literatur übersehe, nur sehr wenig bekannt
ist, muß man davon absehen, in irgendeiner Weise zu präjudizieren.
Wenn ich trotzdem aus der großen Zahl der angeborenen und erworbenen
Geisteskrankheiten gerade die Gruppe der Dementia praecox als
erste herausgegriffen habe, so geschah dies nicht nur deshalb, weil
bei ihr schon einzelne Arbeiten über die Störungen der inneren Sekretion
vorliegen, sondern besonders darum, weil wir bei dieser, wie wir jetzt
wissen, sicher organischen Erkrankung, aus allgemeinen Gesichtspunkten
heraus Störungen des inneren Stoffwechsels anzunehmen geneigt sind.
Daß diese supponierten Störungen des inneren Stoffwechsels identisch sind oder wenigstens parallel verlaufen mit Störungen im Bereich
der endokrinen Drüsen, kann natürlich nicht ohne weiteres behauptet werden; wenn man aber berücksichtigt, ein wir großer Einfluß nach unserem heutigen Wissen den inneren Sekreten ganz allgemein für den Ablauf der inneren Stoffwechselvorgänge zukommt, so
erscheint es mehr als wahrscheinlich.

Im folgenden soll das Ergebnis eigener Untersuchungen über den
Adrenalingehalt des Blutes bei der Dementia praecox mitgeteilt werden.
Daran anschließend erfolgt eine kritische Würdigung der bisher über
die Wirkung des Adrenalins auf das Gefäßsystem Praecox-Kranker
vorliegenden Arbeiten. Den Schluß bilden einige Ausblicke in das Gebiet der experimentellen Erforschung der Beziehungen zwischen Schilddrüsensekretion und Dementia praecox. Entsprechend den in der Einleitung betonten Grundsätzen wird überall besonderer Wert auf die
Darstellung bzw. Kritik der Methoden gelegt.

### Adrenalingehalt des Blutes bei Dementia praecox.

Es ist bereits ausgeführt worden, daß als Material für die Untersuchung der inneren Sekrete nur das Blut in Frage kommt. Nun hat
man anfänglich, wohl einer alten Gewohneheit folgend, das Blutserum
für diese Zwecke benutzt, ohne zu ahnen, daß dadurch grobe Fehler
begangen wurden. So hat Trendelenburg[1]) bei Untersuchungen

---

[1]) Trendelenburg, Bestimmung des Adrenalingehalts im normalen Blut sowie beim Abklingen der Wirkung in einer einmaligen intravenösen Adrenalininjektion mittels physiologischer Meßmethode. Archiv f. exp. Path. u. Pharm. **63**. 1910.

am Serum von Kaninchen und Katzen eine Adrenalinkonzentration von etwa $1:2 \cdot 10^6$ gefunden. Es ist das große Verdienst O'Connors[1] gezeigt zu haben, daß die im Serum gefundenen Adrenalinwerte falsch, und zwar viel zu hoch sind. Er wies nämlich nach, daß bei der Blutgerinnung in ziemlich großem Umfange Stoffe (unbekannter Herkunft und Konstitution) entstehen, welche adrenalinähnliche Wirkungen entfalten, insbesondere bei dem gewöhnlich zum Adrenalinnachweis benutzten Froschpräparat stark vasoconstrictorisch wirken. Es ist also notwendig, für Untersuchungen des Adrenalingehaltes des Blutes nicht das Blutserum sondern das Blutplasma zu verwenden.

In jüngster Zeit wird von Trendelenburg[2] die Forderung aufgestellt, es dürfe, wenn man richtige Werte erhalten wolle, unbedingt nur das ganz frisch gewonnene Gesamtblut Verwendung finden. Es sollen sich nämlich auch im Plasma, selbst wenn man mit größter Sorgfalt jede Gerinnungsmöglichkeit vermeidet, adrenalinartige vasoconstrictorische Stoffe bilden, die das Vorhandensein von Adrenalin vortäuschen. Dem könne man nur dadurch entgehen, daß man das aus der Carotis des Tieres entnommene Gesamtblut unverzüglich zum Versuch benütze. Die Zeit zwischen Blutentnahme und Versuch soll so kurz wie möglich gehalten sein; sie betrug bei Trendelenburg nur Bruchteile einer Minute. Leider waren meine eigenen Versuche beim Erscheinen der Trendelenburgschen Arbeit fast abgeschlossen, so daß ich ihre Ergebnisse nicht mehr berücksichtigen konnte. Ganz abgesehen davon dürfte es aber auch kaum möglich sein, arterielles Blut vom Menschen für Versuchszwecke zu gewinnen. Außerdem scheinen gewichtige, z. T. experimentell gestützte theoretische Erwägungen gegen die Richtigkeit der Trendelenburgschen Ausführungen zu sprechen. Auf sie komme ich im Verlauf dieser Arbeit noch zurück.

Bei meinen eigenen Versuchen, die mit Blutplasma angestellt wurden, galt es also entsprechend der Forderung O'Connors, mit größtmöglicher Exaktheit jede Gerinnung auszuschalten. Dies suchte ich folgendermaßen zu erreichen: Die zur Blutentnahme benutzten Kanülen wurden in flüssigem Paraffin sterilisiert und in ihm bis zur Benutzung aufgehoben. Das bei der Venenpunktion (stets an morgendlich-nüchternen Patienten vorgenommen) abfließende Blut wurde in weiten sterilen Zentrifugengläsern aufgefangen, in denen sich je 1,0 ccm einer 5 proz. Natriumcitratlösung befand. Jedes Glas trug eine Marke (bei 10 ccm), bis zu der ich das Blut unter ständigem Schwenken einfließen ließ. Dann wurden sie sofort in eine mit hoher Tourenzahl arbeitende

---

[1] O'Connor, Über den Adrenalingehalt des Blutes. Archiv f. exp. Path. u. Pharm. **67**. 1912.

[2] Trendelenburg, Über die Adrenalinkonzentration im Säugetierblut. Arch. f. exp. Path. u. Pharm. **79**. 1916.

Zentrifuge gebracht, und nach erfolgter Trennung das klare Plasma in sterile, mit Wattestopfen versehene Reagenzröhrchen abpipettiert. In ihnen verblieb es, an einem kühlen und lichtgeschützten Orte aufbewahrt, bis zum Versuche. Das in dieser Weise gewonnene Plasma war also ein 0,5proz. Citratplasma.

Zum Adrenalinnachweis benutzte ich die biologische Methode der Gefäßdurchströmung am überlebenden Froschpräparat, jedoch nicht in der von Trendelenburg angegebenen Form, welche in einer Durchströmung der Hinterbeine des Frosches von der Aorta abdominalis aus besteht. Vielmehr wählte ich eine Anordnung, die gegenüber der Originalmethode von Trendelenburg gewisse Vorteile besitzt, und die ich 1912 beschrieben habe[1]). Hierbei wird das Gefäßgebiet der Eingeweide für die Durchströmung benutzt. Die Methode ist, wie Kontrollversuche ergaben, bezüglich ihrer Empfindlichkeit gegen Adrenalin der Trendelenburgschen durchaus ebenbürtig, hat vor dieser aber die größere Einfachheit der Präparation voraus. Sie sei hier in den wesentlichen Punkten geschildert: Am enthirnten und des Rückenmarks beraubten Frosche (möglichst große Exemplare von Rana esculenta) wird der Leib durch einen Schnitt parallel der V. abdominalis eröffnet und durch Fäden, die am Froschbrett befestigt werden, auseinandergezogen, so daß die Eingeweide breit vorliegen. Handelt es sich um ein weibliches Exemplar, so werden zuerst die Eierstöcke sorgfältig am Mesenterium ligiert und peripher der Ligatur abgetragen, um eine bessere Übersicht zu erhalten. Alsdann legt man den Magen und Darm vorsichtig nach rechts hinüber und sucht die Stelle auf, wo die A. intestinalis communis aus dem linken Aortenborgen abgeht; ihr Ursprung liegt in allernächster Nähe der Vereinigung der beiden Aortenbögen zur Aorta abdominalis. Die Arterie wird an ihrem Ursprung abgeschnürt und in sie peripherwärts eine feine Glaskanüle eingeführt und festgebunden. Jetzt wird Magen und Darm nach links hinüber gelegt. Man sieht dann, dem Duodenum angelagert, das gelblich gefärbte Pankreas. In ihm verläuft der Länge nach die V. portae. Sie besitzt ein verhältnismäßig großes Lumen und klafft, da sie im Pankreasgewebe eingebettet ist, auch nach dem Anschneiden weit, so daß das Einführen der Glaskanüle selbst für den weniger Geübten leicht ist. Man hat nun ein völlig in sich geschlossenes Stromgebiet vor sich; jeder in die Arterienkanüle geschickte Flüssigkeitstropfen fließt, wie genaue Messungen ergeben haben, aus der Venenkanüle wieder ab, ohne daß man nötig hat, wie bei der Trendelenburgschen Originalmethode, zahlreiche Nebenbahnen durch Abbinden auszuschalten, bevor das Präparat für den Versuch brauchbar wird.

---

[1]) M. Rothmann, Experimentelle Untersuchungen über die Umkehrbarkeit des Blutstroms. Inaug.-Diss. Breslau 1912.

Für die Durchströmung des Präparates benutzte ich Ringersche Flüssigkeit, der 0,5% Natrium citricum und so viel schwach alkalisierten Gummis zugesetzt war, daß die Viscosität der Flüssigkeit gleich der des menschlichen Citratplasmas wurde. Auf Grund zahlreicher Versuche am Viscosimeter[1]) hatte ich gefunden, daß zur Erreichung dieses Zweckes von der zur Verfügung stehenden Gummisorte rund 3% zugefügt werden mußten. Das Natrium citricum wurde nach dem Vorgange O'Connors beigemischt, weil andernfalls die Möglichkeit besteht, daß dieses Salz, welches sich im Versuchsplasma gelöst befindet, bei dessen Injektion schon von sich aus einen Einfluß auf die Gefäßweite und damit auf die Strömungsgeschwindigkeit haben könnte.

Die Registrierung am Kymographion erfolgte durch einen elektromagnetischen Tropfenzähler. Gleichzeitig wurde durch einen Jaquetschen Chronographen die Zeit in Sekunden markiert.

Ein Versuch gestaltete sich folgendermaßen: Nach Herstellung des Präparates wurde dessen Arterienkanüle an eine Mariottesche Flasche angeschlossen, die mit der beschriebenen Flüssigkeit gefüllt war, und zunächst unter konstantem Druck von etwa 20 cm $H_2O$ 2 Stunden lang gleichmäßig durchströmt. Hierdurch gelingt es, wie Trendelenburg (l. c.) angegeben hat, die Adrenalinempflindlichkeit des Präparates wesentlich zu steigern[2]). Nun wurde die Empfindlichkeit des Präparates geprüft. Durch ein an die Arterienkanüle angeschmolzenes Seitenrohr spritzte ich nacheinander je 1 ccm von Adrenalinlösungen[3]) in der Verdünnung $1:10^7$, $1:2 \cdot 10^7$ und $1:5 \cdot 10^7$ ein, wobei sich der Registrierapparat in Bewegung befand. Während der Injektionen war die gleichförmige Durchströmung des Präparates keinen Moment unterbrochen. Die Adrenalinverdünnungen wurden durch Lösung des Adrenalins in der beschriebenen Gummi-Citrat-Ringerflüssigkeit hergestellt, weil andernfalls bei der seitlichen Injektion durch Schwankungen der Viscosität vorübergehende Änderungen der Stromgeschwindigkeit und damit der registrierten Tropfenfolge eingetreten wären. Zwischen je zwei Injektionen wartete ich so lange, bis die ursprünglich vorhandene Tropfgeschwindigkeit sich wieder hergestellt hatte. Eventuell wurde auf sie durch eine Änderung des Niveaus der Mariotteschen Flasche genau wieder eingestellt[4]). Nunmehr begann der eigentliche Versuch. Durch das erwähnte Seitenrohr inji-

---

[1]) M. Rothmann, Kritische Untersuchungen über die Methoden der Viscosimetrie des Blutes. Berliner klin. Wochenschr. 1913.

[2]) Daß, wie Trendelenburg behauptet, eine weitere beträchtliche Steigerung der Empfindlichkeit eintritt, wenn man das Präparat 1—2 Tage liegen läßt, kann ich nicht bestätigen. Ich fand im allgemeinen das Maximum nach zweistündiger Durchströmung.

[3]) Zur Verwendung gelangte das Suprarenin. hydrochlor. synthetic. Höchst.

[4]) Vgl. hierzu O'Connor l. c.

zierte ich in der gleichen Weise nacheinander jedesmal 1 ccm von dem zu untersuchenden Plasma. Zuerst gewöhnlich ein Normalplasma, das von dem gesunden Pflegepersonal der Klinik gewonnen war; danach die Plasmata der Kranken. Meist wurden 3—4 an einem Präparat untersucht. Zum Schluß folgte nochmals eine Prüfung mit Adrenalin wie am Anfang. Die Gesamtdauer der Durchströmung eines Präparates betrug etwa 4—$4^1/_2$ Stunden, von denen 2—$2^1/_2$ auf den eigentlichen Versuch entfielen. Am gleichen Präparat wurde in einigen Fällen nach 24 resp. 48 Stunden nochmals die Empfindlichkeit mittels Adrenalin geprüft. Sie war, wie bereits erwähnt, nicht erkennbar gestiegen (im Gegensatz zu den Angaben Trendelenburgs).

Die Rußstreifen des Kymographions wurden in der üblichen Weise fixiert und mittels eines genauen Maßstabes ausgewertet. Hierbei sei noch nachgetragen, daß natürlich jedesmal auch der Moment des Beginns und des Aufhörens der Injektion in das Seitenrohr (Dauer etwa 10 Sek.) markiert wurde.

Bevor ich meine Ergebnisse mitteile, sei es gestattet, einiges über die Resultate anderer Autoren bezüglich des Adrenalingehalts des Blutes bei Mensch und Tier anzuführen.

Trendelenburg hat in seiner Arbeit aus dem Jahre 1910 (l. c.) das Blutserum von Kaninchen und Katze untersucht und als vaso-constrictorischen Wert einen solchen gefunden, der einer Adrenalin-lösung $1:2 \cdot 10^6$ äquivalent war. Die Ergebnisse dieser Arbeit sind jedoch wertlos, seitdem, wie wir gesehen haben, O'Connor (l. c.) nachgewiesen hat, daß die im Serum wirksamen vasoconstrictorischen Stoffe nicht oder zum allergrößtem Teil nicht Adrenalin sind. Er stellte daher die Forderung auf, der Adrenalingehalt des Blutes müsse am Blutplasma festgestellt werden. Das Resultat war, daß bei der von ihm getroffenen Versuchsanordnung (er verdünnte das Citratplasma im Verhältnis 1:4 mit Ringerlösung, um durch die Viscosität bedingte Fehler auszuschalten) im Venenblut Adrenalin nicht einwand-frei nachgewiesen werden konnte. Das unverdünnte Plasma war allerdings am Trendelenburgschen Präparat noch wirksam. Doch weist O'Connor mit Recht daraufhin, daß man bei seiner An-wendung nicht sicher ist, ob die dabei beobachtete geringe Wirkung nicht als Folge der Viscositätssteigerung angesprochen werden müsse (er benutzte nämlich für die Durchströmung des Präparats Ringerlösung, deren Viscosität wesentlich geringer ist, als die des Plasmas). Nur im Nebennierenvenenblut konnte er mit Sicherheit Adrenalin nachweisen; er berechnete die Konzentration auf $1:10^6$.

Neuerdings hat Trendelenburg (l. c.), wie bereits erwähnt, den Nachweis zu führen versucht, daß auch O'Connors Ergebnisse nicht den tatsächlichen Verhältnissen entsprächen, da sich auch im Plasma sehr rasch adrenalinartige vasoconstrictorische Stoffe bilden, deren Vorhandensein zu Fehlern Anlaß gäbe. Er benutzte daher das aus der Carotis des Tieres ganz frisch entnommene Gesamtblut, welches sofort am Froschpräparat untersucht wurde. Die Zeit zwischen Blutentnahme und Injektion soll so kurz wie irgendmöglich sein. Doch ist auch dann seines Erachtens die Bildung der Adrenalin vortäuschenden Stoffe nicht ganz zu verhindern. Trendelenburg findet nun beim Kaninchen Adrenalinkonzentrationen von $1:10^9$ bis $1:2\cdot10^9$. Wie er selbst zugibt, gelingt es nur sehr selten Präparate von dieser extremen Empfindlichkeit zu erhalten, d. h. praktisch gesprochen: Die Adrenalinkonzentration im Blut befindet sich unter der mit unseren Methoden nachweisbaren Schwelle. Hierdurch ist eine Bestätigung der Resultate O'Connors gegeben. Zu den Ergebnissen Trendelenburgs will ich bemerken, daß ich sehr wohl mit der Möglichkeit gerechnet habe, es könnten im Plasma bei längerem Stehen vasokonstriktorische Stoffe gebildet werden. Deshalb habe ich, was oben nicht gesagt worden ist, das Plasma zu verschiedenen Zeiten nach der Gewinnung (nach 6, 24 und 48 Stunden) in Kontrollversuchen verwendet und stets das gleiche Resultat erhalten. Allerdings erreichte die Empfindlichkeit meiner Präparate nie den von Trendelenburg angegebenen außerordentlich hohen Wert, so daß die Möglichkeit besteht, daß mir unter dieser Schwelle liegende Differenzen entgangen sind. Gegen die Methode der Verwendung des Gesamtblutes möchte ich außerdem unter Vernachlässigung anderer Bedenken nur das eine geltend machen, daß durch die Formelemente des Blutes die Viscosität in einer nicht einfachen, insbesondere auch vom Druck abhängigen Weise[1]) beeinflußt wird, wodurch Fehler hervorgerufen werden müssen.

Diese Arbeiten von Trendelenburg und O'Connor haben ausschließlich Tierblut für ihre Untersuchungen herangezogen. Das Blut des geisteskranken Menschen ist, soweit ich sehe, nur einmal auf seinen Adrenalingehalt geprüft worden. Kastan[2]) hat das Blutplasma von 17 Idioten und Imbezillen sowie von 4 senilen Psychosen untersucht und mit dem Plasma Geistesgesunder verglichen. Er fand bei der ersten Gruppe, daß 11 Fälle eine erhebliche, 3 eine mäßige Verringerung des Adrenalingehaltes aufwiesen und nur 3 die Normalwerte erreichten. Von den Senilen verhielten sich 2 normal, die beiden anderen zeigten am Präparat sogar eine vasodilatatorische Wirkung. Leider ist die Darstellung der Versuchstechnik, die Kastan gibt, sehr kurz und an

---

[1]) M. Rothmann, Ist das Poiseuillesche Gesetz für Suspensionen gültig? Archiv f. d. ges. Physiol. **155**, 318. 1914.

[2]) Max Kastan, Der Adrenalingehalt des Blutes bei einigen Psychosen. Archiv f. Psych. u. Nervenkrankheiten **50**.

einigen Stellen nicht ganz klar. Vor allem möchte ich einwenden, daß
er nicht ausdrücklich angibt, wie er es angestellt hat, um jede Spur von
Gerinnung auszuschließen; ferner daß er das Plasma in Verdünnung
1:1 verwandt hat, deren Viscosität die der für die Durchströmung benutzten Ringerlösung wesentlich übertrifft[1]). Auch über die Empfindlichkeit des Präparates werden keine Angaben gemacht. Alle diese
Umstände erschweren die Beurteilung der Ergebnisse, die Kastan erhalten hat, ganz außerordentlich.

Meine eigenen Versuche umfassen bisher 30 Fälle von Dementia
praecox und 6 Geistesgesunde. Auf die Wiedergabe auch nur auszugs-
weiser Krankengeschichten muß ich aus äußeren Gründen hier verzichten[2]). Es handelte sich größtenteils um frische Fälle, meist Soldaten, deren Blutplasma zur Untersuchung gelangte. Wie schon erwähnt, benutzte ich stets das unverdünnte Citratplasma; dies
konnte geschehen, weil der für die Durchströmung des
Präparates verwandten Ringerlösung so viel (etwa 3%)
Gummi zugesetzt war, daß ihre Viscosität genau der des
Plasmas entsprach. Die Empfindlichkeit des Froschpräparats war
durchschnittlich derart, daß die Injektion von 1 ccm einer Adrenalin-
lösung $1:5 \cdot 10^7$ noch einen deutlichen Ausschlag gab; sie erreichte
jedoch nie die extremen Werte, bis zu denen Trendelenburg zuweilen
gelangte.

Die Resultate konnten daher, wie bei Berücksichtigung der Arbeiten
Trendelenburgs und O'Connors mit Tierblut kaum anders zu erwarten war, nur negativ sein. Tatsächlich bewirkte weder das Plasma
der Geistesgesunden noch das der Praecox-Kranken eine einwandfreie
Vasoconstriction. Dieses Ergebnis steht durchaus im Gegensatz zu
der erwähnten Arbeit Kastans, der zumindest beim gesunden Menschen
eine deutlich nachweisbare Wirkung des Plasmas feststellen konnte.
Wie eine solche Diskrepanz zu erklären ist, kann ich schon deshalb
nicht sagen, weil Kastan über die Empfindlichkeit seiner Frosch-
präparate keine Angaben macht.

Diese negativen Resultate sind allerdings, und darauf sei hier mit
besonderem Nachdruck hingewiesen, bei Verwendung von nur 1 ccm
Plasma gewonnen. In ganz wenigen Versuchen habe ich 5 ja 10 ccm
injiziert und tatsächlich ein positives Resultat, d. h. Vasoconstriction,
erreicht. Leider ist die Zahl dieser — vorerst nur orientierenden —
Versuche zu gering geblieben[3]), als daß aus ihnen ein Schluß gezogen

---

[1]) Vgl. auch O'Connor l. c.

[2]) Vgl. die Anmerkung am Eingang dieser Arbeit.

[3]) Meine Versuche mußten gerade hier abgebrochen werden. Vgl. die Anmerkung zu Beginn dieser Arbeit.

werden könnte. Sie weisen aber darauf hin, daß auf dem beschrittenen Wege vielleicht doch noch das erstrebte Ziel erreicht werden kann, und sollen bei gelegener Zeit wiederaufgenommen werden.

### Gefäßwirkung des Adrenalins bei Dementia praecox.

Im zweiten Teil unserer Arbeit gilt es, die Wirkung des Adrenalins auf den Körper des Praecox-Kranken verglichen mit der auf den Geistesgesunden zu behandeln. Hierfür stehen uns verschiedene Methoden zu Gebote. Eine durch ihre Einfachheit bestechende besteht in der Beobachtung der Adrenalinwirkung auf den Dilatator pupillae. Über ihre Empfindlichkeit besitze ich keine Erfahrungen; abgesehen davon muß ich sie aber als ungenau ablehnen. Bei der Einträufelung von Adrenalinlösungen in den Bindehautsack ist es unmöglich, genau zu dosieren, da stets eine unbekannte Menge der eingetropften Flüssigkeit mit dem Tränenstrom fortgeschwemmt und daher unwirksam gemacht wird. Auch über die Geschwindigkeit, mit der der restierende Teil resorbiert wird, d. h. also über die in einem bestimmten Augenblick gerade wirksame Menge, lassen sich Angaben nicht machen, und zwar um so weniger als das Adrenalin eine Substanz ist, die im Körper rascher Zerstörung unterliegt. Als einzig exakte Methode kommt m. E. nur die Untersuchung der Gefäßwirkung des Adrenalins in Frage.

Bevor ich hierauf näher eingehe, will ich bemerken, daß ich eigene Versuche in dieser Richtung bereits geplant und vorbereitet hatte, zu ihrer Ausführung aber noch nicht gekommen bin. Ich muß mich daher darauf beschränken, eine Würdigung der bisher auf diesem Gebiete vorliegenden Arbeiten zu geben und daran einiges über die Methoden anzuschließen, mit denen man am Menschen einwandfreie Ergebnisse erhalten dürfte.

Zwei Arbeiten sind es, deren Resultate ich hier besprechen möchte. W. Schmidt[1]) berichtet über 70 Fälle (34 Dementia praecox, 36 Normale und Psychosen anderer Art), die er untersucht hat. Er injizierte 0,4—0,5 ccm einer Lösung von Adrenalin. hydrochlor. 1 : 1000 subcutan (oder intramuskulär?) und kontrollierte mit dem Gärtnerschen Tonometer in Intervallen von 2—3 Minuten während einer halben bis dreiviertel Stunde den Blutdruck bei gleichzeitiger Zählung der Pulsschläge. Die Dauer der Blutdrucksteigerung betrug nach seiner Angabe nie mehr als 15—20 Minuten. Über die Resultate sagt er: „Es stellte sich heraus, daß die 34 Fälle von Dementia praecox auf Adrenalininjektionen entweder gar nicht oder minimal oder sogar mit geringer Blutdrucksteigerung reagierten. In keinem einzigen Falle wurde eine Blutdrucksteigerung von mehr als 15—18 mm Hg beobachtet. Bei allen anderen

---

[1]) W. Schmidt, Adrenalinunempfindlichkeit der Dementia praecox. Münch. med. Wochenschr. 1914, Nr. 7.

Fällen wurden nach Adrenalininjektion Werte von 40—80 mm beobachtet." Diese Unempfindlichkeit gegenüber Adrenalin war besonders ausgesprochen bei frischen Fällen; sie zeigte sich auch deutlich bei den katatonen Stuporformen. In einer ganzen Reihe von Fällen konnte Sch. sogar feststellen, „daß der Adrenalinversuch direkt ein Differentialdiagnosticum zwischen zirkulären und katatonen Stuporen darstellte."

Otto Biller[1]) hat in einer größeren Versuchsreihe die Resultate Schmidts nachgeprüft. Er ist dabei — um dies gleich vorwegzunehmen — zu völlig gegenteiligen Ergebnissen gekommen, hat also die Adrenalinunempfindlichkeit der Dementia praecox nicht bestätigen können. Seine Versuche erstrecken sich im ganzen auf 100 Fälle und zwar 50-Dementia-praecox-Kranke (Katatonie, Hebephrenie, Dementia paranoides) und 50 andere Psychosen (Paralyse, Lues cerebri, Psychopathie, Imbezillität, Idiotie, Epilepsie, Melancholie, periodische und alkoholische Manie, Paranoia). B. injizierte einem Teil dieser Fälle je 0,5 mg Adrenalin subcutan, einem zweiten 1,0 mg ebenfalls subcutan, einem dritten (nur wenige Fälle umfassenden) 0,5 mg intramuskulär. Als Blutdruckmeßapparat verwandte er das Tonometer von Riva-Rocci mit der Armmanschette nach v. Recklinghausen. Die Messung geschah in der üblichen Weise unter Benutzung des Radialpulses als Indicator. Nachdem bei ruhig sitzender Versuchsperson der Blutdruck konstant geworden war, erfolgte die Injektion der Adrenalinlösung in den anderen Arm und danach in Intervallen von einigen Minuten die Messung der Blutdruckhöhe nebst gleichzeitiger Pulszählung. Alle sonstigen den Blutdruck beeinflussenden Momente wurden, wie der Verf. versichert, nach Möglichkeit ausgeschaltet. Leider scheint ihm dies keineswegs völlig gelungen zu sein. Allein in 9 Fällen erwähnt er klonische Zuckungen, Tremor des Körpers, ängstliche Erregung mit Weinen während des Versuchs, alles Umstände, die sehr wohl geeignet sind, schon an sich den Blutdruck wesentlich zu beeinflussen. Daß auch bei den übrigen Fällen — m. E. sogar bei deren überwiegender Zahl — den Blutdruck beeinflussende, von der Adrenalinwirkung unabhängige Momente wirksam gewesen sind, und die gewonnenen Resultate entstellt haben, möchte ich aus folgendem schließen: Die Hämodynamik lehrt, daß eine Blutdruckerhöhung im allgemeinen auf dreierlei Weise zustande kommen kann; erstens durch Vermehrung des Sekundenvolumens (Zunahme der Schlagzahl des Herzens resp. des Schlagvolumens), zweitens durch die Vergrößerung der peripheren Widerstände (Vasoconstriction) und drittens schließlich durch beide Faktoren gleich-

---

[1]) Otto Biller, Über die Wirkung des Adrenalins auf das Gefäßsystem Geisteskranker, mit besonderer Berücksichtigung der Dementia praecox. Inaug.-Diss. Bonn 1915.

zeitig. Die durch das Adrenalin hervorgerufene Blutdrucksteigerung beruht ausschließlich auf der vasoconstrictorischen Wirkung, d. h. auf der Vermehrung der peripheren Widerstände. Einen völlig gleichen Effekt kann man auch auf andere Weise z. B. durch Reizung des Splanchnicus erzielen. Diese Art der pressorischen Wirkung verläuft nun, wie der Tierversuch lehrt, charakteristischerweise zunächst mit einer Pulsverlangsamung, ein Effekt der auf reflektorischem Wege (N. depressor und vagus) zustande kommt. Ein ganz anderer Mechanismus tritt in Aktion, wenn psychische Momente (Angst usw.) wirksam sind. Hierbei wird neben dem Gefäßsystem vor allem auch das Herz primär alteriert, d. h. es tritt von vornherein eine Zunahme der Schlagzahl (des Sekundenvolums) auf; mithin verläuft jetzt der Blutdruckerhöhung eine Pulsbeschleunigung parallel.

Wenn man unter diesem Gesichtspunkte die Versuchsprotokolle Billers durchsieht, kommt man zu dem Ergebnis, daß die nach der Adrenalininjektion zu erwartende Pulsverlangsamung nur 15 mal beobachtet worden ist. In den meisten übrigen Fällen ist eine mehr oder weniger große Beschleunigung des Pulses eingetreten, in einigen auch ein Konstantbleiben der Pulszahl verzeichnet. Ich glaube hieraus schließen zu dürfen, daß auch in den Fällen, in denen kein so auffallendes Symptom wie etwa klonische Zuckungen aufgetreten ist, doch eine wesentliche psychische Komponente für die beobachteten Änderungen des Blutdrucks mit verantwortlich gemacht werden muß. Hieraus ergibt sich der erste Einwand, den ich gegen die Gültigkeit der Billerschen Resultate erheben möchte: Es ist keineswegs erwiesen, wie meine obigen Ausführungen lehren sogar unwahrscheinlich, daß es B.[1]) gelungen ist, die psychische Komponente bei seinen Versuchen auszuschalten. Die einzige Möglichkeit dies zu erreichen besteht darin, durch Narkose (Hyoscin-Morphin dürfte genügen) alle psychisch bedingten Blutdruckschwankungen zu verhindern (von W. Schmidt in einem Falle durchgeführt). Daß die Adrenalinwirkung selbst durch tiefe Narkose nicht beeinflußt wird, ist eine durch Tierversuche lange erwiesene Tatsache.

Ein weiterer Einwand, der sich sowohl gegen Schmidt wie gegen Biller richtet, ist die Applikationsweise des Adrenalins. Ich halte es für völlig ausgeschlossen, bei intramuskulärer oder gar subcutaner Injektion des Mittels zu verwertbaren, wissenschaftlich einwandfreien Ergebnissen zu gelangen. Schon bei der Erwähnung der Augenmethode zur Prüfung der Adrenalinempfindlichkeit habe ich darauf hingewiesen, daß das Adrenalin ein Stoff von sehr großer Labilität resp. Zerstörbar-

---

[1]) Das gleiche gilt natürlich auch von Schmidt, dem jedoch dieser Fehler nicht unmittelbar nachgewiesen werden kann, weil er seine Versuchsprotokolle nicht im einzelnen aufführt.

keit ist. Wird diese Substanz subcutan oder intramuskulär beigebracht, so muß bei der relativ langsamen jedenfalls in ihrer
Geschwindigkeit nicht zu übersehenden Resorption eine
in jedem Falle verschiedene Menge Adrenalin zerstört
werden, bevor es überhaupt zur Wirkung gelangt. Von
einer exakten Dosierung des Mittels kann also gar keine Rede sein.
Deshalb möchte ich es für durchaus wahrscheinlich halten, daß die
beobachteten Blutdruckerhöhungen nur zu einem geringen, jedenfalls
nicht feststellbaren Teile auf das injizierte Adrenalin zurückzuführen
sind. Infolgedessen können m. E. die Ergebnisse Schmidts und
Billers keinen Anspruch darauf machen, zur Lösung des hier·in Rede
stehenden Problems beigetragen zu haben. Auch ihre absolute Gegen-
sätzlichkeit kann jetzt nicht mehr wundernehmen. Will man zu verwertbaren Resultaten gelangen, so ist die intravenöse Injektion
des Adrenalins die einzige in Betracht kommende Methode.

Schmidt, dem diese Einwände wohl vorgeschwebt haben, wie
aus mehreren Stellen seiner Arbeit ersichtlich ist, hat daher in einigen
Fällen die intravenöse Injektion versucht, sieht sich aber veranlaßt,
ausdrücklich vor ihr zu warnen, weil er dabei bedenkliche Nebenwir-
kungen (Dyspnöe, Arhythmie) beobachtet habe. Leider macht er
keine näheren Angaben über Menge und Konzentration des injizierten
Adrenalins, sondern spricht nur von „vorsichtigster Dosierung“. Ich
für mein Teil halte es für sicher, und stütze mich dabei auf Erfahrungen
von chirurgischer Seite, daß man bei gesundem Herzen gefahrlos intravenös injizieren kann, wenn man nur darauf achtet, daß die Adrenalin-
menge nicht zu hoch ist (etwa 0,1—0,2 mg), und in genügender
Verdünnung langsam beigebracht wird. Sollte sich jedoch zeigen,
daß auch auf diese Weise gefährliche Zufälle nicht völlig zu vermeiden
sind, so muß man m. E. besser ganz auf die Lösung des Problems verzichten, als durch fehlerhafte Methodik gewonnenen Ergebnissen den Wert einer wissenschaftlichen Wahrheit beilegen.

Schließlich will ich noch auf einen dritten für unsere Betrachtungen
wesentlichen Punkt hinweisen, der bei neuen Versuchen berücksichtigt
werden muß. Er betrifft die Wahl des druckmessenden Instru-
mentariums. Schmidt hat das Gärtnersche Tonometer, Biller
das nach Riva - Rocci verwendet. Nun geben beide keine absoluten
sondern nur relativ richtige Blutdruckwerte, worauf hier nicht weiter
eingegangen zu werden braucht. Außerdem vermögen die genannten
Apparate nur den mittleren Blutdruckwert anzuzeigen und entbehren,
worauf ich ebenfalls Wert lege, der selbsttätigen Registrierung. Ich
glaube aber, daß es nicht unwesentlich ist, uns vielmehr wertvolle Aufschlüsse geben könnte, wenn wir danach trachteten, nicht allein

den mittleren Blutdruck in bestimmten Momenten festzustellen, sondern ein getreues Abbild der gesamten Druck-
kurve in allen ihren Schwankungen während der Adrenalinwirkung zur Darstellung zu bringen und zu studieren. Ein geeignetes
Instrumentarium, welches auch absolut richtige Druckwerte liefert, besitzen wir in dem für diesen Zweck von Hürthle[1]) angegebenen
Plethysmographen in Verbindung mit einem elastischen, registrierenden
Manometer.

Zusammenfassend möchte ich für alle über die Gefäßwirkung des
Adrenalins beim Menschen zukünftig anzustellenden Versuche[2]) folgende
Forderungen formulieren:

1. Die Versuche dürfen nur in ausreichend tiefer Narkose (Hyoscin - Morphin) vorgenommen werden, um
jede außerhalb der Adrenalinwirkung liegende Beeinflussung des Blutdrucks zu vermeiden.
2. Das Adrenalin muß intravenös beigebracht werden.
3. Der druckmessende Apparat muß absolute Werte
liefern und gestatten, den gesamten Druckablauf zu
registrieren.

### Die Beziehungen der Schilddrüse zur Dementia praecox.

Unsere Kenntnisse über die physiologischen Wirkungen des Schilddrüsensekrets sind bis vor kurzem sehr gering, und wenn man den
strengeren Maßstab experimenteller Forschung anlegt, kann man wohl
sagen gleich Null gewesen. Auch ist es bisher nicht gelungen, aus der
Schilddrüse einen wirksamen Stoff zu gewinnen, dessen chemische
Konstitution uns so genau bekannt wäre, wie etwa die des Adrenalins.
Erst die neuste Zeit hat in dieses Dunkel einiges Licht zu werfen vermocht. Adolf Oswald[3]) konnte in Versuchen an Hunden, Katzen
und Kaninchen erweisen, daß unter dem Einfluß des Jodthyreoglobulins die faradische Reizschwelle am N. vagus, N. depressor und
Sympathicus wesentlich verkleinert, oder anders ausgedrückt, die An-
sprechbarkeit dieser Nerven erhöht ist. Gleichzeitig stellte er fest, daß
auch die vasoconstrictorische Wirkung des Adrenalins durch die An-
wesenheit des Jodthyreoglobulins nach Intensität und Dauer bedeutend
verstärkt wird.

---

[1]) K. Hürthle, Über eine Methode zur Registrierung des arteriellen Blutdrucks beim Menschen. Deutsche med. Wochenschr. 1896, Nr. 36.

[2]) Ich selbst beabsichtige nach diesen Prinzipien bei geeigneter Zeit Untersuchungen bei der Dementia praecox vorzunehmen.

[3]) Adolf Oswald, Zur Theorie der Schilddrüsenfunktion und der thyreo-
genen Erkrankungen. Berliner klin. Wochenschr. 1915, Nr. 17.

L. Asher[1]) ist mit einer Reihe von Mitarbeitern zu völlig gleichen Ergebnissen gelangt. Er benutzte bei seinen Versuchen entweder selbst angefertigte Extrakte aus frischen Schilddrüsen oder das Präparat Thyreoglandol der Firma Hoffmann - La Roche & Co. Daß die Wirkung dieser Stoffe mit der des unbekannten spezifischen Schilddrüsenhormons identisch ist, konnte dadurch erhärtet werden, daß Reizung der Schilddrüsennerven im Tierversuch den gleichen Effekt hatte, wie die Injektion der Schilddrüsenextrakte.

Als Methode zum Nachweis des Schilddrüsensekrets empfiehlt Asher nicht die Prüfung der elektrischen Reizschwelle, sondern die Laewen - Trendelenburgsche Methode. Er sagt darüber folgendes: „Durchströmt man die hintere Extremität des Frosches mit Ringerlösung und macht man zu dieser einen der Stärke und der Zeit nach genau dosierten Zusatz von Adrenalin, so erhält man als Ausdruck der Gefäßverengerung eine Verminderung der aus der Vene ausfließenden Tropfenzahl. Injiziert man aber gleichzeitig mit den sonst gleichen Bedingungen Schilddrüsenextrakte, beziehentlich Thyreoglandol, so wird die Tropfenzahl viel mehr vermindert, demnach hat das Adrenalin eine stärkere Verengerung der Gefäße herbeigeführt." Natürlich kann man in der gleichen Weise auch Blut resp. Blutplasma auf seinen Gehalt an Schilddrüsenhormon prüfen.

In der Tat ist es Dr. Eiger am Berner physiologischen Institut gelungen, im Blutplasma von Ratten, die eine Zeitlang mit Schilddrüsentabletten gefüttert worden waren, wirksames Schilddrüsensekret nachzuweisen, während sich das Plasma unbehandelter Tiere negativ verhielt. Der gleiche Nachweis ist ihm auch mit dem Plasma von Basedowkranken geglückt.

Neben anderen Ergebnissen, welche die Wirkung des Schilddrüsensekrets auf die automatischen Bewegungen des überlebenden Darmes und der Blase von Säugetieren betreffen, und die für uns hier von geringerem Interesse sind, muß aus der Asherschen Arbeit besonders noch die eine Feststellung hervorgehoben werden, daß die biologisch wichtigsten Reaktionen nicht allein durch Schilddrüsenextrakte, sondern auch durch das eiweißfreie und fast jodfreie Thyreoglandol erhalten werden können. Dadurch sind wir in den Besitz einer, wenn auch ihrer chemischen Konstitution nach unbekannten, so doch jederzeit in konstant-biologischer Wirkung darstellbaren Substanz gelangt, mit der ein ersprießliches Experimentieren wie mit dem Adrenalin möglich ist.

Der Wert der hochwichtigen, grundlegenden Untersuchungen Ashers und seiner Schüler für die Erforschung der Beziehungen zwischen Schilddrüsensekretion und Dementia praecox liegt klar zutage. Wie beim

---

[1]) Leon Asher, Die physiologischen Wirkungen des Schilddrüsensekrets und Methoden zu ihrem Nachweis. Deutsche med. Wochenschr. 1916, Nr. 34.

Adrenalin ergibt sich auch hier von selbst eine Zweiteilung: Zunächst muß das Blutplasma Praecox-Kranker mittels der Laewen-Trendelenburgschen Methode auf seinen Gehalt an Schilddrüsenhormon untersucht werden. (Daß das Plasma gesunder Menschen in dieser Hinsicht unwirksam ist, hat bereits Eiger festgestellt.) Zweitens ist das Verhalten des Blutdrucks bei gleichzeitiger Injektion von Thyreoglandol und Adrenalin am Praecox-Kranken zu prüfen, und mit dem beim Gesunden zu vergleichen. Dabei wäre es wohl am einfachsten und ungefährlichsten, nach Feststellung der eben wirksamen Adrenalindosis (Schwellenwert) deren Verstärkung durch gleichzeitig injiziertes Thyreoglandol zu studieren.

Es eröffnet sich also hier, wie meine Ausführungen gezeigt haben, der Forschung ein umfangreiches Gebiet, welches sicherlich bei gewissenhafter und exakter Arbeitsführung sich als außerordentlich fruchtbar erweisen und uns neue wertvolle Aufschlüsse über die bisher noch dunklen Zusammenhänge zwischen innerer Sekretion und geistiger Störung geben wird.

Zusammenfassung.

1. Aus der Literatur und auf Grund eigener Versuche wird dargelegt, daß es bisher nicht mit Sicherheit gelungen ist, im Blutplasma sowohl des Dementia Praecox-Kranken wie des Geistesgesunden Adrenalin nachzuweisen.
2. Die über die pressorische Wirkung des Adrenalins am Menschen — geisteskranken wie geistesgesunden — vorliegenden Arbeiten werden kritisch geprüft, und es wird eine exakte Methodik für derartige Untersuchungen angegeben.
3. Die über eine neue spezifische Wirkung des Schilddrüsenhormons gewonnenen Erfahrungen werden besprochen, und es wird ausgeführt, wie sie für die Erforschung der Beziehungen zwischen Schilddrüsensekretion und Geisteskrankheiten (speziell der Dementia praecox) nutzbar gemacht werden können.

# Autorenverzeichnis.